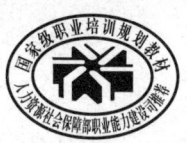

国家职业技能等级认定培训教材——合编版

社群健康助理员

（基础知识）

人力资源社会保障部教材办公室　组织编写

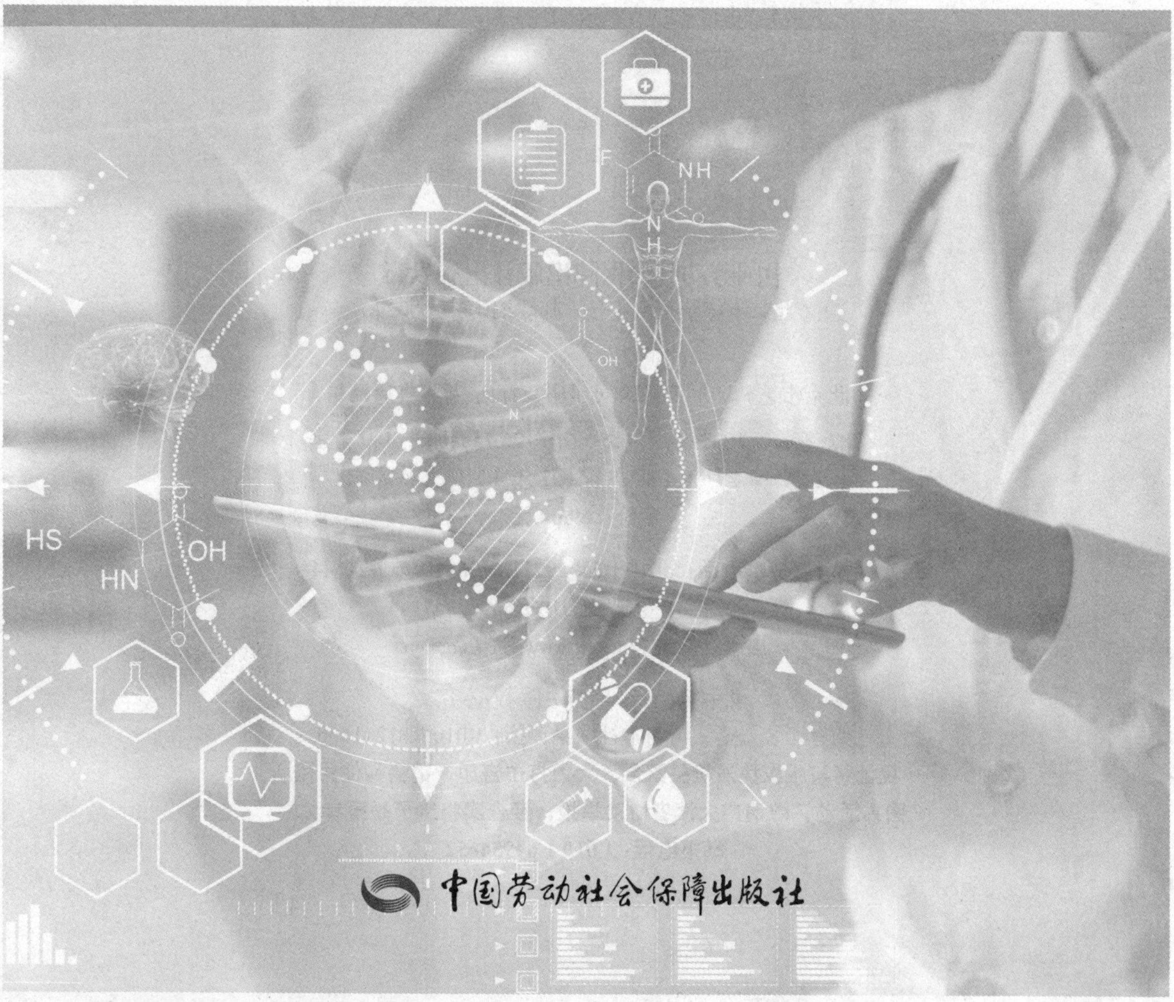

中国劳动社会保障出版社

图书在版编目（CIP）数据

社群健康助理员：基础知识 / 人力资源社会保障部教材办公室组织编写 . -- 北京：中国劳动社会保障出版社，2022

国家职业技能等级认定培训教材：合编版

ISBN 978-7-5167-5263-0

Ⅰ.①社… Ⅱ.①人… Ⅲ.①社区 - 医疗保健 - 职业技能 - 鉴定 - 教材 Ⅳ.①R1

中国版本图书馆 CIP 数据核字（2022）第 042886 号

中国劳动社会保障出版社出版发行

（北京市惠新东街 1 号　邮政编码：100029）

*

北京市艺辉印刷有限公司印刷装订　新华书店经销
787 毫米 ×1092 毫米　16 开本　26.75 印张　480 千字
2022 年 4 月第 1 版　　2022 年 4 月第 1 次印刷

定价：69.00 元

读者服务部电话：（010）64929211/84209101/64921644
营销中心电话：（010）64962347
出版社网址：http://www.class.com.cn

版权专有　　侵权必究

如有印装差错，请与本社联系调换：（010）81211666
我社将与版权执法机关配合，大力打击盗印、销售和使用盗版图书活动，敬请广大读者协助举报，经查实将给予举报者奖励。
举报电话：（010）64954652

社群健康助理员（基础知识）
编审人员

顾　问　郭　清（中华医学会健康管理学分会主任委员，中华预防医学会卫生保健分会主任委员）

　　　　　王建业（国家老年医学中心主任，原北京医院院长）

　　　　　杨凤池（中国心理卫生协会心理咨询师委员会名誉主任委员，全国心理卫生学科首席科学传播专家）

　　　　　沈　洪（原全军急救医学专业委员会主任委员，原解放军301医院急诊科主任）

　　　　　李　简（中国医师协会胸外科医师分会副会长，北京大学第一医院胸外科主任）

　　　　　王培玉（北京大学公共卫生学院社会医学与健康教育系主任）

　　　　　李文喜（山东枣庄学院校长）

主　编　景汇泉

副主编　王宝华　李力卓　张　莉

编　者（按姓氏笔画）：

　　　　　马晓超　马淑然　马惠萍　王　欣　王　红
　　　　　王　娟　王东敏　王占山　王丽丽　王满堂

牛国卫　平卫伟　田志强　史晓红　包义君
　　刘　畅　刘均娥　刘芳勋　刘宝花　孙　晓
　　孙敬涛　李　瑞　李　明　李长政　李州利
　　李岳锋　李海斌　杨　光　杨　宇　何　丽
　　何松柏　何晶伟　沈江华　张凡迪　张建华
　　张艳丽　陈柯羽　郑雪倩　孟　开　赵　楠
　　赵　静　赵芳红　赵金梅　胡惠华　郭锡哲
　　唐邺宁　曹玺强　彭　燕　彭裕红　谢立璟
　　解　颖　褚　熙　谭元奇

审　稿（按姓氏笔画）：
　　史晓红　杜淑娴　邹　丹　张茂林　梅晓芳
　　解　颖

编　务　马惠萍　姚红玉　杨萧含　刘　影　朱丽花
　　李正罡　马　骋

前　言

为贯彻落实中共中央、国务院《关于分类推进人才评价机制改革的指导意见》精神，推动社群健康助理员职业培训和职业技能等级认定工作的开展，在社群健康助理员从业人员中推行职业技能等级制度，推进实施职业技能提升行动，人力资源社会保障部教材办公室组织有关专家对原社群健康助理员国家职业资格培训教程进行了优化升级，组织编写了国家职业技能等级认定培训教材——合编版。

本套教材依据《社群健康助理员国家职业技能标准（2021年版）》（以下简称《标准》）、结合岗位工作实际编写，内容上体现"以职业活动为导向、以职业能力为核心"的指导思想，突出职业技能等级认定培训特色；结构上针对社群健康助理员职业活动领域，按照职业功能模块分级别编写。针对《标准》中的"基本要求"，还专门编写了《社群健康助理员（基础知识）》，是各个级别从业人员的必备知识。

本书是国家职业技能等级认定培训教材——合编版中的一种，适用于四级、三级、二级社群健康助理员的培训，是国家职业技能等级认定培训推荐用书。

本书由景汇泉任主编，王宝华、李力卓、张莉任副主编。本书在编写过程中得到北京全心全益健康科技有限公司的大力支持，在此表示衷心感谢。由于时间仓促，不足之处在所难免，欢迎提出宝贵意见和建议。

人力资源社会保障部教材办公室

目 录

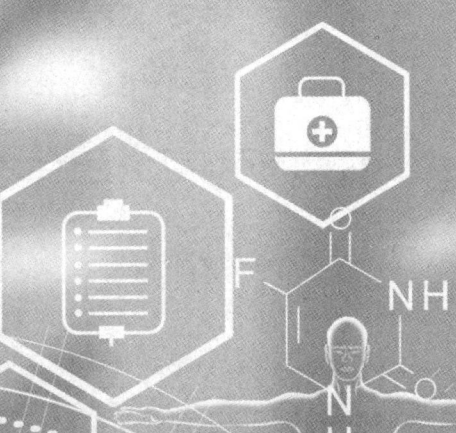

第一章　职业道德 1
　　第一节　道德与职业道德概述 1
　　第二节　培养职业道德的途径 6

第二章　社群健康助理员职业基本知识 8
　　第一节　社群概述 8
　　第二节　社群健康助理员职业 12

第三章　计算机基础知识 18
　　第一节　计算机概述 18
　　第二节　计算机系统的组成 21
　　第三节　多媒体计算机技术 30

第四章　互联网基本知识 34
　　第一节　计算机网络基础 34
　　第二节　互联网概述 39
　　第三节　常见互联网业务 41
　　第四节　互联网的基本应用 45
　　第五节　搜索引擎 50
　　第六节　互联网医疗 52

第五章　信息技术基本知识 57
　　第一节　信息与信息技术概述 57

第二节　信息的表达 ………………………………………………… 60
第三节　信息获取技术 ……………………………………………… 62
第四节　信息的加工技术 …………………………………………… 64
第五节　信息传播方法与技术 ……………………………………… 65
第六节　信息资源管理 ……………………………………………… 67
第七节　信息安全 …………………………………………………… 70
第八节　医疗行业信息化 …………………………………………… 74

第六章　卫生健康基本知识 …………………………………………… 82
第一节　卫生与健康概述 …………………………………………… 82
第二节　健康素养 …………………………………………………… 86
第三节　公民的健康权益与责任 …………………………………… 96

第七章　医学基本知识 …………………………………………………… 99
第一节　人体结构 …………………………………………………… 99
第二节　系统功能及常见疾病 ……………………………………… 113
第三节　疾病 ………………………………………………………… 122
第四节　药物与药品政策 …………………………………………… 129
第五节　常见慢性病与多发病 ……………………………………… 140
第六节　传染病的流行与预防 ……………………………………… 147

第八章　寻医问药基本知识 …………………………………………… 156
第一节　医院与医疗服务 …………………………………………… 156
第二节　就医的流程及注意事项 …………………………………… 164
第三节　处方药与非处方药 ………………………………………… 174
第四节　社会基本医疗保险 ………………………………………… 176

第九章　预防医学与公共卫生基本知识 ……………………………… 186
第一节　预防医学与公共卫生概述 ………………………………… 186
第二节　公共卫生基本知识 ………………………………………… 190
第三节　国家基本公共卫生服务 …………………………………… 198

第十章　预防保健基本知识 ······ 207
第一节　预防保健概述 ······ 207
第二节　预防保健措施、内容和技术 ······ 209
第三节　常见传染病及慢性病的预防保健 ······ 215
第四节　社区重点人群的预防保健 ······ 223

第十一章　急救基本知识 ······ 233
第一节　公众急救概述 ······ 233
第二节　现场急救基本技术 ······ 236

第十二章　健康管理与健康促进基本知识 ······ 253
第一节　健康管理概述 ······ 253
第二节　健康管理的基本内容与方法 ······ 257
第三节　健康促进概述 ······ 263
第四节　健康促进的基本内容与策略 ······ 266

第十三章　心理健康基本知识 ······ 274
第一节　心理健康基本概念 ······ 274
第二节　心理问题与心理疾病 ······ 282
第三节　心理健康干预 ······ 293

第十四章　营养与食品卫生学知识 ······ 303
第一节　营养与食品卫生学概念 ······ 303
第二节　营养基础知识 ······ 304
第三节　各类食物的营养价值 ······ 314
第四节　中国居民膳食指南 ······ 320
第五节　常见食物污染与食品安全 ······ 322

第十五章　中医养生基本知识 ······ 326
第一节　中医养生概述 ······ 326
第二节　中医养生的常用方法 ······ 328

第十六章　运动促进健康基本知识 ……………………………………………… 350
第一节　运动促进健康的基本概念 ………………………………………… 350
第二节　运动促进健康的基本原则与方法 ………………………………… 356
第三节　运动安全与防护 …………………………………………………… 362

第十七章　"健康中国"相关知识 ………………………………………………… 369
第一节　全球卫生策略 ……………………………………………………… 369
第二节　"健康中国"战略 …………………………………………………… 374
第三节　"健康中国"15项重大专项行动 …………………………………… 379

第十八章　卫生健康相关法律法规知识 ………………………………………… 399
第一节　《中华人民共和国劳动法》相关知识 ……………………………… 399
第二节　《中华人民共和国传染病防治法》相关知识 ……………………… 403
第三节　《中华人民共和国基本医疗卫生与健康促进法》相关知识 ……… 408
第四节　《突发公共卫生事件应急条例》相关知识 ………………………… 410
第五节　《中华人民共和国职业病防治法》相关知识 ……………………… 413
第六节　《个人信息保护法》相关知识 ……………………………………… 417

第一章 职业道德

第一节 道德与职业道德概述

一、道德

1. 道德的概念

道德是一种社会意识形态,是人们共同生活及其行为的准则和规范。道德是在一定经济基础上产生和形成的,依据社会舆论、内心信念、传统习惯和教育力量维系。

2. 道德的功能

道德具有调节人与人、人与社会、人与自然关系的功能,使个人利益与他人利益、社会利益协调一致,并保持人类生存环境的动态平衡。此外,道德还具有认识、调节、教育、评价、平衡等功能,可以促进人的自身发展进而达到人格完善。同时,道德也是统治阶级维持社会秩序和保护社会成员利益的工具,有利于生产力的发展、经济基础的巩固及社会的安定。

(1) 认识功能

道德是引导人们追求至善的方向。它教导人们认识自己对家庭、对他人、对社会、对国家应负的责任和应尽的义务,教导人们正确地认识社会道德的规律和原则,从而正确地选择自己的生活道路和规范自己的行为。

认识功能是道德的主要功能。道德的认识功能是指道德反映社会现实,特别是反映社会经济关系的功效和能力。道德从个人与他人、个人与整体的利益关系来认识和反映社会现实状况。这种反映表现在道德观念、道德准则、道德理想等形式中，提供现实社会的信息，显示现实社会的生命力和历史趋势。从道德认识功能的现实性而言，道德帮助人们正确认识社会道德的规律和原则，认识人生的价值和意义，认识自己对家庭、对他人、对社会的义务和责任，使人们的道德实践建立在向善避恶的认识基础上，从而引导人们正确选择道德行为，积极创造和谐的社会关系，塑造和谐的道德人格。

（2）调节功能

道德是社会矛盾的调节器。人生活在社会中，总要和自己的同类发生这样那样的关系，因此会不可避免地产生各种矛盾，这就需要通过社会舆论、风俗习惯、内心信念等特有形式，指导和纠正人们的行为，使人与人之间、个人与社会之间的关系臻于完善与和谐。

（3）教育功能

道德教育是指通过评价、命令、指导、示范等方式和途径，造成社会舆论，形成社会风气，树立道德榜样，塑造理想人格，以培养公民良好的道德意识、道德情感和道德品质，使公民树立正确的义务、荣誉、正义和幸福等观念，从而使他们成为道德纯洁、理想高尚的人。

（4）评价功能

道德评价是指运用已有的道德观念对行为的是非、好坏、善恶进行评定和判断的过程。道德评价的过程贯穿在道德认识发展的始终。道德评价能力的培养有助于道德信念的形成，也是对道德行为的一种积极的强化。经常进行道德评价可以帮助公民巩固与扩大道德经验，加深对道德意义的理解，从而把道德信念变成个人行动的自觉力量。

（5）平衡功能

道德不仅调节人与人之间的关系，而且平衡人与自然之间的关系。它要求人们端正对自然的态度，调节自身的行为，从社会的全局利益和长远利益出发开发自然资源、发展社会生产、维持生态平衡，积极治理和防止对自然环境的人为破坏，平衡人与自然之间的正常关系。

二、职业道德

1. 职业道德的概念

职业道德是指同人们的职业活动紧密联系的符合职业特点和职业要求的道德准则、

道德情操与道德品质的总和。职业道德是对不同行业从业人员特定的道德要求，是以责权利的统一为基础，以协调从业人员与服务对象、职业与职工、职业与职业之间的关系为核心的职业行为准则和规范系统。通常来讲，职业道德有广义与狭义之分。

（1）广义的职业道德

广义的职业道德是指从业人员在职业活动中应该遵循的行为准则和规范系统，它涵盖了从业人员与服务对象、职业与职工、职业与职业之间的关系。

（2）狭义的职业道德

狭义的职业道德是指在一定职业活动中应遵循的、体现一定职业特征的、调整一定职业关系的职业行为准则和规范系统。从业人员在特定的职业活动中形成了特殊的职业关系，包括与服务对象之间的关系、职业之间的关系、同一职业内部人与人之间的关系，以及从业人员、职业与国家之间的关系。

2. 职业道德的特征

（1）职业性

每种职业都担负着特定的职业责任和职业义务。由于不同职业的职业责任和义务不同，因而形成了各自特定职业道德的具体规范，反映了特定职业活动对从业人员行为的道德要求。每一种职业道德都只能规范本行业从业人员的职业行为，并在特定的职业范围内发挥作用。

（2）普遍性

爱岗敬业、忠于职守、诚实守信、团队合作、遵守法律、勤俭节约等是各行各业从业人员都应遵守的职业规范。

（3）实践性

职业行为过程就是职业实践过程，从业人员的职业道德知识、情感、意志、信念、觉悟、良心等都通过职业实践活动体现出来。

（4）继承性

由于职业具有不断发展和世代延续的特征，不仅其技术世代延续，其管理员工的方法、与服务对象打交道的方法也有一定的历史继承性。在长期实践过程中，同样一种职业因服务对象、服务手段、职业利益、职业责任和义务相对稳定，职业道德要求的核心内容将被继承和发扬，从而形成了被不同社会发展阶段普遍认同的职业道德规范。

（5）多样性

由于不同职业道德的要求都较为具体、细致，因此，不同的行业和不同的职业，都有适合自身特点的职业道德。

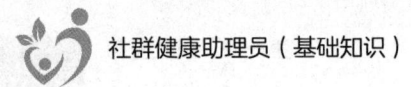

（6）纪律性

纪律也是一种行为规范，但它是介于法律和道德之间的一种特殊的行为规范。它既要求人们能自觉遵守，又带有一定的强制性。就前者而言，它具有道德色彩，就后者而言，又带有一定的法律色彩。也就是说，一方面，遵守纪律是一种美德；另一方面，遵守纪律又带有强制性，具有法律的要求。

3. 职业道德的作用

职业道德在每个人的职业生涯中都有着极其重要的作用和意义。随着社会主义市场经济的发展，道德教育已成为国家和社会十分关注的重要问题。要紧密结合社会主义市场经济的新要求，努力加强社会主义道德教育，不断提高全体公民的道德素养。提高道德素养是提高职业道德的前提，对进入社群健康领域的新人来说，只有懂得道德教育的重要性，才能进一步理解职业道德在职业生涯中的重要性。职业道德是社会道德体系的重要组成部分，它一方面具有社会道德的一般作用，另一方面又具有自身的特殊作用，其具体表现在：

（1）调节职业活动中从业人员内部以及从业人员与服务对象之间的关系

职业道德的基本职能是调节职能。它一方面可以调节从业人员内部的关系，即运用职业道德规范约束职业内部人员的行为，促进职业内部人员的团结与合作，如职业道德规范要求各行各业的从业人员都要团结、互助、爱岗、敬业、齐心协力地为发展本行业、本职业服务。另一方面，职业道德又可以调节从业人员和服务对象之间的关系，如职业道德规定了制造产品的工人要怎样对用户负责，营销人员怎样对顾客负责，医生怎样对病人负责，教师怎样对学生负责等。

（2）有助于维护和提高本行业的信誉

一个行业、一个企业的信誉，也就是它们的形象、信用和声誉，是指企业及其产品与服务在社会公众中的被信任程度。提高企业的信誉主要靠产品质量和服务质量，而从业人员职业道德水平高是产品质量和服务质量的有效保证。若从业人员职业道德水平不高，就很难生产出优质的产品、提供优质的服务。

（3）促进本行业的发展

行业、企业的发展有赖于高的经济效益，而高的经济效益源于高水平的员工素质。员工素质主要包含知识、能力、责任心三个方面，其中责任心是最重要的，而职业道德水平高，则从业人员责任心就强，因此，职业道德能促进本行业的发展。

（4）有助于提高全社会的道德水平

职业道德是整个社会道德的主要内容。职业道德一方面涉及每个从业者如何对待职业和工作，同时也是一个从业者生活态度、价值观念的表现，是一个人的道德意识、道德行为发展的成熟阶段，具有较强的稳定性和连续性。另一方面，职业道德也是一个职业甚至一个行业全体人员的行为表现，如果每个行业、每个职业全体从业者都具备优良的道德，对整个社会道德水平的提高就会发挥重要作用。

4. 职业道德范畴

职业道德范畴是职业道德体系的重要组成部分。它是反映职业与职业之间、职业与社会之间、职业内部从业人员之间、从业人员与社会之间最本质、最重要、最普遍的道德关系的概念。职业道德范畴虽然还未形成一个完整的体系，其相关概念的使用还在借助于一般道德范畴，如几乎所有的行业都在用"善""恶""义务""良心"等概念来评价职业行为的优劣，但应该看到，不同行业在使用相同概念时，已经根据其行业特点，赋予了它们特有的含义。

（1）职业义务

职业义务是指从业人员在职业活动中对他人、对社会应尽的责任和应有的奉献。职业义务具有利他性和无偿性两个基本特点。利他性是指从业人员做出了有利于他人、有利于社会的行为，这种行为的客观效果是对他人有利，甚至有时还要做出某种程度上的自我牺牲。无偿性是指从业人员在履行职业义务时，不把谋求个人权利和回报与履行职业义务相联系或相对应。也就是说，它是一种"不要报酬"的奉献。

（2）职业权利

职业权利又叫劳动者权利，《中华人民共和国劳动法》规定了劳动者在劳动关系中的各项权利，主要有以下几个方面：

1）劳动者有平等就业的权利。

2）劳动者有选择职业的权利。

3）劳动者有取得劳动报酬的权利。

4）劳动者有获得劳动安全卫生保护的权利。

5）劳动者享有休息的权利。

6）劳动者享有社会保险和福利的权利。

7）劳动者有接受职业技能培训的权利。

8）劳动者有提请劳动争议处理的权利。

9）法律规定的其他权利。

（3）职业责任

职业责任是指人们在一定职业活动中所承担的特定的职责。职业活动是人一生中最基本的社会活动，职业责任是由社会分工决定的，是职业活动的中心，也是构成特定职业的基础，它往往通过行政的甚至法律的方式加以确定和维护。

（4）职业纪律

职业纪律是在特定的职业活动范围内人们必须共同遵守的行为准则，它包括劳动纪律、组织纪律、财经纪律、群众纪律、保密纪律、宣传纪律、外事纪律等基本纪律要求以及各行各业的特殊纪律要求。职业纪律的特点是具有明确的规定性和一定的强制性。

（5）职业良心

职业良心是指从业人员履行职业义务时的道德责任感和自我评价能力，是个人道德认识、道德情感、道德意志、道德信念、道德行为的统一。

（6）职业荣誉

职业荣誉是职业意识的形式之一，是指职业活动中肯定的心理体验。

职业荣誉包含两方面的内容：一方面是指社会用以评价劳动者行为的社会价值尺度，是对劳动者履行职业责任的道德行为的赞扬；另一方面是指劳动者对自己职业活动所具有的社会价值的自我意识，是职业良心中所包含的自尊和自爱。上述职业荣誉的两个方面是互相联系和影响的。职业荣誉感能促使一个人自觉地按照客观要求的尺度去履行义务，宁愿做出自我牺牲，也不愿违背职业良心做出毁坏荣誉的事情。同时，职业荣誉也要求劳动者掌握现代化的职业技能，遵守严格的职业纪律，以便更好地实现人生的价值。

（7）职业幸福

职业幸福是指从业人员在从事某一职业时基于需要得到满足、潜能得到发挥、力量得以增长所获得的持续快乐的体验。

5. 职业道德修养

道德修养是指个人在道德意识和道德品质方面根据一定的道德原则和规范，进行自我锻炼、自我改造和自我提高而形成的道德情操。职业道德修养的意义是使从业人员根据职业道德规范自觉调整自己的职业行为，自觉同自己进行思想斗争。提高职业道德修养是提高劳动者素质、培育合格人才的需要。

第二节　培养职业道德的途径

一、在专业学习中培养

专业素养是社群健康助理员最基本的职业素养。社群健康助理员需要了解健康服务业的整体业务流程，并在熟知相关规则和知识的基础上准确响应社群成员的健康需求。学习专业知识是提高专业素养的基本途径，社群健康助理员要通过刻苦钻研，不断增强业务能力，培养过硬的专业技能，以更好地为社群成员服务。

二、在实践运用中培养

职业技能素养是社群健康助理员重要的职业素养。理性思维是认识问题和解决问题不可或缺的思维方式，探究分析能力是积极寻求解决方法的基本能力和综合分析能力，社群健康助理员要善于利用每一次发现问题与解决问题的机会，提高职业判断能力，对社群成员的健康需求进行全面、透彻、综合的分析，切实改善社群成员的健康状况。

社群健康助理员要在与社群成员的日常交流中总结经验，提高人际沟通和交往的能力，以便从容应对工作中的社交活动，与社群成员维持良好的关系。

三、在自我约束中培养

与一般道德相比，职业道德具有自己的特殊性质与规律，包括行业性、发展性、活动性、社会本位与个人本位的平衡性等。健康服务业的职业道德与其他行业相比更具有特殊性，也对社群健康助理员提出了高标准和严要求。要经常进行自我反思，增强自律性。

职业意识是人们对求职择业和职业劳动的各种认识的总和，它是职业活动在人们头脑中的反映。职业规范是指某一职业或岗位的准则，包括操作规程和道德规范。社群健康助理员要在专业学习和实践中增强职业意识，遵守职业规范，这是未来干好职业工作、实现人生价值的重要前提。

第二章

社群健康助理员职业基本知识

第一节 社群概述

一、社群的概念

1. 传统群体的概念

群体在英文中称为"group",在日文中称为"集团"。在我国更多的说法是群体,也有的称为"团体"或"集体"。虽然名称不一,但从实质上来看,其所包含的内容是大致相同的。群体在个体数量上有所要求(两个个体以上即可被称作群体),但它并不是个体的简单加总,群体内部成员之间存在信息的交流与相互作用。群体是一个多领域的概念,社会学、心理学及人类学等多个领域的专家学者都给出了群体的定义。

(1)社会学领域的群体概念

群体首先是一个社会学领域的词汇。德国早期社会学家斐迪南·滕尼斯(Tonnies)于1887年曾提出,群体是包括家庭、乡村、城市、政党、国家甚至人类等各种不同类型的社会结合体。美国早期社会学家查尔斯·霍顿·库利(Cooley)于1909年从更狭义的角度出发,认为群体是指人际关系亲密的初级群体或小群体,群体成员之间可以直接面对面地交往与互动,如家庭、邻里、朋友等。

随着社会科学的发展,社会学家根据情境提出了不同的群体概念。群体是由"一群人"组成的,群体规模可以比较大,如几十人组成的班集体,也可以比较小,如经常一起上街购物的两位邻居。许多定义都对群体个体的数目做了说明,即群体由两个或以上的个体形成,然而却都没有对群体的规模有所要求,即群体规模可大可小。

由于存在"群体促进""群体极化"等现象,群体的作用与个体加总的作用并非相等。"群体"与"一群人"的区别在于群体成员之间的行为会互相影响。在对群体概念进行定义时,主要强调的要素是群体间的互动,群体成员之间一般有较经常的接触和互动,群体内部的互动导致了群体成员之间的互相影响,从而使得群体的作用与简单的个体加总有所区别。

群体是通过一定的社会关系结合起来进行共同活动而产生相互作用的集体,群体内部成员之间存在关系或联系。社会学领域的群体概念强调集合的个体间存在社会关系,群体是由社会关系连接起来的个体组合,同时由于个体间有沟通和互动,群体的作用区别于简单的个体组合。

(2)心理学领域的群体概念

心理学家认为群体是与心理学息息相关的。群体是一个拥有共同心理的心理群体,其成员自愿认可自己是群体中的一员,群体自我定位是相同或相似的。群体并不是简单的个体集合,群体中的个体表现出不同的心理特点,而成员有着共同的信念,处于群体中容易使个体失去自我的个性,形成集体心理。心理学认为形成集体心理是存在群体的前提,只有当集体心理形成了,个体的集合才能称得上是一个群体。哈佛大学著名心理学教授戴维·麦克利兰(McClelland)将群体定义为一种心理感觉,指的是成员之间彼此有联系、有归属感和共同的信念,成员通过组织的形式满足自己的需求。

从心理学角度而言,群体应当拥有共同的心理认同,即个体认同自己是特定集合中的一部分,同时,形成集体心理是群体与个体集合的主要区别。

(3)人类学领域的群体概念

人类学领域对于群体的描述较为宏观,认为群体是独立存在构成社会的基本单位相互之间地理位置临近,个体之间往往存在沟通与交流。人类学家卡努托(Canuto)认为,群体是"地理位置临近,存在沟通与交流的个体的集合"。人类学对于群体概念的定义更为宽泛,强调了个体是构成群体的基本单位,个体间的地理位置是临近的,通过彼此间的相互沟通和相互联系形成群体,而群体一旦形成,组成它的个体便无法再支配它。

在人类学领域中,"群体"概念经常和"社会"概念一起被提及与比较,认为群体是由许多相互独立但彼此沟通且地理位置临近的个体组成,很多群体共同组成了社会。

2. 网络群体的概念

网络群体是具有共同利益或兴趣的分散型群体,其成员之间以一定方式进行线上线下交互或活动,群体成员间相互影响。狭义的网络群体是指以计算机网络为沟通媒介，以信息联系为纽带，因工作、兴趣、价值取向、信仰以及个人的特殊需要或者任何其他目的而聚集起来的群体。这里强调群体的成因是共同兴趣或共同利益。这些网络群体表现出多种多样的特点和不尽相同的目的，从小团体紧密聚焦讨论特定主题，到创造数百个同时参与者的互联网络世界，再到数以百万计利益相关的用户在线交换商品和信息，群体的成因是共同利益、长期讨论和信息交流。一个网络群体的人汇聚在一起总会针对共同关注的话题发表意见，并且具有一个共同的目的，或是信息交换，或是相互宣泄情感，或是有共同爱好，群体成员就这些目的进行传播（单向）和交流（双向）。综上所述，网络群体的成因通常有四种：有共同兴趣、有共同利益、有共同话题、信息/知识交流。

网络群体与传统的群体概念既有相似之处，又有所区别。首先，网络群体依赖于互联网，是由现实中的一群人通过互联网组成的一个虚拟群体，这个群体不受地理等因素的影响，成员分布范围广。其次，网络群体不再是简单的基于亲属关系的集合，在其中，"朋友"关系扮演着越来越重要的角色，个体通过互联网形成社会关系网络，网络群体得以形成。因此，在网络世界中到处是规模不等、目的不一、动态变化的虚拟群体。虽然有些网络群体是基于地理分布的，但大部分在地理上是分散的，这与传统的群体概念有着明显的区别。

3. 社群的概念

本书将社群定义为：两个或两个以上个体，因为各种因素自发地或者有组织地联系在一起共同进行线上或线下活动，成员之间可以进行相互沟通和交流的社会群体。

二、社群的范畴

1. 社群的类型

（1）话题社群

话题作为一种组织信息的方式，是形成群体的重要模式之一。话题社群的形成往往受到一段时期内直接相关事件或活动的影响，与特定主题紧密相关。话题可分为事件型话题与观点型话题、长期话题与临时话题、热点话题与微话题等。

（2）品牌社群

品牌社群是由欣赏、喜爱同一品牌的群体通过社交媒体进行连续的动态性互动而形成的一种社会关系。社群的品牌形象可借助意见领袖的言行得以展现。品牌社群的形成因素有信息价值、社会认同、品牌体验、文化差异四个方面。

（3）资源社群

资源社群通过满足成员社交和拓展人脉资源的需求，营造精准、诚信的社群氛围，培养社群成员间的情感和信任，促进社群成员间进行资源互换、共享从而达到资源整合、商业合作的目的。资源社群也可以称为人脉社群。

（4）混合社群

混合社群是指包括以上两种及以上种类型的社群。

2. 社群的分类方法

（1）依据群体成员间关系的亲密程度

依据群体成员间关系的亲密程度，社群可以划分为初级社群与次级社群。初级社群又称首属社群或基本社群，是指由面对面互动形成的、具有亲密的人际关系和浓厚感情色彩的社群。典型的初级社群有家庭、邻里、朋友和亲属等。初级社群反映了最简单、最初步的社会关系，即初级社会关系。次级社群又叫次属社群或间接社群，是指其成员为了某种特定的目标集合在一起，通过明确的规章制度结成正规关系的社群，成员间面对面的互动有限，感情联系不如初级群体。典型的次级社群是各类社会组织，如公司、政府机构、学校等。次级社群规模可大可小，较小的次级社群，如一个科室、班组等。在较大的次级社群中，总会出现一些较小的初级社群，如军队中的战友群、工厂中工友小集团等。

（2）依据群体的组织化、正规化程度

依据群体的组织化、正规化程度，社群可以划分为正式社群和非正式社群。这种划分方法最早是由美国的梅约提出的。正式社群，其成员的地位、角色、规范，以及权利、责任和义务都有明确规定，如企业、机关、学校等。正式社群的组织化、正规化程度高，其成员间的互动采取制度化、规范化的方式。

非正式社群，主要是指社会组织内部的成员在日常互动中自发形成的人际关系系统。从形成的基础上来看，常见的非正式社群有以下几类：

1）友谊型社群，即以感情为基础形成的亲密朋友群体。在友谊型社群中成员之间有诸多的共同点，成员感情投入较多。

2）同好型社群，即以共同的兴趣爱好为纽带结成的群体，如棋友等。

3）利益型社群，即以共同的利益为纽带结成的群体。例如美国国会以外的"院外集团"，没有明确的规章制度，没有明确的成员身份，属于非正式群体，但又是由共同利益促成的联合体。

4）信仰型社群，即以共同的理想、价值观、信仰为基础结成的非正式群体，如自发组织起来的学习小组。

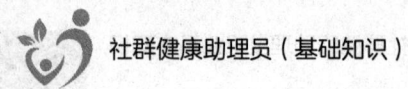

（3）依据成员对群体的心理归属

依据同一群体成员对群体的心理归属，社群可以分为内群体和外群体。内群体是指成员中对其有团结、忠心、亲密及合作感觉的群体，成员在心理上自觉认同并归属于其中的群体。外群体泛指内群体成员之外的其他任何"别人"的结合。内群体成员对外群体成员普遍抱有怀疑和偏见，甚至采取蔑视等不友好态度，外群体在心理上对群体的归属感不如内群体。内外群体常常互相隔离，乃至于对立。

第二节　社群健康助理员职业

随着我国人口老龄化进程的加快，以及慢性病的逐渐年轻化，慢性病人群的快速增长激发了有不同健康需要的群体解决其健康问题的社会需求，社群健康助理员职业在"健康中国"大背景下应运而生。从加强卫生资源配置的角度，社群健康助理员职业使卫生资源向社群基层流动；从改革预防保健体系的角度，社群健康助理员职业强调预防为主，建立综合性预防保健体系，发挥社群在健康管理和健康教育中的作用，有利于构建一个健康、共建、共享的格局。

一、社群健康助理员职业的定义及产生背景

1. 社群健康助理员职业的定义

社群健康助理员是运用卫生健康及互联网知识技能，服务于村镇、社区、楼宇、单位等群体，从事社群健康档案管理、宣教培训、就诊、保健咨询、代理、陪护及公共卫生事件事务处理的相关人员。社群健康助理员职业具有两大社会功能，一是对突发卫生事件的防控处理，二是对大众健康的管理服务，对疫情防控和"健康中国"战略的实施具有重要意义。

2. 社群健康助理员职业的产生背景

由于经济的快速发展和医疗水平的提高，以及人们健康意识的日渐加强，社会对于经济便利的社区保健及社群健康管理的需求越来越迫切。

（1）社会进入老龄化

预计到2030年，我国65岁以上人口占比将超过日本，成为全球人口老龄化程度

最高的国家；到2050年，社会将进入深度老龄化阶段，60岁以上人口占比超过30%。老年人由于各种原因，特别是由于身体功能的减退，常常存在或多或少的健康问题，导致健康和护理需求上升。

（2）疾病谱的变化

近年来，心脑血管疾病、肿瘤等慢性病的发病率显著上升，慢性病管理的需求量增加，这些不可能由临床医疗机构单独完成，而需要由社区和家庭来共同负担。

（3）医疗费用的高涨

医药费用的过快增长，致使部分人群生活负担加重，基本医疗和预防保健得不到有效保证，同时，医疗费用的过快增长加大了国家、企业和个人的负担。

（4）健康管理需求迫切

除老年人外，妇女、青年、儿童、残疾人也是需要提供卫生服务的特殊群体，他们在健康管理方面有特殊的需求。此外，不同年龄、不同受教育程度、不同民族的人在解决健康问题的方法上也会有所不同。由于物质水平的提高，人们迫切希望能得到方便、经济、快捷的健康卫生服务以满足健康需求。

《"健康中国2030"规划纲要》（以下简称"纲要"）对当前和今后一个时期更好地保障人民健康作出了制度性安排。《纲要》提出推进"健康中国"建设，要坚持预防为主，推行健康文明的生活方式，营造绿色安全的健康环境，减少疾病发生。要调整优化健康服务体系，强化早诊断、早治疗、早康复，坚持保基本、强基层、建机制，更好满足人民群众健康需求。要坚持共建共享、全民健康，坚持政府主导，动员全社会参与，突出解决好妇女儿童、老年人、残疾人、流动人口、低收入人群等重点人群的健康问题。《健康中国行动（2019—2030年）》围绕疾病预防和健康促进两大核心，从全方位干预健康影响因素、维护全生命周期健康和防控重大疾病等三方面提出了十五项行动，分别是健康知识普及行动、合理膳食行动、全民健身行动、控烟行动、心理健康促进行动、健康环境促进行动、妇幼健康促进行动、中小学健康促进行动、职业健康促进行动、老年健康促进行动、心脑血管疾病防治行动、癌症防治行动、慢性呼吸系统疾病防治行动、糖尿病防治行动和传染病及地方病防控行动，促进以治病为中心向以人民健康为中心转变，努力使群众不生病、少生病。

在目前健康问题突出和健康管理需求明显提高的情况下，社会上不同类型和服务模式的各种组织、企业，如社区卫生服务机构、健康管理公司、养生保健中心、养老服务机构、心理咨询场所等，为不同需求的社群提供健康管理服务，但在管理规范化、服务专业化、流程标准化、内容科学化等方面需要制定统一的标准和流程，才能有效保证健康管理和服务提供的实效性。这就需要对提供这些服务的人员进行专业化、系统化的培训，让他们熟练掌握健康教育、健康咨询、卫生防护、陪医助医，以及公共卫生事件的预警与监测等专业知识和基本技能，为不同需求的社群提供标准化的健康助理服务。

二、社群健康助理员的职业特点

1. 社群健康助理员是服务者

社群健康助理员通过对服务对象的健康评估，制订相应的健康计划，提供持续性的健康服务。包括：健全社群医疗保健服务网络，采取定点、巡回、上门服务等多种形式，为社群成员提供预防、医疗、保健、护理、康复和心理咨询等健康助理服务。

2. 社群健康助理员是教育者

社群健康助理员通过对社群成员的健康教育，提升社群成员在健康方面的自我照顾能力，突出个人是健康第一责任人的理念。包括：开展形式多样的健康教育，增强社群成员自我预防和保健技能；从"人"的教育出发，引导社群成员主动提高健康素养，养成健康生活方式，最重要的是提高个体面对外部环境挑战的自我调节和适应能力，达到身心健康的动态平衡，构建"自我管理＋社会服务"相结合的健康教育网络。

3. 社群健康助理员还承担管理者的角色

社群是基本的社会建设单元，是每一位城乡居民家门外的"家"，公平可及的健康服务也体现在社群层面。社群健康助理员的设立进一步完善了医疗和健康服务体系的衔接机制，形成资源科学配置和优势互补的分级健康服务格局。另外，构建"居家＋社群＋机构"健康生态圈，着力推动健康资源下沉，服务落地，提升社会整合照护能力，优化医养结合机制，以更低的成本提升人群对健康的满意度。

三、社群健康助理员的任务及要求

1. 社群健康助理员的任务

社群健康助理员的任务主要有以下几点：

（1）运用互联网共享卫生健康资源，提供健康咨询、培训、代理、监护及网约就诊、保健等服务。

（2）为社群成员建立健康档案，采集、上报健康风险因素及公共卫生健康信息。

（3）为社群成员提供健康访视、体检、就诊、转诊等代理或陪护服务。

（4）为社群成员提供预约挂号、缴费、取药、办理住院手续等协助服务。

（5）为有养生、体检、心理咨询等健康需求的社群成员推荐机构及技师，提供预约、出行陪护及接送等服务。

（6）开展社群卫生健康防护，提供消毒、清洁、送药、看护等防疫及生活保障服务，协助相关物资的登记、统计、购置、发放等。

（7）利用互联网技术参与公共卫生事件的健康预警、监视等工作。

2. 对社群健康助理员的要求

社群健康助理员的主要工作职责是承担非医疗技术性的工作，第一类是健康管理相关工作，如健康档案管理、诊疗协助等；第二类是对社群成员的健康指导与健康培训，如健康科普教育、健康咨询、健康促进等；第三类是卫生安全防护等工作，如流调协助、防疫物资的统筹与发放等。

社群健康助理员是社群成员的健康助理，在进行日常社群健康服务的同时会面临各类人群提出的关于健康知识的问题，特别是患慢性病的社群成员，期望通过健康指导和健康干预改变不良的生活方式，使药物治疗与心理行为治疗结合起来，达到康复及提高生活质量的目的，这就要求社群健康助理员必须具备较强的应变能力和独立解决问题的能力，具有较全面的健康知识，不断提高健康服务能力，能独立开展健康指导以及咨询活动，为家庭医生做好助手。

四、社群健康助理员的工作岗位、场所及场景

1. 工作岗位

社群健康助理员的工作岗位主要是社群运营，围绕社群健康将社群成员联系起来，使社群成员之间为了自身健康进行有效社交，了解健康知识，践行健康行为，提高健康素养。

2. 工作场所

（1）社群健康助理员线上工作场所

1）社区平台。社区平台是指社区成员快捷、便利地进行相互交流的平台，如论坛、博客、维基百科、圈子或社会性网络等。另外，线上还存在一些垂直社区，如豆瓣、知乎、猫扑、天涯、百度知道、穷游网、马蜂窝等。社群健康助理员可在社区平

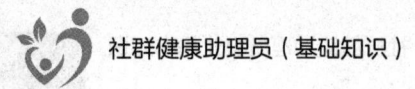

台上为社群成员提供相应的健康服务。

2）社交网络。网络社交一直在不断丰富手段和工具来替代传统社交以满足人们的交流需求，并且正在按照从"增量性的娱乐"到"常量性的生活"这条轨迹不断接近基本需求，如微信朋友圈等。社群健康助理员可以通过社群成员的共同朋友圈分享健康知识，对社群成员的日常健康活动进行跟踪，达到健康教育与健康促进的目的。

3）社交媒体。社交媒体是人们彼此之间用来分享意见、见解、经验和观点的工具和平台，如微博、快手、抖音、微信公众号等。社群健康助理员可以利用与社群成员互相关注的社交媒体发布健康信息，提供相应的健康服务，满足使用同一社交媒体的社群成员的健康需求。

4）即时通信平台。即时通信平台允许两人或多人使用网络实时传递文字消息、文件、语音与视频进行交流，如微信群等。社群健康助理员可通过管理各类即时通信软件与社群成员进行健康互动，为社群成员提供个性化、精准化的健康服务。

（2）社群健康助理员线下工作场所

从广义上讲，社群健康助理员可以在一切人群聚集的地方开展健康工作；从狭义上讲，社群健康助理员可服务于包含村镇、社区、楼宇、单位、企业等群体。社群健康助理员可以在社群成员经常活动的场所开展健康服务，促进建设健康有所学、健康有所乐、健康有所为的健康社群。

3. 工作场景

（1）为社群成员提供不同形式（文本、图片、动画、视频等）的健康医疗信息和指南，及时更新社群成员的健康知识。

（2）（手动及其关联设备自动）收集社群成员的健康医疗数据、结构化及非结构化问卷，或者来自第三方应用的健康数据等。同时，以图形化方式显示和输出社群成员的相关健康数据，显示健康管理团队的专业分析等。

（3）基于社群成员的基础健康数据，帮助医疗团队及健康管理团队进行对社群成员健康的组织、协调和管理，为其提供个性化的健康指导和行动指南。包括健康教育与健康促进（运动、饮食、体重、睡眠、情绪、压力管理及戒烟限酒指导等）、慢性病管理（糖尿病、高血压等患者用药依从性管理等）、院外康复（心衰、哮喘、心理疾病等患者出院后陪护和康复协助等）。

（4）建立社群成员与医疗团队之间的沟通交流渠道，解决社群成员的健康需求，如提供体检、就诊、转诊等代理或陪护服务，预约挂号、缴费、取药、办理住院手续等协助服务。

（5）为社群成员做健康风险分析，协助重大疾病、预防保健等相关事宜，如医疗协助、健康保险相关咨询等。

（6）开展社群卫生健康防护，提供基本生活保障服务，统筹相关防疫物资的发放与管理。

第三章

计算机基础知识

第一节　计算机概述

一、计算机基本常识

1. 计算机的概念

计算机也称电脑，是一种高度自动化的电子设备，能接收及存储信息，并且按照存储在其内部的程序（这些程序是人们意志的体现）对输入的信息进行加工、处理、分析，然后输出处理结果。

2. 计算机的工作原理

冯·诺依曼原理（又称为存储程序原理），源于美籍匈牙利数学家冯·诺依曼在1946年提出的关于计算机的构成模式和工作原理的基本设想。冯·诺依曼原理主要包括：

（1）计算机的主要组成部分（硬件）包括运算器、控制器、存储器、输入设备和输出设备五大部件。

（2）所有数据和程序都以二进制代码形式存储在存储器中。

（3）控制器根据存放在存储器中的指令序列（程序）进行工作，并由一个程序计数器控制指令的执行。控制器具有判断能力，根据计算结果选择不同的工作流程。

冯·诺依曼体系结构的计算机，必须具有如下功能：把需要的程序和数据送至计算机中；具有长期记忆程序、数据、中间结果及最终运算结果的能力；能够完成各种算术、逻辑运算和数据传送等数据加工处理；能够根据需要控制程序走向，并能根据指令控制机器的各部件协调操作；能够按照要求将处理结果输出给用户。

3. 计算机的特点

计算机是一种高度自动化的信息处理装置，它的优势是处理速率快、计算精度高、记忆能力强、逻辑判别能力可靠、通用性强、可靠性高。

4. 计算机的性能指标

现代计算机最主要的技术性能指标包括主频、字长、内核数、内存容量、存取周期、运算速度、存储器容量等。

（1）主频

主频即时钟频率，是指计算机 CPU（central processing unit，CPU）在单位时间内发出的脉冲数，其在很大程度上决定了计算机的运算速度。主频的基本单位是赫兹（Hz），目前常用兆赫兹（MHz，10^6 Hz）和吉赫兹（GHz，10^9 Hz）来衡量。

（2）字长

字长是指计算机的运算部件能同时处理的二进制数据的位数，它与计算机的功能和性能有很大的关系。

（3）内核数

内核数就是一块 CPU 上面能处理线程的内核单元的数量。

（4）内存容量

内存容量是指内存储器中能存储信息的总字节数。一般来说，内存容量越大，计算机能同时处理的事务和数据越多，处理速度越快。

（5）存取周期

存取周期是指存储器连续两次独立的"读"或"写"操作所需的最短时间，单位是纳秒（ns，1 ns=10^{-9} s）。存储器完成一次"读"或"写"操作所需的时间称为存储器的访问时间（或称读写时间）。

（6）运算速度

运算速度是指计算机在单位时间内执行的指令数。单位有 MIPS（million instructions per second），即每秒 10^6 条指令；或 BIPS（billion instructions per second），即每秒 10^9 条指令。

（7）其他性能指标

其他性能指标包括计算机的兼容性、系统的可靠性、系统的可维护性等，另外，性能价格比也是一项综合评价计算机性能的指标。

二、计算机的发展

1. 计算机发展的四个阶段

计算机从 1946 年诞生起,就开始快速发展,直到今天,已经经历了四个发展阶段。

第一阶段(1946—1958 年):采用电子管作为主要元器件的计算机。

第二阶段(1958—1964 年):采用晶体管作为主要元器件的计算机。

第三阶段(1964—1970 年):采用半导体中小规模集成电路作为主要元器件的计算机。

第四阶段(1970 年至今):采用大规模和超大规模集成电路作为主要元器件的计算机。

2. 计算机的发展趋势

计算机的发展趋势具体表现为巨型化、微型化、网络化、智能化。

(1)巨型化

巨型化是指计算机具有越来越高的运算速度、更大容量的存储空间、更加强大和完善的功能,可以更广泛地应用在军事、航空航天、气象、地震预测、人工智能、生物工程等大量专业学科研究方面。

(2)微型化

微型化是当前大规模和超大规模集成电路快速发展的趋势。从第一块微处理器核心芯片正式诞生以来,芯片技术发展的速度越来越快。计算机芯片的集成度每 18 个月增加一倍,其价格则下降一半,这正是计算机信息技术发展的功能和价格比的摩尔定律。随着电子计算机芯片的集成程度日益提高,所需要完成的各种功能也日益增加,不断推进电子计算机微型化的步伐。

(3)网络化

网络化是指现代计算机技术和通信技术紧密组织和融合的产物。特别是进入 20 世纪 90 年代以来,随着互联网的飞速发展,越来越多的人开始接触并认识到了计算机网络这一新的概念,计算机网络在我国社会生活中得到了普遍应用,并且被广泛地应用到了政府、学校、企业、科研、住宅等各个领域。网络把不同的地理区域或位置上具有自主独立通信功能的各种计算机,通过网络中的通信设备和传输媒体互连起来,在通信软件的帮助和支持下,实现了网络中各种计算机之间的资源共享、信息交换和协同工作。目前,计算机网络技术的发展水平,已经成为衡量一个国家现代化建设水平的重要技术指标。

（4）智能化

智能化就是让计算机能够模拟人类的智力和思维活动，如学习、感知、理解、判断、推理等。计算机具备理解自然语言、声音、文字和图像的能力，具有说话的能力，使人机能够用自然语言直接对话。它可以利用已有的和不断学习到的知识，进行思维、联想、逻辑推理，并得出结论，能解决复杂问题，具有汇集、记忆、检索有关知识的能力。

第二节　计算机系统的组成

一、计算机硬件系统

根据冯·诺依曼原理，计算机的硬件主要由控制器、运算器、存储器、输入设备和输出设备五个基础部件构成，如图3-1所示。

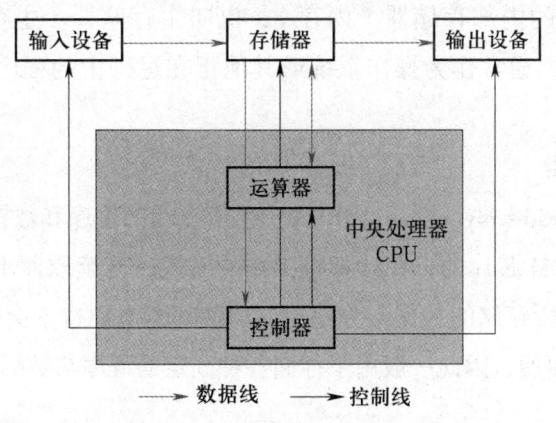

图3-1　计算机硬件组成

1. 控制器

控制器对输入的指令进行分析，并且统一控制计算机各个组成部件完成一定任务。

控制器通常由指令寄存器、状态寄存器、指令编译器、时序电路以及控制电路等部分构成，是能够协调指挥计算机各个部件正常工作的控制元件。控制器从计算机的内存中读取命令，产生相应的控制信号，向其他部件发出命令，指挥整个计算机的运算过程。控制器是统一地指挥、协调其他部件的中枢。

2. 运算器

运算器也称为算术逻辑单元（arithmetic&logic unit，ALU），是可以进行计算、逻辑运算的组成部件，其功能是执行各类算术运算和逻辑运算，以及对数据的加工和处理。

控制器、运算器及寄存器（运算器内的少量快速存储单元）等组件构成了计算机硬件系统的核心组件——中央处理器（CPU）。当前的CPU采用了大规模和超大规模集成电路工艺集成在一块芯片上，是现代计算机系统的核心集成设备。

3. 存储器

存储器是计算机记忆或暂存数据的部件。计算机中的所有信息，包括原始输入的数据、经过初步加工得到的中间数据以及最终处理后所得到的有用信息和数据，均被存放到存储器中。同时，指挥计算机如何运行的各类程序，即规定对于输入的数据如何加工和处理这样一系列的指令，也都被存放到存储器中。

存储器分为以下三种：

（1）随机存储器

随机存取存储器（random access memory，RAM），又称作随机存储器，是与CPU直接交换数据的内部存储器（内存），也叫主存储器（主存）。它可以随时读写，而且速度很快，通常作为操作系统或其他正在运行中的程序的临时数据存储媒介。

（2）只读存储器

只读存储器（read-only memory，ROM）上所存储的程序和数据，通常都是在装入主机之前就写入ROM芯片的，在计算机工作的时候只能读取而不能像随机存储器那样随便写入。ROM所存储的数据十分稳定，即使切断电源也不会丢失，而且ROM的结构简单，读出很简便，因此一般用于存储各种固定的程序与数据。

（3）外存储器

外存储器是指除计算机内存及ROM只读存储器以外的储存器，包括软盘存储器、硬盘存储器、移动存储器、闪存盘（优盘）、移动硬盘、固态硬盘（SSD）、光盘存储器等。此类储存器一般断电后仍然能保存数据。外存储器原则上属于外部设备。

1）硬盘存储器。传统的硬盘存储器（硬盘）是指记录介质为硬质圆形盘片的磁表面存储设备，属于机械硬盘（HDD）。在计算机中，硬盘是必备的外存设备。它具有存储容量大、存取速度快等特点。随着硬盘制作工艺水平的提高，其价格越来越低，性价比越来越高。

2）移动存储器。移动硬盘由硬盘和硬盘盒组成。以往移动硬盘通常为3.5英寸和5.25英寸两种规格，分别对应笔记本电脑和台式电脑的硬盘。近年来，2.5英寸和1.8英寸移动硬盘开始普及，常用的是2.5英寸硬盘，它的体积和质量较小，更便于携带。移动硬盘一般采用USB接口，数据传输速度快。

另外，还有闪存盘（优盘）、磁带存储器、固态硬盘（SSD）、光盘存储器等移动存储器。

4. 输入设备

输入设备是计算机重要的人机接口，用来接收用户所输入的各种原始数据和程序，并将它们转化成一种计算机可以自动识别的二进制码存入到内存中。

常见的输入设备主要包括键盘、鼠标、笔输入设备、扫描仪等。

（1）键盘

键盘属于计算机硬件的一部分，它是给计算机输入指令和操作计算机的主要设备之一，中文汉字、英文字母、数字符号以及标点符号就是通过键盘输入计算机的。键盘的款式有很多种，通常使用的有101键、105键和108键等的键盘。

无论是哪一种键盘，它的功能和键位排列都基本分为功能键区、打字键区、编辑键区、数字键盘（也称小键盘）和指示灯区五个区域。

正确掌握键盘的操作姿势，可以减少输入错误并降低疲劳感。正确的姿势是：端坐在计算机前面，手肘贴身躯，手腕平直，十指稍微弯曲放在基本键上，调整好坐姿，身体保持平直，放松腰背。输入完成以后手指要返回基本键位，敲击按键的力量要平均，输入速度则依赖于敲击键盘的熟练程度。

（2）鼠标

鼠标也是计算机的一种输入设备，是计算机显示器纵横坐标定位的指示器，因形似老鼠而得名。其标准称呼是"鼠标器"，英文名为mouse。鼠标的使用是为了使计算机的操作更加简便快捷，可以部分代替键盘的一些烦琐操作。

（3）笔输入设备

笔输入设备的出现为输入汉字提供了方便，用户不需要再学习其他的输入法就可以很轻松地输入汉字。同时，它还兼有键盘、鼠标和写字笔的功能，可以替代键盘和鼠标输入文字、命令和作图。

（4）扫描仪

在实际工作中可能有大量的图片、照片和各种图表需要输入到计算机中进行处理，但是图片、照片等资料不能直接依靠键盘和鼠标输入，即使可以输入，也将是一项非常繁重的工作。因此，扫描仪就是处理这些信息所必备的，它通过专用的扫描程序将各种图片、图纸、文字输入计算机，并在屏幕上显示出来，然后就可以使用一些图形图像处理软件，对图片等资料进行各种编辑及后期加工处理了。

5. 输出设备

输出设备是用来输出计算机处理结果的信息装置，用来将计算机的处理结果转化成一种人们可以随时接收的形式进行输出。

常见的输出设备主要包括显示器、打印机、绘图仪等。

（1）显示器

显示器通常也被称为监视器，是一种将一定的电子文件通过特定的传输设备显示到屏幕上再反射到人眼的显示工具。

（2）打印机

在日常工作中，往往需要把在计算机里的文档和图片打印出来，这就需要依靠打印机。常用的打印机一般有针式打印机、喷墨打印机和激光打印机。

（3）绘图仪

绘图仪是能够按照人们的要求自动绘制图形的设备，可以将计算机的输出信息以图形的形式输出。

二、计算机软件系统

计算机软件系统包括系统软件和应用软件两个部分。系统软件是指为保障计算机正常运行而安装的各种基础软件，应用软件是安装在操作系统上的、能够实现不同功能和用途的各种应用程序。

1. 系统软件

系统软件是用于控制、管理和协调计算机及外部设备，支持各类应用软件开发和安装调试运行的系统，是无须任何用户干预的各种程序的集合，主要功能包括调度、监控和维护计算机系统，以及管理计算机系统中各种独立的硬件，使它们能够协调工作。

各种应用软件，虽然完成的工作各不相同，但它们都需要一些共同的基础操作，例如都要从输入设备取得数据，向输出设备送出数据，向外存储器写数据，从外存储器读数据，对数据进行常规管理等。这些基础工作也要由一系列指令来完成，人们把这些指令集中组织在一起，形成专门的软件，用来支持应用软件的运行，这种软件就称为系统软件。系统软件在为各种不同应用软件提供上述基本功能的同时，也不断连接管理着各种硬件，使得在计算机上同时或者先后运行的各种不同应用软件能够有条不紊地共享连接到计算机上的各种硬件设备。例如，两个应用软件都需要向一个硬盘系统中存入数据并进行修改，如果没有一个能够进行协调管理的服务机构为它们分别划定区域和指定写入次序的话，必然会造成互相之间竞争硬件资源，并且互相破坏对方数据的情况。

系统软件主要有操作系统类、语言处理程序类、服务性程序类、标准库程序类、数据库管理系统类五类。

（1）操作系统类

操作系统是控制计算机系统中其他程序运行、管理计算机系统各种资源、自动调度用户作业程序、处理各种中断，并为用户提供操作界面的系统软件的集合。操作系统的作用是控制和管理系统资源的使用，是用户与计算机的接口。比较流行的操作系统有 UNIX 操作系统、Linux 操作系统，MacOS 操作系统、Windows 操作系统等。

（2）语言处理程序类

计算机能识别的语言与机器能直接执行的语言并不一致。计算机能识别的语言很多，如汇编语言、Basic 语言、Fortran 语言、Pascal 语言与 C 语言等，这些都是程序设计语言，它们各自都规定了一套基本符号和语法规则。用这些语言编制的程序叫源程序。用"0"或"1"的机器代码按一定规则组成的语言，称为机器语言。用机器语言编制的程序称为目标程序。语言处理程序的任务就是将源程序翻译成目标程序。不同语言的源程序对应有不同的语言处理程序。

（3）服务性程序类

服务性程序（也称为工具软件）扩大了机器的功能，一般包括诊断程序、调试程序等。常用的个人计算机服务性程序有 QAPLUS、PCTOOLS 等。

（4）标准库程序类

为方便用户编制程序，通常将一些常用的程序段按照标准的格式预先编制好，组成一个标准程序库保存在计算机系统中。需要时，由用户从标准程序库中选择合适的程序段嵌入到自己的程序中。

（5）数据库管理系统类

数据库管理系统（data base management system，DBMS）可以有组织、动态地存储和处理大量数据，使人们能方便、高效地使用这些数据。数据库管理系统是一种操纵和管理数据库的大型软件，用于建立、使用和维护数据库。数据库管理系统有各种类型，常见的数据库管理系统有Oracle、SQL Server、Sybase、DB2、MySQL、FoxPro、dBase等。

2. 应用软件

应用软件主要是指和系统软件相对应的、用户可以使用的各种程序设计语言程序，以及用各种程序设计语言编写应用程序的集合，分为应用软件包和用户程序。

计算机的任何操作都离不开由人安排的指令。人们为了能满足某个特殊的工作需要而为计算机系统编写的指令序列称为程序。程序连同相关的说明书资料统称为软件。

应用软件包是利用计算机解决某类问题而设计的程序的集合，可以提供给多个用户使用。应用软件是为满足用户不同领域、不同问题的应用需求而设计的那部分软件，它可以拓宽计算机系统的应用领域，放大硬件的功能。

软件是计算机的灵魂，只有配备了软件的计算机才能称为完整的计算机系统。使用不同的应用软件，计算机就可以轻松自动地完成许多不同的计算操作，使计算机拥有了非常强的灵活性和通用性。

常用的应用软件包括：

（1）文字处理工具软件

主要用于对文字输入、保存、修改、编辑、打印各种类型文字资料等，例如Word、WPS等。

（2）信息管理软件

主要用于对企业内部的所有信息进行输入、保存、修改、检索，如工资管理软件、人事管理软件、仓储管理软件、规划管理软件。这些信息管理软件发展到一定水平后，各个具有独立或多项功能的信息管理软件，彼此之间可以紧密地连接起来，计算机和管理者之间构成一个和谐的整体，各种计算机信息在其中合理地传递和流动，形成一个完整、高效的企业管理信息系统。

（3）计算机辅助设计软件

主要功能是专门用于高效地设计、绘制、修改各种类型工程图纸，对工程设计过程中各种重要常规工程数据进行计算，帮助专业人员和客户快速找到合适的工程设计方案。

（4）实时监测和控制软件

主要是用于随时收集有关生产设备、火车、飞机等的实时工作状况和运行情况相关的数据，以此作为依据，按照预定的计划和方案进行自动化或者半自动化的控制，安全、准确地执行和完成工作任务。

三、计算机操作系统

1. 计算机操作系统的组成

操作系统理论上是由内核、驱动程序、接口库、外围四大部分共同组成，但并非所有的操作系统都严格地包括了这四个部分。早期的 Windows 系统，其操作系统中各个功能部件之间相互耦合的程度很深，难以准确地区分，而在一些嵌入式的操作系统中则几乎没有驱动程序的概念。

（1）驱动程序

驱动程序是最底层、最基本的直接控制和监测各类软硬件设备的应用程序，它们的功能就是隐藏硬件的具体细节，并同时为其他组成部分提供一个抽象和通用的接口。

（2）内核

操作系统往往将一些与硬件紧密关联的模块和使用频率比较高的模块，以及公用的基本操作模块安排到比较靠近硬件的层次中，并且能够使它们常驻于内存中，通常将此部分称为操作系统的内核。内核是计算机操作系统的核心程序，有很多最基本的功能，如管理 CPU、存储器、文件系统、网络系统、设备驱动程序等，内核部分通常都会运行在最高优先级。操作系统启动时，首先会启动内核。

（3）接口库

接口库就是一系列特殊的子程序，它的主要功能是把为操作系统所提供的基础服务都包装起来，形成应用软件可以使用的一种编程接口，简称 API。接口库就是最接近整个应用软件的部分。

（4）外围

在操作系统中，外围一般泛指除了以上三种程序类型以外的所有其他组成部分，通常是用来提供专门或者高级服务的组成部件。例如，在微内核架构中的大多数系统服务进程，UNIX、Linux 中各种守护进程也都划归此列。

2. 操作系统的功能

在计算机中，操作系统是其最基本也是最为重要的基础性系统软件。其功能主要体现在对计算机资源——微处理器、存储器、外部设备、文件和作业五大计算机资源的管理上。从计算机用户的角度来说，计算机操作系统体现为其提供的各项服务；从程序员的角度来说，其主要是提供用户登录的界面或者编程接口；从设计人员的角度来说，计算机操作系统用于建立各式各样模块和单元之间的联系。常见的操作系统有 Windows、MacOS、Linux、UNIX 等。

经过几十年的发展，计算机操作系统的体系结构，已经由开始的简单控制循环体发展成为较为复杂的分布式操作系统，再加上计算机用户需求的愈发多样化，计算机操作系统已经成为功能复杂多样且规模庞大的计算机软件系统之一。

（1）微处理器管理功能

在大型操作系统中，可存在多个微处理器，并同时管理多个作业。微处理器管理模块负责选出其中一个作业进入主存储器准备运行，并为这个作业分配微处理器等。微处理器管理模块对系统中各个微处理器的状态进行登记，还要登记各个作业对微处理器的要求。管理模块还要用一个优化算法实现最佳调度规则，把所有的微处理器分配给各个用户作业使用，最终目的是提高微处理器的利用率。

（2）内存管理功能

内存储器的管理，主要由内存管理模块完成。内存管理模块对内存的管理分为三步：首先为各个用户作业分配内存空间，其次是保护已占内存空间的作业不被其他用户占用而遭到破坏，最后是结合硬件实现信息的物理地址至逻辑地址的变换，使用户在操作中不必担心信息究竟保存在哪个实际物理地址就可以操作，这样就方便了用户对计算机的使用和操作。内存管理模块使用一种优化算法对内存管理进行优化处理，以提高内存的利用率。

（3）外部设备管理功能

随着计算机的不断发展，其应用技术越来越高，应用领域越来越广泛，应用方法越来越简便，用户的界面越来越友好，外部设备的种类也日益增多，且功能不断提高，档次日渐升级，因此，操作系统的设备管理模块的功能也必须跟上外部设备的发展而不断发展、不断升级。设备管理模块的任务是当用户要求应用某种设备时，响应需求分配给用户所要求的设备，并按用户要求驱动外部设备以供用户应用。设备管理模块还要响应并处理对外部设备的中断请求。

（4）文件管理功能

操作系统对文件的管理主要是通过文件管理模块来实现的。文件管理模块管理的范围包括文件目录、文件组织、文件操作和文件保护。

（5）作业管理功能

作业管理也称进程管理，用户交给计算机处理的工作称为作业。作业管理是由进程管理模块来控制的，进程管理模块对作业执行的全过程进行管理和控制。无论是常驻程序还是应用程序，它们均以进程为标准运行单位。

3. 文件管理与应用

文件管理是操作系统的五大职能之一，主要涉及文件的逻辑组织和物理组织、目录的结构和管理。文件系统就是操作系统中实现文件统一管理的一组软件、被管理的文件以及为实施文件管理所需要的一些数据结构的总称（是操作系统中负责存取和管理文件信息的机构）。从计算机系统角度来看，文件系统是对文件存储器的存储空间进行组织、分配和回收，负责文件的存储、检索、共享和保护；从用户角度来看，文件系统主要是实现按名取存，文件系统的用户只要知道所需文件的文件名，就可存取文件中的信息，而无须知道这些文件究竟存放在什么地方。

文件管理是操作系统的一项重要功能。其重要性在于，在现代计算机系统中，用户的程序和数据，操作系统自身的程序和数据，甚至各种输出输入设备，都是以文件形式出现的。可以说，尽管文件有多种存储介质可以使用，但是它们都以文件的形式出现在操作系统的管理者和用户面前。

常见的文件管理工具有 Windows 资源管理器、QTTab 文件整理工具、Free Commander 文件整理工具、Total Commander 文件整理工具、Everything 文件搜索工具、Ava Find 文件搜索工具、Locate32 文件搜索工具、谷歌桌面搜索、True Crypt 加密软件、Winzip 文件压缩工具、Winrar 文件压缩工具、7-zip 文件压缩工具、Easy Recovery 磁盘数据恢复工具、Final Data 数据恢复工具、超级文件粉碎机等。

4. 输入/输出系统管理

输入/输出系统简称为 I/O 系统，是计算机系统中主机与外部进行通信的系统。它由外部设备和输入输出控制系统两部分组成，是计算机系统的重要组成部分，如图 3-2 所示。在计算机系统中，通常把处理器和主存储器之外的部分称为输入/输出系统，其特点是异步性、实时性和设备无关性。

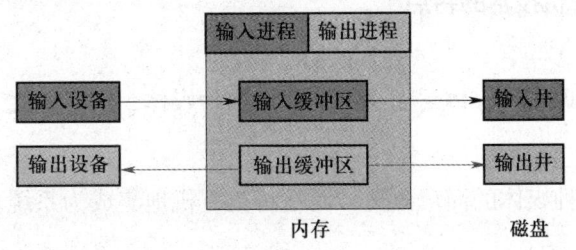

图 3-2 输入/输出系统

每台计算机都配备了许多外部设备，它们的性能和操作方式都不一样。操作系统对外部设备（即输入/输出设备）管理的主要目标是方便用户使用外部设备，提高 CPU 和设备的利用率。

第三节　多媒体计算机技术

一、多媒体计算机技术的概念

1. 媒体

在计算机及通信领域，媒体是指信息的载体或者信息的存储实体，信息载体包括数字、文字、声音、图形、图像、视频，信息的存储实体包括磁盘、磁带、光盘、U盘等。而就多媒体计算机而言，媒体则是指信息载体。根据国际电信联盟的定义，媒体可分为感觉媒体、表示媒体、显示媒体、存储媒体、传输媒体。

2. 多媒体

通常所指的多媒体就是文字、图像、声音、图形、视频、动画等各种媒体在计算机统一管理下的有机结合。

3. 多媒体计算机技术

多媒体计算机技术是指计算机综合处理多种媒体信息（文本、图形、图像、音频、视频和动画），使多种信息建立逻辑连接，集成为一个系统且具有交互性。

二、多媒体计算机技术的特点和关键技术

1. 多媒体计算机技术的特点

（1）多样性

多媒体不只处理一种媒体，而是综合处理多种媒体，包括图文、声像信息。

（2）集成性

多媒体不是多种媒体的简单收集，而是将其有机地集成为系统。

（3）交互性

多种媒体系统可以实现人机互动，用户可以根据需要来使用系统。

2. 关键技术

（1）音频、视频信号的获取技术。

（2）多媒体数据的压缩编码和解码技术。

（3）音频、视频数据的实时处理和特技。

（4）音频、视频数据的输出技术。

3. 多媒体信息的主要元素

（1）文本，包含字母、数字、汉字等基本元素。

（2）图形，又称矢量图。

（3）图像，又称位图或像素图。

（4）音频，指人耳能听到的连续变化的音波。

（5）视频，动态的影视图像。

（6）动画，采用编程或动画软件创作的连续画面。

三、多媒体计算机技术应用

多媒体计算机技术在工业、农业、金融、商业、传媒、医疗卫生保健、教育、娱乐、旅游、房地产开发等领域中，尤其在信息查询、产品展示、广告宣传等方面有非常广泛的应用。

1. 音频/视频流点播

媒体流点播是一种典型的客户－服务器多媒体技术，需要很大的带宽。由于多媒体技术的发展，出现了 RM、WMV、MPEG-4、MPEG-7、MPEG-21 等技术，使视频/音频流点播得以在宽带网上实现。视频流点播用户可根据自己的需要来点播节目，该技术也可用于异地购物、交互式电子游戏、交互式辅助教育系统（computer aided instruction，CAI）等。

2. 电子出版物

压缩只读光盘（CD-ROM）可广泛用于游戏、教育、资料存储等方面，是一种优良的信息源，也是目前最重要的电子出版物。

3. 医疗卫生

现在的医疗卫生体系随着计算机技术的介入已越来越健全、越来越先进，远程医疗会诊、医疗在线及多媒体医疗保健资讯系统走进了人们的生活。远程医疗系统就是在医生和病人之间建立连接，使身处异地的病人与医生之间进行"面对面"的会诊以及病情和技术的交流，效率高，且节省时间和金钱。

4. 游戏和娱乐

游戏和娱乐产品的一个重要市场就是千千万万个家庭。经验证明，凡是能进入家庭的产品都有非常巨大的市场。据悉，日本的游戏与娱乐产业就有数百亿美元的市场，

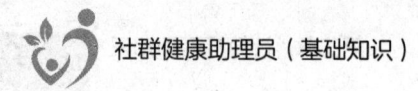

可以与汽车业相媲美。多媒体技术如三维动画、虚拟现实等技术的引入，与信息高速公路的连接，使电子游戏和娱乐的内容更加丰富多彩。

5. 计算机视频会议

计算机视频会议已经成为当前商务乃至其他业务联络的重要手段。它使用户得到一种"面对面"开会的感觉，与会者可以从屏幕上看到其他参加者，可以互相交谈，可以看到其他人提供的文件，可以在屏幕开设的"白板"上写写画画等。显然，计算机视频会议比传统的电话会议要优越得多。在技术上，计算机视频会议主要涉及信息的压缩、还原和通信线路的频宽及通信协议等问题。

6. 多媒体展示和信息查询系统

多媒体展示或演示系统与CAI有类似之处，但与产品展示不同。此类系统包括科学博物馆、宇航博物馆、自然博物馆等的多媒体信息系统。这些系统要向观众介绍各种知识，如二进制数如何运算、计算机如何工作、月球登陆的情况、气象台如何工作、飞机模拟驾驶等。过去一般只能用文字和图表来展示，现在则可把图形、图像、动画、音频、视频等结合起来，使观众产生身临其境的感觉，生动有趣。

多媒体信息查询系统，可以通过触摸屏、遥控器、语音、红外、视频等方式获取查询指令并将查询结果以文本、图形、图像、音频、视频等多媒体信息的形式输出给用户，具有更好的信息表现效果、更好的交互性、更大的信息使用范围。

7. 管理信息系统和办公自动化系统

对管理信息系统（management information system，MIS）和办公自动化系统（office automation，OA）来说，多媒体能够处理、存储多媒体信息，同时使人机接口大为改善。过去许多MIS或OA之所以不成功，常常是因为人机接口不佳，用户使用起来感到太麻烦，现在有图、文、声并茂的人机接口，使用起来就容易多了。若把它与计算机视频会议结合起来，系统的水平将上升到一个新高度。

8. 传媒、广告

商品经济对广告的需求越来越大，高质量的多媒体三维动画广告在电视上已越来越多，互联网更能使之如虎添翼。广告做得好，产品效益就高，但难度也大，特别是对广告创意的要求很高。

9. 教学管理系统

随着计算机及多媒体技术的发展，多媒体教学管理系统逐渐走入校园成为时尚和科技的标志。现在的多媒体教学管理系统主要包括信息发布平台、多媒体教学系统、多媒体考试系统、多媒体交流系统、信息管理系统。它的操作直观方便且功能强大，尤其便于教师和学生的双向互动，是改善教育环境、提高教育硬件设施和教育质量、进行现代化教学管理的先进设施。

10. 移动卫星多媒体应用系统

移动卫星多媒体应用系统在系统设计、数字闭环控制、智能识别、跟踪及快速动态捕获等方面的关键技术，在卫星信息技术领域内都代表了最先进的技术。人们再也不受时间和空间的限制，可以通过卫星网络接收卫星直播节目，进行双向通话交流，更重要的是可以直接接入互联网。

第四章

互联网基本知识

第一节　计算机网络基础

21世纪人类已经全面进入信息时代，信息时代的重要特征就是数字化、网络化和信息化。要实现信息化就必须依靠完善的计算机网络，因为计算机网络可以非常迅速地传递和传播信息，因此，计算机网络现在已经成为信息化社会的命脉和发展知识经济的重要基础。

一、计算机网络

1. 计算机网络的定义

计算机网络就是把分布在不同地理区域的、分散的、具有自主功能的众多计算机和专门的网络外部设备用通信线路互联起来，形成的一个规模大、功能强的系统，使众多的计算机可以方便地互相传递信息，共享硬件、软件、数据信息等资源。简单来说，计算机网络就是由通信线路互相连接的众多自主工作的计算机构成的集合体。

2. 计算机网络的功能

（1）数据通信

数据通信是计算机网络的最主要的功能之一。数据通信是依照一定的通信协议，利用数据传输技术在两个终端之间传递数据信息的一种通信方式和通信业务。它可实现计算机和计算机、计算机和终端以及终端与终端之间的数据信息传递,是继电报、电话业务之后的第三种最大的通信业务。数据通信中传递的信息均以二进制数据形式来表现,且总是与远程信息处理相联系,是包括科学计算、过程控制、信息检索等内容的广义的信息处理。

(2)资源共享

资源共享是人们建立计算机网络的主要目的之一。计算机资源包括硬件资源、软件资源和数据资源。硬件资源的共享可以提高设备的利用率,避免设备的重复投资,如利用计算机网络建立网络打印机;软件资源和数据资源的共享可以充分利用已有的信息资源,减少软件开发过程中的劳动,避免大型数据库的重复建设。

(3)集中管理

计算机网络技术的发展和应用,使现代办公手段、经营管理方式等都发生了变化。目前,已经有许多管理信息系统、办公自动化系统等,通过这些系统可以实现日常工作的集中管理,提高工作效率,增加经济效益。

(4)分布式处理

计算机网络技术的发展,使分布式处理或计算成为可能。对于大型的课题,可以划分为许多小的题目,由不同的计算机分别完成,然后再集中起来解决问题。

(5)负载均衡

负载均衡是指工作被均匀地分配给网络上的各计算机系统。由网络控制中心负责分配和检测,当某台计算机负载过重时,系统会自动将其转移到负载较轻的计算机系统去处理。

由此可见,计算机网络可以大大扩展计算机系统的功能,扩大其应用范围,提高可靠性,为用户提供方便,同时也减少了费用,提高了性能价格比。

3. 计算机网络系统的组成

计算机网络系统的组成基本如下:

(1)计算机系统

如工作站(终端设备,或称客户机,通常是PC机)、网络服务器(通常都是高性能计算机)。

(2)网络通信设备

网络通信设备(网络交换设备、互连设备和传输设备)包括网卡、网线、集线器(HUB)、交换机、路由器等。

(3)网络外部设备

如高性能打印机、大容量硬盘等。

（4）网络软件

包括网络操作系统（如 Unix、NetWare、Windows 等）、客户连接软件、网络管理软件、应用软件等。

4. 计算机网络的分类

（1）按地理范围分类

1）局域网（local area network，LAN）。局域网是一种在小范围内实现的计算机网络，一般在一个建筑物内，或一个工厂、一个单位内部。局域网覆盖范围可在几百米到十公里以内，其结构简单，布线容易。

2）广域网（wide area network，WAN）。广域网地理范围很广，一般在几千公里左右，可以分布在一个省、一个国家或几个国家内。广域网信道传输速率较低，结构比较复杂。

3）城域网（metropolitan area network，MAN）。城域网地理范围一般在几十公里到上百公里，是在一个城市内部组建的计算机信息网络，提供全市的信息服务。

（2）按传输介质分类

1）有线网。有线网是采用同轴电缆、双绞线或光纤连接的计算机网络。

同轴电缆网是常见的一种联网方式。它比较经济，安装较为便利，但其传输率和抗干扰能力一般，传输距离较短。

双绞线网是目前最常见的联网方式。它价格便宜，安装方便，但易受干扰，传输率较低，且传输距离比同轴电缆要短。

光纤网也是有线网的一种，但由于其特殊性而单独列出。光纤网采用光导纤维作传输介质，传输距离长，传输率高，可达数千兆比特率（bps），抗干扰性强，不会受到电子监听设备的监听，是高安全性网络的理想选择。但其成本较高，且需要较高水平的安装技术。

2）无线网。无线网是用电磁波作为载体来传输数据。目前，无线网已经在移动应用等领域得到大规模普及，其联网灵活方便，是一种很有前途的联网方式。

局域网通常采用单一的传输介质，而城域网和广域网则采用多种传输介质。

二、计算机网络的网络协议

就像人们说话必须使用某种语言一样，在网络上的各台计算机之间也要使用一种语言，这就是网络协议，不同的计算机之间必须使用相同的网络协议才能进行通信。网络协议是网络上所有设备（网络服务器、计算机及交换机、路由器、防火墙等）之间通信规则的集合，它规定了通信时信息必须采用的格式和这些格式的意义。

1. 常见网络协议

常见的网络协议包括 TCP/IP 协议（transmission control protocol/internet protocol，传输控制协议/网际协议）、http（hypertext transfer protocol，超文本传输协议）协议等。

2. 计算机网络的体系结构

大多数网络都采用分层的体系结构，每一层都建立在它的下层之上。在网络的各层中存在着许多协议，接收方和发送方同层的协议必须一致，否则，一方将无法识别另一方发出的信息。网络协议使网络上的各种设备能够相互交换信息。

为了使不同计算机厂家生产的计算机能够相互通信，以便在更大的范围内建立计算机网络，国际标准化组织（ISO）在1978年提出了"开放系统互联参考模型"，即著名的 OSI/RM 模型（open system interconnection/reference model）。它将计算机网络体系结构的通信协议划分为七层，自下而上依次为物理层、数据链路层、网络层、传输层、会话层、表示层、应用层。

三、常见网络设备及配置

计算机网络设备的种类繁多，且与日俱增。基本的网络设备有服务器（server）和工作站（work station）、集线器（hub）、网桥（bridge）、交换机（switch）、路由器（router）、网关（gateway）、网络接口卡（network interface controller，NIC，一般指网卡）、无线接入点（wireless access point，WAP）。

1. 服务器（server）和工作站（work station）

服务器是计算机网络的核心控制计算机，运行网络操作系统，可共享数据和文件，为网络的用户工作站提供服务。服务器一般是一台高性能计算机。一个网络可以有一个服务器，也可以有多个服务器。

2. 集线器（hub）

集线器是指将多条以太网双绞线或光纤集合连接在同一段物理介质下的设备。集线器能够提供多端口服务。

3. 网桥（bridge）

网桥是一个局域网与另一个局域网之间建立连接的桥梁。网桥工作在 OSI 模型中的数据链路层，属于数据链路层的一种设备，它的作用是扩展网络和通信手段，在各种传输介质中转发数据信号，扩展网络的距离。

4. 交换机（switch）

交换机能自动分辨出帧中的源 MAC 地址和目的 MAC 地址，可以在任意两个端口间建立联系，在数据帧的始发者和目标接收者之间建立临时的交换路径，使数据帧直接由源地址到达目的地址。交换机通过对信息进行重新生成，并经过内部处理后转发至指定端口，具备自动寻址能力和交换作用。但是交换机并不懂得 IP 地址，只懂得 MAC 地址，所以经常和路由器一起配合使用。交换机分为二层和三层交换机，二层交换机工作在数据链路层，三层交换机工作在 OSI 模型中的网络层。

5. 路由器（router）

路由器比交换机更加智能，工作在 OSI 模型中的网络层。路由器能理解数据中的 IP 地址，如果它接收到一个数据包，就会检查其中的 IP 地址，如果目标地址是本地网络地址就接受，然后根据子网地址继续转发，如果是其他网络的，就将数据包转发到别的网络。与交换机不同，路由器使用专门的软件协议从逻辑上对整个网络进行划分。

6. 网关（gateway）

网关又称网间连接器、协议转换器，工作在 OSI 模型中的最高层。网关在网络层以上实现网络互连，它既是最复杂的网络互联设备，也是最高端的网络互联设备，其价格极其昂贵，一般用于两个高层协议不同的网络互联并向下兼容所有协议。网关既可以用于广域网互联，也可以用于局域网互联。网关使用在不同的通信协议、数据格式或语言之间，甚至体系结构完全不同的两种系统之间，是万能的协议转换器。网关与网桥的区别在于：网桥只是简单地传达信息，网关则是对收到的信息重新打包，以适应目的格式的需求，功能极其强大。

7. 网络接口卡（NIC）

网卡是一块被设计用来允许计算机在网络上进行通信的计算机硬件，它使得用户可以通过电缆或无线相互连接。每一个网卡都有一个被称为 MAC 地址的独一无二的 48 位串行号，它被写在卡上的一块 ROM 中。在网络上的每一台计算机都必须拥有一个独一无二的 MAC 地址。

网卡以前是作为扩展卡插到计算机总线上的，现在大部分新的计算机都在主板上集成了网络接口。除非需要多接口或者使用其他种类的网络，否则不再需要一块独立的网卡。

8. 无线接入点（WAP）

无线接入点是一个无线网络的接入点，俗称"热点"，是使用无线设备（手机等移动设备及笔记本电脑等无线设备）的用户进入有线网络的接入点，主要用于宽带家庭、大楼内部、校园内部、园区内部以及仓库、工厂等需要无线监控的地方。主要有路由交换接入一体设备和纯接入点设备，一体设备执行接入和路由工作，纯接入设备只负责无线客户端的接入。纯接入设备通常作为无线网络扩展使用，而一体设备一般是无线网络的核心。

第二节　互联网概述

一、国际互联网（Internet）的发展历程和意义

科技创新日益改变着我们的生活，而互联网的变革则直接改变和影响了人们的生活方式。自1994年正式进入中国以来，互联网已经成为整个经济社会的基本结构和标准，它不仅颠覆了媒体产业，而且对各行各业都产生了革命性的影响。

国际互联网，又称Internet、因特网，是一种广域网。它是利用通信设备和线路将全世界不同地理位置功能相对独立的数以千万计的计算机系统连接起来，以功能完善的网络软件（网络通信协议、网络操作系统等）实现网络资源共享和信息交换的数据通信网。

Internet始于1969年的美国，是全球性的网络。1969年美国国防部委托高级研究项目局开发ARPANET，进行互联网的研究。同年，美军在ARPA制定的协定下将美国加利福尼亚大学洛杉矶分校、斯坦福大学研究学院、加利福尼亚大学圣芭芭拉分校和犹他州大学的四台主要计算机连接起来。从1970年开始，加入ARPANET的节点数不断增加。1972年罗伯特·卡恩（Robert Kahn）来到ARPA，并提出了开放式网络框架，从而出现了大家熟知的TCP/IP（传输控制协议/网际协议）。E-mail、FTP和Telnet是Internet上较早出现的重要工具，特别是E-mail仍然是目前Internet上最主要的应用。1980年代中期，美国国家科学基金会出资，利用ARPANET发展出来的TCP/IP通信协议，建立名为NSFNET的广域网，Internet进入快速发展时期。由于多种学术团体、企业研究机构甚至个人用户的进入，Internet的使用者不再限于纯计算机专业人员。新的使用者发觉计算机相互间的通信对他们来讲更有吸引力，于是逐步把Internet当作一种交流与通信的工具。1988年，莫里斯蠕虫事件促使DARPA建立了CERT（计算机安全应急响应组）以应对此类事件。1991年，CERN发布万维网（WWW）。1993年，国际互联网络信息中心（InterNIC）成立，负责提供关于互联网域名注册服务的公

开信息。20世纪90年代后,一些公司陆续在Internet上开展商业活动。随着Internet的商业化,其在信息检索、客户服务等方面的巨大潜力被挖掘出来,使Internet有了质的提升,并最终走向全球。

1994年我国开始接入互联网,截至2020年年底,我国网民规模已接近10亿,互联网普及率达70.4%。目前,我国互联网应用进入大繁荣、大发展时期,极大地满足了人民群众生产生活的需要,持续释放数字经济惠民红利。自2013年起,我国已连续八年成为全球最大的网络零售市场。网络娱乐类应用推陈出新,内容制作工艺显著提升,极大地丰富了人民群众的业余生活。另外,公共服务类应用如在线教育、在线医疗等不断涌现,不断推动优质公共资源向贫困边远地区延伸,促进了全国各地网民协同发展、共享互联网发展成果。我国互联网产业展现出巨大的发展活力和韧性,在数字基建、数字经济、数字惠民和数字治理等方面取得了显著进展,成为我国应对新挑战、建设新经济的重要力量。

二、IP地址

互联网地址格式主要有两种书写形式:域名格式和IP地址格式。

TCP/IP协议是Internet最基本的协议和Internet的基础,由网络层的IP协议和传输层的TCP协议等组成。TCP/IP定义了电子设备如何连入因特网,以及数据如何在它们之间传输的标准。TCP/IP采用了四层的层级结构,每一层都呼叫它的下一层所提供的协议来完成自己的需求。通俗而言,TCP负责发现传输的问题,一旦发现问题就会发出信号,要求重新传输,直到所有数据安全正确地传输到目的地。

IP协议中的一个非常重要的内容,就是给因特网上的每台计算机和其他设备都规定了一个唯一的地址,即IP地址。正是由于有了这种唯一的地址,才保证了用户在联网的计算机上进行操作时,能够高效而且方便地从千千万万台计算机中选出自己所需要通信的对象(计算机)来。

尽管IP地址能够唯一地标记网络上的计算机,但IP地址是一长串数字,不直观,而且用户记忆也十分不方便,于是人们又发明了另一套字符型的地址方案,即域名地址。IP地址和域名地址是一一对应的,这份域名地址的信息存放在一个叫域名服务器(domain name server,DNS)的主机内,使用者只需了解易记的域名地址,其对应转换工作就留给了域名服务器。域名服务器就是提供IP地址和域名之间转换服务的服务器。

域名由各国文字的特定字符集、英文字母、数字及"-"(即连字符或减号)任意组合而成，但开头及结尾均不能含有"–"。域名中的字母不分大小写。域名最长可达 67 个字节（包括后缀".com"".top"".tech"".net"".org"".biz"等）。例如，新浪新闻的域名是 news.sina.com.cn，它的 IP 地址是 1.189.44.230。

第三节　常见互联网业务

互联网正日益改变着人们的生活方式，推动着经济社会的变革。随着互联网服务模式和产品结构的不断创新与完善，互联网业务也在不断发展。互联网业务代表一种新的经济形态，即充分发挥互联网在生产要素配置中的优化和集成作用，将互联网的创新成果深度融合于经济社会各领域之中，提升实体经济的创新力和生产力，形成更广泛的以互联网为基础设施和实现工具的经济发展新形态。

一、互联网接入及相关服务

互联网接入服务（ISP）是指利用接入服务器和相应的软硬件资源建立业务节点，并利用公用电信基础设施将业务节点与互联网骨干网相连接，为各类用户提供接入互联网的服务。用户可以利用公用电话网或其他接入手段连接到其业务节点，并通过该节点接入互联网。

1. 互联网接入服务业务

互联网接入服务业务主要有两种，一是为互联网信息服务业务（ICP）经营者等利用互联网从事信息内容提供、网上交易、在线应用等提供接入互联网的服务，二是为普通上网用户等需要上网获得相关服务的用户提供接入互联网的服务。

目前，国内外互联网接入服务主要采用的定价模式可以分为包月制、按使用时长收费制、按流量收费制、按内容收费制四大类。

2. 互联网接入方式

（1）电话线拨号接入（PSTN）

家庭用户接入互联网曾经比较普遍的窄带接入方式，即通过电话线，利用当地运营商提供的接入号码，拨号接入互联网，速率不超过 56 kbps。其优点是使用方便，只需有效的电话线及自带调制解调器（modem）的 PC 就可完成接入。运用在一些低速率的网络应用（如网页浏览查询、聊天、E-mail 等）中，主要适合于临时性接入或无其他宽带接入场所的使用。其缺点是速率低，无法实现一些高速率要求的网络服务，费用较高（接入费用由电话通信费和网络使用费组成）。

（2）ISDN 接入

俗称"一线通"。它采用数字传输和数字交换技术，将电话、传真、数据、图像等多种业务综合在一个统一的数字网络中进行传输和处理。用户利用一条 ISDN 用户线路，可以在上网的同时拨打电话、收发传真，就像两条电话线一样。ISDN 基本速率接口有两条 64 kbps 的信息通路和一条 16 kbps 的信息通路，简称 2B+D，当有电话拨入时，它会自动释放一个 B 信道来进行电话接听，主要适合于普通家庭用户使用。其缺点是速率较低，无法实现一些高速率要求的网络服务，费用同样较高（接入费用由电话通信费和网络使用费组成）。

（3）ADSL 接入

在通过本地环路提供数字服务的技术中，最有效的类型之一就是数字用户线（digital subscriber line，DSL）技术，是运用最广泛的铜线接入方式。ADSL 可直接利用现有的电话线路，通过 ADSL modem 进行数字信息传输。理论速率可达到 8 Mbps 的下行和 1 Mbps 的上行，传输距离可达 4 ~ 5 km。ADSL2+ 速率可达 24 Mbps 下行和 1 Mbps 上行。另外，最新的 VDSL2 技术可以达到上下行各 100 Mbps 的速率。适用于家庭、个人等用户的大多数网络应用需求，满足一些宽带业务，包括 IPTV、视频流点播（VOD）、远程教学、可视电话、多媒体检索、LAN 互联、Internet 接入等。ADSL 技术具有以下一些主要特点：可以充分利用现有的电话线网络，通过在线路两端加装 ADSL 设备便可为用户提供宽带服务；可以与普通电话线共存于一条电话线上，接听、拨打电话的同时能进行 ADSL 传输，且互不影响；进行数据传输时不通过电话交换机，这样上网时就不需要缴付额外的电话费，可节省费用；ADSL 的数据传输速率可根据线路的情况进行自动调整，它以"尽力而为"的方式进行数据传输。

（4）HFC（cable modem）专线接入

专线接入是一种基于有线电视网络电缆资源的接入方式。具有专线上网的连接特点，允许用户通过有线电视网实现高速接入互联网。适用于拥有有线电视网的家庭、个人或中小团体。其特点是速率较高，接入方式方便（通过有线电缆传输数据，不需要布线），可实现各类视频服务、高速下载等。其缺点在于基于有线电视网络的架构是属于网络资源分享型的，当用户激增时，速率就会下降且不稳定，因此扩展性不够。

（5）光纤宽带接入

通过光纤接入到小区节点或楼道，再由网线连接到各个共享点上（一般不超过

100 m），提供一定区域的高速互联接入。其优点是速率高，抗干扰能力强，适用于家庭、个人或各类企事业团体，可以实现各类高速率的互联网应用（视频服务、高速数据传输、远程交互等），缺点是一次性布线成本较高。

（6）无源光网络（PON）接入

无源光网络（passive optical network）技术是一种点对多点的光纤传输和接入技术，局端到用户端的最大距离为 20 km，接入系统总的传输容量为上行和下行各 155 Mbps/622 Mbps/1 Gbps，由各用户共享，每个用户使用的带宽可以以 64 kbps 步进划分。其优点是接入速率高，可以实现各类高速率的互联网应用（视频服务、高速数据传输、远程交互等），缺点是一次性投入较大。

（7）无线网络接入

无线网络是一种有线接入的延伸技术，可减少使用有线连接，因此，无线网络系统既可达到建设计算机网络系统的目的，又可让设备自由安排和搬动。在公共开放的场所或者企业内部，无线网络一般会作为已存在的有线网络的补充，装有无线网卡的计算机通过无线手段可方便地接入互联网。

（8）电力网（PLC）接入

电力线通信（power line communication）技术是指利用电力线传输数据和媒体信号的一种通信方式，也称电力线载波（power line carrier）。把载有信息的高频加载于电流，然后用电线传输到接收信息的适配器，再把高频从电流中分离出来并传送到计算机或电话。PLC 属于电力通信网，包括 PLC 和利用电缆管道、电杆铺设的光纤通信网等。电力通信网的内部应用，包括电网监控与调度、远程抄表等。面向家庭上网的 PLC 俗称电力宽带，属于低压配电网通信。

二、互联网数据中心业务

互联网数据中心（internet data center，IDC），是由电信部门利用已有的互联网通信线路、带宽资源，建立标准化的电信专业级机房环境，为企业、政府提供服务器托管、租用以及相关增值等方面的全方位服务。随着电子商务的兴起，企业用户把越来越多的业务通过 Internet 或者 Intranet 进行处理，这使得企业可以更好地节约成本、提高效率。但是，如果企业自己构建这样一个平台，就需要自己建机房、建系统、聘请很多开发及维护人员，不仅需要大量的资金投入，而且也很难达到专业级的服务品质。IDC 可以为企业提供这一系列的支持，免去了企业的后顾之忧。IDC 服务的主要对象包括大型跨国企业机构、互联网服务供应商、互联网内容供应商、电子商务服务供应商、应用软件服务供应商、系统集成供应商、多媒体服务供应商、网站设计及托管供应商。

IDC 主机托管的主要应用范围是网站发布、虚拟主机和电子商务等。网站发布业务，单位通过托管主机，从电信部门分配到互联网静态 IP 地址后，即可发布自己的 www 站点，将自己的产品或服务通过互联网进行广泛宣传；虚拟主机业务，单位通过托管主机，将自己主机的海量硬盘空间出租，为其他客户提供虚拟主机服务，使自己成为 ICP 服务提供商；电子商务业务，单位通过托管主机，建立自己的电子商务系统，通过这个商业平台来为供应商、批发商、经销商和最终用户提供完善的服务。

一个优秀的 IDC 应具备如下特点：一是具备满足网站系统托管外包服务需求的基础设施，包括稳定可靠的宽带互联网接入和安全可靠的电信级机房环境。二是具备提供高品质的增值服务功能，包括系统维护（如系统配置、软件安装、数据备份、故障排除等）、管理服务（如带宽管理、流量分析、入侵检测、系统漏洞诊断、数据备份、负载均衡、cache 服务等）、支持服务（如技术支持热线等）、集成化服务（如提供数据中心、集成通信与 IT 专业服务的全面集成化服务等）等。三是具备提供网络高速互联的能力，能让来自任何一个网络的用户高速访问其他运营网络。同时，通过提供的高品质服务，基本淡化 IDC 入住用户的地域性限制（如位于上海的网站也完全可跨地域地在北京的 IDC 进行主机托管业务）。四是使用户通过 IDC 服务，极大地降低其自身的运营成本。五是与用户签订完善的服务水平协议（SLA）。

三、云计算业务

云计算服务是指将大量用网络连接的计算资源进行统一管理和调度，构成一个计算资源池向用户提供按需服务。用户通过网络以按需、易扩展的方式获得所需资源和服务。可以拿来作为服务提供使用的云计算产品，包括云主机、云空间、云开发、云测试和综合类产品等。云计算服务带来的一个重大变革是从以设备为中心转向以信息为中心。

云计算服务一般可分为 IaaS（infrastructure as a service，基础设施即服务）、PaaS（platform as a service，平台即服务）和 SaaS（software as a service，软件即服务）三个层面，这三个层次组成了云计算技术层面的整体架构，其优势是可以对外表现出非常优秀的并行计算能力以及大规模的伸缩性和灵活性等。云计算服务是在云计算的上述技术架构支撑下对外提供的按需分配、可计量的一种 IT 服务模式。这种服务模式可以替代用户本地自建的 IT 服务。

云计算服务提供商为中小企业搭建信息化所需要的所有网络基础设施及软件、硬件运作平台，并负责前期的实施、后期的维护等一系列服务，企业无须购买软硬件、建设机房、招聘 IT 人员，只需前期支付一次性的项目实施费和定期的软件租赁服务费，即可通过互联网享用信息系统。

云计算服务提供商通过有效的技术措施，可以保证每家企业数据的安全性和保密性。企业采用云计算服务模式在效果上与企业自建信息系统基本没有区别，但却节省了大量用于购买 IT 产品、技术和维护运行的资金，且像打开自来水龙头就能用水一样，方便地利用信息化系统，从而大幅度降低了中小企业信息化的门槛与风险。

第四节　互联网的基本应用

互联网应用分为基础应用类应用、商务交易类应用、网络金融类应用、网络娱乐类应用、公共服务类应用等。其中，基础应用类应用有即时通信、搜索引擎、网络新闻、社交应用、远程办公等；商务交易类应用有直播销售、网上购物、团购、网约配送、旅行预订等；网络金融类应用有互联网理财、网上支付等；网络娱乐类应用有网络游戏、网络文学、网络视频、网络音乐、网络直播等；公共服务类应用有在线教育、互联网医疗、网约出租车等。

一、基础应用类应用

1. 即时通信工具

即时通信（IM）是指能够即时发送和接收互联网消息等的业务。随着移动互联网的发展，互联网即时通信也在向移动化扩张。即时通信软件可以随时随地和任何人进行任何方式的沟通，不仅是语音，还包括图像、视频、资料、数据等，不仅在电脑上，还可以在手机、平板电脑等任何终端上。常见的即时通信工具有 QQ、微信等。

即时通信除了能加强网络之间的信息沟通外，最主要的功能是可以将网站信息与聊天用户直接联系在一起。通过网站信息向聊天用户群及时进行群发送，可以迅速吸引聊天用户群对网站的关注，从而加强网站的访问率与回头率。

即时通信利用的是互联网线路，通过文字、语音、视频、文件的信息交流与互动，有效节省了沟通双方的时间与经济成本。即时通信系统不但成为人们的沟通工具，还成为了人们利用其进行电子商务、工作、学习等交流的平台。

2. 非即时沟通工具

电子邮件是一种用电子手段提供信息交换的通信方式，是互联网应用得最广的一种服务。通过网络电子邮件系统，用户可以以非常低廉的价格（不管发送到哪里，都只需负担网费）、非常快速的方式（几秒钟之内就可以发送到世界上任何指定的目的地），与世界上任何一个角落的网络用户联系。电子邮件的内容可以是文字、图像、声音等多种形式。同时，用户可以得到大量免费的新闻、专题邮件，并实现轻松的信息搜索。电子邮件的存在极大地方便了人与人之间的沟通与交流，促进了社会经济的发展。

3. 搜索引擎

搜索引擎是指根据一定的策略、运用特定的计算机程序从互联网上采集信息，在对信息进行组织和处理后，为用户提供检索服务，将检索的相关信息展示给用户的系统。搜索引擎是工作于互联网上的一门检索技术，旨在提高人们获取搜集信息的速度，为人们提供更好的网络使用环境。典型的搜索引擎有百度、谷歌等。

4. 网络新闻

网络新闻具有快速、多面化、多渠道、多媒体、互动性等特点，突破了传统的新闻传播概念，在视觉、听觉、感觉方面带给受众全新的体验。网络新闻应用具体可以分成三类：综合性的新闻平台，如三大门户网站（新浪、搜狐、网易）、腾讯新闻、凤凰新闻等；地方性综合新闻平台，如南方网（广东）、湖南在线、星辰在线（长沙）等；垂直行业新闻平台，如专注互联网行业的虎嗅网、36氪等。很多传统纸媒或广播/电视媒体，在互联网出现之后依托一些平台或门户开发了自己的网络版，如人民网、央视网等。随着移动互联网时代的到来，传统纸媒和门户网站转型加快、自媒体不断涌现、机器人和算法技术不断升级，内容的生产和传播都发生了深刻的变革，未来网络新闻领域的产品将加快迭代升级，以满足资讯爆炸背景下新闻用户的多样化需求。在移动化和碎片化的移动互联网时代，"短平快"仍是网络新闻的基础属性，随着市场的不断成熟，激烈的用户争夺和用户留存压力将促使网络新闻平台更加重视内容质量和个性化精准推荐。未来，网络新闻资讯市场将朝着"资深编辑"+"智能算法"相互融合的方向发展——优质内容引导用户沉淀，智能技术实现精准个性化推荐，满足用户"千人千面"的新闻资讯需求将成为可能。

5. 社交应用

随着移动互联网的发展，社交应用借助 LBS（location based services，LBS）、兴趣、通信录等功能，以解决用户沟通、分享、服务、娱乐等为立足点，满足用户不同场景下的需求。

国内的社交应用市场主要分为两大类：一是各类信息汇聚的综合社交类应用，如QQ空间、微博、微信公众号等；另一类则是相对细分、专业、小众的垂直类社交应用，如图片/视频社交、社区社交、婚恋/交友社交、匿名社交、职场社交等。微博主要满足用户对兴趣信息的需求，是用户获取和分享"新闻热点""兴趣内容""专业知识""舆论导向"的重要平台。同时，微博在帮助用户基于共同兴趣拓展社交关系方面也起到了积极的作用。

6. 远程办公

远程办公分为"远程"和"办公"两部分，是指通过现代互联网技术，实现非办公室办公，即在家办公、异地办公、移动办公等。远程办公提高了公司的服务能力和业务国际化的范围，因为在不同时区的远程工作者可以确保公司的业务24 h运转。远程办公也使离岸外包业务成为可能。远程办公为雇员提供了灵活性，减轻了需同时照护他人的员工的负担，提高了员工的生产率并减少了旷工。通过远程办公的虚拟办公室，雇主可以保留有价值的员工，而且有利于富有成效的业务流程再设计，如对订单管理和客户服务流程进行再设计。

二、商务交易类应用

1. 网上购物

网上购物就是利用互联网检索商品信息，并通过电子订购单发出购物请求并且付款，销售商通过邮寄的方式发货，或是通过快递公司送货上门。我国国内的网上购物，付款方式一般是款到发货（直接银行转账、在线汇款），担保交易则是货到付款等。对于消费者来说，可以在家"逛商店"，订货不受时间、地点的限制；获得较大量的商品信息，可以买到当地没有的商品；网上支付较传统现金支付更加安全；从订货、买货到货物上门无须亲临现场，既省时又省力。对于销售商来说，网上销售库存压力较小、经营成本低、经营规模不受场地限制等。对于整个市场经济来说，这种新型的购物模式可在更大的范围内、更广的层面上以更高的效率实现资源配置。综上所述，网上购物突破了传统商务的障碍，无论是对消费者、企业还是对市场都有着巨大的吸引力和影响力，在新经济时期无疑是达到"多赢"效果的理想模式。

2. 团购

团购，意思是团体购物，是指认识或不认识的消费者联合起来，加大与销售商的谈判能力，以求得最优价格的一种购物方式。根据薄利多销的原则，销售商可以给出低于零售价格的团购折扣和单独购买得不到的优质服务。团购作为一种新兴的电子商务模式，通过消费者自行组团及专业团购网站、销售商组织团购等形式，提升用户与销售商的议价能力，并极大程度地获得商品让利。

3. 网约配送

网约配送是互联网的深入应用。用户通过互联网，能足不出户轻松地实现订购餐饮和食品。网约配送带动了上游餐饮企业加速数字化转型，加速推动本地服务生态的进一步成型。

4. 旅行预订

旅行预订即消费者通过网络预订机票、火车票、酒店或旅游度假产品和服务。我国居民旅游需求的逐渐增长，促进了在线旅行预订行业的发展。

三、网络金融类应用

1. 互联网理财

互联网理财是指通过互联网管理理财产品，获取一定利益。从互联网特性来看，互联网的便捷性打通了资金链条，降低了理财产品的管理及运营成本，互联网的长尾效应聚合个人用户的零散资金，既提高了互联网理财运营商在商业谈判中的地位，也使得个人零散资金获得更高的收益回报。从用户需求来看，互联网理财产品具有的低门槛、高收益和高流动性特点，贴合了大众的理财需求。互联网公司运用大数据、云计算等技术手段参与理财产品设计，在降低购买门槛的同时提升了定期理财产品的流动性，使部分网络定期理财产品更具吸引力。

2. 网上支付

网上支付是电子支付的一种形式，它是通过第三方提供的与银行之间的支付接口进行的即时支付，这种方式的好处在于可以直接把资金从消费者的银行卡中转账到网站账户中，汇款马上到账，不需要人工确认。消费者和商家之间可采用信用卡、电子钱包、电子支票和电子现金等多种电子支付方式进行网上支付。网上支付可以完全突破时间和空间的限制，满足24/7（每周7天，每天24 h）的工作模式，其效率之高是传统支付方式望尘莫及的。

四、网络娱乐类应用

1. 网络游戏

网络游戏是指以互联网为传输媒介,以游戏运营商服务器和用户计算机为处理终端,以游戏客户端软件为信息交互窗口的旨在实现娱乐、休闲、交流和取得虚拟成就的具有可持续性的个体性多人在线游戏。网络游戏的诞生丰富了人们的精神世界和物质世界,让人们的生活品质更高,让人们的生活更加快乐。

2. 网络文学

网络文学是指以互联网为展示平台和传播媒介的、借助超文本链接和多媒体演绎等手段来表现的文学作品、类文学文本及含有一部分文学成分的网络作品。其中,以网络原创作品为主。用户付费一直是移动阅读类应用的主要营利模式。优质网络文学知识产权以其巨大的潜在商业价值,促使各大型互联网企业将其视为内容领域的发展重点,这种力量推动了网络文学产业的整合。

3. 网络视频

网络视频就是在网上传播的视频资源,狭义的网络视频是指网络电影、电视剧、新闻、综艺节目、广告等视频节目,广义的网络视频还包括自拍 DV 短片、视频聊天、视频游戏等。

4. 网络音乐

网络音乐是指用数字化方式通过互联网、移动通信网、固定通信网等信息网络,以在线播放和网络下载等形式进行传播的音乐产品,包括歌曲、乐曲以及有画面作为音乐产品辅助手段的 MV 等。

5. 网络直播

网络直播是利用视讯方式进行网上现场直播,可以将产品展示、广告推广、举行会议、背景介绍、方案测评、网上调查、对话访谈、在线培训、带货直播等内容现场发布到互联网上,利用互联网的直观快速、表现形式好、内容丰富、交互性强、地域不受限制、受众可划分等特点,加强活动现场的推广效果。现场直播完成后,还可以随时为受众继续提供重播、点播服务,有效延长了直播的时间和空间,发挥直播内容的最大价值。网络直播的最大优点就在于直播的自主性,可以进行独立可控的音频、视频采集,完全不同于转播电视信号的单一性。它可以为政务公开会议、群众听证会、法庭庭审、公务员考试培训、产品发布会、企业年会、行业年会、展会等进行直播。

五、公共服务类应用

1. 在线教育

在线教育是以网络为媒介的教学方式，依托云计算、大数据挖掘、多媒体等信息技术，学员与教师即使相隔万里也可以开展教学活动。此外，借助网络课件，学员还可以随时随地进行学习，真正打破了时间和空间的限制，降低了教育门槛，可为用户提供丰富的学习内容，满足人们不同的学习需求。

慕课（massive open online course，MOOC），直译就是"大规模开放网络在线课程"，是可适用于课程学习、专家培训、各学科间的交流学习以及特别教育的学习模式。任何学习类型的信息都可以通过网络传播，MOOC让每个人都能免费获取来自名牌大学的课程资源，可以在任何地方、用任何设备进行课程学习。在教育部的积极引导下，爱课程网的"中国大学MOOC"、清华大学的"学堂在线"、上海交通大学的"好大学在线"以及多个高校、互联网企业开发的各种类型的大规模在线开放课程平台纷纷上线，将中国顶级的高等教育课程免费开放，带动了在线教育用户规模的持续增长。

2. 网约出租车

网约出租车即网络预约出租汽车经营服务的简称，是指以互联网技术为依托构建服务平台，接入符合条件的车辆和驾驶员，通过整合供需信息，提供非巡游的预约出租汽车服务的经营活动。网络预约出租车运用互联网手段提高了出租车的服务品质和效率，不仅缓解了用户打车难的问题，而且可满足用户高品质个性化服务需求。网络预约专车服务盘活了闲置资源，成为出租车的有益补充。由于出租车数量受到严格管控，难以满足人们日益增长的个性化出行需求，而网络预约专车则以便捷化、精细化、品质化的服务弥补了市场缺口，使用户规模得以迅速扩张。

第五节　搜索引擎

一、搜索引擎的定义

搜索引擎就是根据用户需求与一定算法，运用特定策略从互联网检索出指定信息反馈给用户的一门检索技术。搜索引擎依托多种技术，如网络爬虫技术、检索排序技术、网页处理技术、大数据处理技术、自然语言处理技术等，为信息检索用户提供快速、高相关性的信息服务。搜索引擎技术的核心模块一般包括爬虫、索引、检索和排序等，同时可添加其他一系列辅助模块，从而为用户创造更好的网络使用环境。

二、搜索引擎的分类

搜索方式是搜索引擎的一个关键环节，据此大致可分为全文搜索引擎、元搜索引擎、垂直搜索引擎和目录搜索引擎四种。它们各有特点并适用于不同的搜索环境，所以，灵活选用搜索方式是提高搜索引擎性能的重要途径。全文搜索引擎是利用爬虫程序抓取互联网上所有相关文章予以索引的搜索方式，元搜索引擎是基于多个搜索引擎结果并对之整合处理的二次搜索方式，垂直搜索引擎是对某一特定行业内的数据进行快速检索的一种专业搜索方式，目录搜索引擎是依赖人工收集处理数据并置于分类目录链接下的搜索方式。

1. 全文搜索引擎

一般网络用户适用于全文搜索引擎。这种搜索方式方便、简捷，并容易获得所有相关信息，尤其是在用户没有明确检索意图的情况下，这种搜索方式非常有效。但其搜索到的信息过于庞杂，因此用户需要逐一浏览并甄别出所需信息。

2. 元搜索引擎

元搜索引擎适用于广泛、准确地收集信息。不同的全文搜索引擎由于性能和信息反馈能力存在差异，导致其各有利弊。元搜索引擎的出现恰恰解决了这个问题，有利于各基本搜索引擎间的优势互补，而且有利于对基本搜索方式进行全局控制，引导全文搜索引擎的持续改善。

3. 垂直搜索引擎

垂直搜索引擎适用于有明确搜索意图情况下的检索。例如，用户购买机票、火车票、汽车票时，或想要浏览网络视频资源时，都可以直接选用行业内专用搜索引擎，以准确、迅速地获得相关信息。

4. 目录搜索引擎

目录搜索引擎是网站内部常用的检索方式，是指对网站内信息整合处理并分目录呈现给用户，其缺点在于用户需预先了解本网站的内容，并熟悉其主要模块构成。目录搜索方式的适应范围非常有限，且需要较高的人工成本来支持维护。

三、搜索引擎的主要特点

1. 信息抓取迅速

在大数据时代,网络产生的信息浩如烟海,令人无所适从,且难以得到自己需要的信息资源。在搜索引擎技术的帮助下,利用关键词、高级语法等检索方式就可以快速捕捉到相关度极高的匹配信息。

2. 深入开展信息挖掘

搜索引擎在捕获用户所需信息的同时,还能对检索的信息加以一定维度的分析,以引导用户对信息的使用与认识。例如,搜索引擎可以根据检索到的信息条目判断检索对象的热度,还可以根据检索到的信息分布给出高相关性的同类对象,并利用检索到的信息智能化地给出用户解决方案。

3. 检索内容多样、广泛

随着搜索引擎技术的日益成熟,当代搜索引擎技术几乎可以支持各种数据类型的检索。不仅视频、音频、图像可以被检索,而且,在未来几乎一切数据类型都可能成为搜索引擎的检索对象。搜索引擎由信息服务向生态化平台的转型持续推进。各大搜索平台融合语音识别、图像识别、人工智能、机器学习等多种先进技术,依托基础搜索业务,打通地图、购物、本地生活服务、新闻、社交等多种内容的搜索服务,通过对用户行为大数据的深入挖掘,实现搜索产品创新与用户体验完善,为网民和企业提供更好的服务,并因此在流量、营收、电商化交易规模等不同方面实现新增长、新突破。

第六节　互联网医疗

一、互联网医疗概述

互联网医疗是互联网在医疗行业的新应用,包括以互联网为载体和技术手段的健康教育、医疗信息查询、电子健康档案应用、疾病风险评估、在线疾病咨询、电子处方应用、远程会诊及远程手术和康复等多种形式的健康医疗服务。互联网医疗代表了医疗行业新的发展方向，有利于解决我国医疗资源不平衡和人们日益增长的健康医疗需求之间的矛盾，是国家积极引导和支持的医疗发展模式。目前，互联网医疗产业链已基本形成，且在中后端发展更为集中和迅速，主要体现在对医疗和药品领域的互联网化。在医疗领域，"互联网+"已经逐步覆盖全医疗流程：健康管理环节出现了日常管理应用，诊前环节则出现了在线问诊平台、在线预约挂号及在线导诊服务，诊疗中间环节正在逐步实现远程问诊和诊疗结果的在线查询，诊后慢病管理环节已经出现了医患在线平台、慢病管理应用、可穿戴硬件健康设备、健康保健O2O服务等。在药品领域，问药、购药、用药几个环节上形成了由在线药品信息平台、医药电商和药品O2O、医患平台和在线药事服务的医药服务闭环。

互联网医疗在以美国为首的欧美发达国家已经比较成熟。国家卫生健康委员会和国家中医药管理局在2018年7月17日组织制定了《互联网诊疗管理办法（试行）》《互联网医院管理办法（试行）》《远程医疗服务管理规范（试行）》。2019年12月新冠疫情暴发之后，国内许多医院和互联网健康平台纷纷推出在线医疗服务。2020年2月21日，《关于加强医疗机构药事管理 促进合理用药的意见》发布，明确指出要规范"互联网+药学服务"，浙江、山东等地也出台相关举措积极探索互联网购药，主要网络售药平台也对个人健康信息登记和疫情防控相关提示进行规范。2020年4月7日，国家发展和改革委员会、中央网络安全和信息化委员会办公室发布了《关于推进"上云用数赋智"行动 培育新经济发展实施方案》，首次从国家层面提到互联网医疗可以首诊，并纳入医保。新文件的发布似乎为互联网医疗首诊开放带来转机，但部分卫生医疗领域专家对此持谨慎态度。2020年7月15日，国务院办公厅印发《关于进一步优化营商环境更好服务市场主体的实施意见》，提出在保证医疗安全和质量的前提下，进一步放宽互联网诊疗范围，将符合条件的互联网医疗服务纳入医保报销范围，制定公布全国统一的互联网医疗审批标准，加快创新型医疗器械审评、审批并推进临床应用。

二、互联网医疗的意义

互联网医疗代表了医疗行业新的发展方向，有利于解决我国医疗资源不平衡和人们日益增长的健康医疗需求之间的矛盾，是卫生健康部门积极引导和支持的医疗发展模式。

就政策上来看，丰富商业健康保险产品，支持发展与基本医疗保险相衔接的商业

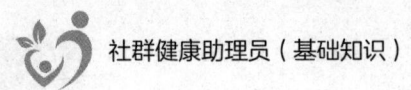

健康保险,鼓励以政府购买方式,委托商业保险机构开展医疗保障经办服务,这些都是政府明确表示的导向,从长远看商业健康保险会有更大的发展空间。

三、互联网医疗应用

1. 互联网医院

互联网医院,即通过互联网远程为患者提供常见病、慢性病的诊疗,并开具处方和配送药物等医疗服务的系统平台。互联网医院共分为两类,第一类是以实体医疗机构为主体,利用互联网信息技术拓展服务时间和空间,把互联网医院作为医疗机构的第二名称,开展互联网诊疗服务;第二类是一些互联网公司和企业依托实体医疗机构申办的互联网医院,利用互联网公司提供的平台,为患者提供服务。

互联网医院为患者提供"诊""检""药"的诊疗闭环服务。线上诊疗,多以图文、视频、电话形式为主。检验检查,出诊医生通过互联网医院平台为患者开具线下检验检查处方,患者在线上缴费后至线下医院进行检验或检查。药品配送,患者在互联网医院就诊后,出诊医生根据患者疾病情况可开具处方药品的电子处方,由患者持电子处方自行至药店购买药品,患者也可选择在互联网医院购买药品,互联网医院根据患者提供的配送信息将处方药配送至患者指定地点。互联网医院的出现,使患者足不出户线上问诊,即可畅享优质医疗服务。

2. 电子健康档案

电子健康档案是人们在健康相关活动中直接形成的具有保存备查价值的电子化历史记录。它是存储于计算机系统之中、面向个人、具有安全保密功能的终身个人健康档案。电子健康档案是以居民个人健康为核心,贯穿整个生命过程,涵盖各种健康相关因素,多渠道信息动态收集,满足居民自我保健、健康管理和健康决策需要的信息资源。

电子健康档案中的个人健康信息包括基本信息、主要疾病和健康问题摘要、主要卫生服务记录等内容。健康档案信息主要来源于医疗卫生服务记录、健康体检记录和疾病调查记录,并将其进行数字化存储和管理。今后,居民的电子健康档案中还可增加健康评估、健康指导等功能,以跟踪健康状况走势。

3. 远程病理系统

首先,通过数字切片扫描系统,在高倍物镜下,把整张病理切片快速扫描后存储在计算机里,全切片图像质量完全符合诊断需要,而且是全视野的。其次,医院或患者通过网络,将数字切片与相关病史上传到诊断平台。最后,专家登录平台,对病人的病情进行分析和讨论，进一步明确诊断，指导确定治疗方案。远程病理系统可为广大病理医生与患者提供便捷、省时、省力与快速的专家咨询服务，为我国甚至全球病理医生提供无时间与空间限制的数字切片交流机会。远程病理系统改变了原来传统看病的单一模式，改善了专家资源分布不均衡状况，让更多的边远地区患者及医护人员能更经济、更高效地共享专家资源、教育资源、医学科技成果资源，使医学领域的高科技成果真正成为人类的福音。

4. 远程会诊

远程会诊就是通过互联网手段进行远距离的、对病人病情的诊断分析。即让上级医院的医生专家通过网络了解病人的病史资料，包括症状、体征、病情分析，影像、病理等资料分析，对疾病的诊断治疗进行指导。远程会诊是极其方便、诊断极其可靠的新型就诊方式，带动了传统治疗方式的改革和进步，为医疗走向区域扩大化、服务国际化提供了坚实的基础和有利条件，也为规范医疗市场、评价医疗质量标准、完善医疗服务体系、交流医疗服务经验提供了新的准则和工具。远程会诊的出现，使患者不必再东奔西跑就可以与专家"零"距离就诊。

5. 远程手术

5G网络把延时降至接近即时，为增强现实和虚拟现实等现有技术开辟了新的可能性。5G网络的速度和较低的延时性满足了远程呈现甚至远程手术的要求。远程手术让专业外科医生为世界各地有需要的人实施手术带来可能，也将进一步降低患者手术成本，提高手术成功率。

2019年1月，一名中国外科医生实施了全球首例远程外科手术。这名医生在福建省利用5G网络，操控48 km以外一个偏远地区的机械臂切除了一只实验动物的肝脏。2019年3月16日，全国首例基于5G网络的远程人体手术——帕金森病脑起搏器植入手术在中国人民解放军总医院海南医院成功实施。

6. 互联网+护理服务

"互联网+护理服务"主要是指医疗机构利用在本机构注册的护士，依托互联网等信息技术，以"线上申请、线下服务"的模式为主，为出院患者或罹患疾病且行动不便的特殊人群提供的护理服务。

2019年1月22日，国家卫生健康委办公厅发布关于开展"互联网+护理服务"试点工作方案的通知。2019年2月19日，宁波大学医学院附属医院正式启动"互联网+护理服务"项目，首批百余名护士签约成为"网约护士"，该院也成为浙江省首家推行"互联网+护理服务"的实体医院。构建"互联网+护理服务"的护理模式可以充分促进信息的流通，使护理人员的分配和工作更有效率，将有效满足中国部分民众健康方面的需求，尤其是在应对老龄化方面发挥重要作用。

随着互联网及其他科学技术的发展，围绕诊前、诊中、诊后各个医疗场景还将会出现更多的医疗应用服务，将进一步改善就医体验与医疗服务质量，促进整个医学领域的科技、教育和诊疗手段的发展。

第五章 信息技术基本知识

第一节 信息与信息技术概述

信息在社会生活中具有十分重要的作用。例如，科学研究，既要及时获得别人研究的成果，还要及时把自己研究的成果发表出来、告诉别人，只有通过这样相互交流信息，科研才能不断发展；打仗，必须及时获得有关敌人兵力部署的信息，还必须把各种作战命令及作战进程传达给官兵；经商，必须及时了解各地市场的信息，才能确定进什么货、从哪里进货、到哪里去销售、卖什么；日常生活中必须及时获得有关天气、商品、文体活动、亲朋好友工作生活情况的信息，并经常把自己的工作、生活情况告诉亲朋好友。总之，人们之间只有不断地交流信息，才能使生产、生活等活动正常进行。可以说，人们一时一刻也离不开信息。

一、信息及其特征

1. 信息的概念

信息是指音信、消息、通信系统传输和处理的对象，泛指人类社会传播的一切内容。人通过获得、识别自然界和社会的不同信息来区别不同事物，从而认识和改造世界。在一切通信和控制系统中，信息是一种普遍联系的形式。

信息具备以下特性：

（1）信息无处不在

物质、能源和信息是人类社会的三大要素。信息是事物的运动状态和关于事物运动状态的描述。世界上的万事万物都在不停地运动、变化，万事万物中都存在信息。

（2）信息具有不确定性

信息是指对消息接收者来说预先不知道的东西，所以具有"不确定性"。1948年，数学家香农在题为"通信的数学理论"的论文中指出："信息是用来消除随机不定性的东西。"

（3）信息需要载体

信息本身不是实体，必须通过载体才能体现，但不随载体的物理形式而变化。语言、文字、声音、图像和视频等均是信息的载体，也是信息的常见表现形态。纸张可以承载文字和图像信息，磁带可以承载声音信息，电视可以承载语言、文字、声音、图像和视频信息，所以也把纸张、磁带、广播、电视、光盘、磁盘等称为信息的载体。相同的信息可以用多种不同的载体来表示和传播，不存在没有载体的信息。

2. 信息的特征

（1）信息的表示、传播、存储必须依附于某种载体，载体就是承载信息的事物。

（2）信息是可以加工和处理的，信息也可以从一种形态转换成另一种形态。

（3）信息具有真伪性。

（4）信息是可以传递和共享的。信息可以被重复使用，而不会像物质和能源那样产生损耗。

（5）信息具有时效性。

二、信息技术的发展历程和意义

人类的历史即是一场信息技术发展的历史。人类历史上已经经历了五次信息技术革命。第一次信息技术革命是语言的应用。语言是猿人进化成为人的重要标志，语言的发明，使猿人的信息交流与分享能力得到加强。因为可以交流和分享信息，所以一个猿人通过生活体验，得到了知识和感悟，这不仅可以成为自己今后生存的重要支撑，更重要的是他可以分享给其他的猿人。第二次信息技术革命是文字的创造。文字可以让思想传播，让知识传承，让文化教化大众。文字使信息可以固定下来，从而更有利于进行传播。第三次信息技术革命是造纸术、印刷术的发明应用。纸的发明，让人类的文明大大推进了一步，使信息不但可以传播，可以被记录，也能够用比较便宜的形式传播得更远、更广泛。

信息技术的不断发展，催化了人类及其文明的产生和进步，进而产生了第四次信息技术革命，其标志是电报、电话、广播、电视等的发明应用。无线电技术让信息不是通过纸张这样的载体传播，而是通过每秒几十万公里的无线电，从最初的电报到广播，信息的传播速度增长了几十亿倍，甚至可以做到现场直播，前一秒发生的事情，马上就会被传播到千里之外，信息传播的时间和空间完全被打破。电视技术的出现，让信息变为多媒体的信息。以往信息的传播一般是单一介质，主要是文字和声音两种形式，受众得到的都是单一的信息，这种信息一般比较抽象，需要通过思考才能进行还原，因此不够直观，缺少冲击力。电视却让信息以声音、影像、图片、文字的形式进行远距离的实时传播，丰富了传播介质，打破了时空的局限。

第五次信息技术革命，标志是计算机技术与现代通信技术的应用和发展。第二次世界大战以后，半导体、集成电路、计算机的发明，数字通信技术、卫星通信技术的发展，形成了新兴的电子信息技术，使人类利用信息的手段发生了质的飞跃。具体来讲，人类不仅能在全球任何两个有相应设施的地点之间准确地交换信息，还可以利用机器收集、加工、处理、控制、存储信息。机器开始取代了人的部分脑力劳动，扩大和延伸了人的思维、神经和感官的功能，使人们可以从事更富有创造性的劳动。这是前所未有的变革，是人类在改造自然中的一次新的飞跃。以前的信息传播，虽然语言可以进行实时交互，但又太受时空的局限，且大部分技术很难做到实时的双向交互。互联网技术不仅继承了无线电和电视技术的优点，让信息传播变成实时双向交互，而且做到了多用户间的实时双向交互。互联网技术打破了时空限制，打破了媒介形式单一的限制，也突破了信息交互时空和速度的限制。这是人类历史上信息传播水平和能力的最大解放。

三、信息技术及其应用

信息技术（information technology，IT）是应用信息科学的原理和方法，对信息进行采集、处理、传输、存储、表达和使用的技术。信息技术包含微电子技术、通信技术、计算机技术和传感技术等方面。

1. 微电子技术

微电子技术是指研究如何利用芯片内部的微观特性及一些特殊工艺，在一个微小体积中制成具有一种或多种功能完整的电路或器件的技术，或指以大规模集成电路为核心的电子电路微小型化技术的总称。

2. 通信技术

通信技术是指信息传递的技术，是将信息从一个地点传送到另一个地点所采取的方法和措施。近年来，以计算机为核心的信息通信技术凭借网络飞速发展，已经渗透到社会生活的各个领域。

3. 计算机技术

计算机技术是处理、存储信息的技术，是指计算机领域中所运用的技术方法和技术手段，或指其硬件技术、软件技术及应用技术。计算机技术具有明显的综合特性，它与电子工程、应用物理、机械工程、现代通信技术和数学等紧密结合。

4. 传感技术

传感技术是指利用传感器对信息进行采集和传递的技术。传感技术是关于从自然信源获取信息，并对之进行处理、变换和识别的一门多学科交叉的现代科学与工程技术。具体地讲，传感技术就是传感器采集信息的技术，可以感知周围环境或者特殊物质，如气体、光线、温湿度、人体等。传感器把模拟信号转化成数字信号传送给中央处理器进行处理。最终处理的结果，形成了气体浓度参数、光线强度参数、范围内是否有人探测、温度湿度等数据，并且以人们可以阅读和理解的形式显示出来。

第二节　信息的表达

一、信息的表达方式

信息的载体包括纸张、胶卷、胶片、磁带、磁盘等传递和储存信息的有形载体。信息可以用语言、文字、图形、图像、声音等方式表达，它们要经过数字化过程才能够由计算机处理。因为，计算机是用二进制编码方式工作的，二进制表示的数据，电子元器件更容易实现。计算机只能识别和处理由"0""1"两个符号组成的二进制数，它无法直接理解人们日常接触到的信息，所以，计算机需要采用数字化编码的方式对信息进行存储、加工和传送。

信息编码的基本单位是字节（byte，简写"B"），信息编码的最小单位是位（bit，简写"b"）。一个字节由 8 位二进制数组成，即 1 B=8 b。信息文件的大小可以用 KB、MB 或者 GB 表示。1 KB=1 024 B，1 MB=1 024 KB，1 GB=1 024 MB。

数字化是信息技术发展的一个重要主题，已越来越深入地影响人们的日常生活。

二、信息表达的规范化

为了能够进行正常的信息交流，信息表达要遵循一定的标准，以避免引起交流双方的误解。利用计算机进行信息交流时，事先必须对各类信息制定统一的编码标准，使得通过计算机以及网络交流信息成为可能。目前，国际公认的信息表达规范有英文字符信息交换的 ASCII 码、汉字信息交换的国标码 GB 2312、商品信息的条形码、网络数字音乐的 MP3 编码、静态图像压缩技术的 JPEG 标准和视频压缩技术 MPEG 标准等。

1. 文本信息在计算机中的表示

文本是文字和各种特殊符号所表达的信息形式，是现实生活中最常用的信息存储和传递方式。它主要用于知识的描述性表达，如概念、定义、原理和问题的阐述，以及标题、菜单等内容的显示。

计算机内的英文字符编码，采用 ASCII 码，即美国国家信息交换标准码（american standard code for information interchange）。该编码使用一个字节（byte）中的后 7 位二进制数，最左位用"0 填充"，可以表示 2^7=128 种编码。其中，控制字符有 34 个，编码 0～32 和 127；图形字符有 94 个，包括 26 个大写英文字母（编码 65～90）、26 个小写英文字母（编码 97～122）、10 个数字符号（编码 48～57）、32 个标点及其他常用符号。

汉字与西文字符一样，也是一种字符，在计算机内也是以二进制代码形式表示的，这些代码称为汉字编码。

汉字编码按照《信息交换用汉字编码字符集》（GB 2312—1980），每个汉字使用 2 字节编码，共收录 6 763 个汉字。

汉字编码按照《汉字内码扩展规范》（GBK—1995），每个汉字使用 2 字节编码，共收录 20 000 多个汉字。

汉字编码按照《信息技术　中文编码字符集》（GB 18030—2005），每个汉字采用变长多字节编码，每个汉字可以由 1 个、2 个或 4 个字节组成，共收录 70 000 多个汉字。

2. 多媒体信息编码

（1）图像数字化

图像数字化的基本思想是把一幅图像看成是由许多彩色或各种灰度级别的点组成的，这些点按纵横方式排列起来构成一幅画，这些点称为像素（pixel）。每个像素有深浅不同的颜色，像素越多，排列越紧密，分辨率越高，图像越清晰。彩色图像颜色的种类越多，色彩越逼真，所需的存储空间也越大。黑白图像每个像素占 1 位，即 1/8 字节；彩色图像每个像素占 3 字节；灰度图像每个像素占 1 字节。视频是由连续的图像帧组成。图像文件格式主要有 GIF、JPEG、PNG 等。常见的医学影像数据格式为 DICOM，广泛应用于放射医疗、心血管成像以及放射诊疗诊断设备（X 射线、CT、核磁共振、超声等）领域。

（2）声音数字化

计算机播放或处理音频文件，要对声音文件进行数/模转换，这个过程由采样和量化构成。常见的音频文件格式包括 WAV、MP3、FLAC、APE 等。

（3）视频数字化

为了适应存储视频的需要，人们设定了不同的视频文件格式，把视频和音频放在一个文件中，以方便同时进行视频和音频回放。常见的视频文件格式包括 MP4、WMV、AVI 等。

第三节　信息获取技术

一、信息获取的概念

信息获取是指围绕一定目标，在一定范围内，通过一定的技术手段和方式、方法获得原始信息的活动和过程。

信息获取是整个信息周转过程的第一个基本环节，必须具备以下步骤才能有效地实现：一是确定信息获取的目标要求，即要搜集什么样的信息，做什么用；二是确定信息获取的范围方向，即从什么地方才能获得这些信息；三是采取一定的技术手段、方式和方法获取信息。由于目标不同，信息获取的技术手段、方式和方法也不相同，如破案工作要采取侦察、技术鉴定等方法，而科研工作必须利用信息检索工具和手段等。在信息获取过程中，上述三个环节缺一不可。

获取信息的途径不是单一的，而是多种多样的，且信息的来源要广泛，获取信息的途径要可靠，要在可触及范围之内。在日常生活中，获取信息的方式要因地制宜、取长补短。在不同的时间，应选择适当的、高效的方法。

人类感觉器官、书报、杂志、电子出版物、电报、电话、广播和互联网等已经成为信息的主要来源。

二、信息获取的途径

信息获取的途径主要有以下三种：通过亲身探究事物本身获取信息，通过与他人交流采集信息，通过检索媒体采集信息。

信息来源不同，获取的方法也有差异。从古至今，通过感官获取信息始终是人类信息获取的主要渠道。不同历史时期的信息获取方法有：利用人力直接获取信息，如马拉松故事；利用设备来获取信息，如古代烽火台；通过阅读报纸杂志获取信息；通过查阅书籍资料获取信息；从广播电视节目中获取信息；通过光盘等电子出版物获取信息；通过计算机网络获取信息；通过遥感遥测获取信息，如卫星云图、多普勒天气雷达等。

三、信息垃圾

信息是社会的一项重要资源。人们一方面享受着网络上丰富的信息所带来的便利，另一方面也在忍受着"信息爆炸"的困扰。和其他资源一样，信息资源中也会有形形色色的垃圾。通俗地说，信息垃圾就是那些混在大量有用信息中的无用信息、有害信息，以及对人类社会的各个方面带来危害的信息，如垃圾短信、垃圾邮件、虚假新闻。它们对信息的安全应用和传播构成了威胁，已经成为信息社会的一大公害，必须加以清除，以保障信息资源的有效应用。

1. 信息垃圾产生的原因

随着现代科学技术发展的速度越来越快，新的科技知识和信息量也迅猛增加。例如，人类近30年来生产的信息量已超过过去5 000年信息生产的总和。信息缺乏管理或管理不善，信息的发布、传播失去控制，产生了大量虚假信息、无用信息，造成信息环境的污染和信息垃圾的产生。

由于在网络上任何人都可以自由发表意见，并且发布的成本几乎可以忽略不计，在某种意义上，每个人都可成为全球范围的信息制造者，其中既包含有用信息，也可能包含垃圾信息，从而增加了人们利用信息的困难。网络上的垃圾信息站点散布的不健康的信息，如色情淫秽信息、教唆对计算机信息系统进行非授权访问的黑客诡计等。

2. 网络环境的信息治理

有关部门必须加强监管，积极净化网络"空气"。广大网络运营者和自媒体应当严格自律，做出诚信经营和诚信发帖的承诺并严格遵守，绝不能成为生产垃圾信息的"黑作坊"。广大网民要积极行动起来，对发布不良信息和垃圾信息的网站和媒体积极

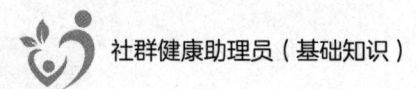

举报，坚决抑制网络上各类无聊、无用、无效、无耻的垃圾信息。通过上下共同努力，不断净化网络环境，治理信息垃圾，还网络以海晏河清、绿水青山的良好生态。

第四节 信息的加工技术

一、信息加工方法

信息加工的一般过程是，首先确定信息加工的目标，然后对收集的信息进行判别、筛选、分类、排序、分析和再创造，最后根据信息加工的目标进行修改和再加工。由于计算机有计算速度快、存储容量大等特点，因而可以高质量地加工信息。计算机是现代信息处理的重要工具。

计算机信息加工的一般过程是：根据信息类型和加工目标选择合适的计算机程序→信息录入→信息加工→信息输出→信息存储。

二、数据和信息

数据是指计算机能够生成和处理的数字、字母、符号、语音、图像、视频等。信息与数据既有联系，又有区别。数据是信息的表现形式和载体，而信息是数据的内涵，信息加载于数据之上，对数据作具有含义的解释。数据和信息是不可分离的，信息依赖数据来表达，数据则生动具体地表达信息。

三、文本信息处理技术

可以使用办公软件进行文字处理、表格制作、幻灯片制作等。常用的办公软件有微软的 office 和国产软件 wps。

四、多媒体信息处理技术

多媒体信息处理技术是对音频、视频、图像等进行处理的技术，主要包括音频技术、视频技术、图像技术以及音频、视频的传输技术。

音频技术主要包括音频采样、压缩、合成及处理、语音识别等技术。视频技术是指视频数字化及处理技术。图像技术包括图像处理、图像图形动态生成等技术。图像压缩技术包括图像压缩和动态视频压缩技术。

五、智能处理技术

智能处理技术通常处理的问题是不确定的、非结构的、没有固定算法的，处理的过程是推理控制的过程，最终得到的结果常常是不太确定的，可能是正确的，也可能是不正确的。

日常可以接触到的智能处理技术有手写板输入、语音输入、扫描仪通过 OCR（optical character recognition，光学字符识别）软件对文字进行识别，以及翻译软件等。

第五节　信息传播方法与技术

信息传播是个人、组织和团体通过符号和媒介交流信息，向其他个人或团体传递信息、观念、态度或情意，以期发生相应变化的活动。

一、信息传播的特征和方法

1. 信息传播的特征

（1）传播表现为传播者、传播渠道（媒介）、接收者等一系列传播要素之间的传播关系。

（2）传播过程是信息传递和信息接收的过程，也是传播者与接收者信息资源共享的过程。

（3）传播者与接收者、相关人群之间，由于信息的交流而相互影响、相互作用。

（4）信息具有无限复制性。尽管信息的创造可能需要很大的投入，但复制却只需要载体的成本，可以大量地复制，广泛地传播。

（5）信息具有指向性。某些信息的价值有很强烈的时效性。一条信息在某一时刻价

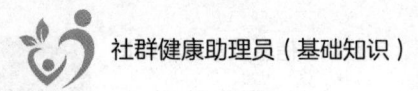

值非常高，但过了这一时刻，就可能一点价值也没有了。如战争时的信息，敌方的信息在某一时刻可以决定战争或战役的胜负，但过了这一时刻，这一信息就变得毫无用处。

2. 网络传播

网络传播，是指通过计算机网络对人类信息（包括新闻、知识等）进行传播的活动。在网络中传播的信息，是以数字形式存储在光、磁等存储介质上，通过计算机网络高速传播，并通过计算机或类似设备阅读使用。网络传播以计算机通信网络为基础进行信息传递、交流和利用，从而达到其社会文化传播的目的。网络传播的受众人数巨大，且传播速度极快。

双向互动是网络传播的本质特征和社会意义的集中所在。传统信息基本上是以一点对多点的单线传播，但是网络信息的传播是多点对多点的交叉式传播，在网络环境中，各个影响因素是相互依存、相互作用和相互制约的。

二、信息传播技术应用

信息传播是通过文字、语言、电码、图像、色彩、光、气味等传播渠道进行的。信息传播方式有单向传播、双向传播等。单向传播，如广播、电视、报纸、门户网站等。双向传播，如QQ、微信、朋友圈、博客、微博、网络直播等。

1. 门户网站和论坛

早期的互联网信息主要由门户网站和论坛提供，每个网站提供面向所有用户的信息，拥有自己的用户群，但并未对用户进行细分。这个时期的网民主要由大量匿名冲浪者组成，网民的聚集是松散的，聚集的动因主要是对特定网站及其内容的偏好，社会行为也并不复杂，主要表现为对同一类信息的关注。

2. 博客

博客是强调私人创作的媒体。博客推行用户注册和内容转载制度，鼓励个人发表原创内容，并通过原创内容传播来增加作者（博主）的名气。在博客平台上，反映个体兴趣和情感的内容大量涌现，为网上冲浪行为注入了更多的个性化元素，逐渐在博主与关注者之间建立情感联系，催生出区别于匿名冲浪者的社交行为，例如，评论、转发和关注，并衍生出"作者—读者"关系，这种社会关系后来被微博这类社交媒体进一步确立为"名人—粉丝"关系。在博客平台上，除了信息之外，原创者本人也成为吸引人群聚集的重要因素，这是日后自媒体崛起的重要文化动因。

3. 社交媒体

最具代表性的社交媒体是微博和微信。微博作为博客制度的延续，降低了普通用户的创作门槛（140字），同时鼓励私人互动和名人文化。博客时期的新型社交得以保留，并且被算法规则量化的发文数、粉丝数、排行榜等用户指标制度所激励。相对于博客，微博上的私人互动更为频繁，社交身份更加真实，情感联系愈加紧密。自2009年微博推行实名制以来，微博的活跃用户群体，逐渐脱离了陌生人社交的状态，朝着熟人社会演进。稍后出现的微信，则回避了微博的名人文化策略，更强调即时互动和熟人社交（朋友圈）。

社交媒体的出现提升了人际传播在互联网传播中的地位，加速了互联网传播的去中心化趋势。以微博和微信为代表的社交传播，消解了信息源头的绝对权威，让普通网民成为直接影响信息传播的一股重要势力。

4. 自媒体

自媒体的前身在博客时期就已出现，在个人博客上撰写和发布内容的作者就是第一代自媒体人。另外，奇点、优酷等内容平台，很早就开始鼓励用户发布原创内容（UGC）。然而，自媒体时期的真正到来，是在社交媒体出现之后。通过被广泛推行的账号订阅制度，自媒体以合作账号的方式进入社交媒体平台，成为平台内容生产的主要推手，其自身的运营和管理也变得更为正式和制度化。

相对于较早的社交媒体，自媒体将网民的注意力从私人社交拉回到对内容和原创者的关注，强调以内容连接用户群，更加重视通过内容运营来塑造和维护整个社群的共同志趣和文化。自媒体形态也突破了传统的图文方式，转向更加丰富多元的富媒体形式，出现了依附于社交媒体以及各类移动平台的自媒体频道或播客。通过跨平台的内容运营，这些自媒体摆脱了对单一平台的依赖，其传播影响力超越了特定媒介，形成了以社群文化为中心、跨平台、跨媒介的内容社区。社交媒体平台上蓬勃发展的自媒体，再次改变了信息传播的结构，在社交传播的源头添加了鲜明的社群文化烙印。

第六节　信息资源管理

一、信息资源管理概述

1. 信息资源管理的概念

信息资源管理有狭义和广义之分。狭义的信息资源管理，是指对信息本身即信息内容实施管理的过程。广义的信息资源管理，是指对信息内容及与信息内容相关的资源，如设备、设施、技术、投资、信息人员等进行管理的过程。

2. 信息资源管理的对象

信息管理的对象是信息资源和信息活动。信息资源是信息生产者、信息、信息技术三个要素形成的一个有机整体，是构成任何一个信息系统的基本要素，是信息管理的研究对象之一。信息管理的根本目的是控制信息流向，实现信息的效用与价值。但是，信息并不都是资源，要使其成为资源并实现其效用和价值，就必须借助"人"的智力和信息技术等手段。因此，"人"是控制信息资源、协调信息活动的主体，是主体要素，而信息的收集、存储、传递、处理和利用等信息活动过程，都离不开信息技术的支持。没有信息技术的强有力作用，要实现有效的信息管理是不可能的。由于信息活动本质上是为了生产、传递和利用信息资源，所以信息资源是信息活动的对象与结果之一。

3. 信息资源管理活动

信息活动是指人类社会围绕信息资源的形成、传递和利用而开展的管理活动与服务活动。信息资源的形成阶段以信息的产生、记录、收集、传递、存储、处理等活动为特征，目的是形成可以利用的信息资源。信息资源的开发利用阶段以信息资源的传递、检索、分析、选择、吸收、评价、利用等活动为特征，目的是实现信息资源的价值，达到信息管理的目的。单纯地对信息资源进行管理而忽略与信息资源紧密联系的信息活动，信息管理的研究对象是不全面的。

信息资源管理是管理活动的一种。管理活动的基本职能——计划、组织、领导、控制依然是信息管理活动的基本职能，只不过信息管理的基本职能更有针对性。信息资源管理活动是一种社会规模的活动，它反映了信息活动的普遍性和社会性，是社会个体、群体乃至国家参与的普遍性的信息获取、控制和利用活动。其中，信息产品管理，包括信息采集、排序、分析，信息产品的流通；信息系统管理，包括设计、实施与评价、安全管理、信息资源配置等；信息产业管理，包括产业结构和测试、信息服务业的机制与管理模式、产业政策和信息立法、社会信息化等。

信息资源管理可分为数据资源管理和信息处理管理。数据资源管理强调对数据的控制，信息处理管理关心管理人员在某一条件下如何获取和处理信息。数据资源管理是利用数据库管理、数据仓库等信息系统技术和其他数据管理工具，完成组织数据资源管理任务，满足管理者信息需求的管理活动。

二、数据库

1. 数据库的概念

数据库系统包括数据库、数据库管理系统、数据库管理员、软硬件平台及用户。

（1）数据库（DB）

数据库是指有组织地、动态地存储在辅助存储器上，能为多个用户共享的、与应用程序能彼此独立的一组相互关联的数据集合。

（2）数据库管理系统（DBMS）

数据库管理系统是为了建立、使用和维护数据库而设计的数据管理软件，在计算机系统中介于操作系统和用户之间，负责对数据库资源进行统一的管理和控制，所有用户或程序发出的有关数据库方面的操作命令，都是通过数据库管理系统来实现的。DBMS 主要有 MySQL、Access、SQL Server、Oracle 等。

（3）数据库应用系统

数据库应用系统是指在计算机系统中，通过数据库管理系统，按照用户的应用需求或为某一特定的用户设计出来的结构合理、使用方便、高效的数据库和配套的应用程序系统。

2. 数据库的优点

（1）控制数据冗余

数据库管理应尽可能地消除冗余，但是并没有将其完全消除，而是控制大量数据库固有的冗余。例如，为了表现数据间的关系，数据项的重复一般是必要的，有时为了提高性能也会重复一些数据项。

（2）保证数据的一致性

通过控制冗余，可降低不一致性产生的危险。如果数据项在数据库中只存储了一次，则任何对该值的更新均只需进行一次，而且新的值会立即被所有用户获得。但如果数据项不只存储了一次，而且系统意识到这点，就会将可以确保该项的所有拷贝都保持一致。不幸的是，许多 DBMS 都不能自动确保这种数据的一致性。

（3）提高数据共享

数据库应该被有权限的用户共享。DBMS 的引入使更多的用户可以更方便地共享更多的数据。新的应用程序可以依赖于数据库中已经存在的数据，并且只增加没有存储的数据，而不用重新定义所有的数据需求。

3. 数据库的主要功能

（1）数据定义

DBMS 提供数据定义语言 DDL（data definition language），供用户定义数据库的三级模式结构、两级映像以及完整性约束和保密限制等约束。DDL 主要用于建立、修改数据库的库结构。DDL 所描述的库结构仅仅给出了数据库的框架，数据库的框架信息被存放在数据字典（data dictionary）中。

（2）数据操作

DBMS 提供数据操作语言 DML（data manipulation language），供用户实现对数据的增加、删除、修改、查询等操作。

（3）数据库的运行管理

数据库的运行管理功能是 DBMS 的运行控制、管理功能，包括多用户环境下的并发控制、安全性检查和存取限制控制、完整性检查和执行、运行日志的组织管理、事务的管理和自动恢复，即保证事务的原子性。这些功能保证了数据库系统的正常运行。

（4）数据组织、存储与管理

DBMS 要分类组织、存储和管理各种数据，包括数据字典、用户数据、存取路径等，需确定以何种文件结构和存取方式在不同存储级别上组织这些数据，如何实现数据之间的联系。数据组织和存储的基本目标是提高存储空间利用率，选择合适的存取方法提高存取效率。

（5）数据库的保护

数据库中的数据是信息社会的战略资源，所以数据的保护至关重要。DBMS 对数据库的保护通过数据库的恢复、数据库的并发控制、数据库的完整性控制、数据库的安全性控制四个方面来实现。DBMS 的其他保护功能还有系统缓冲区的管理，以及数据存储的某些自适应调节机制等。

（6）数据库的维护

数据库的维护包括数据库的数据载入、转换、转储，数据库的重组、重构以及性能监控等功能，这些功能分别由各个应用程序来完成。

（7）数据通信

DBMS 具有与操作系统的联机处理、分时系统及远程作业输入的相关接口，负责处理数据的传送。对网络环境下的数据库系统，还应该包括 DBMS 与网络中其他软件系统的通信功能以及数据库之间的互操作功能。

第七节　信息安全

一、信息安全的概念和意义

信息安全是指为数据处理系统采取的技术的和管理的安全保护方法，用于保护计算机硬件、软件、数据不因偶然的或恶意的原因而遭到破坏、更改、泄露。这里面既包含了不同层面的概念（其中，计算机硬件可以看作是物理层面，软件可以看作是运行层面和数据层面），又包含了属性的概念，其中，信息破坏涉及的是信息的可用性，信息更改涉及的是信息的完整性，信息泄露涉及的是信息的保密性。

二、信息安全技术

1. 数据加密技术

信息加密的目的是保护网内的数据、文件、口令和控制信息，保护网上传输的数据。数据加密技术主要分为数据存储加密和数据传输加密，数据传输加密主要是对传输中的数据流进行加密。加密是一种主动安全防御策略，用很小的代价即可为信息提供相当大的安全保护，是一种限制数据访问权的技术。

2. 数字签名技术

数字签名又称公钥数字签名，是只有信息的发送者才能产生的别人无法伪造的一段数字串，这段数字串同时也是对信息的发送者发送信息真实性的一个有效证明。它是一种类似写在纸上的普通的物理签名，是通过使用公钥加密的技术来实现，用于鉴别数字信息的方法。一套数字签名通常定义两种互补的运算，一个用于签名，另一个用于验证。数字签名是非对称密钥加密技术与数字摘要技术的应用。

数字签名文件的完整性是很容易验证的（不需要骑缝章、骑缝签名，也不需要笔迹专家），而且数字签名具有不可抵赖性（不可否认性），可保证信息传输的完整性、发送者的身份认证，防止交易中的抵赖情况发生。

3. 防火墙技术

防火墙是建立在内外网络边界上的过滤机制，内部网络被认为是安全和可信赖的，而外部网络被认为是不安全和不可信赖的。防火墙可以监控进出内外网络的信息流，仅让安全的、经核准的信息进入，同时抵制对企业构成威胁的数据。防火墙的主要实现技术有数据包过滤、应用网关和代理服务等。

4. 入侵检测系统

入侵检测系统是一种对网络活动进行实时监测的专用系统。该系统处于防火墙之后，可以和防火墙及路由器配合工作，用来检查一个 LAN 网段上的所有通信，记录和禁止某些网络活动，可以通过重新配置来禁止从防火墙外部进入的恶意活动。入侵检测系统能够对网络上的信息进行快速分析或在主机上对用户进行审计分析，并通过集中控制台进行管理和检测。

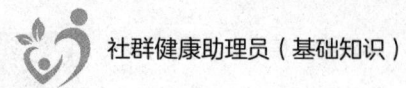

5. 安全协议

安全协议的建立和完善是安全保密系统走上规范化、标准化的基本因素。一个较为完善的内部网络和安全保密系统，至少要实现加密机制、验证机制和保护机制。常用的安全协议有加密协议、密钥管理协议、数据验证协议和安全审计协议等。

三、计算机病毒及其防治

1. 计算机病毒的概念

计算机病毒是指编制或者在计算机程序中插入的破坏计算机功能，或者毁坏数据，影响计算机使用，并能自我复制的一组计算机指令或者程序代码。

很多人，尤其是计算机初学者对什么是计算机病毒的了解都不够正确。其实，计算机病毒与我们工作使用的 WORD、娱乐用的影音播放器、上网用的 IE 一样，都是程序，是一段可在计算机中执行的代码。但与我们所使用的软件不同，携带病毒的程序代码执行后的结果是对计算机的正常运行进行破坏，轻则影响计算机运行速度，重则破坏操作系统、应用软件、各类文件，使计算机完全瘫痪，给用户造成巨大的损失。计算机病毒在传播、触发、执行过程中，具有隐蔽性、寄生性、传染性、触发性、破坏性、不可预见性等特征。

2. 计算机病毒网络传播方式

随着网络应用的不断深入发展，计算机病毒几乎在网络上泛滥，网络成为病毒入侵计算机的重要途径，在网络上传播的每一个文件几乎都可能成为病毒攻击的对象，也都有可能是病毒传播的载体。

常见的计算机病毒网络传播方式有以下几种：

（1）网络文件下载传播

在计算机网络高速发展和不断普及的今天，无纸化办公、网上娱乐、网上购物、网络交际、资源共享等成为计算机网络应用的主要内容，在为人们工作和学习提供极大方便的同时，也为计算机病毒大范围、高速度传播提供了更为有利的条件。计算机病毒开发者针对网络用户文件下载浏览的需要，将病毒封装隐藏在文件之中，这些文件可能是软件安装程序、资料文档或影音文件，当用户下载含有计算机病毒的文件，并将这个看似"正常"的文件打开后，计算机病毒程序代码就被执行，感染计算机文件，潜伏在计算机中伺机攻击或者直接发起攻击。

（2）电子邮件附件传播

电子邮件是互联网重要的应用内容之一，政府机关、企业单位、个人用户每天有大量的电子邮件在互联网上传递，进行信息的交流和资料的传输，这也成为计算机病毒在网络上传播的重要途径。病毒在感染计算机上的文件之后，一旦用户利用感染了病毒的计算机向其他用户发送文件，病毒就跟随电子邮件做好了攻击邮件接收者计算机的准备，当用户接收邮件并打开随邮件传输的文件时，病毒便趁机进入邮件接收者的计算机，达到传播的目的。此外，有相当数量的黑客、病毒传播者也利用电子邮件达到故意传播病毒的目的，其主要手段是将邮件进行安全性伪装，以欺骗接收者打开邮件中的带毒文件感染病毒。

（3）通过网页内嵌源代码传播

互联网上大量的信息资源都是通过网页的形式进行展示，供互联网用户浏览使用，每一个互联网用户都有过打开浏览网页的经历。计算机病毒制造者利用网页浏览的这种普遍性，将病毒程序代码内嵌在网页源代码之中，一旦用户打开带有病毒代码的网页，病毒代码便随网页代码被执行，感染用户计算机上的文件，达到传播自身的目的。这种传播方式常见于一些非法网站，如色情网站、盗版网站等。部分黑客在攻击正常网站之后，也可在正常网站网页源代码上留下病毒代码，以使访问者感染病毒。

3. 计算机病毒防护

互联网的广泛应用在给人们工作和生活带来方便的同时，也给计算机病毒的传播带来了极大的便利，大量病毒滋生、暗藏在网络世界的暗处，随时伺机向网络用户的计算机发起攻击。要在计算机网络应用中做好病毒防护，应从以下几方面入手。

（1）建立有效的病毒防护机制

在参与网络应用时，用户应给自身所使用的计算机建立起有效的病毒防护机制，如安装防火墙、杀毒软件等，应当安装完备并使其处于正常运行状态。当防火墙和杀毒软件处于正常工作状态时，如果用户在网络应用中下载到了带有病毒的文件、打开了含有病毒代码的网页、受到了来自黑客的攻击，防火墙和杀毒软件会立即发生作用，对病毒文件进行查杀，对黑客攻击进行拦截，对病毒代码的执行进行阻止，以保护计算机系统的安全。虽然杀毒软件和防火墙等为计算机系统提供了有效的保护，但仍然需要注意，应当杜绝盗版杀毒软件和防火墙的使用，而采用正版授权的杀毒软件和防火墙。很多盗版、破解版的杀毒软件本身就是病毒感染者，甚至在破解的过程中被黑客留下了后门漏洞，即便下载之后暂时能够正常使用，也极容易给计算机系统留下安全隐患。

（2）注意来路不明邮件的查收

对于邮件病毒的防范，需要注意对来路不明邮件的查收。目前，互联网上大量垃圾邮件充斥于各个角落，很多邮件内所带的网络链接或者附件，就是病毒传输的载体，一旦打开了这些网络链接或附件，就可能感染病毒。这些邮件往往将自身伪装成安全的形式，欺骗客户打开。看似安全的邮件名，也许是通过伪装的邮件内容，看似无害的一张附件图片，但其身后隐藏着的则是早已经做好攻击准备的病毒。所以，在打开邮件时，应该同时将防火墙和杀毒软件打开，让计算机系统处于安全保护状态。

（3）及时安装各类补丁

操作系统、杀毒软件、防火墙，这些程序在设计过程中，不管程序设计工程师如何小心谨慎，都有可能存在缺陷或漏洞，一旦这些缺陷或漏洞被病毒制造者所利用，病毒将如入无人之境般畅通无阻地进入用户计算机系统中。目前，许多新型的病毒是通过系统漏洞进行传播的，如冲击波病毒、CIH病毒、熊猫烧香病毒等，都是利用系统漏洞的标志攻击用户，并给用户造成极大的损失。在使用计算机的时候，一定要随时注意对操作系统、杀毒软件、防火墙以及应用软件进行升级，安装补丁，弥补各种程序漏洞。不少计算机用户发现在安装补丁之后，计算机系统反而会出现问题甚至崩溃，这种情况一部分与补丁设计上存在缺陷有关，更大的原因是用户所使用的程序并非正版，而是盗版甚至是被病毒制造者进行改装的含毒版。

（4）做好重要数据的备份工作

不管怎样对病毒进行防护，都有可能给病毒留下可乘之机，使计算机系统被感染，因此，计算机用户还需要注意做好重要数据的备份和加密工作，这样即便计算机系统感染了病毒，重要数据被泄露或者破坏，也可以将损失降到最低。

第八节 医疗行业信息化

随着信息技术的快速发展，国内越来越多的医院正加速实施基于信息化平台、医院信息系统的整体建设，以提高医院的服务水平与核心竞争力。信息化不仅提升了医生的工作效率，使医生有更多的时间为患者服务，更提高了患者满意度和信任度。因此，医疗业务应用与基础网络平台的逐步融合正成为国内医院，尤其是大中型医院信息化发展的新方向。

一、HIS

1. 系统概述

HIS（hospital information system），即医院信息系统，是利用计算机软硬件技术、网络通信技术等现代化手段，对医院及其所属各部门的人流、物流、资金流进行综合管理的一款软件。HIS对在医疗活动各阶段产生的数据进行采集、存储、处理、提取、传输、汇总，加工生产各种信息，为医院的整体运行提供全面、自动化的管理服务。

2. 系统的优点

（1）简化工作流程，方便了医患人员。

（2）减轻劳动强度，提高了工作效率。

（3）规范数据录入，提高了信息的准确性。

（4）规范管理流程，提高了管理水平。

（5）加强成本管理，提高了经济效益。

3. 主要功能

现有主流HIS的主要功能分为以下三个部分：

（1）临床诊疗部分，主要包含门诊医生工作站分系统，门诊医技管理分系统，急诊留观管理分系统，住院医生工作站分系统，手术、麻醉管理分系统等功能。

（2）综合管理与统计分析部分，主要包含人事工资管理系统、医务管理系统、科技管理系统、护理部管理分系统、病案管理分系统、综合统计管理系统、病人咨询服务系统、全院综合查询系统、全院经济核算系统等功能。

（3）外部接口，主要包括医疗保险接口系统、社区卫生服务接口系统、财务接口系统、远程医疗接口系统等功能，其目的是为了方便对外数据的传输与交换。

二、LIS

1. 系统概述

LIS（laboratory information system），即实验室（检验科）信息系统，是医院信息管理的重要组成部分之一。LIS逐步采用了智能辅助功能来处理大信息量的检验工作，不仅是自动接收检验数据、打印检验报告、保存检验信息的工具，而且可根据实验室的需要提供智能辅助。随着IT技术的不断发展，人工智能在LIS中的应用也越来越广泛。

2. 系统的优点

（1）由于 LIS 能够发出清晰、规范的检验报告，体现了医院的形象和对患者的责任心，而为患者提供准确的以往累积检验结果，又可为医院稳定患者来源，更可缩短患者的复诊时间和提高医生的诊断准确性。检验结果发放方式的改变，更人性化地体现医院对患者隐私权的尊重。

（2）增加成效、减少电话通信。因为由网上可查询到 LIS 系统提供的信息，不再需要和检验员进行电话查询急需的检验情况和追查放错地方的检验报告。

（3）智能化的数据采集方式，可以把有关管理和传输的病人信息、检验信息、诊断信息、财务信息等，在每个运行操作过程中自动记录，并可以从网上获取，免去了许多麻烦的手工记录和存档工作。

（4）建立患者数据库系统界面，可方便地获取病人的信息以及人口统计数据、病理统计数据等。

由于以上优点，医护人员将有更多的时间为病人提供专业的医疗和护理服务。

3. 主要功能

LIS 最主要的目的是提高检验的效率、效益，包括降低运行成本、人力资源成本，控制费用漏洞。其主要功能如下：

（1）检验工作站

检验工作站是 LIS 最大的应用模块，是检验技师的主要工作平台。负责日常数据处理工作，包括标本采集、标本数据接收、数据处理、报告审核、报告发布、报告查询等。

（2）医生工作站

医生工作站具有病人信息浏览、历史数据比较、历史数据查询等功能，使医生在检验结果报告出来之后可第一时间得到患者的病情结果，并可对同一个病人的结果进行比较，显示其变化曲线。

（3）护士工作站

护士工作站具有标本接收、生成回执、条码打印、标本分发、报告单查询和打印等功能。

（4）审核工作站

审核工作站的功能是漏费管理的稽查，包括仪器日志查询分析、急诊体检特批等特殊号码的发放及使用情况查询与审核、正常收费信息的管理等，可以有效控制人情检查和私自收费现象。

（5）血库管理

血库管理的功能是血液的出入库管理（包括报废、返回血站等的处理）和输血管理（包括申请单管理、输血常规管理、配血管理、发血管理等）。

（6）试剂管理子系统

试剂管理子系统具有试剂入库、试剂出库、试剂报损、采购订单、库存报警、出入库查询等功能。

（7）主任管理工作站

主任管理工作站具备员工工作监察、员工档案管理、值班安排、考勤管理、工资管理、工作量统计分析、财务趋势分析等功能。

三、PACS

1. 系统概述

PACS（picture archiving and communication systems），即影像归档和通信系统。它是应用在医院影像科室的系统，主要功能是把日常产生的各种医学影像（包括核磁、CT、超声、各种X光机、红外仪、显微仪等设备产生的图像）通过各种接口（模拟、DICOM、网络）以数字化的方式保存起来，当需要的时候在一定的授权下能够很快调回使用，同时提供一些辅助诊断管理。PACS在各种影像设备间传输数据和组织存储数据，具有重要作用。

2. 系统的优点

（1）减少物料成本

引入PACS系统后，图像均采用数字化存储，节省了大量的介质（纸张、胶片等）。

（2）减少管理成本

数字化存储带来的另外一个好处就是不失真，同时占地小，节省了大量的介质管理费用。

（3）提高工作效率

数字化使得在任何有网络的地方调阅影像成为可能，如借片和调阅病人以往病历等。原来需要很长周期和大量人力参与的事情现只需轻松点击即可实现，大大提高了医生的工作效率，医生工作效率的提高就意味着每天能接诊更多病人。

（4）提高医院的医疗水平

PACS可以大大简化医生的工作流程，把更多的时间和精力放在诊断上，有助于提高医院的诊断水平。同时各种图像处理技术的引进使得以往难以察觉的病变变得清晰可见，方便地调阅以往病历使得医生能够参考借鉴以前的经验从而做出更准确的诊断，数字化存储还使远程医疗成为可能。

（5）为医院提供资源积累

对于医院而言，典型的病历图像和报告都是非常宝贵的资源，而无失真的数字化存储和在专家系统下做出的规范报告则是医院宝贵的技术积累。

（6）充分利用本院资源和其他医院资源

通过远程医疗，可以促进医院之间的技术交流，做到互补、互惠、互利，促进双方医疗技术的共同发展。

3. 主要功能

PACS 采用 DICOM 3.0 标准，与 HIS 联网，实现信息共享，与医生工作站联网，其影像检查报告成为电子病历的组成部分。其主要功能包括：

（1）影像处理

1）数据接收。接收、获取影像设备的 DICOM 3.0 和非 DICOM 3.0 格式的影像数据，支持非 DICOM 影像设备的影像转化为 DICOM 3.0 标准的数据。

2）图像处理。自定义显示图像的相关信息，如姓名、年龄、设备型号等参数，提供缩放、移动、镜像、反相、旋转、滤波、锐化、伪彩、播放、窗宽窗位调节等功能。

3）测量。提供 ROI（region of interest，感兴趣区域）值、长度、角度、面积等数据的测量，以及标注、注释功能。

4）保存。支持 JPG、BMP 等多种格式存储，以及转化成 DICOM 3.0 格式功能。

5）管理。支持设备间影像的传递，提供同时调阅病人不同时期、不同影像设备的影像及报告功能。支持 DICOM 3.0 格式的影像打印输出，支持海量数据存储、迁移管理。

6）远程医疗。支持影像数据的远程发送和接收。

7）系统参数设置。支持用户自定义窗宽窗位值、放大镜的放大比例等参数。

（2）报告管理

1）预约登记。

2）分诊信息，包括病人的基本信息、检查设备、检查部位、检查方法、划价收费等。

3）诊断报告。生成检查报告，支持二级医生审核，支持典型病例管理。

4）模板。用户可以方便灵活地定义模板，提高报告生成速度。

5）查询。支持姓名、影像号等多种形式的组合查询。

6）统计。可以统计用户工作量、门诊量、胶片量以及费用信息。

四、RIS

1. 系统概述

RIS（radiology information system）即放射科信息系统，是医院重要的医学影像学信息系统之一，与 PACS 共同构成医学影像学的信息化环境。放射科信息系统是基于医院影像科室工作流程的任务执行过程管理的计算机信息系统，主要实现医学影像学检查工作流程的计算机网络化控制、管理和医学图文信息的共享，并在此基础上实现远程医疗。

2. 系统的优点

（1）提高效率，自动受理预约申请的速度快，能够满足临床需要。

（2）检查任务的分配工作可根据规则自动进行更科学，减少医疗资源的浪费。

（3）患者的生存期较长，随访与病史非常重要，系统的记录方式可以满足信息的完整性和快速检索的要求。

（4）放射科作为独立科室，自身也有经济核算指标，系统可以自动将检查数据根据需要及时汇总和统计。

（5）可以与院内的 PACS、HIS 进行数据对接，不再使放射科成为现代医院的"信息孤岛"。

3. 主要功能

（1）预约模块

1）登记。患者信息可直接录入，通过姓名等从 RIS 数据库中调用，或从 HIS 数据库中调用；检查信息可直接录入或从 HIS 数据库中调用，也可考虑应用模板；临床信息可直接录入或从 HIS 数据库中调用。急诊患者的个人信息可以暂缓录入。

2）复诊检索。对于复诊患者，按影像设备、检查项目、检查医师、患者来源进行检索。

（2）检查模块

1）检查任务生成。在任务列表中预分配检查任务，标记为预约任务，并按照影像设备、检查项目、检查医师、患者来源、预约时段等对检查任务进行设置。

2）检查任务传递。通过成像设备工作列表，将检查任务传递给设备。

3）检查状态监控。直观显示候诊状态，跟踪检查情况。

4）检查状态变化。按照检查状态，改变患者相应的属性。

5）异常处理。可适当调整，如追加、修正、取消检查安排，优先权机制允许特殊患者插入。

（3）报告模块

1）报告。常用医学模板功能，方便撰写报告。

2）患者信息导入。将患者信息、检查名称、检查方法、临床信息、印象、影像表现、诊断等信息分类引入或录入，导入报告中的图框提取图像。

（4）查询模块

1）分类查询。可按患者姓名、性别、年龄、检查日期、检查设备、检查项目、检查部位、检查医师、临床医师、临床科室、主治医师、诊断名称、代码进行分类检索或组合查询。

2）打印。可打印检索结果和相关详细信息。

（5）统计模块

1）分类统计。可以按照不同的统计图表显示设备使用频率、检查内容频率、检查部位频率、医生诊断频率、分组频率、诊断内容数、日均检查次数等。

2）用户定义统计。医院科室自定义统计方式和内容。

3）打印。可打印结果和相关详细信息。

（6）管理模块

1）系统管理。主要是系统环境设定、新增设备设定和 RIS、PACS 接口的设定。

2）用户管理。对用户实行多种权限管理。

3）数据管理。主要包括基本数据维护、检索机制的设定、资料库的备份和复原。

五、EMR

1. 系统概述

EMR（electronic medical record）即电子病历，也叫计算机化的病案系统或基于计算机的病人记录 CPR（computer-based patient record）。它是用电子设备（计算机、健康卡等）保存、管理、传输和重现的数字化的医疗记录，用以取代手写纸张病历，内容包括纸张病历的所有信息。美国国立医学研究所将 EMR 定义为：EMR 是基于一个特定系统的电子化病人记录，该系统提供用户访问完整准确的数据、警示、提示和临床决策支持系统的能力。

2. 系统的优点

（1）传送速度快

医务人员通过计算机网络可以远程存取病人病历，在几分钟甚至几秒钟内就能把数据传往需要的地方。在急诊时，电子病历中的资料可以及时地查出并显示在医生的面前。

（2）共享性好

常规病历有很大的封闭性。医院诊治病人的记录只保存在本医院，如果病人到其他医院就诊则需要重新进行检查，这不仅浪费了宝贵的医疗资源，也使病人增加了很多不必要的痛苦。而采用电子病历后，则能够克服这些不足。病人在各个医院的诊治结果均可以通过医院之间的计算机网络或病人随身携带的健康卡（光卡和 IC 卡）来传输。病历的共享将给医疗带来极大的方便。

（3）存储容量大

由于计算机存储技术的进步，电子病历系统数据库的存储容量可以是相当巨大的，且病人随身携带的健康卡（光卡或 IC 卡）容量也是可观的。

（4）使用方便

医务人员使用电子病历系统可以方便地存储、检索和浏览病历，复制也很方便，大大减少人工收集和录入数据的工作量，可以方便、迅速、准确地开展各种科学研究和统计分析工作。

（5）成本低

电子病历系统一次性投资建成后，使用中可以降低病人的费用和医院的开支。

3. 主要功能

电子病历系统的主要功能是为医院的医疗提供信息服务，其各项功能都是建立在对病人的病历信息进行处理的基础上。其主要内容包括：

（1）病人的姓名、性别等自然信息。

（2）病人的入院、出院、转科、转院等流转情况。

（3）病人在医院所接受的各种检查记录。

（4）医生为病人所做的各种治疗记录。

（5）对病人的护理记录等。

除上述医院核心的信息化系统之外，各业务与职能科室也建立了大量的信息化系统，例如，医院随访中心使用的随访系统，各病房负责医生与护士使用的移动医疗系统，负责住院医师培训管理的住陪管理系统等。在各级医院的管理过程中，只要提高效率、精细管理的需求存在，各类医院信息化系统就会不停地发展，也必然会带给医院更多、更丰富的选择。

第六章

卫生健康基本知识

第一节 卫生与健康概述

一、卫生与健康的概念

1. 卫生的概念

一般认为卫生是指为维护和增进人体健康,预防和治疗疾病,改善和创造合乎生理、心理需求的生产环境、生活条件所采取的个人的和社会的一切行为与措施,英文中常用 health 表示,但是该词同时也有"健康"的含义。

2. 健康与亚健康的概念

(1) 健康

世界卫生组织(World Health Organization,WHO)提出的健康的概念为:健康乃是一种躯体、心理和社会功能的完美状态,而不仅是没有疾病或虚弱。这一定义从三个维度来衡量健康的水平,是生物—心理—社会医学模式在健康概念中的具体体现。从生物角度看人的健康,主要是检查器官功能和各项指标是否正常;从心理、精神角度观察人的健康,主要是看有无自我控制能力,能否正确对待外界的影响,是否处于内心平衡的状态;从社会学角度衡量人的健康,主要涉及个体的社会适应性、良好的行为和生活习惯、人际关系和应对各种突发事件的能力。

基于此,WHO 提出了健康的十条标准:精力充沛,能从容不迫地应付日常生活和工作的压力而不感到过分紧张；处事乐观，态度积极，乐于承担责任，事无巨细不挑剔；合理饮食，善于休息，睡眠良好；应变能力强，能适应环境的各种变化；能够抵抗一般性感冒和传染病；体重适当，身材均匀，站立时头、肩、臂位置协调；眼睛明亮，反应敏锐，眼睑不发炎；牙齿清洁，无蛀牙，无痛感；齿龈颜色正常，不出血；头发有光泽，无头屑；肌肉、皮肤富有弹性，走路轻松有力。

（2）亚健康

近年来，随着对健康和疾病认识的深入，亚健康的概念逐渐进入人们的视线。所有人都要经历生长、老化、死亡的过程，因此可以把健康与疾病看作是一个连续的统一体，健康在一端，死亡在另一端，每个人都处在疾病和健康连续统一体的两端之间的某一个位置，而且随着时间的推移处在不断地动态变化之中。其中，亚健康就是处于健康和疾病之间的一个状态。亚健康状态是指人的机体虽然无明显的疾病，但呈现出活力降低，适应力呈不同程度减退的一种生理状态，是由机体各系统的生理功能减退和代谢过程低下所导致，介于健康与疾病之间的一种生理功能降低的状态，也称为"第三状态"或"灰色状态"。

亚健康状态的认定范畴相当广泛，躯体上、心理上的不适应感觉，在相当长时期内难以确诊是哪种病症，均可概括在其中。具体可归纳为以下几类：

1）躯体亚健康，包括疲劳亚健康、睡眠失调亚健康、疼痛性亚健康、其他症状性亚健康。

2）心理亚健康，包括焦虑性亚健康、抑郁性亚健康、恐惧或嫉妒性亚健康、记忆力下降亚健康。

3）社会交往亚健康，包括青少年社会交往亚健康、成年人社会交往亚健康、老年人社会交往亚健康。

4）道德亚健康，指持续3个月以上的因道德问题直接导致行为的偏差、失范和越轨，从而使人产生一种内心深处的不安、沮丧和自我评价降低的状态。

3. 卫生与健康的关系

在英文中 health 同时具有"健康"与"卫生"两种含义，可见两者之间有密切的联系。总的来说，健康是卫生工作的出发点和落脚点。健康是目的，是个人和社会追求的理想状态，是发展卫生事业的最终目标；卫生是措施，通过发展卫生事业，建立卫生体系，采取卫生措施和开展系统的卫生活动，促进健康目标的实现。

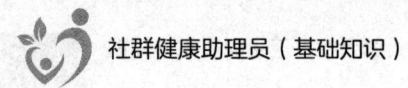

二、卫生系统的概念与职能

1. 卫生系统的概念

卫生与健康目标通过卫生系统的建立和实践工作来实现。卫生系统是指卫生机构及卫生从业人员按一定秩序和内部联系组合成的功能整体，是社会系统的重要子系统，由公共卫生服务体系、医疗保障体系、药品供应保障体系、卫生管理体系、卫生监督执法体系等共同组成。

（1）公共卫生服务体系

公共卫生服务体系包括一切为保障社会公众健康，以政府为主导的有关机构、团体和个人有组织地向社会提供疾病预防与控制、妇幼保健、健康教育与健康促进、卫生监督、采供血、公共卫生应急、院前急救等公共服务的行为和措施。

（2）医疗保障体系

由于社会经济的发展水平不同，不同地区的财政收入状况不同，并且不同社会成员的需求也不同，因此，医疗保障体系在不同的国家有不同的形式。综合世界各国的医疗保障体系，主要有以下几种：

1）社会医疗保险，是指国家立法强制全部或部分居民参与，国家、单位和个人共同筹资，当人们因疾病、受伤或生育需要治疗时，由国家和社会专门机构向其提供必需的医疗服务或经济补偿的一种保险形式。

2）补充医疗保险，是指在国家和社会建立的基本医疗保险之外的各种医疗保险形式的总称。

3）医疗救助，是指国家和社会向低收入人群或因患重病而无力支付医疗费用而陷入困境的人群提供费用而资助的经济行为。

（3）药品供应保障体系

药品供应保障体系包括药品生产、供应、流通、使用、定价、报销、监测评价多项制度，药品和高值医用耗材集中采购制度，基本药物制度和国家药物政策体系。

（4）卫生管理体系

卫生管理体系包括医疗服务管理、公共卫生服务管理和基层卫生服务管理。

（5）卫生监督执法体系

卫生监督体系主要包括各级卫生行政部门及其下设卫生监督工作单位和疾病预防控制机构。卫生监督机构的设置分四级，即中央、省、设区的市、县级人民政府卫生行政部门内卫生监督机构。我国目前卫生监督法律体系应当包括卫生的基本法、法律、法规、规章以及其他技术规范、标准五个层面上的法律规范，涵盖了公共卫生、中医药和医疗保健服务三个方面的内容。

2. 卫生系统的职能

卫生系统通过发挥其各方面的职能，达到维护居民健康、保障公民享有基本医疗卫生服务、提高公民健康水平的目标。卫生系统的职能可以分为服务提供、监督管理、卫生筹资和资源筹措四种。

（1）服务提供

卫生系统的一个重要功能是提供高质量的个人卫生服务及公共卫生服务。其中包含许多投入要素，如人力资源、药品和设备，它们的产出就是卫生服务。在广义的卫生系统中，卫生服务一方面是个人卫生服务，包括针对个人的疾病预防、诊断、治疗和康复等；另一方面则是公共卫生服务，包括针对群体的健康教育、环境卫生等。这种区分是很重要的，因为它们的卫生政策是不相同的，个人卫生服务一般涉及公立/私立卫生服务，而公共卫生服务则更多地涉及政府责任。许多国家的经验表明，个人卫生服务的提供日趋多元化，通过有效的服务网络加以协调，通过竞争来提高效率。随着私立卫生服务机构的增加，要进一步发挥卫生部门的管理职能，改善卫生系统绩效。

（2）监督管理

监督管理包括制定公正的规则、确定整个卫生系统的战略方向，其核心问题是如何定位政府的作用。在卫生系统的四个关键职能中，监督管理是最重要的，它可以影响其他三个功能。在监督管理方面最主要的挑战就是强化卫生行政部门对卫生系统提供政策指导方向的能力。

（3）卫生筹资

所谓筹资，就是筹集经费、建立统筹以及分配资金。适宜的筹资方式可以保证卫生系统的持续发展。资金筹集意味着通过一定的渠道从家庭、企业、政府和捐资机构筹集资金，这些渠道包括个人付费、商业保险、强制性社会保险、普通税收、非政府机构的捐款以及国际机构的转移支付。资金一旦筹集起来，下一步就是建立抗风险的统筹基金。有些形式的筹资，如个人付费则不具备统筹基金的作用。一旦筹集了统筹基金，下面的任务就是如何向提供卫生服务的机构或个人分配资金。卫生经费的分配在卫生资源优化配置中有举足轻重的作用。卫生管理部门通过卫生经费的合理分配来实现卫生服务的效率与公平。卫生筹资的主要挑战是如何扩大预付制，提高公共筹资的力度，增加对资金的公共管理强度。

（4）资源筹措

卫生系统不仅仅是指卫生管理部门、筹资部门和卫生服务提供部门，同时还涉及卫生服务投入部门，特别是人力资源、仪器和设备以及卫生知识的投入部门。这些机构包括大学和其他教育机构、研究中心、药品生产部门等。在这些方面，卫生决策的核心问题是如何保证供给与卫生系统需求之间的平衡，特别是卫生人力的需求，不合理的卫生人力增加和分布并不能改善甚至会破坏卫生的公平性。同样，对机构及技术的投资也应该根据国家重点来进行优先配置，从而使卫生资源配置高效，推进卫生系统的公平。

第二节　健康素养

一、健康素养的基本知识

1. 健康影响因素

随着疾病谱的变化以及健康观和医学模式的转变，健康的影响因素可以归结为生物遗传因素、环境因素、心理和行为生活方式因素、医疗卫生服务因素四大类。这些影响因素相互依存、相互影响。世界卫生组织曾宣布"个人的健康和寿命60%取决于自己，15%取决于遗传，10%取决于社会因素，8%取决于医疗条件，7%取决于气候的影响，而取决于个人的因素中，行为生活方式是主要因素。"在现代社会中，随着经济社会的发展、工业化进程的加快，竞争日益加剧，丰富的物质生活带来的行为生活方式的改变，使得社会因素在疾病形成过程中的作用越来越值得关注。从这个意义上来说，健康掌握在每个人自己手中。

2. 健康素养的概念

健康素养是在进行与医疗服务、疾病预防和健康促进有关的日常活动时，获取、理解、评价和应用健康信息来做出健康相关决定以维持或提高生活质量的知识、动机和能力。健康素养是一种可由后天培养训练和实践而获得的技巧或能力，它包含阅读书面材料，听、说、写和计算等一系列对人维持健康产生影响的能力。它使一个人能够获取和理解基本的健康信息和服务，并运用这些信息和服务做出正确的判断和决定，以维持并促进自己的健康。在人的一生中，随着时间和情境的变化，健康素养也在不断地发展，且贯穿于整个生命全过程。但健康素养并不等同于文化程度，一个人的受教育程度也不一定能决定其是否具备维持健康的能力。健康教育是提高健康素养的主要手段。健康教育不仅能增加人们的健康知识，而且让人们能学会相应的技能和树立自信心，通过获取、理解、评价和应用健康信息做出合理的健康决策，从而维持和提升健康水平。健康素养之所以重要，是因为它是可以作为衡量个体或者群体是否有能力保持健康的指标，同时也是健康教育干预效果的评价指标。健康素养被认为是公众在医疗服务、疾病预防和健康促进环境中的一种健康的资产。

目前，我国人群的健康素养水平较低。2012年对中国31个省（自治区、直辖市）15 039名60～69岁老年人健康素养现状进行分析的结果显示，老年人健康素养水平为6.1%。2017年全国60～69岁老年人健康素养水平仅为7.74%，老年人健康素养水平增长幅度非常缓慢。从全国的城市和农村看，城市的老年人健康素养水平高于农村，2012年全国城市60～69岁老年人健康素养水平为8.21%，2017年达到10.96%。而全国农村60～69岁老年人在2012—2017年的五年间健康素养水平从未超过5%，2017年仅为4.46%。直辖市的60岁以上老年人健康素养水平较高，接近或超过10%。上海市2018年65～69岁老年居民健康素养水平为20.06%，北京市为14.1%，重庆市为9.53%。除了湖南省老年人健康素养水平达到10%以外，其余的省份都在10%以下，湖北省、山东省甚至还未达到3%。

国外文献中最多见到的健康素养测量工具是成人医学素养快速评估量表（rapid estimate of adult literacy in medicine，REALM）和成人功能健康素养测试（test of functional health literacy in adults，TOFHLA），分别由学者Davis等和Parker等研发。REALM通过测试成年人识读常见医学术语、表达身体部位和疾病的名词来评估成年人阅读和拼读能力，而TOFHLA则是通过阅读文字材料（包括健康教育材料、诊断试验、处方标签等）测试理解和计算能力。欧洲健康素养监测问卷（HLS-EU-Q47）主要测试获取、理解、评估和使用信息的能力，包括健康照顾、健康预防和健康促进三个领域。

中国居民健康素养监测工作开始于2008年，监测对象是15～69岁常住居民，测量工具是由中国健康教育中心依据《中国公民健康素养——基本知识与技能（试行）》编制的"全国居民健康素养监测问卷"。该问卷将健康素养划分为三个方面，即基本健康知识和理念、健康生活方式与行为和基本技能，同时结合主要公共卫生问题，将健康素养又细划分为六类健康素养问题。2015年12月30日，原国家卫生计生委办公厅印发了《中国公民健康素养——基本知识与技能（2015年版）》[以下简称《健康素养66条（2015年版）》]。与2008年相比，《健康素养66条（2015年版）》重点增加了近几年凸显出来的健康问题，如精神卫生问题、慢性病防治问题、安全与急救问题、科学就医和合理用药问题等。此外，还增加了关爱妇女生殖健康，健康信息的获取、甄别与利用等知识。

二、健康素养66条

《健康素养66条（2015年版）》主要包括基础知识和理念、健康生活方式与行为、基本技能三个方面构成的66条具体内容。

1. 基本知识和理念

（1）健康不仅仅是没有疾病或虚弱，而是身体、心理和社会适应的完好状态。要摒弃"没病就是健康"的消极健康观，正确认识积极的三维健康观念，这是培养健康素养最基础的理念。

（2）每个人都有维护自身和他人健康的责任，健康的生活方式能够维护和促进自身健康。行为生活方式是影响健康的主要因素，而这一类因素正是可以通过提高健康素养、养成健康的习惯和生活方式进行干预的，因此，每一个人都要首先认识到自己是健康的第一责任人，健康在很大程度上掌握在自己手中，只有这样才能自觉采取健康的行为和生活方式。

（3）环境与健康息息相关，保护环境，促进健康。环境是人类和一切生物赖以生存和发展的物质基础，在漫长的人类发展史中，人类不断适应环境，利用有利的环境因素，并按自身所需改造环境，和环境之间形成了密不可分的关系。然而，随着工业化进程的加深，环境污染、生态破坏等问题频频威胁着人类和生态系统的健康，人们越来越深刻地认识到环境对于健康的重要影响。

环境一般包括自然环境、生活环境、生产环境和社会环境。

1）自然环境。自然环境与人类的健康关系密切，例如自然灾害（地震、洪水、海啸等）引发的健康问题、生物地球化学性疾病（如环境碘含量过低导致的地方性碘缺乏病等）、与地域地理气候相关的地方病等。

2）生活环境。家庭是社会最基本的细胞，是每个人生活时间最长的环境，家庭的状况对个体的健康影响至关重要。家庭结构、关系、功能、家庭成员的健康状况、家庭的社会经济地位都对家庭中每个成员的身心健康起着重要的作用。走出家庭的每个人将会融入不同的由一定社会关系结合而成的社会群体之中，包括家庭、邻里、朋友、工作团体等，这些基本的社会群体构成了社会网络。个体的许多选择和决定受到朋友网络、家庭网络或同事网络的影响，同时社会网络是个体获得信息和建议的基本来源，社会网络还可以为个体提供社会支持。

3）生产环境。每一种职业的劳动对象、生产条件、生产环境和劳动的付出形式均各有特殊性，这种特殊性决定了各种职业之间的区别，也存在影响职业从事者健康的不同的职业影响因素。良好的生产环境促进健康，不良的生产环境损害健康，甚至引起疾病、伤残或死亡。生产环境中对健康有不良影响的因素，根据其性质主要分为化学性、物理性、生物性不良因素以及工作或组织因素等。

常见的化学性职业有害因素包括生产性毒物和生产性粉尘。生产性毒物包括刺激性气体、窒息性气体、金属和类金属、有机溶剂、苯的氨基硝基化合物、高分子化合物、农药七类。生产性粉尘根据粉尘的化学性质分为无机性粉尘（石英、石棉、铅、锰、金刚砂、水泥等的粉尘）、有机性粉尘（皮毛、棉、麻、合成染料、有机农药等的粉尘）和混合性粉尘（如煤矽尘、电焊烟尘等）。

常见的物理性不良因素包括：异常气象条件，如高温、高湿、低温；异常气压，如高气压、低气压；噪声，振动；电离辐射，如中子、X射线、γ射线等；非电离辐射，如可见光、紫外线、红外线、射频辐射、激光和微波等。

常见的生物性不良因素是指致病微生物，是职业环境中的主要生物性有害因素，包括细菌、真菌、病毒，如附着在动物皮毛或生产环境中的炭疽芽孢杆菌、甘蔗渣上的真菌。若在疫区从事林业、地质勘探等活动被蜱虫咬伤，可能会感染森林脑炎病毒；屠宰工、兽医、饲养员、肉制品加工人员等可能因接触感染布鲁氏菌的病畜及其排泄物或分泌物而感染布鲁氏菌；医务工作者、民警等工作中可能接触到艾滋病患者或乙肝患者而感染传染病等。

工作中个别器官或系统过度紧张，如视频作业者视觉紧张和腰背肌肉紧张等，长时间处于不良体位、姿势或使用不合理的工具等，如长期站立、行走引起下肢静脉曲张和扁平足，井下不良作业条件等也是不良的生产环境因素。

4）社会环境。社会环境是指人类生存及活动范围内的社会物质、精神条件的总和。社会环境包括整个社会经济文化体系，主要有社会经济因素、文化因素、人口因素、社会制度等。

（4）无偿献血，助人利己。无偿献血是指为拯救他人生命，志愿将自身的血液无私奉献给社会公益事业，而献血者不收取超过因献血发生的必要的交通、误工等成本额度的报酬的行为。无偿献血是无私奉献、救死扶伤的崇高行为，是我国血液事业发展的总方向。献血是爱心和奉献的体现，帮助他人解除病痛、抢救他们的生命，其价值是无法用金钱来衡量的。近半个世纪以来，世界卫生组织和国际红十字与红新月运动一直向世界各国呼吁医疗用血采用无偿献血的原则。我国鼓励无偿献血者的年龄是18～55周岁。在正常情况下，一个人体内的血液总量大约为体重的8%。体重50 kg

的成年人，全身大约有 4 000 mL 血液。血站对献血者每次采集血液量一般为 200 mL，最多不得超过 400 mL，两次采集间隔期不少于 6 个月。公民献血时要经过严格的健康检查，包括体格检查和血液检验，只有经过健康检查合格的公民才能献血。国家鼓励国家工作人员、现役军人和高等学校在校学生率先献血，为树立社会新风尚作出表率。

（5）每个人都应当关爱、帮助、不歧视病残人员。艾滋病、乙肝等传染病病原携带者和病人、精神障碍患者、残疾人都应得到人们的理解、关爱和帮助，这不仅是预防、控制疾病流行的重要措施，也是人类文明的表现，更是经济社会发展的需要。在生活、工作、学习中，要接纳艾滋病、乙肝等传染病病原携带者和病人，不要让他们感受到任何歧视。要鼓励他们和疾病做斗争，积极参与疾病的防治工作。对精神障碍患者，要帮助他们回归家庭、社区和社会；病人的家庭成员要积极帮助他们接受治疗和康复训练，担负起照料和监护责任。对残疾人和康复后的精神障碍患者，单位和学校应该理解、关心和接纳他们，为他们提供适当的工作和学习条件。

（6）定期进行健康体检。积极参加癌症筛查，及早发现癌症和癌前病变。定期健康体检是一种重要的自我保健方式，它可以变被动看病为主动检查、变消极治病为积极防病，防患于未然。定期进行健康体检，了解身体健康状况，及早发现健康问题和疾病。检查中若发现健康问题和疾病，应及时就医，并有针对性地改变不良的生活习惯和行为习惯，减少健康危险因素。不少人只有在觉得有病时才去医院，甚至认为正常体检没有必要，这种看法是错误的。事实上，有许多疾病的早期症状不明显，甚至无感觉。例如，大多数高血压、糖尿病患者是在体检时才被发现和诊断出来的。

（7）成年人的正常血压为收缩压 ≥ 90 mmHg（1 mmHg=133.3 Pa）且 < 140 mmHg，舒张压 ≥ 60 mmHg 且 < 90 mm Hg；腋下体温 36～37 ℃；平静呼吸 16～20 次 / 分；心率 60～100 次 / 分。正常成年人血压白天略高，晚上略低，冬季略高于夏季。运动、紧张等时血压也会暂时升高。脉压是收缩压与舒张压的差值，正常为 30～40 mmHg。收缩压达到 130～139 mmHg 或舒张压达到 85～89 mmHg 时，称血压正常高值，应当向医生咨询。成年人正常腋下体温为 36～37 ℃，早晨略低，下午略高，1 天内波动不超过 1 ℃，运动或进食后体温会略微增高。体温高于正常范围称为发热，低于正常范围称为体温过低。正常成年人安静状态下呼吸频次为 16～20 次 / 分，老年人略慢；呼吸频次超过 24 次 / 分为呼吸过速，见于发热、疼痛、贫血、甲亢及心衰等；呼吸频次低于 12 次 / 分为呼吸过缓。成年人正常心率为 60～100 次 / 分，超过 100 次 / 分为心动过速，低于 60 次 / 分为心动过缓，心率的快慢受年龄、性别、运动和情绪等因素的影响。

（8）接种疫苗是预防一些传染病最有效、最经济的措施，儿童出生后应当按照免疫程序接种疫苗。在流感流行季节前接种流感疫苗可减少患流感的机会或减轻患流感后的症状。家养犬、猫应当接种兽用狂犬病疫苗；人被犬、猫抓伤、咬伤后，应当立即冲洗伤口，并尽快注射抗狂犬病免疫球蛋白（或血清）和人用狂犬病疫苗。

我国从1978年开始实施免疫规划以来，通过普及儿童免疫接种，减少了麻疹、百日咳、白喉、脊髓灰质炎、结核、破伤风等疾病的发病和死亡。2000年我国实现了无脊髓灰质炎目标。实施乙肝疫苗接种后，小于5岁儿童乙肝病毒表面抗原携带率从1992年的9.67%降至2014年的0.32%，因接种疫苗减少乙肝病毒慢性感染者3 000多万人。流行性乙型脑炎（简称乙脑）、流行性脑脊髓膜炎（简称流脑）等发病人数降至历史最低水平。我国对儿童实行预防接种证制度。婴儿出生1个月内应办理预防接种证，每次接种疫苗时应携带预防接种证，儿童在入托、入学时需要查验预防接种证。预防接种是儿童的基本权利，儿童监护人应按照免疫程序按时带孩子接种疫苗，因故错过接种的要尽快补种。

流感不同于普通感冒，是一种严重的呼吸道传染病。流感病毒致病性强，传播迅速，每年可引起季节性流行，严重危害公众健康。儿童、老年人、体弱者免疫力低、抵抗力弱，是流感病毒感染的高危人群。在流感流行季节前接种和流感病毒匹配的流感疫苗可预防流感，减少患流感的机会或减轻患流感后的症状。儿童、老年人、体弱者等容易感染流感的人群，应当在医生的指导下接种流感疫苗。由于流感病毒常常发生变异，因此流感疫苗需每年接种方能获得有效保护。

（9）艾滋病、乙肝和丙肝通过血液、性接触和母婴三种途径传播，日常生活和工作接触不会传播。同性及异性之间的性接触有很大传染上述疾病的风险。已感染了艾滋病、乙肝和丙肝病毒的母亲在怀孕、分娩过程中及哺乳期间会将病毒传染给胎儿或婴儿。输入污染了艾滋病、乙肝和丙肝病毒的血液或血液制品，静脉注射毒品者共用被污染的针头及注射器，注射过程中未做到一人一针一管都会经过血液途径传染艾滋病、乙肝和丙肝病毒。

在日常工作和生活中，与艾滋病、乙肝和丙肝患者或感染者的一般接触不会被感染。艾滋病、乙肝和丙肝病毒不会经马桶圈、电话机、餐饮具、卧具、游泳池或公共浴池等公共设施传播，不会通过一般社交上的接吻、拥抱传播，也不会通过咳嗽、蚊虫叮咬等方式传播。

（10）肺结核主要通过病人咳嗽、打喷嚏、大声说话等产生的飞沫传播，出现咳嗽、咯痰2周以上或痰中带血，应当及时检查是否得了肺结核。通过规范治疗，大部分肺结核病人能够被治愈，并能有效预防耐药结核菌的产生。

（11）在血吸虫病流行区，应当尽量避免接触疫水；接触疫水后，应当及时进行检查或接受预防性治疗。血吸虫病患者和患畜是血吸虫病的重要传染源。患者或患畜的粪便，可以通过各种方式污染水源，如在河边洗刷马桶，厕所建在河边，粪船污染河（湖）水，用未经无害化处理的粪便作肥料，家畜散养或在湖滩放牧等都可能造成水源污染。钉螺是血吸虫病传播的中间宿主，一般在3—11月份，只要接触含有尾蚴的水体，如插秧割谷、防汛抢险、捕鱼捞虾、游泳戏水、洗衣洗菜等就可能感染血吸虫病。接触疫水的次数越多，感染的机会也就越大。接触疫水后要及时到当地医院或血吸虫病防治机构接受预防性治疗。

通过健康教育帮助疫区居民自觉接受血吸虫病检查、治疗，不在湖水、河塘、水渠里游泳、戏水、打草、捕鱼、捞虾、洗菜、洗衣，从而降低血吸虫感染的机会。粪便管理是防止血吸虫卵污染环境、控制血吸虫流行不可缺少的重要措施。在血吸虫病疫区应使用卫生厕所，加强水上粪便管理，不随地大小便，管理好家畜粪便，对粪便进行无害化处理。灭螺的方法要结合生产和农田、水利、水产、芦苇场基本建设，以改变环境为主、药物杀灭为辅。定期复查，做好监测工作，及时发现并处理螺情。

在疫区要保证饮用水安全，提倡使用自来水；应急使用地表水应采取煮沸或使用漂白粉、氯硝柳胺等杀灭水中的血吸虫尾蚴的措施。因生产、生活和防汛等活动难以避免接触疫水时，要使用防护涂肤剂等防护用品。短期突击下水人群和经常接触疫水的职业人群可在医生的指导下定期服用蒿甲醚、青蒿琥酯等药物。参加防洪抢险已经接触过疫水的人群，也可于1个月内检查或服用吡喹酮进行预防性治疗。

（12）蚊子、苍蝇、老鼠、蟑螂等会传播疾病。苍蝇可传播的疾病多达几十种，其中常见的有菌痢、急性胃肠炎、细菌性食物中毒、霍乱、伤寒、炭疽、破伤风、脊髓灰质炎、病毒性肝炎、沙眼、囊虫病、蛔虫病、蛲虫病等。蚊子传播疟疾、乙脑、丝虫病、登革热、黄热病等疾病。老鼠传播各种人畜共患疾病，能携带200余种病原体，其中能使人致病的有57种，对人类危害大的有鼠疫、流行性出血热、钩端螺旋体病等。蟑螂传播痢疾、伤寒、脊髓灰质炎、腺病毒、病毒性肝炎、蛔虫病等疾病，此外还能使食物霉变产生致癌的黄曲霉素。

（13）发现病死禽畜要报告，不加工、不食用病死禽畜，不食用野生动物。《中华人民共和国食品安全法》第三十四条规定：禁止生产经营病死、毒死或者死因不明的禽、畜、兽、水产动物肉类及其制品。对病死畜禽一律不准宰杀、不准食用、不准出售、不准转运，应就地进行无害化处理，并对污染场地进行彻底消毒，切断疫病传播途径，从源头上控制人畜共患疫病的传播。

（14）关注血压、血糖变化，控制危险因素。高血压患者要学会自我健康管理。在未使用降压药物的情况下，非同日3次测量收缩压≥140 mmHg和（或）舒张压≥90 mmHg，可诊断为高血压。如患者有高血压病史，目前正在服用抗高血压药物，血压虽低于 140/90 mmHg，仍诊断为高血压。高血压患者应遵医嘱服药，定期测量血压和复查。高血压高危人群及高血压患者要养成健康的行为生活方式，食盐摄入量不应超过 6 g/d，应多吃水果和蔬菜，减少油脂摄入，做到合理膳食、控制体重、戒烟限酒、适量运动、减轻精神压力、保持心理平衡。出现糖尿病症状加上随机血糖 ≥ 11.1 mmol/L，或空腹血糖 ≥ 7.0 mmol/L 或糖负荷 2 h 血糖 ≥ 11.1 mmol/L，可诊断为糖尿病。糖尿病患者应关注血糖变化，控制糖尿病危险因素，全面了解糖尿病知识，遵医嘱用药，定期监测血糖和血脂，控制饮食，适量运动，不吸烟，不喝酒，加强自我健康管理，预防和减少并发症。对Ⅱ型糖尿病高危人群进行针对性的健康教育和健康指导，建议其每年至少测量 1 次空腹血糖。对确诊的Ⅱ型糖尿病患者，每年提供 4 次免费空腹血糖检测，至少进行 4 次面对面随访。

（15）每个人都可能出现抑郁和焦虑情绪，正确认识抑郁症和焦虑症。情绪分为积极情绪和消极情绪。积极情绪又称正面情绪，主要表现为爱、愉悦、自豪、满足等，使人感到有希望、有信心、充满活力；消极情绪又称负面情绪，主要表现为忧愁、悲伤、紧张、痛苦、恐惧、焦虑等，过度的消极情绪会对人的身心造成不良影响，严重时可能发展为抑郁症和焦虑症等。抑郁症和焦虑症是两种常见的精神障碍。表现为愉悦感缺乏、心情压抑、兴趣丧失，伴有精力下降、食欲下降、睡眠障碍、自我评价下降、对未来感到悲观失望等症状，甚至有自伤、自杀的念头或行为，持续存在 2 周以上，就有可能患了抑郁症。突然或经常莫名其妙地感到紧张、害怕、恐惧，常伴有明显的心慌、出汗、头晕、口干、呼吸急促等躯体症状，严重时有濒死感、失控感，以上症状如频繁发生，就有可能患了焦虑症。一过性的或短期的抑郁和焦虑情绪，可通过自我调适或心理咨询予以缓解和消除，不用过分担心。如果怀疑自己患有抑郁症和焦虑症，不要有病耻感，要主动就医。

（16）关爱老年人，预防老年人跌倒，识别老年期痴呆。尊重老年人的思维方式和自主选择权，力所能及地为老年人创造更好的生活环境，支持和鼓励老年人树立新的社会价值自信和家庭价值自信。跌倒已经成为 65 岁及以上人群因伤害致死的第一位原因，老年人需要增强防跌倒意识。家居环境中尽可能减少障碍物；改善家中照明，保证照明亮度；地面要防滑，并保持干燥；在马桶旁、浴缸旁安装扶手；淋浴室地板上应放置防滑橡胶垫。老年人要选择适合自己的体育锻炼方式，坚持锻炼，增强自身抗跌倒能力和平衡能力。

老年期痴呆是老年期常见的一组慢性进行性精神衰退性疾病，表现为记忆力、计算力、判断力、注意力、抽象思维能力、语言功能减退，情感和行为障碍，独立生活和工作能力丧失。老年期痴呆是不可逆转的进行性病变，应该由精神科或神经科医生

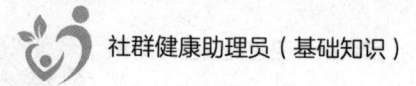

诊治，需要给予充分关爱和特殊护理。

（17）选择安全、高效的避孕措施，减少人工流产，关爱妇女生殖健康。安全套对防止性传播疾病是安全的，但是对避孕是不安全的。使用孕激素宫内节育系统、节育铜环、皮下埋植剂、复方短效口服避孕药都是安全、高效的避孕措施，使用1年，累计避孕失败率低于1%，甚至0.1%。这些措施取消之后，仍可恢复正常怀孕、生育。长效避孕药的雌激素、孕激素含量高，有副作用，需停药半年才能怀孕，医生一般不建议服用。紧急避孕药不可经常服用。药物流产比人工流产风险小、痛苦少，但药物流产的成功率只有90%，仍有10%的人在药物流产之后还需要进行人工流产。反复人工流产会严重影响女性身心健康和生育能力，因此在人工流产后应立即落实相适应的安全、高效的避孕措施。

（18）保健食品不是药品，应正确选用保健食品。保健食品可补充膳食摄入不足或调解身体机能，健康人群如果能够坚持平衡膳食，不建议额外使用保健食品。消费者可根据自身需要，正确选择国家主管部门正式批准和正规厂家生产的合格保健食品，但不能代替药品。

（19）劳动者要了解工作岗位和工作环境中存在的危害因素，遵守操作规程，注意个人防护，避免职业伤害。从事有毒有害工种的劳动者享有职业保护的权利。职业病是指职业性有害因素作用于人体的强度与时间超过一定限度，人体不能代偿其所造成的功能性或器质性病理改变，从而出现相应的临床症状，影响劳动能力。世界各国对职业病，除医学的含义外，还赋予立法意义，即由国家规定法定职业病的种类。2013年12月23日，国家卫生计生委、人力资源社会保障部、安全生产监督管理总局、全国总工会联合印发《职业病分类和目录》，将职业病分为10大类132种。10大类分别是：职业性尘肺病及其他呼吸系统疾病、职业性皮肤病、职业性眼病、职业性耳鼻喉口腔疾病、职业性化学中毒、物理因素所致职业病、职业性放射性疾病、职业性传染病、职业性肿瘤、其他职业病。

除了职业病外，生产环境中还有工作相关疾病，又称职业性多发病，是由于生产工艺过程、劳动过程、生产环境中某些不良因素，造成职业人群常见病发病率升高、潜伏的疾病发作或现有的疾病加重等。工作相关疾病是多因素导致的疾病，与职业性有害因素有关。国际劳工组织强调应高度重视职业相关疾病，将该类疾病列为控制和防范的重要内容，以保护及促进工人健康、促进国民经济健康可持续发展。

常见的工作相关疾病包含以下几类：

行为（精神）和身心疾病，如精神焦虑、忧郁等，常由工作繁重、各种类型的职业紧张、夜班工作、饮食失调、过量饮酒、吸烟等因素引起。

非特异性呼吸系统疾病，包括慢性支气管炎、肺气肿和支气管哮喘等，是多因素引起的疾病，吸烟、环境空气污染、呼吸道反复感染常是主要病因。

心脑血管疾病与代谢性疾病，生产环境中的各种有害因素能导致血压、心率、血脂和血糖等的一系列改变，进而加快了心脑血管疾病的发生和死亡。越来越多的研究表明，不合理的轮班作业导致了糖尿病和冠心病的显著增加。

其他如消化性溃疡、腰背痛等疾病，常与某些工作有关，例如高温作业可引起消化性溃疡的发生并加速其病情的进展。

2. 健康生活方式与行为

（1）健康生活方式主要包括合理膳食、适量运动、戒烟限酒、心理平衡四个方面。保持正常体重，避免超重与肥胖。膳食应当以谷类为主，多吃蔬菜、水果和薯类，注意荤素、粗细搭配。提倡每天食用奶类、豆类及其制品。膳食要清淡，要少油、少盐、少糖，食用合格碘盐。讲究饮水卫生，每天适量饮水。生熟食品要分开存放和加工，生吃蔬菜水果要洗净，不吃变质、超过保质期的食品。成年人每日应当进行6～10千步当量的身体活动，动则有益，贵在坚持。劳逸结合，每天保证7～8 h睡眠。

（2）吸烟和二手烟暴露会导致癌症、心血管疾病、呼吸系统疾病等多种疾病。"低焦油卷烟""中草药卷烟"不能降低吸烟带来的危害。任何年龄戒烟均可获益，戒烟越早越好，戒烟门诊可提供专业戒烟服务。《中华人民共和国基本医疗卫生与健康促进法》规定国家采取措施，减少吸烟对公民健康的危害。公共场所控制吸烟，强化监督执法。烟草制品包装应当印制带有说明吸烟危害的警示。禁止向未成年人出售烟酒。

（3）少饮酒，不酗酒。遵医嘱使用镇静催眠药和镇痛药等成瘾性药物，预防药物依赖，拒绝毒品。

（4）重视和维护心理健康，遇到心理问题应当主动寻求帮助。

（5）勤洗手、常洗澡、早晚刷牙、饭后漱口，不共用毛巾和洗漱用品。不在公共场所吸烟、吐痰、咳嗽，打喷嚏时遮掩口鼻。

（6）根据天气变化和空气质量，适时开窗通风，保持室内空气流通。农村使用卫生厕所，管理好人畜粪便。

（7）科学就医，及时就诊，遵医嘱治疗，理性对待诊疗结果。合理用药，能口服不肌注，能肌注不输液，在医生指导下使用抗生素。生病后要及时就诊，早诊断、早治疗，避免延误治疗的最佳时机，这样既可以减少疾病危害，还可以节约看病的花费。遵从分级诊疗，避免盲目去大医院就诊。就医时要携带有效身份证件、既往病历及各项检查资料，如实向医生陈述病情，配合医生治疗，遵从医嘱按时按量用药。按照医生的要求调配饮食、确定活动量、改变不健康的行为生活方式。认识到当前医学的局

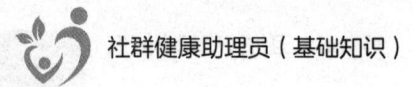

限性,正确认识癌症等恶性疾病的医疗后果。

(8)驾驶和乘坐机动车时要戴头盔、系安全带,不超速、不酒驾、不疲劳驾驶,减少道路交通伤害。加强看护和教育,避免儿童接近危险水域,预防溺水。冬季取暖注意通风,谨防煤气中毒。安全驾驶是预防交通事故的最有效手段,教育司乘人员要遵守交通规则,在保护自己的同时也避免了对他人的伤害。儿童溺水已经成为儿童伤害的重要原因之一,尤其夏季更为严重。在我国农村地区,冬季煤气中毒时有发生,要教育老人和子女做好冬季取暖时的通风工作,确保安全过冬。

(9)主动接受婚前和孕前保健,孕期应当至少接受 5 次产前检查并住院分娩。孩子出生后应当尽早开始母乳喂养,满 6 个月时合理添加辅食。通过亲子交流、玩耍促进儿童早期发展,发现心理行为发育问题要尽早干预。青少年处于身心发展的关键时期,要培养健康的行为、生活方式,预防近视、超重与肥胖,避免网络成瘾和过早性行为。

3. 基本技能

(1)关注健康信息,能获取、理解、甄别、应用健康信息,能看懂食品、药品、保健品的标签和说明书。

(2)会识别常见的危险标识,如高压、易燃、易爆、剧毒、放射性、生物安全等,远离危险物。妥善存放和正确使用农药等有毒物品,谨防儿童接触。

(3)会正确使用安全套,减少感染艾滋病、性病的危险,防止意外怀孕。

(4)寻求紧急医疗救助时拨打"120",寻求健康咨询服务时拨打"12320"。

(5)会测量脉搏和腋下体温。发生创伤出血量较多时,应当立即止血、包扎;对怀疑骨折的伤员不要轻易搬动。遇到呼吸、心跳骤停的伤病员,会施行心肺复苏术。抢救触电者时,要首先切断电源,不要直接接触触电者。发生火灾时,用湿毛巾捂住口鼻、低姿逃生;拨打火警电话"119"。发生地震时,选择正确避震方式,震后立即开展自救互救。

第三节　公民的健康权益与责任

《中华人民共和国基本医疗卫生与健康促进法》于 2019 年 12 月 28 日经十三届全国人大常委会第十五次会议审议通过,2020 年 6 月 1 日起施行。该法是我国卫生健康领域的第一部基础性、综合性法律,对完善基本医疗卫生与健康促进法治体系,引领和推动卫生健康事业改革发展，加快推进"健康中国"建设，保障公民享有基本医疗卫生服务，提升全民健康水平具有十分重大的意义。

一、公民享有的权利

1. 健康权

国家和社会尊重、保护公民的健康权。健康权是指政府必须创造条件使人人能够尽可能健康。这些条件包括确保获得卫生服务、健康和安全的工作条件、适足的住房和有营养的食物。

2. 获得健康教育权

国家建立健康教育制度，保障公民获得健康教育的权利，提高公民的健康素养。

3. 从国家和社会获得基本医疗卫生服务的权利

公民依法享有从国家和社会获得基本医疗卫生服务的权利。国家建立基本医疗卫生制度，建立健全医疗卫生服务体系，保护和实现公民获得基本医疗卫生服务的权利。

4. 依法接种免疫规划疫苗的权利

国家实行预防接种制度，加强免疫规划工作。居民有依法接种免疫规划疫苗的权利和义务。政府向居民免费提供免疫规划疫苗，免疫规划疫苗需按规定按时接种。

5. 对病情、诊疗方案、医疗风险、医疗费用等事项依法享有知情同意的权利

公民接受医疗卫生服务，对病情、诊疗方案、医疗风险、医疗费用等事项依法享有知情同意的权利。需要实施手术、特殊检查、特殊治疗的，医疗卫生人员应当及时向患者说明医疗风险、替代医疗方案等情况，并取得其同意；不能或者不宜向患者说明的，应当向患者的近亲属说明，并取得其同意。法律另有规定的，依照其规定执行。开展药物、医疗器械临床试验和其他医学研究应当遵守医学伦理规范，依法通过伦理审查，取得知情同意。

6. 依法参加基本医疗保险的权利

公民有依法参加基本医疗保险的权利和义务。用人单位和职工按照国家规定缴纳职工基本医疗保险费。城乡居民按照规定缴纳城乡居民基本医疗保险费。国家建立以基本医疗保险为主体，商业健康保险、医疗救助、职工互助医疗和医疗慈善服务等为补充的、多层次的医疗保障体系。国家鼓励发展商业健康保险，满足人民群众多样化的健康保障需求。国家完善医疗救助制度，保障符合条件的困难群众获得基本医疗服务。

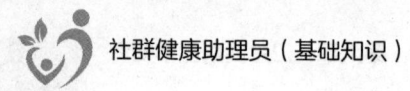

7. 对违反基本医疗卫生与健康促进法规定的行为，有向有关部门投诉、举报的权利

二、公民应尽的义务

1. 依法接种免疫规划疫苗的义务

国家实行预防接种制度，加强免疫规划工作。居民依法接种疫苗既是权利也是义务，权利和义务相统一，接种疫苗在保护自身的同时，也为人群健康做出了贡献。

2. 依法参加基本医疗保险的义务

公民有依法参加基本医疗保险的权利和义务。用人单位和职工按照国家规定缴纳职工基本医疗保险费。城乡居民按照规定缴纳城乡居民基本医疗保险费。

3. 尊重他人的健康权利和利益的义务

公民应当尊重他人的健康权利和利益，不得损害他人健康和社会公共利益。

4. 尊重医疗卫生人员的义务

公民接受医疗卫生服务，应当遵守诊疗制度和医疗卫生服务秩序，尊重医疗卫生人员。医务人员为公民提供卫生服务时，公民应当本着互相尊重、理解、信任的原则，尊重医护人员做出的诊断、决策、诊治措施，正确参与医疗过程。

5. 遵守诊疗制度和卫生服务秩序的义务

公民在接受医疗卫生服务的过程中，应当遵守医疗机构的诊疗制度，自觉维护医疗卫生服务秩序，营造和谐的医疗环境。

6. 接受、配合医疗卫生机构的义务

接受、配合医疗卫生机构为预防、控制、消除传染病危害依法采取的调查、检验、采集样本、隔离治疗、医学观察等措施，是公民的义务。

第七章

医学基本知识

第一节 人体结构

一、解剖学概念及术语

在日常生活过程中,人体各局部与器官结构的位置关系不是恒定不变的。为了能正确地描述人体各器官的形态结构和位置,需要有公认的统一的标准和规范化的语言,这在临床医生书写病人的检查记录和病志上尤为重要,因此确定了轴、面和方位等术语。

1. 人体的标准解剖学姿势

人体的标准解剖学姿势是指身体直立,面向前方,两眼平视正前方,两足并拢,足尖向前,双上肢下垂于躯干的两侧,掌心向前。描述人体任何结构时,均应用标准姿势,即使被观察的客体、标本或模型处于不同位置,或只是身体的一个局部,仍应以人体的标准姿势进行描述。

2. 方位术语

按照人体的标准解剖学姿势,又规定了一些表示方位的术语。

(1)上和下,是描述器官或结构距颅顶或足底相对远近关系的术语。按照解剖学姿势,近颅者为上,近足者为下。如眼位于鼻的上方,而口位于鼻的下方。

(2)前(腹侧)与后(背侧),是指距身体前、后面距离相对远近的名词。距身体腹侧面近者为前,而距身体背侧面近者为后。内侧和外侧是描写人体各局部或器官、结构与人体正中矢状面相对距离远近而言的术语。如眼位于鼻的外侧、耳的内侧。

（3）内和外，是描述空腔器官相互位置关系的术语，近内腔者为内，离内腔远者为外。内和外与内侧和外侧是有显著区别的，初学者必须注意这一点。

（4）浅和深，是描述与皮肤表面相对距离关系的术语，近皮肤者为浅，远离皮肤而距人体内部中心近者为深。

在四肢，距肢根部较近者为上，又称为近侧，反之为远侧。上肢的尺侧与桡侧，和下肢的胫侧与腓侧分别与内侧和外侧相对应，该术语是按前臂的尺骨与桡骨和小腿的胫骨与腓骨的排列关系而规定的。在前臂近尺骨者为尺侧而近桡骨者为桡侧；在小腿亦然，距胫骨近者为胫侧，距腓骨近者为腓侧。

3. 人体的轴与面

轴和面是描述人体器官的形态，尤其是叙述关节运动时常用的术语。人体可设计互相垂直的三种轴，即垂直轴、矢状轴和冠状轴；依据上述三种轴，还可设计出人体互相垂直的三种面，即矢状面、冠状面与水平面。

（1）轴

1）垂直轴：上自头侧、下至尾侧并与地平面相垂直的轴。

2）矢状轴：从腹侧面至背侧面，同时与垂直轴呈直角交叉的轴，又名腹背轴。

3）冠状轴：左右方向与水平面平行，与前两个轴相垂直的轴。

（2）面（见图7-1）

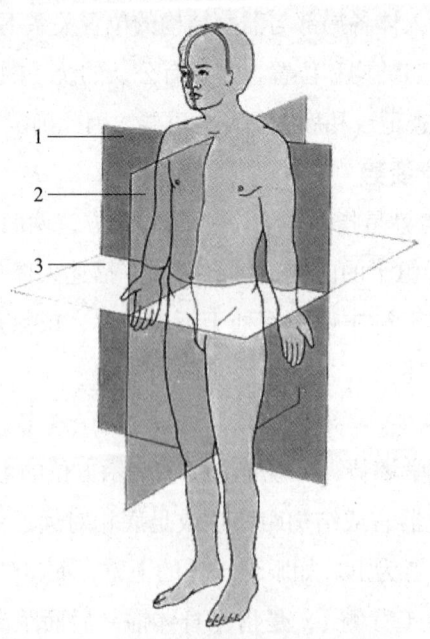

图7-1 人体的冠状面、矢状面、水平面

1—冠状面 2—矢状面 3—水平面

1）冠状面：左右方向，将人体分为前后两部的剖面，该切面与水平面及矢状面互相垂直。

2）矢状面：前后方向，将人体分成左右两部的剖面，该切面与地平面垂直。经过人体正中的矢状面称为正中矢状面，它将人体分成左右相等的两半。

3）水平面：与地平面平行，与矢状面和冠状面相互垂直，将人体分为上下两部分，又称横切面。

在描述器官切面时，常以器官自身的长轴为标准，与其长轴平行的切面称纵切面，与其长轴垂直的切面为横切面，而不用冠状面、矢状面和水平面来描述。

二、人体结构分部

人体从外形上可分成十个局部，每个局部又可细分为若干个小部分。人体重要的局部有头部（包括颅、面部）、颈部（包括颈、项部）、背部、胸部、腹部、盆会阴部（后四部合称躯干部）和左右上肢与左右下肢。

上肢包括上肢带和自由上肢两部，自由上肢再分为上臂、前臂和手三个部分；下肢分为下肢带和自由下肢两部，自由下肢再分为大腿、小腿和足三个部分，上肢和下肢合称为四肢。

三、人体组织构成

组成人体的基本单位是细胞（见图7-2），细胞与细胞间质共同构成组织。人体的基本组织包括上皮组织、结缔组织、肌肉组织和神经组织。几种组织相互结合，组成器官。人体的诸多器官按功能的不同，分别组成九大系统，系统构成一个完整的个体。

1. 细胞

细胞是生物体结构和功能的基本单位，由细胞膜、细胞质和细胞核组成。

（1）细胞膜

细胞膜是生物膜的一种，是细胞的边界，细胞通过细胞膜与其周围环境进行复杂的联系。它控制着细胞内外物质的转运，维持细胞内环境的相对稳定。其主要功能是选择性地交换物质，吸收营养物质，排出代谢废物，分泌与运输蛋白质。

（2）细胞质

细胞质是细胞膜包围的除核区以外的一切半透明、胶状、颗粒状物质的总称。

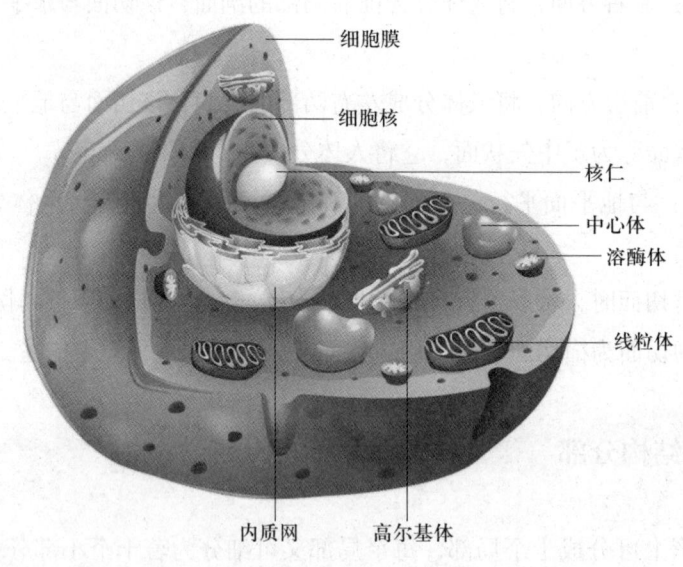

图 7-2　人体细胞结构

细胞质包括基质、细胞器和包含物，在生活状态下为透明的胶状物。基质指细胞质内呈液态的部分，是细胞质的基本成分，主要含有多种可溶性酶、糖、无机盐和水等。细胞器是分布于细胞质内、具有一定形态、在细胞生理活动中起重要作用的结构。

（3）细胞核

细胞核是真核细胞内最大、最重要的细胞结构，是细胞遗传与代谢的调控中心，是细胞内遗传信息的储存、复制和转录的主要场所。细胞核是存在于真核细胞中的封闭式膜状胞器，内部含有细胞中大多数的遗传物质，也就是 DNA。这些 DNA 与多种蛋白质，如组织蛋白复合形成染色质。细胞核的作用是维持基因的完整性，并借由调节基因表现来影响细胞活动。它主要由核膜、染色质、核仁、核基质等组成。

2. 组织

细胞经过分化形成了许多形态、结构和功能不同的细胞群，形态相似、结构和功能相关的细胞群称为组织。人体的四种基本组织分别是：

（1）肌肉组织

肌肉组织遍及骨骼外（骨骼肌）、心脏（心肌）、人体内脏表层内（平滑肌）。肌细胞间有少量结缔组织，并有毛细血管和神经纤维等。肌细胞外形细长，因此又称肌纤维。肌细胞的细胞膜叫作肌膜，其细胞质叫作肌质。肌质中含有肌丝，它是肌细胞收缩的物质基础。

（2）上皮组织

上皮组织覆盖在皮肤表面及人体一切管腔的内表面和一些人体内脏的表面，具有保护、吸收、分泌、排泄等功能，是衬贴或覆盖在别的组织上的一种重要结构，由集聚的上皮细胞和极少量细胞外基质构成。上皮组织可分成被覆上皮和腺上皮两大类，是人体最大的组织。

（3）结缔组织

结缔组织由细胞和大量细胞外基质构成。结缔组织的细胞外基质包括基质、细丝状的纤维和不断循环更新的组织液，具有重要功能意义。细胞散居于细胞外基质内，无极性。广义的结缔组织包括液状的血液、淋巴，松软的固有结缔组织和较坚固的软骨与骨。

（4）神经组织

神经组织由神经细胞和神经胶质细胞组成。神经组织的功效是感受刺激、传导兴奋。神经组织是神经系统的主要组成成分。神经细胞是神经系统的结构和功能单位，又称神经元，约有 10^{12} 个，它们具有接受刺激、传导冲动和整合信息的功能，有些神经元还有内分泌功能。神经胶质是神经胶质细胞的总称。

3. 器官

由多种组织构成的能行使特定功能的结构单位叫作器官。器官的组织结构特点与其功能相适应。人们一般比较容易注意到一些组织集中的直观的器官，如眼、耳、鼻、舌等感觉器官，心、肝、肺、胃、肾等内脏器官。不少器官容易被人们忽略而不认为是器官，如任何一块骨骼肌、皮肤等。

4. 系统

在大多数动物体和人体中，一些器官进一步有序地连接起来，共同完成一项或几项生理活动，就构成了系统。

四、人体器官

1. 骨与肌肉

（1）骨

骨是以骨组织（包括骨细胞、胶原纤维和基质等）为主体构成的器官，是在软骨基础上发育（骨化）形成的。骨具有一定的形态，表面有较厚的致密结缔组织膜即骨膜包被，髓腔及小梁间隙分布有骨髓，骨膜内含丰富的血管、淋巴管及神经，能不断进行新陈代谢和生长发育，并有修复、再生和改建的能力。骨为体内最坚硬的结缔组织，体内 99% 的钙是以羟基磷灰石形式储存于骨内，因而骨为体内最大的钙库，与钙、磷代谢关系密切。骨髓具有造血功能。人体的骨骼结构如图 7-3 所示。

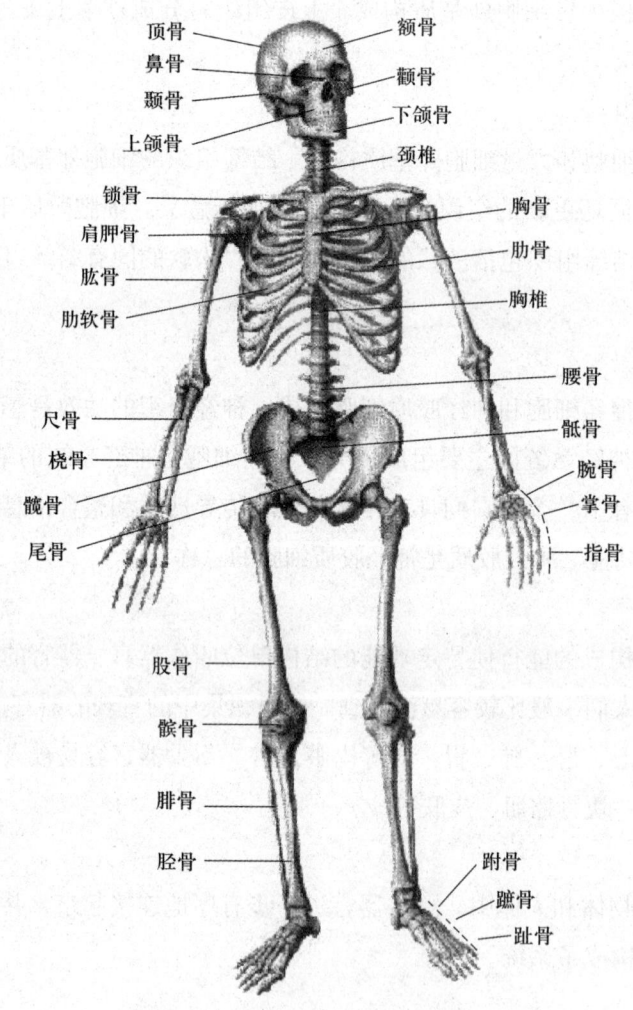

图 7-3 人体的骨骼结构

1）骨的分类。成人有 206 块骨，除 6 块听小骨属于感觉器外，其余按部位可分为颅骨、躯干骨和四肢骨三部分。前二者合称为中轴骨。按形态，骨可分为四类：

①长骨。呈长管状，分布于四肢，分为一体两端。体又称骨干，内有空腔，称髓腔，容纳骨髓。体表面有 1～2 个血管出入的孔，称滋养孔。

②短骨。形似立方体，多成群分布于连结牢固且运动较灵活的部位，如腕骨和跗骨。

③扁骨。呈板状，参与构成颅腔、胸腔和盆腔的壁，起保护作用，如颅盖骨和

肋骨。

④不规则骨。形状不规则，如椎骨。有些不规则骨内有与外界相通的腔洞，称含气骨，如上颌骨。

骨的表面由于受肌肉的附着、血管和神经的通过，以及邻近器官的接触等因素的影响，可形成不同的形态，如突起（棘、结节、粗隆等）、凹陷（窝、压迹、切迹等）、空腔（管窦、孔、裂孔、小房等）。

2）骨的构造。骨由骨质、骨膜和骨髓构成。

①骨质。由骨组织构成，按结构可分为密质和松质。骨密质质地致密，抗压、抗扭曲性强，分布于骨的表面。骨松质呈海绵状，由相互交织的骨小梁排列而成，配布于骨的内部。骨小梁的排列方向与骨所承受的压力和张力的方向平行，因而骨能承受较大的质量。

②骨膜。主要由纤维结缔组织构成，除关节面外，被覆于新鲜骨的表面，含有丰富的神经、血管和淋巴管，对骨的营养、再生和感觉有重要作用。

③骨髓。为充填于骨髓腔和骨松质间隙内的软组织。分为红骨髓和黄骨髓。红骨髓含有发育阶段不同的红细胞和其他幼稚型血细胞，呈红色，有造血和免疫功能。随着人体生长发育红骨髓逐渐转变为黄骨髓，黄骨髓主要成分为脂肪，失去造血功能，在大量失血等病理状态下，黄骨髓可再次转化为红骨髓。

（2）肌

肌根据组织结构和功能不同可分为骨骼肌、心肌和平滑肌。骨骼肌是运动系统的动力部分，多数附着于骨骼，主要存在于躯干和四肢，可随人的意志而收缩，又称随意肌；心肌为心壁的主要组成部分；平滑肌主要分布于空腔脏器，如气管、胃、肠等及血管壁。心肌与平滑肌不直接受人的意志支配，属于不随意肌。

骨骼肌在人体内分布极为广泛，有600多块，约占体重的40%。每块骨骼肌都具有一定的形态、结构、位置和辅助装置，并有丰富的血管、淋巴管和神经分布，执行一定的功能，所以每块肌都可视为一个器官。

骨骼肌通常以两端附于两块或两块以上的骨，中间跨过一个或多个关节。肌收缩时，两骨彼此靠近或分离而产生运动，其中一骨的位置相对固定，而另一骨相对地移动。肌在固定骨上的附着点，称为起点或定点；在移动骨上的附着点，称为止点或动点。通常把靠近身体正中面或四肢部位于近侧端的附着点看作为起点，反之为止点。肌在骨上的定点、动点是相对的，在一定条件下可以互换。

2. 内脏

人体主要内脏器官分布如图7-4所示。

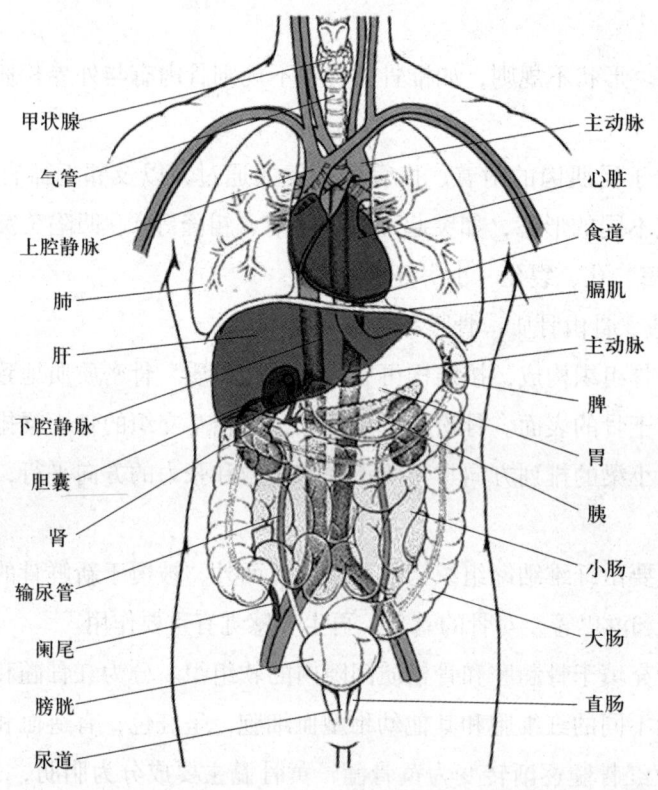

图 7-4 主要内脏器官分布

（1）胃

胃是消化管各部中最膨大的部分，上连食管，下续十二指肠。成人胃的容量约1 500 mL。胃除有储存食物和分泌胃液的作用外，还有内分泌功能。

1）胃的形态。胃的形态可受体位、体型、年龄、性别和胃的充盈状态等多种因素的影响。胃在完全空虚时略呈管状，高度充盈时可呈球囊形。

2）胃的构成。胃分前后壁、大小弯、入出口。胃前壁朝向前上方，胃后壁朝向后下方。胃小弯凹向右上方，其最低点弯度明显折转处称角切迹；胃大弯大部分凸向左下方。胃的近端与食管连接处是胃的入口，称贲门。贲门的左侧，食管末端左缘与胃底所形成的锐角称贲门切迹。胃的远端接续十二指肠处，是胃的出口，称幽门。由于幽门括约肌的存在，在幽门表面有一缩窄的环行沟，幽门前静脉常横过幽门前方，这为胃手术提供了确定幽门位置的标志。

3）胃的位置。胃的位置常因体型、体位和充盈程度不同而有较大变化。通常，胃在中等程度充盈时，大部分位于左季肋区，小部分位于腹上区。胃前壁右侧部与肝左叶和方叶相邻，左侧部与膈相邻，被左肋弓掩盖。在剑突的下方，部分胃前壁直接与腹前壁相贴，是临床上进行胃触诊的部位。胃后壁与胰、横结肠、左肾上部和左肾上腺相邻，胃底与膈和脾相邻。

（2）肠

1）小肠。小肠是消化管中最长的一段，成人长5～7 m。上端起于胃幽门，下端接续盲肠，分十二指肠、空肠和回肠三部分。小肠是进行消化和吸收的重要器官，并具有某些内分泌功能。

①十二指肠。十二指肠介于胃与空肠之间，由于相当于12个横指并列的长度而得名，全长约25 cm。十二指肠是小肠中长度最短、管径最大、位置最深且最为固定的部分。十二指肠除始末两端被腹膜包裹，能够活动之外，其余大部分均为腹膜外位器官，被腹膜覆盖而固定于腹后壁。因为它既接受胃液，又接受胰液和胆汁，所以十二指肠的消化功能十分重要。十二指肠整体上呈C形，包绕胰头，可分为上部、降部、水平部和升部。

②空肠与回肠。空肠和回肠上端起自十二指肠空肠曲，下端接续盲肠。空肠和回肠一起被肠系膜悬系于腹后壁，合称为系膜小肠。有系膜附着的边缘称系膜缘，其相对缘称游离缘或对系膜缘。空肠和回肠的形态结构不完全一致，但变化是逐渐发生的，故两者间无明显界限。一般是将系膜小肠的近侧2/5称空肠，远侧3/5称回肠。

2）大肠。大肠是消化管的下段，全长1.5 m，全程围绕于空肠、回肠的周围，可分为盲肠、阑尾、结肠、直肠和肛管五部分。大肠的主要功能为吸收水分、维生素和无机盐，并将食物残渣形成粪便，排出体外。

除直肠、肛管和阑尾外，结肠和盲肠具有三种特征性结构，即结肠带、结肠袋和肠脂垂。结肠带有三条，由肠壁的纵行肌增厚所形成，沿大肠的纵轴平行排列，三条结肠带均会聚于阑尾根部。结肠袋是肠壁由横沟隔开并向外膨出的囊状突起，这是由于结肠带短于肠管的长度而使肠管皱缩所形成。肠脂垂是沿结肠带两侧分布的许多小突起，由浆膜和其所包含的脂肪组织形成。在正常情况下，大肠管径较大，肠壁较薄，但在疾病情况下可有较大变化。在腹部手术中，鉴别大、小肠主要依据大肠的上述三个特征。

①盲肠。盲肠是大肠的起始部，长6～8 cm，其下端为盲端，上续升结肠，左侧与回肠相连接。

②阑尾。阑尾是从盲肠下端后内侧壁向外延伸的一条细管状器官，因外形酷似蚯蚓，故又称蚓突。其长度因人而异，一般为5～7 cm，偶有长达20 cm或短至1 cm者。阑尾缺如者极为罕见。阑尾根部较固定，多数在回盲口的后下方约2 cm处开口于盲肠，此口为阑尾口。阑尾尖端为游离盲端，游动性较大，所以阑尾位置不固定。阑尾系膜呈三角形或扇形，内含血管、神经、淋巴管及淋巴结等，由于阑尾系膜游离缘

短于阑尾本身，致使阑尾呈钩形、S形或卷曲状等不同程度的弯曲，这些都是易使阑尾发炎的形态基础。

③结肠。结肠是介于盲肠与直肠之间的一段大肠，整体呈 M 形，包绕于空肠、回肠周围。结肠分为升结肠、横结肠、降结肠和乙状结肠四部分。结肠的直径自起端 6 cm，逐渐递减为乙状结肠末端的 2.5 cm，这是结肠腔最狭窄的部位。

④直肠。直肠是消化管位于盆腔下部的一段，全长 10～14 cm。直肠在第 3 骶椎前方起自乙状结肠，沿骶骨和尾骨前面下行，穿过盆膈移行于肛管。

⑤肛管。肛管的上界为直肠，穿过盆膈，下界为肛门，长约 4 cm。肛管被肛门括约肌所包绕，平时处于收缩状态，有控制排便的作用。

（3）肝

肝是人体内最大的腺体，也是人体内最大的实质性器官。我国成年人肝的质量男性为 1 230～1 450 g，女性为 1 100～1 300 g，占体重的 1/50～1/40。胎儿和新生儿的肝相对较大，质量可达体重的 1/20，其体积可占腹腔容积的一半以上。肝的血液供应十分丰富，故活体的肝呈棕红色。肝的质地柔软而脆弱，易受外力冲击而破裂，进而发生腹腔内大出血。

肝的功能极为复杂，它是机体新陈代谢最活跃的器官，不仅参与蛋白质、脂类、糖类和维生素等物质的合成、转化与分解，而且还参与激素、药物等物质的转化和解毒。肝还具有分泌胆汁、吞噬、防御以及在胚胎时期造血等重要功能。

肝呈不规则的楔形，可分为上、下两面，前、后、左、右四缘。肝上面膨隆，与膈相接触，故称膈面。肝膈面上有矢状位的镰状韧带附着，借此将肝分为左、右两叶。肝左叶小而薄，肝右叶大而厚。膈面后部没有腹膜被覆的部分称裸区，裸区的左侧部分有一较宽的沟，称为腔静脉沟，内有下腔静脉通过。肝下面凹凸不平，邻接一些腹腔器官，又称脏面。脏面中部有略呈 H 形的三条沟，其中介于方叶和尾状叶之间的横沟称肝门，位于脏面正中，有肝左、右管，肝固有动脉左、右支，肝门静脉左、右支和神经、淋巴管出入，又称第一肝门。

肝脏与胆囊、胰腺有着密切的解剖学关系，都是位于上腹部的中右侧。胆囊位于肝脏右叶的胆囊窝内，肝脏分泌的胆汁储存在胆囊内。胰腺横跨在第 1、第 2 腰椎的前面，由外分泌部和内分泌部组成，外分泌部的腺细胞分泌胰液，经各级导管流入胰腺管，胰腺管与胆总管共同开口于十二指肠。肝脏、胆囊以及胰腺都是通过导管相连，并且排出消化液到肠道。这三个器官都属于消化系统，无论哪个出现了问题，都会引发一系列消化道症状。

（4）脾

脾是重要的淋巴器官，位于腹腔的左上方，呈扁椭圆形，暗红色，质软而脆，当局部受暴力打击时易破裂出血。脾位于左季肋区胃底与膈之间，恰与第9～第11肋相对，其长轴与第10肋一致。正常情况下，左肋弓下缘不能触及。脾分为内外两面、上下两缘、前后两端。内面凹陷与胃底、左肾、左肾上腺、胰尾和结肠左曲为邻，称为脏面。脏面近中央处有一条沟，是神经、血管出入之处，称脾门。外面平滑而隆凸，与膈相对，称为膈面。上缘前部有2～3个切迹，称脾切迹。脾肿大时，脾切迹仍存在，可作为触诊的标志。

（5）胰

胰是人体内仅次于肝的大腺体，在胃的后方，相当于第1、第2腰椎高度，其长轴稍弯曲，横位于腹后壁前面。胰质软而致密，色灰红，重82～117 g，呈三棱形，分为胰头、胰颈、胰体及胰尾四部分。

胰头位于第2腰椎右侧，被包绕在十二指肠的C字形凹槽内，胰头后面有门静脉和胆总管通过。胰颈是位于胰头和胰体之间的狭窄扁薄部分，长2～2.5 cm。胰体为胰的中间大部分，前面邻胃，后面横过第1腰椎体前方，与腹主动脉、下腔静脉、左肾和左肾上腺接触。胰尾伸向左上方，与脾门接触。胰的实质分为内外分泌部，外分泌部分泌胰液，经胰管排入十二指肠，参与消化作用；内分泌部为胰岛，是散在于实质内的小细胞团，分泌胰岛素及胰高血糖素，有调节血糖的作用。

（6）肺

肺是呼吸系统中最重要的器官，位于胸腔内，坐落于膈肌的上方、纵隔的两侧。肺的表面覆盖脏胸膜，透过胸膜可见许多呈多角形的小区，称肺小叶，如感染称小叶性肺炎。生活状态下的正常肺呈浅红色，质柔软呈海绵状，富有弹性。成人的肺质量约等于本人质量的1/50，男性平均为1 000～1 300 g，女性平均为800～1 000 g。健康成年男性左右两肺的空气容量为5 000～6 500 mL，女性小于男性。

两肺外形不同，右肺宽而短，左肺狭而长。肺呈圆锥形，包括一尖、一底、三面、三缘。肺尖即肺的上端，钝圆，经胸廓上口突入颈根部，在锁骨中内1/3交界处向上伸至锁骨上方达2.5 cm。肺底即肺的下面，坐落于膈肌之上，受膈肌压迫肺底呈半月形凹陷。肋面即肺的外侧面，与胸廓的侧壁和前后壁相邻。纵隔面即内侧面，与纵隔相邻，其中央为椭圆形凹陷，称肺门或第一肺门。

（7）肾

肾是实质性器官，主要功能为生成尿液，帮助排除代谢废物，调节机体水、电解质平衡。左右各一，位于腹后壁，形似蚕豆。肾长约10 cm（8～14 cm）、宽约6 cm（5～7 cm）、厚约4 cm（3～5 cm），质量134～148 g，因受肝的挤压，右肾低于左肾约1~2 cm。肾分内外侧两缘、前后两面及上下两端。

（8）膀胱

膀胱是储存尿液的肌性囊状器官，其形状、大小、位置和壁的厚度随尿液充盈程度而异。通常正常成年人的膀胱容量平均为350~500 mL，超过500 mL时，因膀胱壁张力过大而产生疼痛。膀胱的最大容量为800 mL，新生儿膀胱容量约为成人的1/10，女性的容量小于男性，老年人因膀胱肌张力降低而容量增大。

（9）生殖器官

1）男性生殖系统。男性内生殖器由生殖腺（睾丸）、输精管道（附睾、输精管、射精管、男性尿道）和附属腺（精囊、前列腺、尿道球腺）组成。睾丸产生精子和分泌雄性激素，精子先储存于附睾内，当射精时经输精管、射精管和尿道排出体外。精囊、前列腺和尿道球腺的分泌液参与精液的组成，供给精子营养和有利于精子的活动。男性外生殖器为阴茎和阴囊，前者是男性交媾器官，后者容纳睾丸和附睾。

2）女性生殖系统。包括内生殖器和外生殖器。女性内生殖器由生殖腺（卵巢）、输送管道（输卵管、子宫和阴道）和附属腺（前庭大腺）组成。女性外生殖器在腹腔外，外露于身体下半部，包含阴阜、大小阴唇、阴蒂、前庭、尿道口、阴道口等组织。卵巢是产生卵子和分泌雌性激素的器官。卵子成熟后排出经输卵管伞端进入输卵管，在管内受精迁徙至子宫，植入内膜，发育成为胎儿。分娩时，胎儿由子宫口经阴道娩出。

3. 心血管

心血管包括心、动脉、毛细血管和静脉。

（1）心

心是连接动脉、静脉的枢纽和心血管系统的"动力泵"，主要由心肌构成，且具有内分泌功能。心内部被心间隔分为互不相通的左右两半，每半又各分为心房和心室，故心有四个腔：左心房、左心室、右心房和右心室。同侧心房和心室借房室口相通。心房接收静脉，心室发出动脉。在房室口和动脉口处均有瓣膜，它们颇似泵的阀门，可顺流而开启、逆流而关闭，保证血液定向流动。

（2）动脉

动脉是运送血液离心的管道。动脉管壁较厚，可分为三层：内膜菲薄，腔面为一层内皮细胞，能减少血流阻力；中膜较厚，含平滑肌、弹性纤维和胶原纤维，大动脉以弹性纤维为主，中小动脉以平滑肌为主；外膜由疏松结缔组织构成，含胶原纤维和弹性纤维，可防止血管过度扩张。

（3）毛细血管

毛细血管是连接动脉、静脉末梢间的管道，管径一般为 6～8 μm，管壁主要由一层内皮细胞和基膜构成。毛细血管彼此吻合成网，除角膜、晶状体、毛发、软骨、牙釉质和被覆上皮外，遍布全身各处。毛细血管数量多，管壁薄，通透性大，管内血流缓慢，是血液与组织液进行物质交换的场所。

（4）静脉

静脉是运送血液回心的血管。小静脉由毛细血管汇合而成，在向心回流过程中不断接受属支，逐渐汇合成中静脉、大静脉，最后注入心房。静脉管壁也可以分内膜、中膜和外膜三层，但其界线常不明显。与相应的动脉相比，静脉管壁薄，管腔大，弹性小，容血量较大。

4. 淋巴管

毛细淋巴管以膨大的盲端起始，互相吻合成毛细淋巴管网，然后汇入淋巴管。毛细淋巴管由很薄的内皮细胞构成，基膜不完整。内皮细胞间隙较大，内皮细胞外面有纤维细丝牵拉，使毛细淋巴管处于扩张状态。因此，毛细淋巴管的通透性较大，蛋白质、细胞碎片、异物、细菌和肿瘤细胞等容易进入毛细淋巴管。上皮、角膜、晶状体、软骨、胎盘和脊髓等处无毛细淋巴管。

淋巴管自毛细淋巴管网发出，注入淋巴结。淋巴管的结构与静脉相似，内有很多瓣膜，可防止淋巴液逆流。由于相邻两对瓣膜之间的淋巴管段扩张明显，淋巴管外观呈串珠状或藕节状。淋巴干由淋巴管汇合而成，全身淋巴干共有 9 条。

5. 眼

（1）眼球

眼球（见图 7-5）是视器的主要部分，近似球形，位于眼眶内。两眼眶各呈四棱锥形，内侧壁几乎平行，外侧壁向后相交成 90° 角，眼眶内侧壁与外侧壁的夹角为 45°，眼球借筋膜与眶壁相连，后部借视神经连于间脑的视交叉。

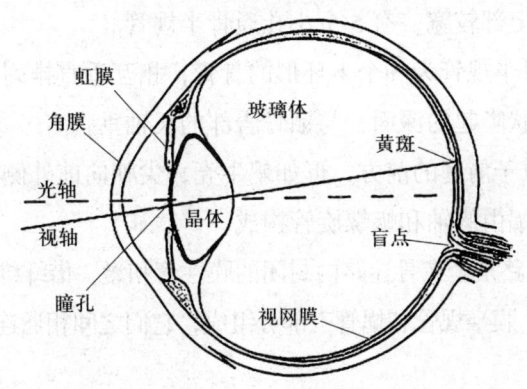

图 7-5　眼球解剖图

（2）眼球壁

从外向内依次分为眼球纤维膜、血管膜和视网膜三层。

1）眼球纤维膜。由坚韧的纤维结缔组织构成，有支持和保护作用。由前向后可分为角膜和巩膜两部分。

2）眼球血管膜。富含血管和色素细胞，呈棕黑色，具有营养眼球内组织及遮光的作用。由前至后分为虹膜、睫状体和脉络膜三部分。

3）视网膜。视网膜位于眼球血管膜的内面，自前向后分为视网膜虹膜部、睫状体部和脉络膜部。

6. 耳

（1）外耳

耳部位于头部的两侧，凸面向后，凹面朝向前外。耳部的上方大部以弹性软骨为支架，外覆皮肤；下方的小部分无软骨，仅含结缔组织和脂肪，为耳垂，是临床常用采血的部位。

（2）外耳道

外耳道是从外耳门至鼓膜的管道，成人长 2.0 ~ 2.5 cm。外耳道外 1/3 为软骨部，与耳郭的软骨相延续；内 2/3 为骨性部，位于颞骨内的椭圆形短管。

（3）中耳

中耳由鼓室、咽鼓管、乳突窦和乳突小房组成，为一含气的不规则腔道，大部分位于颞骨岩部内。中耳向外借鼓膜与外耳道相隔，向内毗邻内耳，向前以咽鼓管通向鼻咽部。

（4）内耳

1）骨迷路。骨迷路是颞骨岩部骨密质围成的不规则腔隙，分为耳蜗、前庭和骨半规管三部分，依次从前向后沿颞骨岩部长轴排列，它们互相通连，其长度约为 18.6 mm。

2）前庭。前庭位于骨迷路的中部，近似椭圆形腔隙，长约 5 mm。其前部较窄，有一孔连通耳蜗；后上部较宽，有 5 个小孔通骨半规管。

3）骨半规管。骨半规管为 3 个半环形的骨管，相互垂直排列。前骨半规管弓向上方，埋于颞骨岩部弓状隆起的深面，与颞骨岩部的长轴垂直。

4）耳蜗。耳蜗位于前庭的前方，形如蜗牛壳，尖朝向前外侧，称蜗顶；底朝向内耳道底，称蜗底。耳蜗由蜗轴和蜗螺旋管构成。

5）膜迷路。膜迷路是套在骨迷路内封闭的膜性管和囊，借纤维束固定于骨迷路的壁上。由椭圆囊和球囊、膜半规管和蜗管三部分组成，它们之间相通连，其内充满着淋巴。

7. 口腔

口腔是消化道的起始部分。前借口裂与外界相通，后经咽峡与咽相续。口腔内有牙、舌等器官。口腔的前壁为唇、侧壁为颊、顶为腭、底为黏膜和肌。口腔借上下牙弓分为前外侧部的口腔前庭和后内侧部的固有口腔；当上下颌牙咬合时，口腔前庭与固有口腔之间可借第三磨牙后方的间隙相通。临床上当病人牙关紧闭时，可借此通道置开口器或插管，注入药物或营养物质，同时防止舌被咬伤。

8. 鼻

鼻腔为一顶窄底宽的狭长腔隙，前起前鼻孔，后止于后鼻孔，与鼻咽部相通。鼻腔被一纵行的鼻中隔分为左右两腔，每侧鼻腔包括鼻前庭及固有鼻腔两部分。鼻中隔因位置常偏向一侧，所以左右鼻腔的大小和形态多不对称。

9. 神经

神经是由聚集成束的神经纤维所构成，神经纤维由神经元的轴突外被神经胶质细胞所形成的髓鞘包覆。

第二节　系统功能及常见疾病

多细胞生物体内的许多器官联系在一起，共同完成某种连续的基本生理功能，这些器官就组成了一个系统。人和高等动物有九个系统，即运动系统、消化系统、呼吸系统、泌尿系统、生殖系统、循环系统、感觉系统、神经系统和内分泌系统。以上系统构成了人体和动物体，并且在神经和内分泌系统调节下互相联系、互相制约，共同完成全部生命活动，以保证生物体个体生存和种族绵延。人体系统如图 7-6 所示。

一、运动系统

运动系统由骨、关节和肌肉组成，约占成人体重的 60%。全身各骨借关节相连形成骨骼，起支持体重、保护内脏和维持人体基本形态的作用。骨骼肌附着于骨，在神经系统支配下收缩和舒张，收缩时，以关节为支点牵引骨改变位置，产生运动。骨和关节是运动系统的被动部分，骨骼肌是运动系统的主动部分。骨的表层致密而坚硬，叫骨密质；骨的内部呈蜂窝状，叫骨松质；骨中的空腔部分叫骨髓腔，中央充满骨髓。胎儿和幼儿的骨髓都是红骨髓，为造血器官。随着年龄的增长，长骨骨髓腔内的红骨髓逐渐被脂肪组织代替，变成黄骨髓。骨以不同形式连结在一起，构成骨骼，形成了

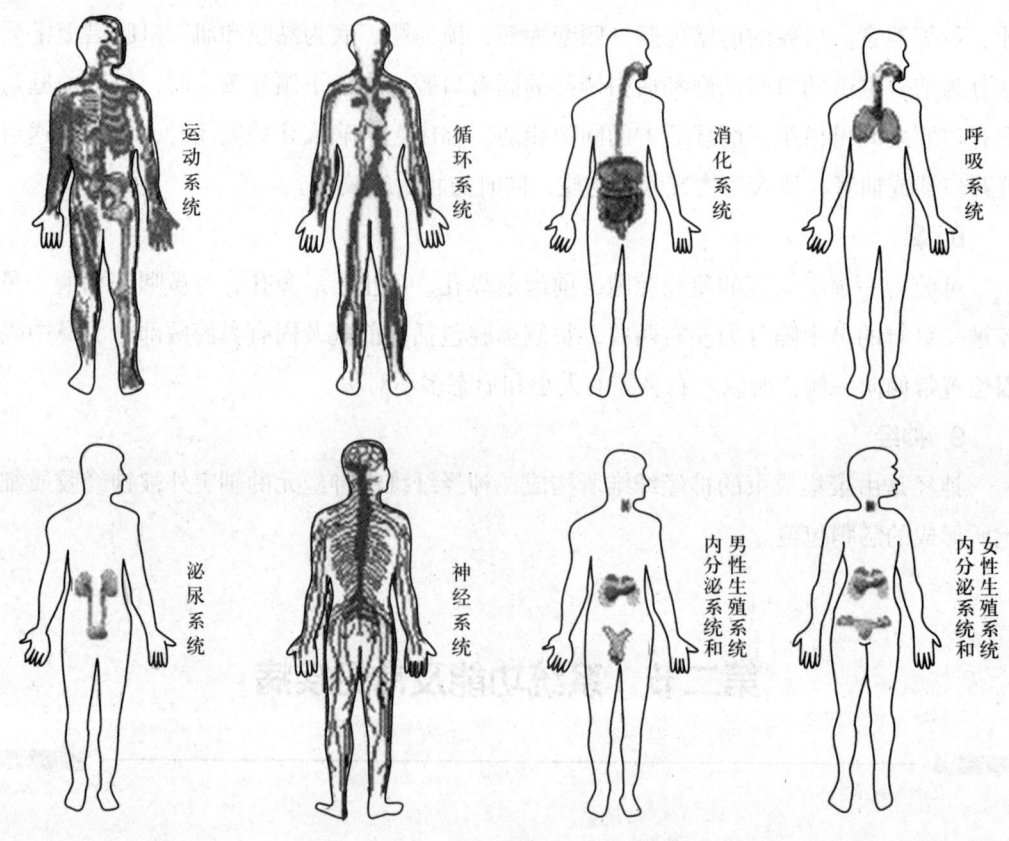

图 7-6 人体系统图

人体的基本形态,并为肌肉提供附着,在神经支配下,肌肉收缩,牵拉其所附着的骨,以可动的骨连结为枢纽,产生杠杆运动。

1. 运动系统的功能

运动系统的第一个功能是运动。简单的移位和高级活动如语言、书写等,都是由骨、骨连结和骨骼肌实现的。运动系统的第二个功能是支持,构成人体基本形态,头、颈、胸、腹、四肢维持体姿。运动系统的第三个功能是保护,由骨、骨连结和骨骼肌形成多个体腔,包括颅腔、胸腔、腹腔和盆腔,保护脏器。从运动角度看,骨是被动部分,骨骼肌是动力部分,关节是运动的枢纽。能在体表看到或摸到的一些骨的突起或肌的隆起,称为体表标志。它们对于定位体内的器官、结构等具有标志性意义。

2. 运动系统常见疾病及原因

(1)骨质疏松,是以骨组织显微结构受损,骨矿成分和骨基质等比例不断减少、骨质变薄、骨小梁数量减少、骨脆性增加和骨折危险度升高为特征的一种全身骨代谢障碍疾病。

（2）骨质增生，是不规则的软骨损害，在负重区域的软骨下出现骨硬化。

（3）椎间盘突出，是纤维环破裂后髓核突出压迫神经根造成的以腰腿痛为主要表现的疾病。

（4）关节炎，是由炎症、感染、创伤或其他因素引起的关节炎性病变。

二、消化系统

消化系统由消化道和消化腺两部分组成（见图7-7）。人体内与消化摄食有关的器官包括口腔、咽、食管、胃、肝、胰、大肠、小肠、直肠、肛门以及唾液腺、胃腺、肠腺等，称为消化器官。这些消化器官协同工作，共同完成对食物的消化和对营养物质的吸收。

1. 消化系统的功能

消化系统负责食物的摄取和消化，使我们获得糖类、脂肪、蛋白质和维生素等营养。其中，糖类、脂肪、蛋白质被称为"三大产热营养素"。葡萄糖是人体的供能物质，脂肪是储能物质，蛋白质则是修复细胞的物质。糖类最终被消化为葡萄糖，脂肪最终被消化为甘油和脂肪酸，蛋白质最终被消化为氨基酸。

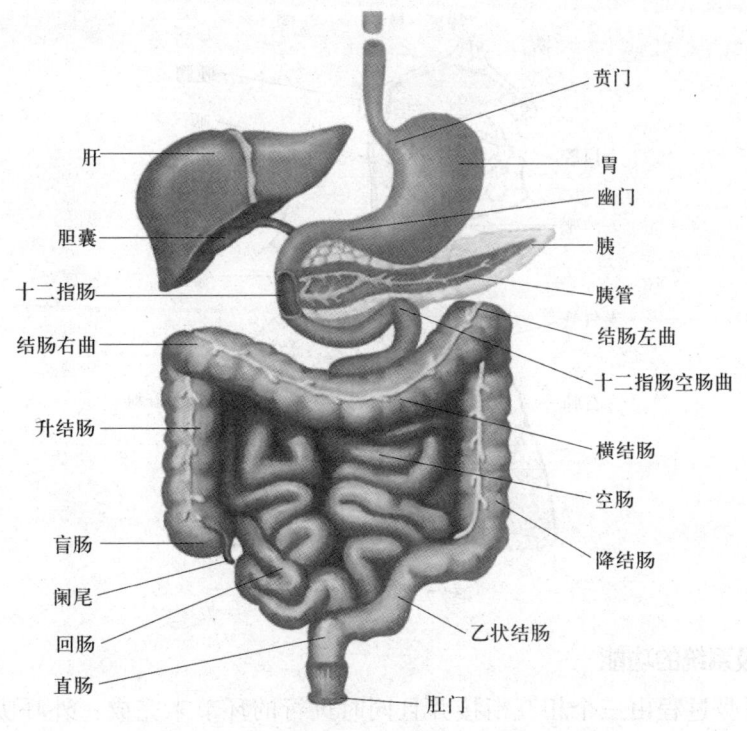

图7-7 消化系统

2. 消化系统常见疾病及原因

（1）口腔溃疡，是发生在口腔黏膜上的浅表性溃疡。

（2）食道炎，是食道黏膜浅层或深层组织由于受到不正当的刺激，食道黏膜发生水肿充血而引发的炎症。

（3）胃炎，是胃黏膜对胃内各种刺激因素产生的炎症反应，可分为急性与慢性。

（4）胃溃疡，是常见的胃部慢性疾病。胃肠黏膜发生的炎性缺损通常与胃液、胃酸的消化作用相关，病变穿透黏膜肌层或达更深层，发生于胃的称为胃溃疡，发生于十二指肠的称为十二指肠溃疡。可由幽门螺旋杆菌感染、精神紧张、饮食不规律等原因诱发。

三、呼吸系统

呼吸系统包括呼吸道（鼻腔、咽、喉、气管、支气管）和肺（见图7-8）。动物体在新陈代谢过程中要不断消耗氧气，产生二氧化碳，呼吸系统的作用就是吸进氧、呼出二氧化碳。

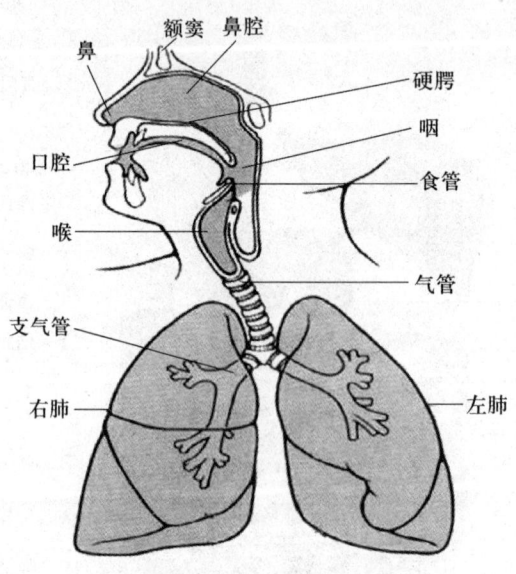

图7-8 呼吸系统

1. 呼吸系统的功能

人体呼吸过程由三个相互衔接并且同时进行的环节来完成：外呼吸或肺呼吸，包括肺通气（外界空气与肺之间的气体交换过程）和肺换气（肺泡与肺毛细血管之间的气体交换过程）；气体在血液中的运输；内呼吸或组织呼吸，即组织换气（血液与组织、细胞之间的气体交换过程），有时也将细胞内的氧化过程包括在内。可见，呼吸过程不仅依靠呼吸系统来完成，还需要血液循环系统的配合，这种协调配合，以及它们与机体代谢水平的相适应，又都受神经和激素因素的调节。

2. 呼吸系统常见疾病及原因

（1）流感，是由流感病毒引起的急性呼吸道感染。

（2）咽喉炎，是由细菌引起的一种疾病。

（3）急性支气管炎，是病毒或细菌等病原体感染所致的支气管黏膜炎症。

（4）慢性支气管炎，是由急性支气管炎转变而成。

（5）鼻炎，是鼻腔中的一些区域受到刺激而产生的炎症。

四、泌尿系统

泌尿系统由肾、输尿管、膀胱及尿道组成。

1. 泌尿系统的主要功能

泌尿系统的主要功能为排泄。排泄是指机体代谢过程中所产生的各种不能为机体所利用或者有害的物质向体外输送的生理过程。

被排出的物质一部分是营养物质的代谢产物，另一部分是衰老的细胞被破坏时所形成的产物。此外，排泄物中还包括一些随食物摄入的多余物质，如多余的水和无机盐类。

2. 泌尿系统常见疾病及原因

（1）肾盂肾炎，大都由细菌感染而起。

（2）尿道结石，主要由饮水少、肉类摄入过多、高盐饮食引起。

（3）肾结石，主要由饮食问题、草酸堆积过多引起。

五、生殖系统

人体生殖系统有男性和女性两类。按生殖器所在部位，又分为内生殖器和外生殖器两部分。

1. 生殖系统的功能

生殖系统的功能是产生生殖细胞，繁殖新个体，分泌性激素和维持第二性征。

2. 生殖系统常见疾病及原因

男性生殖系统常见疾病有睾丸炎、包皮过长、前列腺炎、前列腺肿瘤等。女性生殖系统常见疾病有阴道炎、卵巢囊肿、卵巢癌、子宫肌瘤等。造成这些生殖系统常见疾病的原因有许多，如不良卫生习惯、熬夜、情绪易激易怒等。

不孕不育症的原因可能在女方，也可能在男方或在男女双方。

六、循环系统

血液循环系统是分布于全身各部的连续封闭管道系统，包括心血管系统和淋巴系统。心血管系统内流动的是血液，淋巴系统内流动的是淋巴液。心血管系统包括心脏、动脉、毛细血管和静脉（见图7-9）。

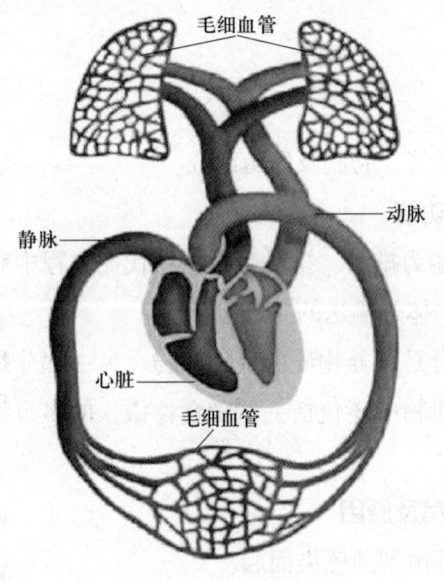

图 7-9　循环系统

人体内的两大循环分别是肺循环和体循环。

肺循环（小循环）：右心室→肺动脉→肺部毛细血管网→肺静脉→左心房。

体循环（大循环）：左心室→主动脉→各级动脉→各级毛细血管网→各级静脉→上/下腔静脉→右心房。

1. 循环系统的功能

循环系统是生物体内的运输系统，它将消化道吸收的营养物质和由肺吸进的氧输送到各组织器官，并将各组织器官的代谢产物通过同样的途径输入血液，经肺、肾排出。

2. 循环系统常见疾病及原因

（1）动脉粥样硬化，主要病因是高血压、高血脂、吸烟、肥胖。

（2）冠心病，是供应心脏本身的冠状动脉管壁形成粥样斑块造成血管腔狭窄所致的心脏病变。

（3）高血脂，主要病因是饮食因素、遗传因素。

（4）高血压，主要病因是遗传、环境因素。

（5）贫血，主要病因是人体的造血机能降低（即骨髓的造血机能降低）或丢失血液增多（如消化道溃疡出血、痔疮出血、女性月经增多）。

七、感觉系统

感觉系统由各种感觉器组成。感觉器是机体感受环境刺激的装置，包括感受器及其附属结构。感受器与感觉器两词有时通用，但其含义并不等同。感受器主要是指感受内外环境刺激而产生兴奋的结构，广泛分布于人体各部，有的结构非常简单，仅是感觉神经的游离末梢，如痛觉感受器；有的结构则较复杂，由一些组织结构共同形成的各种被囊神经末梢，如触觉小体、环层小体等。感觉器的结构比感受器复杂，不仅感受装置更为完善，还具有复杂的附属结构，如视器是由眼球（感受器）和眼副器构成，听器是由声音感受器和耳的传音结构组成。视器、听器等属特殊感觉器。

感受器的功能是接受相应刺激后，将其转变为神经冲动，由感觉神经和中枢神经系统的传导通路传到大脑皮质，产生相应的感觉，再由高级中枢发出神经冲动经运动神经传至效应器，对刺激做出反应。

八、神经系统

神经系统由脑、脊髓、脑神经、脊神经、植物性神经以及各种神经节组成（见图7-10）。神经的基本单位是神经元。神经系统是由神经细胞（神经元）和神经胶质所组成。神经系统分为中枢神经系统和周围神经系统两大部分。反射弧由感受器、传入神经、神经中枢、传出神经和效应器组成。

1. 神经系统的功能

神经系统是机体内起主导作用的系统。内外环境的各种信息，由感收器接收后，通过周围神经传递到脑和脊髓的各级中枢进行整合、调控，发出指令，再经周围神经控制和调节机体各系统器官的活动，以维持机体与内外界环境的相对平衡。

神经系统能协调体内各器官、各系统的活动，使之成为完整的一体，并与外界环境发生相互作用。

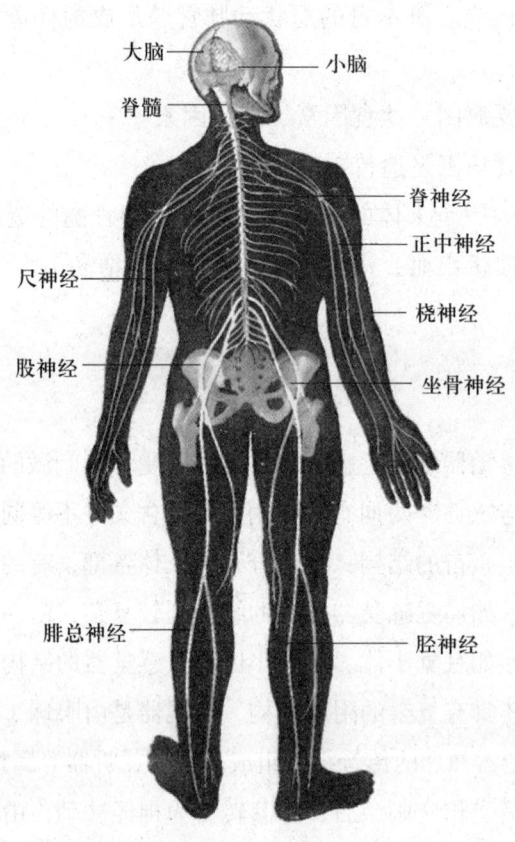

图 7-10　神经系统

2. 神经系统常见疾病及原因

（1）失眠，通常由环境原因、情绪因素、安眠药或嗜酒者的戒断反应引起。

（2）精神分裂，主要征兆被认为是基本的思考结构及认知发生碎裂。病因未明确，目前考虑与遗传、心理易感因素、社会环境相关。

（3）阿尔兹海默症，主要病因是神经细胞的损失和脑中出现类淀粉斑以及神经纤维丛。

（4）头痛，可由颅脑病变、颅外血管病变、全身性疾病、神经症等原因引起。

九、内分泌系统

内分泌腺是人体内一些无输出导管的腺体。人体主要的内分泌腺有甲状腺、甲状旁腺、肾上腺、垂体、松果体、胰岛、胸腺和性腺等（见图7-11）。

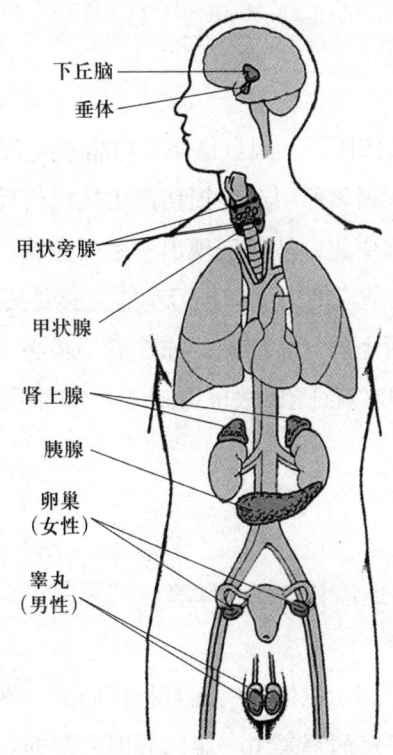

图7-11 内分泌系统

1. 内分泌腺的功能

内分泌腺的分泌物称激素，对整个机体的生长、发育、代谢和生殖起调节作用。

2. 内分泌系统常见疾病及原因

（1）甲状腺功能亢进症，由甲状腺激素分泌过多所致。

（2）低血糖，病因是胰岛素分泌过多。

（3）激素缺乏性疾病，病因是内分泌腺体功能减退。

（4）激素过多症候群，主要病因是内分泌腺体功能过强。

（5）内分泌腺体综合征，是Schmidt氏综合征系2或更多腺体同时发病引起的功能减退疾病，可能与免疫功能紊乱有关。

（6）糖尿病，主要病因是胰岛素分泌绝对不足或胰岛素抵抗。

第三节 疾病

一、疾病的概念

疾病是机体在一定病因作用下，因自稳调节功能紊乱而发生的异常生命活动过程。在疾病过程中，机体对致病因素所引起的损伤产生抗损伤反应，体内出现各种复杂的功能代谢和形态结构的异常变化，从而表现出一系列症状、体征、心理障碍和社会行为的异常，特别是对环境的适应能力下降及劳动能力减弱甚至丧失。

症状是指患者自我主观上的异常感觉，如疼痛、恶心、畏寒等。体征是指通过对患者进行体格检查所获得的客观征象，如心脏杂音、肺部啰音、肝脾肿大等。

二、病因学

病因学是研究疾病发生原因和条件的科学。

1. 疾病发生的原因

疾病发生的原因是指作用于机体能引起某种疾病的、不可缺少的、决定疾病特异性的因素，简称病因。任何疾病都是由一定的病因引起的。促使某一疾病发生的因素称为疾病发生的诱因，如上消化道大出血可诱发肝性脑病、情绪激动可诱发心绞痛等。

疾病的致病因素很多，一般分为以下九类。

（1）生物性因素

各种病原微生物（如细菌、病毒、真菌、支原体、衣原体、立克次体、螺旋体）和寄生虫（如原虫、蠕虫等），是最常见的致病因素。临床上将病原微生物所导致的疾病称为感染性疾病。其致病作用主要取决于病原微生物侵入宿主的数量、毒力、侵袭力和机体的免疫状态等因素。

（2）物理性因素

环境中各种物理因素在超过机体生理耐受时，便成为致病因素，包括机械力（引起创伤、骨折等）、温度变化（引起烧伤、中暑、冻伤等）、电流（引起电击伤）、电离辐射（引起放射病）、噪声（引起耳聋）、气压（引起高原病、减压病）。其致病作用及所致疾病的严重程度主要取决于物理性因素作用的强度、部位、持续时间，而很少与机体的反应性有直接关系。

（3）化学性因素

无机的和有机的化学物质（包括药物），达到一定剂量或浓度时均具有毒性，可使机体中毒甚至死亡，如呼吸功能障碍性毒物（如氰化物、一氧化碳等）、腐蚀性毒物（如强酸、强碱等）、金属性毒物（如砷、汞、铅等）、农药（如有机磷农药）、有毒植物（如毒蕈）、生物性毒物（如蛇毒、蜂毒等）及某些抗生素等。其致病作用主要取决于毒物的性质、剂量、作用部位及机体的功能状态。

（4）营养性因素

营养不良和营养过剩都可引起疾病，如蛋白质缺乏可引起营养不良，维生素 D 缺乏可引起佝偻病，缺碘可引起单纯性甲状腺肿等，长期大量摄入高热量食物可引起肥胖症，过量摄入维生素 A 或维生素 D 可引起中毒。

（5）免疫性因素

某些个体的免疫系统可对一些抗原的刺激发生异常激烈的免疫反应，从而导致组织、细胞的损伤和生理功能的障碍，这种异常的反应称为变态反应，如某些花粉、食物（虾、牛乳等）、药物（青霉素等）、异种血清蛋白（破伤风抗毒素等）可引起支气管哮喘、过敏性休克，甚至死亡。有些个体能对自身抗原发生免疫反应并引起自身组织的损害，称为自身免疫性疾病，如系统性红斑狼疮、类风湿性关节炎、溃疡性结肠炎等。免疫缺陷病的个体容易发生致病微生物的反复感染及恶性肿瘤，如艾滋病。

（6）遗传性因素

与遗传有关的疾病有以下两种情况：一是由于亲代细胞中遗传物质的缺陷（基因突变或染色体畸变）遗传给子代所直接引起的遗传性疾病，如某些基因突变引起的血友病、某些染色体畸变引起的先天愚型等；二是由于某种遗传上的缺陷使后代具有易于发生某种疾病的倾向，如某些家族成员易患原发性高血压、糖尿病、精神分裂症等。

（7）先天性因素

先天性因素是指能够损害正在发育过程中的胎儿的有害因素。由先天性因素引起的疾病称为先天性疾病，如母体孕早期感染风疹病毒，可引起胎儿先天性心脏病等。

（8）心理因素

心理因素是指在特定的社会环境下，使人们的社会行为、器官功能状态产生变化的精神心理方面的因素。它对机体的功能代谢活动起重要作用，并与某些疾病的发生、发展和转归有密切关系。积极、乐观、坚强的心理状态有助于保持和增进健康，促进疾病的恢复；消极、悲观、脆弱的心理状态，如长期忧郁、焦虑、悲伤、恐惧、紧张

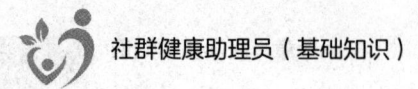

等不良情绪，或强烈的精神创伤，可引起人体多种功能的失调，如自主神经和内分泌功能紊乱、免疫功能异常等，从而引起心身疾病，如偏头痛、高血压、消化道溃疡、心律失常、甲状腺功能亢进症等。

（9）自然环境因素和社会因素

自然环境因素包括地区、季节、气候及气温等，这类因素既可以作为外在致病因素，也可以影响人体的功能状态和免疫力。如夏季气候炎热、空气潮湿，有利于某些病原微生物的生长、繁殖，因此痢疾、伤寒、食物中毒的发病率在夏季明显增多。某些地区由于水质、土壤中存在或缺乏一些物质而发生地方病，如地方性甲状腺肿、克山病等。社会因素包括社会制度、社会环境、社会经济水平、生活（劳动）卫生条件和教育水平等，这类因素对人类健康、生存有着不可忽视的影响。

2. 疾病发生的条件

疾病发生的条件是指在病因作用于机体的前提下，决定疾病发生、发展的因素。病因往往在一定条件下才能发挥致病作用。例如，结核杆菌是引起结核病的原因，如果没有结核杆菌的感染，就不可能引起结核病的发生，但机体被结核杆菌侵入后是否发病，还与多种条件有关，如营养不良、过度疲劳、抵抗力下降等，这些条件可促进结核病的发生和发展。如果仅有结核杆菌侵入人体而不具备致病的条件，机体也可能不发生结核病。有些疾病的发生则不需要条件的存在，如烧伤、创伤、中毒等。同一因素对某种疾病是原因，而对另一种疾病则为条件，如营养缺乏是导致营养不良症的原因，却是引起结核病的条件。一种疾病所引起的机体的某些变化，可以成为另一个或另一些疾病发生的条件，如糖尿病引起的机体免疫力降低，可以成为感染性疾病（如疖、痈、结核病等）发生的条件。

三、发病学

发病学主要研究疾病发生、发展过程中的一般规律和共同机制。

1. 疾病发生的一般规律

不同的疾病在其发生、发展过程中，既有各自不同的发病规律，又存在一些共同的一般性规律。

（1）自稳调节功能紊乱

在内外环境因素作用下，机体通过神经和体液的调节，维持各器官、系统的功能正常进行，保持内环境的动态平衡，称为自稳调节。它是维持机体正常生命活动所必需的，也是保持健康的先决条件。而发生疾病时，由于致病因素对机体的损害作用，使自稳调节功能的某一方面发生紊乱，引起相应的功能代谢障碍和形态结构异常，进而通过连锁反应使自稳调节功能的其他方面相继发生紊乱，引起更为广泛和严重的生命活动障碍，导致疾病的发生。因此，自稳调节功能紊乱是疾病发生、发展的一个基本环节，是推动疾病发生、发展的内因。例如，某些病因所致的胰岛素分泌不足或靶细胞对胰岛素敏感性降低可引起糖尿病，出现糖代谢紊乱、血糖升高，而糖代谢紊乱的进一步发展，又可导致脂肪代谢、蛋白质代谢以及水、电解质代谢的紊乱等。

（2）因果转化

因果转化是指在疾病的发生、发展过程中，原始病因作用于机体后，机体产生某些变化（结果），这些变化成为疾病过程中新的发病原因，又可能引起某些新的变化。如此原因和结果间相互转化、交替出现，推动疾病的发展。在这个过程中，每一个环节既是前一变化的结果，同时又是后一变化的原因。即使原始病因已不存在，上述的因果转化仍可推动疾病不断发展。在疾病发展过程中，如果几种变化互为因果，形成循环运动，则每一次循环都将使病情进一步恶化甚至导致死亡，称为恶性循环；反之，因果转化也可形成良性循环，使疾病痊愈。如严重缺氧可引起呼吸中枢抑制，后者又加重缺氧，最后导致死亡，但如及时治疗、积极供氧，则可阻断恶性循环，使疾病向康复的方向发展。

（3）损伤与抗损伤

致病因素可引起机体不同程度损伤，同时机体也调动各种防御及代偿机制来对抗致病因素及其所引起的损伤。损伤与抗损伤构成矛盾的两个方面，常常同时出现、不断变化，既相互联系、相互依赖，又相互斗争，这种关系贯穿于疾病的始终，并推动着疾病的发展和转归。两者之间力量的对比，决定着疾病的发展方向和结局。当抗损伤占优势时，则病情缓解，并向痊愈方向发展；反之，当损伤占优势而又未能进行恰当的治疗时，则疾病向恶化的方向发展，甚至造成死亡。

损伤和抗损伤过程并不是一成不变的，它们在一定条件下可发生互相转化。如疾病中一般的发热可增强机体的抗病能力，属于抗损伤反应，但持续高热则又可引起脑组织损害，成为损伤反应。

（4）局部与整体的关系

不论是在健康还是疾病时，机体的各组织、各器官一般都是通过神经和体液的调节紧密地联系在一起，机体作为一个整体对体内、体外环境的变化发生反应。因此，在本质上任何疾病都是整体的反应，也都有局部表现和全身反应。疾病的局部病变只是全身反应的局部表现，而且受整体变化所制约，同时，任何一个局部病变，在一定条件下又会影响到全身，两者之间有着不可分割的联系，但其中的主要表现则可能以局部反应为主或以全身反应为主。

在疾病过程中，局部与整体的反应随病程进展可以相互影响和转化。例如，疖是局部的化脓性炎症，局部出现充血、水肿等炎性反应，但它也可引起全身性反应，如发热、白细胞增多等。如果疖是糖尿病的并发症，则单纯的局部治疗效果就不明显，而必须首先治疗全身的代谢障碍（糖尿病）。正确认识疾病过程中局部与整体的关系，对于采取正确的医疗措施具有重要的意义。

2. 疾病发生的共同机制

病因作用于机体后，可通过一种或多种机制引起疾病。不同疾病有着各自不同的发病机制，但多数疾病也都具有一些共同的发病机制。

（1）神经机制

神经机制参与了大多数疾病的发病。发病时常有神经系统的变化，神经系统在人体生命活动的维持和调控中起主导作用，因此，神经系统的变化与疾病的发生和发展密切相关。有些病因可直接损害神经系统，如流行性乙型脑炎病毒具有高度嗜神经性，可直接破坏神经组织；有些病因则可通过神经反射引起相应组织器官的功能变化，或抑制神经递质的合成、释放和分解，促进致病因子与神经递质的结合，减弱或阻断正常神经递质的作用。

（2）体液机制

体液是维持机体内环境稳定的重要因素。致病因素在疾病中引起体液质或量的变化及调节障碍，导致内环境紊乱而致病。体液因子可包括全身性体液因子（如组胺、去甲肾上腺素、前列腺素等）、局部性体液因子（如内皮素、神经肽等）、细胞因子（如白介素、肿瘤坏死因子等）。这些体液因子常通过内分泌、旁分泌或自分泌等方式作用于靶细胞，从而导致机体发生一系列变化。

神经机制和体液机制在疾病的发生、发展过程中，常常是同时发生、共同参与的，故常称为神经体液机制。如长期精神紧张、焦虑或烦躁可导致大脑皮质与皮质下中枢（下丘脑）功能紊乱，使血管舒缩中枢功能失调，此时交感神经兴奋，去甲肾上腺素释放增加，而使小动脉收缩。由于肾小动脉收缩而导致肾素－血管紧张素系统活性增加，使血压升高，这就是原发性高血压发病中的一种神经体液机制。

（3）细胞机制

细胞机制是指许多原始病因可直接或间接作用于细胞，造成某些细胞的功能及代谢障碍。细胞是机体最基本的结构和功能单位，其损伤可导致严重后果。细胞受损方式分为以下三种。

1）细胞完整性被破坏。烧伤、创伤、强酸、强碱或毒物等可直接引起细胞死亡。

2）细胞膜功能障碍。细胞膜上的各种离子泵在维持细胞功能活动方面起重要作用，如钠钾 ATP 酶在病因的作用下发生功能障碍时，可使细胞内外离子失衡，细胞内钠/钾离子大量积聚，引起细胞内水肿，甚至死亡。

3）细胞器功能障碍。在某些病因作用下，细胞器可因功能障碍而出现相应病变，如线粒体受损导致能量代谢发生障碍。

（4）分子机制

分子机制狭义上是指生物大分子（特别是核酸、蛋白质或酶）在疾病中的作用机制。近年来，从分子基因水平上研究生命现象、探索疾病发生与发展的本质，已成为新的研究主题。其中的分子病是指由于 DNA 遗传变异所引起的以蛋白质异常为特征的疾病。可分为以下四类：

1）酶缺陷所致的疾病，主要是指由于 DNA 的遗传变异所引起的酶异常，如 I 型糖原沉积病。

2）血浆蛋白或细胞蛋白缺陷所致的疾病，如镰刀细胞性贫血。

3）受体病，是由于受体基因突变而导致的疾病，如家族性高胆固醇血症。

4）膜转运障碍所致的疾病，是一类由于基因突变引起特异性载体蛋白缺陷而造成膜转运障碍的疾病，如胱氨酸尿症。

四、疾病的经过与转归

1. 疾病发展过程

一般将疾病发展的全过程分为以下四个时期：

（1）潜伏期

潜伏期是指从致病因素作用于机体到出现最初症状前的时期。不同疾病潜伏期长短不一。这一时期正是机体本身的防御或代偿机制与致病因子斗争的时期，如果机体的防御能力能够战胜病因，疾病即告终止，否则将继续发展进入前驱期。潜伏期中患者可能没有临床症状，查找疾病的临床早期信号，可阻止疾病的发生与传播。

（2）前驱期

前驱期是从疾病出现最初症状起，到出现该疾病的典型症状前的时期。此时可出现一些非特异性症状，如食欲缺乏、疲乏无力、轻度发热等临床表现，由于没有典型症状所以很难确诊，但却是提醒患者及时就医的信号，因此必须严密观察，争取早期诊断、早期治疗。

（3）症状明显期

症状明显期是指出现该疾病典型临床症状和体征的时期。临床上可根据其典型表现迅速对疾病做出诊断，此期诊断虽较容易，但病情相对较重。此期的长短主要取决于疾病的特异性和机体的反应性。

（4）转归期

转归期是疾病过程的最后时期。不同疾病有不同的转归，相同疾病也有不同的结局。这主要取决于疾病时损伤与抗损伤的力量对比，以及是否采取了及时正确的治疗措施。疾病的转归有康复和死亡两种形式。

1）康复。分完全康复和不完全康复两种。

完全康复是指病因清除，机体的病理变化完全恢复正常，患者的临床表现消失，工作（劳动）能力和社会适应能力恢复。某些疾病痊愈后可获得特异性免疫力。

不完全康复是指疾病时的损伤性变化得到控制，但基本病理变化尚未完全消失，只是通过代偿反应来维持相对正常的生命活动，遗留某些病理状态或后遗症，甚至可持续终生，如烧伤后形成的瘢痕、风湿性心瓣膜变形等。不完全康复的人实际上仍然是患者，应受到适当的医疗监护和照顾。

2）死亡。死亡是个体生命活动的不可逆终结，是生物难以逃避的自然规律，也是疾病最不幸的结局。死亡分生理性死亡和病理性死亡。生理性死亡是指机体各组织、各器官自然老化所致的死亡，又称老死或自然死，但这种情况极为罕见。绝大多数人属病理性死亡，由各种严重疾病或损伤所致。

传统的观点认为死亡是一个发展过程，并把这个过程分为三个阶段：一是濒死期，即死亡前的垂危阶段；二是临床死亡期，表现为呼吸和心跳停止，各种反射消失，某些患者经过及时正确的抢救，仍有复苏可能；三是生物学死亡期，是死亡的不可逆阶段，即整个机体已不可能复活。

随着医学及其相关学科的发展进步、复苏技术的普及与提高、器官移植的开展，人们对死亡有了新的认识。新的认识即脑死亡，是指机体作为一个整体的功能永久性停止，全脑各部分功能不可逆地丧失。一旦出现脑死亡，就意味着人的实质性死亡。如果脑干功能尚存，患者有自主呼吸，则为植物人状态。

脑死亡是判断临床死亡的标志，其判断标准是：无自主呼吸，这是临床脑死亡的首要指标；不可逆昏迷和大脑无反应性；瞳孔散大及固定；脑神经反射（如瞳孔对光反射、角膜反射、咳嗽反射、吞咽反射等）消失；脑电波消失；脑血液循环完全停止。

一旦确定脑死亡，就意味着在法律上具备了死亡的合法依据，它可协助医务人员判断死亡时间，以及确定终止复苏抢救的界线，减少经济及人力的消耗，同时也为器官移植及活体组织实验研究创造了良好的时机和合理的根据。因此,用脑死亡作为死亡的标准是社会发展、伦理道德及法律方面的需要。

第四节 药物与药品政策

一、药物概述

1. 药物的概念及其分类

(1) 药物的概念

药物是指用于预防、诊断、治疗生物体的疾病,有目的地调节生物体的生理机能并规定有适应证或者功能主治、用法和用量的物质。

(2) 药物的分类

1) 按药物性质,分为天然药物、化学药物和生物药物。

①天然药物。天然药物一般是指来源于植物、动物、微生物、海洋生物、矿物的药物。植物药是天然药物的主要组成部分。我国的天然药物又称中药,是指在中医理论指导下应用的药物,包括中药材、中药饮片和中成药等。

②化学药物。化学药物是指具有明确元素组成和化学结构的化合物,一般分为无机药物、合成有机药物、天然有机药物。抗生素、生化药品和放射性药品由于长期习惯也包括在化学药物的范畴。

③生物药物。生物药物又称为生物技术药物,是指利用生物体、生物组织及其成分,综合运用生物学、生物化学、微生物学、免疫学等的原理与方法进行加工、制造而成的一大类用于预防、诊断和治疗疾病的制品。生物药物主要包括生化药物、微生物药物、生物制品及其相关的生物医疗产品。

2) 按药品管理,分为现代药与传统药。

①现代药。现代药一般指19世纪以来发展起来的化学药物、抗生素、生化药品、放射性药品、血清、疫苗、血液制品等,又称西药。

②传统药。传统药一般指历史上流传下来的药品,主要是动物药、植物药和矿物药,又称天然药。我国的传统药主要是中药,还包括藏药、蒙药、傣药等民族药。

3) 按是否需要处方,分为处方药与非处方药。

①处方药是指凭执业医师和执业助理医师处方才可以购买、调配和使用的药品。

②非处方药是指不需要凭执业医师和执业助理医师处方，消费者可以自行判断、购买和使用的药品。

4）按照与专利的关系，分为专利药、原研药和仿制药。

①专利药。药品的专利包括药物产品专利、药物制备工艺专利、药物用途专利等不同的类型。专利药是指药品产品专利尚处于保护期内的药品。药品的专利权有时间性，在法定保护期内，专利权人享有独占权，但一旦保护期届满，则任何人都可以无偿利用。

②原研药是指原创性的新药，经过对成千上万种化合物层层筛选和严格临床试验后获准上市。在我国，原研药主要指出了专利保护期的进口药。

③仿制药是指与原研药品质量和疗效一致的药品。

5）按作用部位和药理作用，分为神经系统药物、心血管系统药物、呼吸系统药物、消化系统药物、泌尿系统药物、血液系统药物、抗菌药物、抗寄生虫药物、抗恶性肿瘤药物、抗痛风药物、解热镇痛药物和影响免疫功能的药物等。

2. 药物的基本属性

（1）种类复杂性

药物的种类复杂，品种繁多。

（2）医用专属性

药物与医学紧密结合，相辅相成。患者只有通过医生的检查诊断，并在医生与执业药师的指导下合理用药，才能达到防治疾病、保护健康的目的。

（3）质量严格性

药品质量直接关系到人们的身体健康甚至生命安全，因此，容不得半点马虎，必须确保药品安全有效、质量均一、疗效稳定。另外，药品不同于一般商品，一般商品有质量等级之分，如优等品、一等品、二等品等，各等级商品都可以销售，而药品只有符合规定与不符合规定之分，只有符合规定的药品才被允许销售。

（4）认知长期性

人类对于自然界的探索需要时间和经验的积累，对于药物也不例外，对药物的认识包括临床有效性和毒副作用，收集药物的不良反应是药物生产、销售、使用环节的法定责任。

3. 药物对机体的作用

（1）兴奋作用与抑制作用

使机体（包括微生物）功能增强的作用称为兴奋作用，使机体功能减弱的作用称为抑制作用。一种药物对于同一机体的不同器官（或者组织）可同时发生兴奋与抑制两种效果，如肾上腺素对心脏呈兴奋作用，对支气管平滑肌则呈抑制作用。

（2）局部作用与吸收作用

药物未吸收入血液之前在用药部位出现的作用称为局部作用，当药物吸收入血液之后所出现的作用称为吸收作用，即全身使用。有些药物可同时发生局部作用和吸收作用。

（3）直接作用与间接作用

药物对所接触的组织、器官直接产生的作用称为直接作用，由直接作用引起其他组织器官的效应称为间接作用。

（4）作用的选择性

药物吸收后对某组织器官产生明显的作用，而对其他组织器官作用很弱或几乎无作用，这种作用称为选择性作用。药物的选择性是相对的。

（5）防治作用与不良反应

与防治疾病目的有关的作用称为防治作用。药品不良反应是指合格药品在正常用法用量下出现的与用药目的无关的有害反应，其中包括副作用、毒性反应、过敏反应、继发反应等。

1）副作用。药品按正常用法用量使用时所出现的与药品的药理学活性相关但与用药目的无关的作用，即副作用，往往与药物的选择性低有关。

2）毒性反应。由于病人的个体差异、病理状态或合用其他药物引起敏感性增加，在治疗量时造成的某种功能或器质性损害，即毒性反应，一般是药理作用的增强。

3）过敏反应（又称变态反应）。药物或药物在体内的代谢产物作为抗原刺激机体而发生的不正常的免疫反应，即过敏反应。这种反应的发生与药物剂量无关或关系甚少，治疗量或极少量都可发生。临床主要表现为皮疹、血管神经性水肿、过敏性休克、血清病综合征、哮喘等。

4）继发反应。由于药物的治疗作用所引起的不良后果，即继发反应，又称治疗矛盾，它不是药物本身的效应，而是药物主要作用的间接结果。

5）后遗效应。后遗效应是指停药后血药浓度已降至阈浓度以下时残存的药理效应。例如服用催眠药后，次日清晨出现的困倦、乏力等现象。

6）依赖性。依赖性是指反复地（周期性或连续性）用药所引起的人体心理上或生理上或两者兼有的对药物的依赖状态，表现为一种强迫性地要连续或定期用药的行为和其他反应。精神类药品常有依赖性。

二、药物在体内的过程

1. 吸收

药物从给药部位进入血液循环系统的过程称为吸收。血管外给药途径均存在吸收过程，影响吸收的因素主要有以下几种：

（1）给药途径

吸收速度由大到小依次为：吸入＞舌下给药＞肌内注射＞皮下注射＞直肠给药＞口服＞皮肤给药。

（2）药物的理化性质

一般来说，药物的脂溶性越高，越容易被吸收。小分子水溶性药物容易被吸收。

2. 分布

药物吸收后从血液循环到达机体各个器官和组织的过程称为分布。影响药物分布的主要因素如下：

（1）药物的性质

脂溶性高者分布到组织器官的速度快。

（2）药物与组织的亲和力

有些药物对某些组织、器官有特殊的亲和力，与药物疗效及不良反应有关。

（3）药物与血浆蛋白（主要是白蛋白）的结合率

与疗效有关。高蛋白结合率的药物不易从肾小球滤过，也不受生物转化的影响，因此在体内的作用时间长。

（4）血流量大小

脑、心、肝、肾等组织、器官血管丰富，血流量大，药物浓度高，有利于发挥作用，也易引起这些组织器官的损害。

（5）特殊屏障

包括血脑屏障、胎盘屏障等。血脑屏障是血液与脑组织之间的屏障，极性小而脂溶性高的药物较易通过，极性大而脂溶性低的药物则难以通过。

3. 代谢或生物转化

药物作为外源性物质在体内经酶或其他作用使其发生一系列的化学反应，导致药物化学结构发生改变，这一过程称为代谢（或生物转化）。药物代谢的主要器官是肝脏，也可发生在胃肠道、肺、皮肤、肾等部位。

4. 排泄

排泄是药物以原形或代谢产物的形式经不同途径排出体外的过程,是药物从体内消除的重要组成部分。排泄主要通过肾脏由尿液排出,其次通过胆汁分泌进入肠道,最后由粪便排出。挥发性药物主要经肺随肺呼气排泄。药物也可通过乳汁、唾液腺、汗腺等排泄。

三、影响药效的因素

1. 药物因素

(1)药物制剂和给药途径

同一药物由于剂型不同,给药途径不同,引起的药物效应也会不同。通常注射药物比口服药物吸收快,能迅速到达作用部位,因而起效快、作用显著。另外,药物的制备工艺和原辅料不同,也可能显著影响药物的吸收和生物利用度。

(2)药物相互作用

两种或两种以上药物同时或先后应用时,药物之间的相互影响可改变药物的体内过程及机体对药物的反应性,从而使药物的效应或毒性发生变化。

2. 机体因素

(1)年龄

小儿,特别是新生儿或早产儿,各种生理功能及自身调节功能尚未发育完全,对药物的反应比成年人更敏感。老年人血浆蛋白量较低,体内水分较少,脂肪较多,故药物的血浆蛋白结合率低,水溶性药物分布容积小,而脂溶性药物分布容积大。老年人肝肾功能减退,药物消除率下降。另外,老年人对许多药物的反应特别敏感。这些因素都会使老年人使用同样剂量药物时反应强烈或发生毒性反应。

(2)性别

女性体重一般较男性轻,在使用治疗指数低的药物时,为维持相同效应,女性通常需要较小剂量。女性脂肪比例较高而水分比例较男性低,可影响药物的分布和药效。

(3)疾病状况

疾病本身能导致药物动力学和药物效应动力学的改变。肾脏疾病往往会影响药物排泄,肝脏疾病很容易影响药物代谢等。

(4)遗传因素

遗传是影响药物体内过程和药物效应的最重要因素之一。基因是决定药物代谢酶、转运体和受体活性与功能表达的结构基础,基因的突变可引起药物代谢酶、转运体和

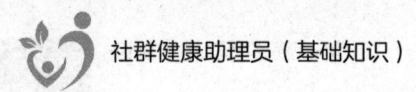

受体结构和功能的异常,成为产生药物效应个体差异和种族差异的主要原因。

(5)心理因素

患者的精神状态和思想情绪影响药物的疗效。心理因素对药物作用有明显影响,医护人员鼓励性的语言、良好的服务态度和患者对医护人员的信任以及患者的乐观情绪对疗效可产生良好影响。

四、国家药物政策

1. 国家药物政策的概念及其本质

国家药物政策是一国政府制定的有关药品研制、生产、经营、使用、监督管理的目标、行动准则、工作策略与方法的中长期指导性文件。国家药物政策的本质是公平分配社会医药资源,保障贫困人群获得安全、有效、价格可承受的基本药物,以改善防治疾病的效果,同时加强合理用药,使有限资源发挥应有作用,更好地服务于全社会。由于国家药物政策的核心是保障基本药物供给,国内有些学者也把它译为国家基本药物政策。

2. 国家药物政策的目标

国家药物政策的基本目标是在国家卫生政策范围内,保证药品的可及性、合理使用和药品质量。综合世界各国制定的国家药物政策,具体目标主要包括以下几方面:

(1)基本药物的可供应性、可获得性和费用可承受性

可供应性是指基本药物供应体系的有效运作,药品生产企业、零售企业、医院能够保证基本药物的品种和数量供应,并提供准确可靠的信息。可获得性是指在防治疾病需要时,能够及时获得基本药物。费用可承受性是指政府对药品价格和费用进行控制和管理,病人和全社会用药在经济上可承受。

(2)保证向公众提供安全、有效、质量合格的药品

各国政府多用法律和行政手段加强药品监督管理,建立监督管理机构,制定执行监督管理的法律法规,对药品上市、生产、流通、使用环节严格监管,禁止生产、销售假药、劣药,禁止无证生产、销售药品等,保证用药安全性。

(3)促进合理用药

由于政策、药品性能、医务人员技术水平、临床操作规范、病人依从性等多种因素影响,不合理用药现象广泛存在。据统计,药品上市后,由于管理不善,有70%的药品不能得到有效利用,既影响医疗质量、增加病人痛苦和经济负担,也造成卫生资源浪费。促进合理用药是各国政府和医药卫生界普遍关注的重要问题。

3. 基本药物及其政策体系

（1）基本药物概念及其目录

基本药物是世界卫生组织提出的概念，指能够满足大部分人口卫生保健需要，最重要的、基本的、不可缺少的、满足人民所必需的药物（WHO，1997）。我国对基本药物的定义与之类似，是指适应基本医疗卫生需求，剂型适宜，价格合理，能够保障供应，公众可公平获得的药品。其功能定位是突出基本、防治必需、保障供应、优先使用、保证质量、降低负担。

基本药物目录是按照一定原则和流程遴选出来的关于基本药物品种的目录。WHO 于 1997 年制定了第 1 版《基本药物示范目录》（也称药物清单），包含 186 种药物，随后每两年更新一次。WHO 在 2007 年制定并公布了第一份《儿童基本药物目录》。WHO 建议，不同国家参考制定本国目录时，要注意当地人口学和疾病模式、治疗的结构、人员的培训和经验、药品在当地的可得性、财务资源和环境因素等。

我国的药物政策制定部门不断完善目录调整管理机制，优化基本药物目录遴选调整程序，综合药品临床应用实践、药品标准变化、药品新上市情况等因素，对基本药物目录定期评估、动态调整，调整周期原则上不超过 3 年。国家基本药物遴选应当按照防治必需、安全有效、价格合理、使用方便、中西药并重、基本保障、临床首选和基层能够配备的原则进行。目前，我国的最新国家基本药物目录是 2018 年版的，含药品 685 种，其中西药 417 种、中成药 268 种，部分药品也包括了儿童剂型。原则上各地不增补药品，少数民族地区可增补少量民族药。

（2）基本药物的政策体系

尽管做法不同，但综合各国经验，基本药物相关政策主要包括以下几个部分：

1）基本药物遴选方法。WHO 采用基于证据的透明程序制定目录。澳大利亚、泰国等国家均制定了严格的遴选程序，充分利用药物经济学、循证医学的研究成果来遴选药物。

2）基本药物生产政策。WHO 建议各国可以保质保量生产的药品，最好实施本地化生产，并可给予税收优惠。必须进口的药品，建议取消药品关税。为了保障临床必需、用量小或因交易价格偏低、企业生产动力不足等因素造成市场供应易短缺的基本药物供应，我国的药品政策制定部门还开展生产企业现状调查，由政府搭建平台，通过市场撮合确定合理采购价格、定点生产、统一配送、纳入储备等措施保证供应。

3）基本药物流通体系。在基本药物的采购方面，各国基本上都实行大批量集中式的采购模式。南非和肯尼亚等国家药品采购在全国范围内进行，还有一些国家以省为单位开展。我国坚持集中采购方向，允许开展多种采购模式，如推进市（县）域内公立医疗机构集中带量采购，鼓励肿瘤等专科医院开展跨区域联合采购等。

4）基本药物的定价和费用控制。合理定价是保证基本药物在个人和政府层面经济上可承受、企业有动力生产供应的关键性政策。

5）基本药物的筹资和补偿。基本药物的筹资和补偿密切相关。我国香港特别行政区对公立医院实行全额预算，因此在公立医院就诊的病人可以免费使用药品。南非和巴西政府则保证在初级医疗保健机构免费向居民提供基本药物。我国医保部门对于基本药物目录内的治疗性药品，按程序将符合条件的药品优先纳入医保目录范围或调整甲乙分类。

五、药品价格和费用控制

1. 药品价格和药品费用的概念

药品价格和费用是两个不同的概念。药品价格是药品价值的货币表现。药品费用是一个国家或地区一定时期内用于药品消费的资源或资金总和，药品费用由药品价格、药品使用数量和药品使用结构等因素综合而成。药品价格的下降并不一定带来药品费用的必然下降。当前，药品费用过快增长是大多数国家医药卫生领域面临的主要问题，为了保护消费者利益，提高药品可及性，控制药品费用尤显重要。

2. 药品价格的管理主体和对象

（1）管理主体

根据欧盟委员会2009年的研究报告，所调查欧洲25个国家药品价格管理主体可分为以下几类：一是卫生行政主管机构，包括卫生部门、主管卫生的综合性政府部门或其下属的专门机构；二是主管经济、发展或财政的政府部门；三是卫生部门与其他联合机构；四是健康保险基金；五是药品监督管理部门；六是独立的第三方机构。除了上述机构外，很多国家设立咨询委员会或专家组，负责评估药品治疗效果及经济学优势，为药品定价提供依据。欧洲各国药品价格主管机构分类见表7-1。

● 表7-1 欧洲各国药品价格主管机构分类

药品价格主管机构类别	数量	适用国家
卫生行政主管机构	10	斯洛伐克、塞浦路斯、立陶宛、西班牙、英国、芬兰、荷兰、马耳他、丹麦、爱沙尼亚
其他政府部门（经济部、发展部或财政部）	5	葡萄牙、捷克、希腊、比利时、卢森堡
卫生部门与其他联合机构	3	法国、波兰、爱尔兰
健康保险基金	2	德国、匈牙利
药品监督管理部门	2	意大利、斯洛文尼亚
第三方独立机构	3	奥地利、拉脱维亚、瑞典

（2）管理对象

药品种类繁多，不同药品的理化属性、治疗效果和患者需求各有不同，实施分类管理是各国的普遍做法。具体分类包括：一是按照流通渠道可分为住院药品和门诊药品。政府药品价格政策的直接管制对象主要是门诊药品，住院药品价格一般通过政府保险基金组织的集中采购或医院联合采购形成。二是根据使用特性分为处方药和非处方药，主要管制处方药。三是根据报销状态分为报销药品和非报销药品，主要管制报销药品。四是按照流通过程分为出厂、批发和零售三个环节，主要管制出厂和批发环节，不同环节管制方法不同。五是按照药品生命周期，对创新药和仿制药实施不同的管制政策。

3. 药品价格费用控制方法

综合而言，国际上药品费用控制方法可分为两类：一类是控制药品的供方，另一类是控制药品的需方和使用。

（1）对药品供方药价的管理

1）利润控制。利润控制是指通过法律法规对制药行业规模或企业利润进行管制。一些实施利润控制体系的国家，企业可以按照自己的意愿自由制定药价，政府通过限定企业的利润水平控制药品价格或总费用。

2）采购定价。采购定价主要针对医院用药，运用招投标或价格谈判方式形成采购价格。集中采购是国际常见的药品采购方法，由政府或医院自发组织的形式组团集中采购，通过采购量大的优势使得购买方处于强势地位和企业讨价还价，往往可以取得较好的结果。

3）参考价格。参考价格是指支付体系对同一类药品设定的基准定价。参考价格主要运用于药店系统，往往与法定定价并行存在。参考价格可以增加市场透明度，促使病人和医生选择符合参考价格标准的药物，进而使该药物总体价格向参考价靠近。

（2）对药品需方和使用的管理

1）药品分类管理。不少国家为控制社会医疗保险的药品费用，将药品分类后制定不同报销比例。意大利从1983年起就把药品分为A、B、C三类，A类为基本药物和慢性病药物，100%报销；B类为相对治疗性药品和临床适用药品，50%报销；C类为其他处方和非处方药，不能报销。我国职工基本医疗保险中，把药品分为甲类和乙类。使用"甲类目录"的药品所发生的费用纳入基本医疗保险基金给付范围，按规定予以支付。使用"乙类目录"的药品发生的费用，先由职工自付一定比例，再纳入基本医疗保险基金给付范围。

2）促进仿制药使用。专利过期后，同种药品仿制产品的价格往往下降 80% 左右，鼓励仿制药使用可以有效控制费用。对医生、药师和病人都可以实施促进仿制药使用的政策。

3）处方预算和监管。一些国家设置针对医生的药品预算，实施处方监管以促进合理用药，控制药品费用。常见做法包括控制处方预算、建设电子处方监管系统、开展处方评价等。

六、药品监督管理

国家通过立法，制定药品监督管理的法律法规，建立药品监督管理机构和体制，实施依法管药。

1. 药品监督管理的性质和作用

药品监督管理又称药政管理，是指国家授权的行政机关，依法对药品、药事组织、药事活动、药品信息进行管理和监督。另外，也包括司法、检察机关、药事法人和非法人组织、自然人对管理药品的行政机关和公务员的监督。

药品市场较复杂，生产流通过程中影响药品质量的因素多且较难控制，消费者难以辨别药品质量的优劣，必须采用专业性监督管理措施。监督管理是保证药品质量，规范药品市场，保证药品供应，为合理用药提供保证的重要措施。

2. 药品监督管理的主体

各国药品监督管理的主体均由法律明确规定为国家卫生行政部门。我国《药品管理法》规定，国务院药品监督管理部门主管全国药品监督管理工作，是药品监督管理工作的行政主体，拥有药品监督管理行政职权的所有权。药品监督管理部门设置或确定的药品检验机构，承担依法实施药品审批和药品质量监督检查所需的药品检验工作。目前我国药品监督管理部门的全称是国家食品药品监督管理总局（CFDA）。

3. 药品监督管理的工作内容

（1）实施《中华人民共和国药品管理法》及有关行政法规

依法制定、发布有关药品监督管理规章及规范性文件，组织制定、发布国家药品标准。

药品标准是国家对药品质量规格及检验方法所作的技术规定，是药品生产、供应、使用、检验和管理部门共同遵循的法定依据。凡正式批准生产的药品、辅料和基质以及作为商品经营的中药材，都要制定标准。国家药品标准是法定的、强制性标准。我国国家药品标准包括《中华人民共和国药典》、药品注册标准和其他药品标准。

（2）药品注册管理

药品注册管理指依法对新药、进口药品、仿制药进行的评价和审批管理。没有任何物质本来就是药品。国家药物行政部门需要根据申请，依法进行新药审批注册，确认该物质为药品，发放《新药证书》及生产批准文号；对进口药品审批注册，发放《进口药品注册证》，允许其在本国生产、销售、使用；审批仿制已有国家药品标准的药品，发给生产批准文号。药品注册是药品质量监督管理的基点、关键环节。

（3）药品生产经营许可和认证

1）发放药品生产经营许可。根据行政相对人申请，审批药品生产、经营企业和医疗机构，发放《药品生产许可证》《药品经营许可证》和《医疗机构制剂许可证》。

2）实施药品质量管理规范和认证。控制生产、经营药品和配制医院制剂的基本条件、质量体系，确保药品生产、经营质量、医疗机构制剂质量。对药品生产企业开展药品生产质量管理规范认证，对药品经营企业开展药品经营质量管理规范认证。

（4）药品信息管理

监督管理药品信息，实行审批制度。审批药品说明书、包装标签；审批药品广告，审批提供药品信息服务的互联网站，根据相对人申请，发给药品广告批准文号。开展互联网药品信息服务管理，发放《互联网药品信息服务资格证书》。

（5）药品的特殊管理

特殊管理的药品是指麻醉药品、精神药品、医疗用毒性药品和放射性药品，这些药品若管理不当、滥用或进入非法渠道，将严重影响人民群众的健康和公共卫生安全。为确保人们用药安全，需要根据有关的国际公约和本国的法律法规，制定管制药品名单，确定生产、供应、使用单位和管理办法，规定特殊标志，进行严格管制。

（6）不良反应监测和上市后药品再评价

实行药品不良反应报告制度，对不良反应进行评价和控制。对已准入药品上市后的安全性进行再评价，对疗效不确切、不良反应大或者其他原因危害人民群众健康的药品，修改药品说明书、撤销批准文号或《进口药品注册证》。

（7）执法监督

有针对性、有计划地对上市药品质量及药品生产、经营企业和医院制剂的质量体系及管理进行监督检查和质量监督抽样检验。对制售假药、劣药、违标药及无证生产、经营药品、配制医院制剂的，依法进行处罚。

第五节 常见慢性病与多发病

一、常见慢性病

1. 慢性病的概念及特征

（1）慢性病的概念

慢性病的全称是慢性非传染性疾病，并非特指某种疾病，而是对起病隐匿、病因复杂、病程长且病情迁延不愈、缺乏确切传染性生物病因证据，且尚未完全被确认的疾病的概括性总称，是生活方式导致的疾病。慢性病的病程缓慢，病情逐渐加重，其病理变化常具有退行性和不可逆性，严重者可引起功能障碍而需要长期的治疗、保健和康复，也可能导致死亡。

（2）慢性病的特征

1）病因：病因不明确，与多种因素有关。

2）病因预防：必须采取综合性的预防干预措施，直接效果不明确，需要长时间评价、观察。

3）发病机制：复杂、不易阻断。

4）病程及所需要的卫生服务：病程长，甚至终生带病，需要连续性的预防、保健、康复、健康管理服务。

5）传播：多无传染性，人群预防与个人预防相结合，但效果尚不突出。

6）预后：多器官、多系统损害，需要连续性、综合性的康复服务，晚期因丧失生活能力需要进行长期照顾。

2. 常见的慢性病

在我国，符合上述慢性病特征的疾病主要包括：心脑血管疾病，如高血压、冠心病、脑卒中等；代谢性疾病，如糖尿病；恶性肿瘤，如肺癌；慢性呼吸系统疾病，如慢性阻塞性肺疾病等；心理异常和精神病，如抑郁症；慢性肝、肾疾病，如肝硬化；其他各种器官的慢性、不可逆性损害。

（1）高血压

高血压是指以体循环动脉血压收缩压/舒张压增高为主要特征，可伴有心、脑、肾等器官的功能或器质性损害的临床综合征。高血压是最常见的慢性病，也是心脑血管病主要的危险因素。高血压在我国仍存在"三高三低"的状态，三高指的是高患病率、高致残率和高死亡率，三低是指低知晓率、低治疗率和低控制率。因此，要加强对高血压的健康教育。在未使用降压药物的情况下，非同日三次测量上肢血压均高于正常，即诊室收缩压（俗称高压）≥ 140 mmHg 和（或）舒张压（俗称低压）≥ 90 mmHg，而且这三次血压测量不在同一天内，则为高血压。诊室血压是近年来出现的新名词，是由医护人员在标准条件下按统一的规范进行测量所获得的血压值。

高血压可分为两类：原发性高血压，是一种以血压升高为主要临床表现而病因尚未明确的疾病，占所有高血压患者的 90% 以上；继发性高血压，又称为症状性高血压，这类疾病病因明确，高血压仅是该种疾病的临床表现之一，血压可暂时性或持久性升高。

（2）冠心病

冠心病是冠状动脉粥样硬化性心脏病的简称，是一种缺血性心脏病。冠状动脉（冠脉）是向心脏提供血液的动脉，当冠状动脉发生粥样硬化时可引起管腔狭窄或闭塞，导致心肌缺血、缺氧或坏死从而出现胸痛、胸闷等不适，这种心脏病为冠心病。多发于 40 岁以上成人，男性发病早于女性，且近年来呈现年轻化趋势。

根据不同的发病特点和治疗原则，冠心病主要可分为两大类：慢性冠脉疾病（CAD），也称慢性心肌缺血综合征（CIS），包括稳定型心绞痛、缺血性心肌病和隐匿性冠心病等；急性冠状动脉综合征（ACS），包括不稳定型心绞痛（UA）、非 ST 段抬高型心肌梗死（NSTEMI）和 ST 段抬高型心肌梗死（STEMI），也有学者将冠心病猝死包括在内。

（3）糖尿病

糖尿病是一组因胰岛素绝对或相对分泌不足或胰岛素利用障碍所引起的碳水化合物、蛋白质、脂肪代谢紊乱性疾病，以高血糖为主要标志。糖尿病的典型临床表现为"三多一少"，即多饮、多尿、多食和体重下降，以及血糖高、尿液中含有葡萄糖等，病程久，可引起多系统损害，导致眼、肾、神经、心脏、血管等组织器官的慢性进行性病变、功能减退及衰竭，病情严重或应激时可引起急性严重代谢紊乱。糖尿病是导致心脑血管疾病、死亡、截肢、失明、肾功能衰竭和心力衰竭等的重要原因。

根据发病机制的不同，糖尿病主要可分为三类：I 型糖尿病，较为少见，常在幼年和青少年阶段发病，占我国糖尿病患者的 1% 以下，发病机制主要为胰岛 β 细胞被破坏，导致胰岛素绝对缺乏或显著减少；II 型糖尿病，比较常见，占我国糖尿病患者的 95% 以上，病因包括胰岛素抵抗、胰岛素运行性分泌不足或两者兼有；妊娠期糖尿病，孕妇妊娠前和妊娠早期无糖尿病，妊娠期 24 周后首次发现的高血糖，病因主要为妊娠后胰岛素抵抗增加和胰岛素分泌相对不足从而导致高血糖。

（4）肺癌

原发性支气管肺癌简称肺癌，起源于气管、支气管黏膜或腺体，是最为常见的肺部原发性恶性肿瘤。肺癌的病因至今尚不明确，大量资料表明，长期大量吸烟是重要的致病因素，无传染性，但具有一定的家族聚集性和遗传易感性。

根据肿瘤发生的解剖学部位可分为：中央型肺癌，发生于支气管或叶支气管，位于肺门中央的肺癌，约75%为鳞癌和小细胞肺癌；周围型肺癌，发生在肺段以下支气管和肺泡的肺癌，在肺组织周边形成单个存在的结节状或球形结节，多为腺癌。

根据组织病理学可分为：小细胞肺癌，约占肺癌总发生率的15%，因癌细胞呈类圆形或梭形、细胞浆少、体积小而得名；非小细胞肺癌，主要包括两个亚型，腺癌和鳞癌。

（5）慢性阻塞性肺疾病

慢性阻塞性肺疾病简称慢阻肺，是最常见的呼吸系统慢性疾病。慢阻肺的确切病因不清楚，一般认为与慢性支气管炎和阻塞性肺气肿发生有关的因素都可能参与慢阻肺的发病。已经发现的危险因素大致可以分为外因（即环境因素）与内因（即个体易患因素）两类。外因包括吸烟、粉尘和化学物质的吸入、空气污染、呼吸道感染及人群社会经济地位较低（可能与室内和室外空气污染、居室拥挤、营养较差及其他与社会经济地位较低相关联的因素有关）。内因包括遗传因素，气道反应性增高，在怀孕期、新生儿期、婴儿期或儿童期由各种原因导致肺发育或生长不良。

（6）抑郁症

抑郁症是抑郁障碍的一种典型情况，是一种患病率高、临床治愈率高的精神障碍，但是由于对该病认知不足，导致坚持接受正规治疗的患者较少，因此也有接受治疗率低、复发率高的特征。它以显著而持久的心境低落为主要特征，部分患者存在自伤、自杀行为，可伴有妄想、幻觉等精神病性症状，严重时可能发生抑郁性木僵，表现为面部表情固定、对刺激缺乏反应、话少甚至不言语、少动甚至不动等。抑郁症发作时一般表现为情绪低落、兴趣减退和精力缺乏等。大多为急性或者亚急性起病，好发于秋冬季。平均起病年龄为20~30岁，女性患病率高于男性。

根据症状的数量、类型及严重程度可将抑郁障碍分为轻度抑郁症、中度抑郁症和重度抑郁症。此外，因特定人群具有其对应的特征，也可将抑郁症细分为老年抑郁症、儿童抑郁症、产后抑郁症等。

（7）肝硬化

肝硬化是在肝细胞广泛坏死的基础上产生的肝脏纤维组织弥漫性增生，形成结节、假小叶，进而使得肝脏正常结构和血液供应遭到破坏。肝硬化是由于不同的疾病因素长期作用于肝脏而导致的一种慢性、进行性、弥漫性的肝病终末阶段。我国的肝硬化患者多为乙肝病毒感染所致。

根据造成肝硬化的疾病原因可分为病毒性肝硬化、胆汁淤积性肝硬化、酒精性肝硬化、自身免疫性肝病所致的肝硬化、淤血性肝硬化、隐源性肝硬化（原因不明的肝硬化）、药物或毒物导致的肝硬化以及遗传和代谢性疾病导致的肝硬化等。

根据疾病的发展情况可分为代偿期肝硬化和失代偿期肝硬化。

根据其病理特点可分为小结节性肝硬化、大结节性肝硬化和大小结节混合性肝硬化。

3. 慢性病的危险因素

慢性病的患病和死亡与许多危险因素相关，概括起来主要有以下四类：环境因素，心理行为因素，生物遗传因素，医疗卫生服务中的因素。

根据危险因素的可控性可分为两类：一是可改变的危险因素，如吸烟、有害性饮酒、不健康饮食、缺乏体力活动、超重、肥胖和心理压力等；二是不可改变的危险因素，如年龄、性别和遗传等。

目前，普遍认为吸烟、酗酒、不健康饮食、脂肪摄入过多、蔬菜水果摄入不足、体力活动少、超重或肥胖、高血压、家族遗传史、精神紧张、心理不适应、环境污染与职业危害等危险因素可能导致慢性病的发生。其中，吸烟、酗酒、不健康饮食和缺乏体力活动是全球范围内造成多种慢性病的四大行为危险因素，血压升高、血糖升高、胆固醇升高、超重或肥胖是导致慢性病的四种主要生物危险因素。

二、常见多发病

1. 多发病的概念

多发病是指人群中时常发生的疾病，如气管炎、感冒等。不同地区、不同生活条件和季节有不同的多发病。

疾病的种类很多，不同年龄段或者不同人群中，多发病的种类都不相同。例如，在婴幼儿阶段，病毒感染导致的出疹性疾病多发，如猩红热、风疹、麻疹等；在青少年阶段，感染性的疾病比较多见，如感冒或者拉肚子等；在中老年阶段，常见病和多发病频发，慢性病比较常见的有高血压、高脂血症、糖尿病、冠心病、慢性支气管炎、肺气肿、脑梗死等。绝经后妇女骨质疏松也比较多见，经常吸烟的人群肺癌的发病率会更高。

2. 常见的多发病

（1）呼吸道疾病

1)哮喘，即支气管哮喘，是一种慢性的气道疾病，以气道出现慢性炎症反应为主要特征。其临床表现为反复发作的喘息、气促、胸闷和咳嗽等，多在夜间及清晨发作或加剧，多数患者可自行缓解或经治疗缓解。

2)鼻炎，是由病毒、细菌、过敏原（如花粉）、各种理化因子（如刺激性气体）以及某些全身性疾病而引起的鼻腔黏膜炎症，主要表现为鼻塞、鼻痒、流鼻涕和打喷嚏等，最为常见的是过敏性鼻炎。

3)支气管炎，是由生物或者非生物（如微生物感染、物理或化学性刺激等）引起的支气管黏膜及其周围组织的急性或者慢性非特异性炎症，表现为咳嗽、咯痰等。

4)肺炎，是指肺泡、远端气道和肺间质的感染性炎症，可由细菌、病毒和其他病原体等因素感染而引起，其中以细菌性和病毒性肺炎最为常见。

（2）皮肤疾病

1)湿疹，是一种慢性、炎症性和瘙痒性皮肤病，皮疹呈多形性，对称分布，存在明显瘙痒、慢性病程，严重影响患者的生活质量。湿疹的发病人群广泛，不分年龄、性别和地域，容易复发，需长期治疗。

2)水痘，是一种急性传染病，由水痘-带状疱疹病毒引起，可导致全身性斑疹、丘疹、疱疹以及结痂等症状，该病传染性极强，多数患者恢复后可在体内形成抗体。

3)过敏性皮炎，是由过敏原所引起的皮肤病，主要是指人体通过接触到某些过敏原而引起的皮肤红肿、发痒、风团和脱皮等皮肤病症。具体的过敏原可以分为接触过敏原、吸入过敏原、食入过敏原和注射入过敏原四类。每类过敏原都可以引起相应的过敏反应，主要的表现是多种多样的皮炎、湿疹和荨麻疹等。

4)风疹，是由风疹病毒感染所引起的急性呼吸道传染病，表现为发热、皮疹、耳后及枕部淋巴结肿大，主要通过飞沫经呼吸道传播，大多预后良好。

（3）肠道疾病

1)阑尾炎，是指由于各种原因导致的阑尾管腔堵塞，或继发细菌感染而引发的炎症，青壮年发病率最高。急性阑尾炎是最为常见的急腹症之一。

2)胃肠炎，是指由于各种原因引起的胃肠黏膜炎症，以腹痛、腹泻、恶心和呕吐等症状为主，通常是由病毒、细菌、寄生虫感染等原因导致的。

3)腹泻，是一种常见症状，俗称"拉肚子"，是指排便次数多于三次/每天，粪质稀薄，水分增加，每日排便量超过200 g，或含未消化食物、脓血、黏液。腹泻常伴有排便急迫感、肛门不适、失禁等症状。正常人每日大约有9 L液体进入胃肠道，通过肠道对水分的吸收，最终粪便中的水分仅为100～200 mL。若进入结肠的液体量超过了结肠的吸收能力或结肠的吸收容量减少，就会导致粪便中水分排出量增加，产生腹泻。临床上按病程长短，将腹泻分为急性腹泻和慢性腹泻两类。急性腹泻发病急剧，病程在2~3周之内，大多系感染引起。慢性腹泻是指病程在两个月以上或间歇期在2~4周内的复发性腹泻，发病原因复杂，可为感染性或非感染性因素所致。

4）便秘，主要表现是排便次数减少和排便困难，许多患者的排便次数每周少于3次，严重者长达2~4周才排便一次。有的患者可突出地表现为排便困难，排便时间可长达30 min以上，或每日排便多次，但排出困难，粪便硬结如羊粪状，且数量很少。此外，还有腹胀、食欲缺乏，以及服用泻药不当引起排便前腹痛等症状。老年人过分用力排便时，可导致冠状动脉和脑血流的改变。由于脑血流量的降低，排便时可发生昏厥。冠状动脉供血不足者可能发生心绞痛、心肌梗死。高血压者可引起脑血管意外，还可引起动脉瘤或室壁瘤的破裂、心脏附壁血栓脱落、心律失常甚至发生猝死。由于结肠肌层张力低下，可发生巨结肠症。用力排便时，腹腔内压升高可引起或加重痔疮，强行排便时损伤肛管，可引起肛裂等其他肛周疾病。粪便嵌塞后会产生肠梗阻、粪性溃疡、尿潴留及大便失禁。

（4）传染类疾病

1）手足口病，也被称为"手口足综合征"，是由肠道病毒所引起的常见急性发热出疹性传染病，以手、足、口等部位散发性皮疹和疱疹为主，主要是通过消化道、呼吸道和密切接触等途径进行传播，大部分患者预后良好，偶有重症，可导致后遗症。

2）流行性感冒，简称流感，是由流感病毒引起的急性呼吸道传染病，临床表现为高热、乏力、头疼、咳嗽、全身肌肉酸痛等，可通过飞沫及接触传染，传染性强。

3）猩红热，是一种由A组β型溶血性链球菌所引起的急性呼吸道传染性疾病，主要临床表现为发热、咽部肿痛、全身弥漫性鲜红色皮疹和疹后脱屑等。人群普遍易感，其中儿童为主要易感人群。

（5）眼科疾病

1）泪囊炎，是一种眼科的常见疾病，主要是由于泪道阻塞，导致细菌、泪液长时间积存于泪囊内而引发炎症，包括急性泪囊炎和慢性泪囊炎两种。主要症状为眼红、流泪、伴有脓性分泌物溢出等。其治疗原则是控制感染、缓解疼痛、使阻塞的泪道重新通畅。

2）过敏性结膜炎，即因过敏而导致的结膜炎。眼结膜受到花粉、灰尘、尘螨、动物皮屑等过敏原刺激后，产生超敏反应，出现眼痒、白眼球发红、流泪及分泌物增加等过敏表现。通常累及双眼，脱离过敏原后，可逐渐自行缓解。

（6）口腔疾病

1）奶瓶龋，是指已经长了牙齿，但还在用奶瓶吃奶的宝宝所患有的一种龋病。常见于长期使用奶瓶的宝宝身上，龋齿主要发生于上颌的门牙和第一乳磨牙，下颌的门牙则很少看到龋齿，往往是因为不当的喂食习惯造成饮品中的可发酵糖类长时间滞留在牙齿周围所导致的。奶瓶龋的发生往往是由于家长没有掌握正确的喂奶方法造成的。

2）龋齿。不论乳牙还是恒牙都可以发生龋齿，病变的进行过程一般都很缓慢，先是牙釉质发生龋蚀，牙冠龋坏部位的色泽变得灰暗，牙面不光滑，易有牙垢堆积。龋齿初期患者感觉不到疼痛，当龋洞发展到牙本质时，遇到冷、热、酸、咸和甜的食物时会发生疼痛（一般是酸痛）。如果龋洞较深，与牙髓接近或蛀穿到牙髓，上述性质的刺激会引起难以忍受的酸痛。龋洞内经常会有食物嵌入，发出腐败难闻的臭气。随着龋洞的不断扩大，牙冠会一块块地崩溃，最后只留下残余牙根。

3）口臭，是指从口腔或其他充满空气的空腔中，如鼻、鼻窦、咽中所散发出来的臭气，它严重影响人们的社会交往和心理健康。口腔局部疾患是导致口臭的主要原因，但不容忽视的是，口臭也常是某些严重系统性疾病的口腔表现，有一些器质性疾患也会导致口臭症。

（7）其他疾病

1）贫血，是指人体外周血中红细胞数量减少，当低于正常范围的下限时则不能对组织器官充分供氧，这将引起一系列的症状，甚至导致进一步的器官病变，这一临床综合征被统称为贫血。

国内诊断贫血的标准为：在海平面地区，成年男性血红蛋白 Hb < 120 g/L，成年女性（非妊娠）Hb < 110 g/L，孕妇 Hb < 100 g/L。贫血的正常范围受年龄、性别、海拔等诸多因素影响。

2）低血糖，是指血浆中葡萄糖水平下降并低于正常，可有心悸、大汗、饥饿，甚至神志改变。餐后低血糖多在早餐后 1.5 ~ 3 h 发作，急性低血糖且意识清醒者需立即口服葡萄糖。

三、常见健康问题

1. 失眠

失眠是由多种因素导致的常见睡眠障碍。引起或促发失眠的原因众多，包括入睡困难、睡眠维持困难、日间功能损害等，可通过心理行为、物理及药物治疗等进行改善。大部分失眠的人遇到的失眠问题都是短暂性的，一般是由一过性的个人问题引起的。然而，有时失眠的原因不明。失眠也可能是由医学或心理问题引起的，也可能是一种主要的睡眠障碍，如阻塞性睡眠呼吸暂停低通气综合征或不安腿综合征。根据失眠症状发生和持续的时间长短，可以分为短期失眠障碍、慢性失眠障碍和其他失眠障碍。短期失眠障碍是指出现失眠症状的时间不超过 3 个月，与应激、心理、环境变化有关；慢性失眠障碍是指出现失眠症状的时间在 3 个月以上，并且一周至少发生 3 次；其他失眠障碍，即不符合以上两种类型的失眠，如出现失眠症状的时间在 3 个月以上，但一周少于 3 次。

2. 腰腿疼痛

腰腿疼痛是脊柱脊髓外科门诊常见病症。腰部疼痛主要包括劳损性疼痛（软组织疼痛）、间盘源性疼痛、风湿性疾病。腿部疼痛主要包括腰椎间盘突出症、关节炎、血管性疾病、风湿性疾病。主要症状有腰腿酸痛不适、活动受限、不能久卧或间歇性跛行以及伤患肢体酸胀、麻木、无力、出冷汗、发凉。劳累或天气变化使病情加剧等多种伴发症状，引起患肢活动受限或功能障碍。

3. 肩周炎

肩周炎是指肩关节周围软组织不明原因自限性无菌性炎症，主要表现为肩关节疼痛和活动受限，多发于 50 岁左右的中老年人，症状一般会逐渐缓解，也称五十肩、漏肩风、凝肩等，实际在医学领域被广泛接受且描述相对准确的命名是粘连性肩关节囊炎和冻结肩。

4. 颈椎病

颈椎病是一种以椎间盘退行性病理改变为基础的疾病。由于颈椎长期劳损、骨质增生或椎间盘脱出、韧带增厚，致使颈脊髓、神经根、椎动脉受压，交感神经受到刺激，出现一系列功能障碍的临床综合征，约 90% 的患者经过非手术治疗获得痊愈或缓解。随着生活方式的改变，长期低头、伏案工作的人群增多，近年来颈椎病的患病率不断上升，且发病年龄有年轻化的趋势，但就诊患者仍然以中老年人群为主。

第六节　传染病的流行与预防

一、传染病的分类

我国法定传染病共 40 种，其中甲类传染病 2 种，乙类传染病 27 种，丙类传染病 11 种。

甲类传染病是指对人体健康和生命安全危害特别严重，可能造成重大经济损失和社会影响，需要强制管理、强制隔离治疗、强制卫生检疫，控制疫情蔓延的传染病。包括鼠疫、霍乱。

乙类传染病是指对人体健康和生命安全危害严重，可能造成较大经济损失和社会影响，需要严格管理、落实各项防控措施、降低发病率、减少危害的传染病。包括：传染性非典型肺炎、艾滋病、病毒性肝炎、脊髓灰质炎、人感染高致病性禽流感、麻疹、流行性出血热、狂犬病、流行性乙型脑炎、登革热、炭疽、细菌性和阿米巴性痢疾、肺结核、伤寒和副伤寒、流行性脑脊髓膜炎、百日咳、白喉、新生儿破伤风、猩红热、布鲁氏菌病、淋病、梅毒、钩端螺旋体病、血吸虫病、疟疾、人感染 H7N9 禽流感、新型冠状病毒肺炎。

丙类传染病是指常见多发、对人体健康和生命安全造成危害，可能造成一定程度的经济损失和社会影响，需要监测管理、关注流行趋势、控制暴发流行的传染病。包括：流行性感冒、流行性腮腺炎、风疹、急性出血性结膜炎、麻风病、流行性和地方性斑疹伤寒、黑热病、包虫病、丝虫病、除霍乱、细菌性和阿米巴性痢疾、伤寒和副伤寒以外的感染性腹泻病、手足口病。

乙类传染病中的传染性非典型肺炎、炭疽中的肺炭疽、人感染高致病性禽流感、新型冠状病毒肺炎，采取甲类传染病的预防、控制措施。

国务院卫生健康主管部门根据传染病暴发、流行情况和危害程度，及时确定和调整各类传染病名录予以公布。其中，甲类传染病名录须报国务院批准。

二、传染病的基本特征

1. 有特异性病原体

每种传染病都是由特异的病原体感染引起的，包括各种致病微生物、寄生虫和朊粒（一种缺乏核酸结构的具有感染性的变异），以病毒和细菌感染最常见。如病毒性肝炎的病原体为各种肝炎病毒，霍乱的病原体为霍乱弧菌。

2. 有传染性

病原体由一个宿主排出体外，经一定的途径传给另一个宿主，这种特性称为传染性。所有传染病都具有一定的传染性，这是传染病与其他感染性疾病的主要区别。传染病能由动物传染给人类，也能在人群中相互传播，但每种传染病的传染性强弱不一。不同的传染病传染期长短不一。各种传染病在不同的病程阶段，传染性大小也不相同。

3. 有流行病学特征

（1）流行性

在一定条件下，传染病能在人群中传播蔓延的特性称为流行性。按传染病的流行强度和广度可分为：

1）散发，是指某种传染病发病率在某地区常年的一般发病水平，传染病在人群中分散发生。

2）流行，是指某种疾病在某地区的发病率显著高于常年的一般发病水平。在人群免疫水平较低或疾病的传播途径容易实现时，易造成流行。

3）大流行，是指某种传染病在一定时间内迅速蔓延，波及范围广泛，甚至超出国界、洲界，如传染性非典型肺炎、新型冠状病毒肺炎等。

4）暴发，是指某种传染病在一个较小的范围短时间（数天）内突然出现大批同类病例，如细菌性食物中毒等。

（2）季节性

由于受气温、湿度、雨水等环境因素的影响，某些传染病的发病率在每年一定季节出现升高的现象，如呼吸道传染病以冬春季节常见，肠道传染病以夏秋季节多见。

（3）地方性

因地理气候、生活习惯等自然因素和社会因素的不同，某些传染病常局限在一定地区发生，这种传染病称为地方性传染病，如血吸虫病常见于钉螺繁殖的水网地区，布鲁氏菌病常见于牧区。

（4）外来性

有些传染病在国内或地区内原来不存在，是从国外或外地通过外来人口或物品传入的，如霍乱。

4. 有免疫性

传染病痊愈后，免疫功能正常的人能产生程度不等的针对该病原体及其产物的特异性保护免疫。人体免疫力因病原体种类及个体状况不同，其强度与免疫持续时间长短不同。因各种传染病的免疫强度和持续时间不同，可出现下列现象。

（1）再感染

传染病痊愈后，经过一段时间免疫力逐渐消失又感染同一种病原体，称为再感染，多见于流感、菌痢等。

（2）重复感染

传染病尚未痊愈，又受到同一种病原体感染，称为重复感染，多见于寄生虫病，

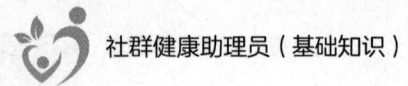

如血吸虫病、钩虫病等。

（3）复发

传染病已经进入恢复期或初愈，病原体在体内又复活跃，再次出现临床症状，称为复发，见于伤寒、疟疾等。

（4）再燃

传染病已经进入缓解后期，体温尚未降至正常而再度上升，症状重新出现，称为再燃，见于伤寒、疟疾等。

三、传染病的传播条件

传染病的流行过程必须具备三个基本条件，即传染源、传播途径和易感人群。

1. 传染源

体内有传染病病原体生长繁殖，并能将其排出体外的人和动物称为传染源，包括传染病患者、隐性感染者、病原携带者和受感染的动物。

（1）传染病患者

急性期患者体内有大量病原体生长繁殖，并借助咳嗽、腹泻等症状排出体外，成为主要传染源。轻型患者和隐性感染者症状轻或无症状，隐性感染者数量多而不易被发现，是极重要的传染源。慢性患者排出病原体的时间长，活动范围较大，与易感者接触机会较多，也是重要的传染源。

（2）隐性感染者

隐性感染又称亚临床感染或不显性感染。病原体进入人体后，仅引起机体特异性免疫应答，发生轻微的病理变化，不产生任何临床症状。某些传染病，如流行性脑脊髓膜炎、脊髓灰质炎等，隐性感染者是重要的传染源。

（3）病原携带者

病原携带者是指没有临床症状而能排出病原体的人，如伤寒、菌痢等病原携带者，因其不易被发现，也是重要的传染源。

（4）受感染的动物

有些动物间的传染病，如狂犬病、鼠疫等，也可传染给人类，引起严重疾病，称为动物源性传染病。其中有的传染病可在哺乳动物和人类之间互相传播，称为人畜（兽）共患病，受感染的动物是主要的传染源。

2. 传播途径

病原体离开传染源到达另一个易感者的途径称为传播途径。传染病的传播途径主要有如下几种：

（1）呼吸道传播

呼吸道传播包括飞沫、尘埃、飞沫核，是呼吸道传染病的主要传播途径，如麻疹、结核病、禽流感等。经呼吸道传播的传染病流行特征是传播途径容易实现，蔓延速度快，冬春季多见，儿童发病率高。

（2）消化道传播

消化道传播包括经水和食物传播，如伤寒、霍乱等。患者因进食被病原体污染的食物或患病动物的肉、乳、蛋等感染，或因饮用被病原体污染的水源而感染。

（3）接触传播

接触传播是指易感者与被病原体污染的水或土壤接触时获得感染，如钩端螺旋体病、血吸虫病等。日常生活密切接触也有可能感染，如麻疹、白喉等。不洁性接触可传播人类免疫缺陷病毒（HIV）、乙型肝炎病毒（HBV）、丙型肝炎病毒（HCV）、梅毒螺旋体等。

（4）虫媒传播

虫媒传播是指以节肢动物为媒介而造成的传播，又分为吸血节肢动物传播和机械携带传播两种。前者是指通过吸血昆虫叮咬、吸吮患病动物和人的血液而传播，如蚊虫传播流行性乙型脑炎。后者是指医学节肢动物对病原体仅起携带、运输的作用，机械地从一个宿主传给另一个宿主，如蝇传播痢疾、伤寒等。

（5）血液、体液传播

血液、体液传播是指经输血、使用血制品、分娩、性交或被血液体液污染的医疗器械所引起的传播，如乙型病毒性肝炎、丙型病毒性肝炎、疟疾及艾滋病等。

（6）母婴传播

某些传染病的病原体可通过胎盘（产前）、产道（产时）、哺乳喂养（产后）传播，如乙型病毒性肝炎、风疹及艾滋病等。除母婴传播属于垂直传播外，以上传播途径统称为水平传播。

有些传染病只有一种传播途径，如伤寒只经消化道传播；有些传染病则有多种传播途径，如疟疾可经虫媒传播、血液传播和母婴传播等。

3. 易感人群

对某种传染病缺乏特异性免疫力的人群称为易感人群。新生儿增加，免疫人口死亡，人群免疫力自然消退，机体抵抗力降低等，均能使人群易感性升高。有计划地进行预防接种可使免疫人口增加，降低人群易感性。

四、传染病的诊断

早期正确的诊断不仅可以使患者得到及时治疗,而且可以早期防止疾病扩散,防止传染病的流行。传染病的诊断需要综合分析下列三方面的资料。

1. 流行病学资料

流行病学资料在传染病的诊断中有重要的价值。应仔细询问可疑患者的年龄、职业、籍贯、发病季节、居住与旅行地点、既往病史、输血史、密切接触史、不洁饮食习惯、预防接种等。主要包括:

(1) 地区分布

某些传染病分布于特定地区,以特定动物为传染源或媒介。

(2) 时间分布

某些传染病有较强的季节性,如乙型脑炎好发于夏秋季。

(3) 人群分布

许多传染病与年龄、性别、职业相关。

2. 临床资料

全面而准确地询问病史,系统而细致的体格检查,对确定临床诊断极为重要。发病的诱因和起病方式对传染病的诊断有重要参考价值,体格检查要注意有诊断意义的体征。

3. 实验室及其他检查资料

实验室检查及其他检查资料对传染病的诊断有特殊意义。所有传染病都有其特异性病原体,只要从患者体内查到病原体就可确诊,检测出特异性抗体亦有确诊意义。

(1) 一般检查

一般检查包括血液、尿液、粪便常规和生化检查。血常规以白细胞计数和分类意义较大,白细胞显著升高多为化脓性细菌感染,如猩红热、流行性脑脊髓膜炎等;白细胞减少或正常多见于病毒感染性疾病,如流行性感冒、病毒性肝炎等。

(2) 病原学检查

1) 直接检查病原体。许多寄生虫病可通过肉眼或显微镜观察检出病原体而确诊,如肉眼发现虫体,粪便涂片发现寄生虫卵,骨髓检出疟原虫、利什曼原虫等,均可迅速准确地确定诊断。

2) 分离培养病原体。细菌、螺旋体、真菌等可用人工培养基分离培养,用以分离培养病原体的检材有血液、尿液、粪便、痰液、脑脊液、骨髓等。应注意在疾病早期应用抗病原体药物治疗前取材,同时注意标本的正确保存和运送。

3）检测特异性核酸。以核酸杂交法和核酸体外扩增法为主。核酸杂交法包括斑点杂交、Southern 印迹杂交等方法。

（3）免疫学检测

免疫学检测是目前最常用于传染病和寄生虫病诊断的检测技术。

1）血清学检查，主要包括检测特异性抗原和检测特异性抗体两类。

2）皮肤试验，通过向受试者皮内注射特异性抗原，了解其体内是否含有相应抗体，有抗体时受试者发生变态反应，皮肤局部出现红肿、痒、痛表现。常用于血吸虫病等的流行病学调查。该方法目前少用。

3）T淋巴细胞亚群和免疫球蛋白测定，可了解机体免疫功能状态。用于部分传染病的诊断和病情判定，如用于结核、艾滋病的诊断和预后判定。

（4）其他检查

活体细胞病理检查对确定诊断有重要意义。内镜检查和影像学检查如 B 超、计算机断层摄影（CT）、磁共振显像（MRI）等对多种传染病与寄生虫病有辅助诊断价值。

五、传染病的治疗方法

1. 一般治疗及支持治疗

按规定隔离消毒。居室卫生整洁、阳光充足、空气流通，做好基础护理及心理治疗。给予足够热量、维生素丰富的易消化饮食，适当补充液体和盐类，维持水电解质平衡，适量吸氧。

2. 病原治疗

病原治疗既可消除病原体，促进身体恢复，又有控制与消除传染源的作用，是治疗传染病与寄生虫病的关键措施。常用药物有抗生素、化学合成制剂、血清免疫制剂等。

（1）抗菌治疗

抗生素对传染病的治疗应用广泛，主要是对细菌感染性传染病有显著疗效。但用药时须严格掌握适应证，切忌滥用，以免增加患者痛苦和经济负担。

（2）抗病毒治疗

目前有效的抗病毒药物可分为三类：

1）广谱抗病毒药物。如利巴韦林可用于呼吸道病毒感染、丙型病毒性肝炎的治疗等。

2）抗 RNA 病毒药物。如奥司他韦对甲型流感病毒 H5N1、H1N1 感染的治疗有效。

3）抗 DNA 病毒药物。如阿昔洛韦常用于疱疹病毒感染的治疗，更昔洛韦对巨细胞病毒感染的治疗有效。

（3）抗寄生虫治疗

化学制剂在治疗寄生虫病时占有重要位置。

（4）血清免疫制剂

常用的血清免疫制剂有白喉抗毒素和破伤风抗毒素等，因可能引起过敏反应，在治疗前应仔细询问药物过敏史，并做皮肤敏感试验。

3. 对症治疗

对症治疗不仅可以消除患者的某些痛苦，而且可以减少机体消耗，调整各系统功能及保护重要脏器免受感染损害，促进机体康复。高热时进行合理的降温，抽搐时给予镇静剂治疗，昏迷时缓解脑水肿等。

4. 中医中药治疗

中医学认为急性传染病多属温病范畴，按"卫气营血"辩证实施治疗。常采用清热、解表、宣肺、生津、利湿等治疗方法。

5. 康复治疗

某些传染病，如流行性乙型脑炎、流行性脑脊髓膜炎，可引起神经系统后遗症，可采取针灸、按摩、理疗等康复治疗措施，以促进功能恢复。

六、传染病的预防

1. 管理传染源

（1）传染病的分类和报告时限

我国传染病防治法规定，甲类传染病为强制管理传染病，发现甲类传染病和乙类传染病中的传染性非典型肺炎、肺炭疽、人感染高致病性禽流感和新型冠状病毒肺炎时，城镇于 2 h 内、农村于 6 h 内通过传染病疫情监测信息系统进行报告。

乙类传染病为严格管理传染病，城镇应于 6 h 内、农村应于 12 h 内通过传染病疫情监测信息系统进行报告。

丙类传染病为监视管理传染病，应于 24 h 内通过传染病疫情监测信息系统进行报告。

（2）管理

1）确诊和疑似患者：尽早明确诊断、隔离治疗，待病原体转阴后解除隔离。

2）密切接触者：应进行医学观察，观察时间应为该传染病的最长潜伏期。对部分传染病也可给予药物预防或预防接种。

3）病原携带者：不得从事法律、行政法规和国务院卫生行政部门规定禁止从事的易使该传染病扩散的工作。

4）病原携带动物：给予隔离治疗或捕杀。

2. 切断传播途径

（1）针对不同传染病采取不同措施

1）肠道传染病。按照食品卫生法规管理食品，管理保护水源，管理粪便，注意个人卫生；消灭苍蝇、蚊子、老鼠、蟑螂等动物媒介。

2）呼吸道传染病。戴口罩为简便易行的预防措施；勤洗手；保持空气流通，必要和可能时进行空气消毒。

3）虫媒传染病。可采用药物或其他措施防虫、杀虫、驱虫。

（2）消毒

消毒是切断传播途径的重要措施，是用物理或化学方法消灭停留在不同传播媒介上的病原体，以切断传播途径、阻止和控制传染病的发生。

3. 保护易感人群

锻炼身体，改善营养，可提高人群的非特异性免疫力。有计划地进行预防接种，可提高人群的特异性免疫能力。加强个人防护和药物预防对预防某些传染病也有一定作用。预防接种对传染病的控制和消灭起关键作用。

（1）提高非特异性免疫力

锻炼身体，增加营养，改善居住条件，保持心情愉快等。

（2）提高特异性免疫力

1）主动免疫。有计划地接种疫苗、菌苗或减毒的毒素（类毒素），可产生对抗病原体或毒素的特异性主动免疫。免疫力常出现于接种后1~4周。免疫力持续时间不等，通常为数月至数十年，有时需要进行加强注射。

2）被动免疫。可用抗毒素、丙种球蛋白或特异性免疫球蛋白等注射进行特异性被动免疫，被动免疫出现快，但持续时间短。

（3）个体防护

健康教育在预防传染病中也起着非常重要的作用，如在血吸虫病流行区应避免与疫水接触，前往疟疾流行区应使用蚊帐等。

第八章

寻医问药基本知识

第一节 医院与医疗服务

一、医疗机构概述

1. 医院的定义

医院是以诊疗疾病、照料病人为主要目的的医疗机构。世界卫生组织（WHO）提出的医院定义是：医院是社会和医学系统中一个完整的组织。它的功能是为人们提供完善的健康服务，包括医疗和预防两个方面以及从门诊延伸到家庭的医疗服务。医院也是培训医务人员和研究医学科学的中心。

2. 医院科室种类

（1）临床科室

1）急诊科。急诊科是医院里重症患者最集中、涉及病种最多、抢救和管理任务最重的科室。

2）内科。内科学是临床医学的一个专科，几乎是所有其他临床医学的基础，亦有医学之母之称。常见的内科种类有心血管内科、呼吸内科、肾脏内科、神经内科、感染内科、消化内科、血液内科等。

3）外科。外科学是研究外科疾病的发生发展及其临床表现、诊断、预防和治疗的学科。外科是以手术切除、修补为主要治病手段的专业科室，包括普通外科、心胸外科、脑外科、颈部外科、肝胆外科、泌尿外科、肛肠外科、骨科、烧伤科、器官移植科、乳腺外科等。随着显微外科技术的应用，外科得到了较大的发展。各医院外科的专科设置原则与内科类同，通常与内科相对应。外科疾病分为创伤、感染、肿瘤、畸形和功能障碍五大类。

4）妇（产）科。妇科和产科在医院里常为两个科室。妇科诊室的常见疾病包括生殖系统炎症、月经失调、子宫肌瘤、子宫腺肌症、子宫内膜异位症、卵巢肿瘤、宫颈癌、子宫内膜癌等。产科的诊治范围包括生理妊娠和病理妊娠，从早孕期到整个孕期的产检到产后都需要产科来处理。

5）儿科。儿科以全面研究儿童时期身心发育，治疗儿童的各种疾病为首要任务。凡涉及儿童和青少年时期的健康与卫生问题都属于儿科范围。

6）耳鼻喉科。诊断耳、鼻、咽、喉及头颈区域的疾病。随着科技的进步与发展，现有耳显微外科、耳神经外科、侧颅底外科、听力学及平衡科、鼻内镜外科、鼻神经外科（鼻颅底外科）、头颈外科、喉显微外科、嗓音与言语疾病科、小儿耳鼻咽喉科等。

7）口腔科。主要治疗牙齿、牙周相关疾病，提供牙齿美容与矫正等服务。

8）眼科。主要治疗眼球及与其相关联的组织有关疾病的科室。

9）皮肤性病科。皮肤性病科主要治疗各种皮肤病，常见皮肤病有牛皮癣、疱疹、酒渣鼻、脓疱疮、化脓菌感染、疤痕、癣、鱼鳞病、腋臭、青春痘、毛囊炎、斑秃脱发、男科炎症、鸡眼、雀斑、黄褐斑、汗疱疹、螨虫性皮炎、白癜风、湿疹、婴儿尿布疹、灰指甲、硬皮病、皮肤瘙痒等。多数医院的皮肤科还承担着性病的接诊与监测工作。

10）麻醉科。麻醉科的主要任务是确保病人在无痛与安全的条件下顺利地接受手术治疗。麻醉工作还包括麻醉前后的准备和处理、危重病人的监测治疗、急救复苏、疼痛治疗等。

11）康复科。康复科是专门对各类疾病进行康复的科室，最常见的就是各种手术后的康复，包括关节置换术后康复、各种骨折术后康复等。

（2）医技科室

1）药剂科。药剂科主要根据医院医疗、科研和教学的需要及基本用药目录编制药品计划，查询、掌握药品科技和药品市场信息，从而向临床提供安全有效、质优价廉的各类药品；根据医院医生处方及时准确地调配中西药品；有计划地生产普通制剂、灭菌制剂和中药制剂；开展临床药学、临床药理工作，配合临床做好新药、临床试验和药品疗效评价；提出改进或淘汰药物品种意见，开展中西药新制剂、新剂型药物代谢动力学和生物利用度等科研工作。

2）检验科。检验科承担包括病房、门（急）诊病人、各类体检以及科研的各种人体和动物标本的检测工作。

3）放射科。放射科提供各种医疗影像辅助检查，包括X光检查、CT检查、B超检查、彩超检查、核磁共振检查等。

4）手术室。手术室是为病人提供手术及抢救的场所，是医院的重要技术部门。

5）病理科。病理科是在医疗过程中承担病理诊断工作的科室，包括通过活体组织检查、脱落和细针穿刺细胞学检查以及尸体剖检，为临床提供明确的病理诊断，确定疾病的性质，查明死亡原因。

6）核医学科。核医学科是医院主要医技科室之一，主要开展核医学检查项目，能够有效地辅助临床科室对疾病做出正确诊断。

（3）医疗辅助科室

医疗辅助科室是辅助临床和医技科室为患者服务的科室，包括挂号科室、住院、出院处、收费处、医学信息科、后勤供应处、设备维修处等。

（4）行政管理科室

行政管理科室是医院处理日常行政事务，制订计划，维护医院运营，进行绩效考核的部门，通常包括医务处、护理部、人力资源部、财务部、科教处、总务处等。

此外，我国的大多数医院中还设有党务、工会、团委等科室。

3. 医院的分类

（1）根据规模、所在区域、服务内容、治疗方法、性质、承担的任务等划分

根据医院的规模可将医院分为大型医院或医学中心、中型医院、小型医院等。我国20世纪90年代按照区域规划与评审的要求将医院划分为三级十等，三级医院要求病床在500张以上，二级医院不少于100张床，一级医院为20张病床以上，同时根据医院的建设和发展将三级医院分为特、甲、乙、丙四个等次，二级和一级医院各分为甲、乙、丙三个等次。

一级医院是直接为社区提供医疗、预防、康复、保健综合服务的基层医院，是初级卫生保健机构。其主要功能是直接对人群提供一级预防，在社区管理多发病、常见病现症病人并对疑难重症做好正确转诊，协助高层次医院搞好中间或院后服务，合理分流病人。住院床位总数在20~99张。设有临床科室和医技科室，其中临床科室至少设有急诊室、内科、外科、妇（产）科和预防保健科，医技科室应至少设有药房、化验室、X光室和消毒供应室。目前，大部分一级综合医院已转为社区卫生服务中心。

二级医院是跨几个社区提供医疗卫生服务的地区性医院，是地区性医疗预防的技术中心。其主要功能是参与指导对高危人群的监测，接受一级转诊，对一级医院进行

业务技术指导,并能进行一定程度的教学和科研。住院床位总数在 100~499 张。设有临床科室和医技科室。临床科室至少设有急诊科、内科、外科、妇(产)科、儿科、眼科、耳鼻喉科、口腔科、皮肤科、麻醉科、传染科、预防保健科,其中眼科、耳鼻喉科、口腔科可合并建科,皮肤科可并入内科、外科或传染科;医技科室至少设有药剂科、检验科、放射科、手术室、病理科、血库(可与检验科合设)、理疗科、消毒供应室、病案室。

三级医院是跨地区、省、市以及向全国范围提供医疗卫生服务的医院,是具有全面医疗、教学、科研能力的医疗预防技术中心。其中也有细分等级,医疗水平由高到低为特等、甲等、乙等、丙等。我国目前已设有三级甲等专科医院,其主要功能是提供专科(包括特殊专科)的医疗服务,解决危重疑难病症,接受二级转诊,对下级医院进行业务技术指导和培训人才。三级甲等医院的常规职责包括培养各种高级医疗专业人才的教学和承担省以上科研项目的任务,参与和指导一级、二级预防工作。住院床位总数在 500 张以上。设有临床科室和医技科室。临床科室至少开设急诊科、内科、外科、妇(产)科、儿科、中医科、耳鼻喉科、口腔科、眼科、皮肤科、麻醉科、康复科、预防保健科;医技科室至少设有药剂科、检验科、放射科、手术室、病理科、输血科、核医学科、理疗科(可与康复科合设)、消毒供应室、病案室、营养部和相应的临床功能检查室。

(2)根据医院所在区域划分

根据医院所在区域可以将医院分为:城市医院(如省医院、市医院、区医院、街道医院)、农村医院(如县医院、乡镇医院等)。

(3)根据医院的服务内容划分

根据医院的服务内容可以将医院分为综合医院、专科医院、社区医院和康复医院等。其中,专科医院又可以进一步按服务人群分为妇产医院、儿童医院、老年医院,按疾病、系统划分为肿瘤医院、心血管病医院、肾病医院、肝病医院、传染病医院、精神病医院、结核病医院、职业病医院、口腔医院、眼科医院、骨科医院等。

(4)根据医院的主要诊断、治疗方法划分

根据医院的主要诊断、治疗方法可以将医院分为西医医院、中医医院、蒙医医院、藏医医院等。

(5)根据医院的性质、经营、隶属关系划分

按医院的经济性质可以将医院划分为股份制医院、股份合作制医院和独资医院。按医院的经营主体可以将医院划分为公立医院、公有民营医院或国有民营医院和民有民营医院。按医院的经营目的可以将医院划分为营利性医院、非营利性医院。按医院

的隶属关系可以将医院划分为政府所属的医院、企业医院、军队医院等。

（6）根据医院是否承担教学任务划分

根据医院是否承担教学任务可以将医院划分为教学医院、非教学医院等。

二、医疗服务

1. 一般门诊

（1）一般门诊的特点

1）既方便又经济。对患者来讲，可定期或者不定期地到医院进行检查和治疗；对医院而言，门诊所需要的人员编制、建设资金和医疗成本都低于住院。与住院相比，门诊既能达到医治疾病的目的，又是患者最易接受、最经济、最便捷、最有效的医疗服务形式。因此在国内，大部分患者看病选择门诊。

2）环节多而复杂。门诊是一个功能相对齐全的有机整体，挂号、候诊、诊疗、取药、治疗以及化验检查是一个连贯的流程。据调查，一般每位患者平均在门诊的停留时间为 $1 \sim 1.5 \, h$，而医生直接诊查患者的时间仅为 $10 \sim 15 \, min$。由于每日客流量巨大，导致医生需要在最短的时间内做出最准确的判断，这不仅要求医生技术水平过硬，而且要求患者及时配合，尽最大可能地描述自己的病情特征。

3）就诊时间短，诊治存在误差。城市大医院门诊患者数量多、病种和病情复杂，绝大多数患者接受医生诊疗的时间很短，医生一般通过对其行为活动的询问及其化验结果等做出判断。对于患者而言，同一患者很难实现由同一个医生连续诊治，于是医生难以从整体上进行系统观察，这会给诊治带来困难。因此，可能会导致有些疾病被误诊而耽误患者的最佳治疗时间，患者经常往返医院，无形之中会制造医患矛盾。

4）易于交叉感染。门诊诊室每天有大量的患者、陪伴者、健康检查者聚集和出入，成为人群混杂的公共场所。急慢性病、感染性疾病、流行病甚至是急性传染病病患与其他人混在一起，极易造成患者之间或患者和健康人群之间的交叉感染，特别是婴幼儿、年老体弱者、抵抗力差者。在国内，即便对传染病设有专科门诊特殊对待，但由于患者对自己的疾病判断能力较差，误以为自己不是传染病患者或根本不知道自己所患疾病，而选择了防范措施相对于传染病门诊较差的其他门诊，致使自己成为传染源，引起疾病传播。

（2）一般门诊的功能

1）负责组织完成患者的门诊诊疗工作。对病情不适宜在门诊处置的患者，要收入住院或者转院治疗。

2）承担基层送诊单位转来患者的会诊。要充分发挥基层医疗单位的技术与能力，有的患者在明确诊断和治疗方案后，应转回基层医疗单位治疗，也可以在本院进行治疗，必要时转往相关医院。

3）负责相关人群的疾病普查、预防保健、疾病诊断等工作。

4）积极开展医疗保健咨询和技术指导工作。运用各种形式进行卫生知识、疾病防治、计划生育、优生优育以及卫生法规的宣传教育工作。

5）加强传染病管理。对传染病患者或者疑似传染病患者实行严格的隔离制度，并做好消毒工作，以防传染病的进一步扩散，对需报告上级卫生行政部门的传染病做好及时上报工作。

6）负责所承担的教学和科研工作。

7）开展计划免疫和健康教育工作。

2. 保健门诊

保健门诊是为了满足人们日益提升的健康意识和健康需求而诞生的门诊，其面对的群体并不是一般门诊常见的患者，而是一些拥有较强健康管理意识或者寻求健康生活方法的人，抑或是一些心理上存在障碍、需要通过外界手段来克服的人。保健门诊针对的对象经常是人们所说的"无病"之人。

（1）保健门诊服务人群

1）身体健康、无异常指征，保持最佳状态者。这类患者前来就医，不是为了治病，而是尽可能地防患于未然，让自己的身体时刻都保持在最佳状态。

2）体质偏颇、有疾病易患倾向者。这类患者前来保健门诊，往往是为了做中医调理，让自己的身体能在流行病高发期抵御疾病或者减少疾病暴发时的伤害。

3）自觉症状明显但理化指标无异常者。这类患者往往已经在一般门诊检查过，一般门诊显示其身体处在健康状态，但实际上这类人有可能是处在心理疾病的困扰当中，他们前来保健门诊就医更多地是希望得到心理疏导。

4）理化检查指标处于临界值但尚未达到疾病诊断标准者，即疾病的易患人群。这类人很容易感染疾病，但是在未发病之前不可擅自吃药，否则容易引起身体损伤，导致体内细菌形成耐药性等，所以前往保健门诊寻求保护之道。

5）慢性疾病稳定期需延缓发展、预防并发症者。慢性病患者复诊时会伴随开药的过程，而保健门诊的出现不仅缓解一般门诊的就诊压力，还便捷了他们的开药。

6）病已痊愈，但需预防复发者，或大病初愈、大手术后身体虚弱，需进一步调养康复者。他们往往需要身体上的调养，在这里可以得到医生医嘱按照正确方式生活。

7）性发育、性功能、泌尿功能方面存在问题的各年龄组男性。这类患者一般伴随着心理问题，使他们往往不愿意将疾病说出口，而保健门诊医生常会耐心地诱导患者说出自己的病情，给予他们心理上的安慰。

8）有生育要求的育龄期女性、不孕症女性、反复自然流产女性。这类患者一般往往也伴随着心理问题，同样需要医生进行心理疏导。

（2）保健门诊的服务内容

1）中医主要是处方的咨询，中药的服用指导，制定个性化的健康方案。

2）西医主要是对患者进行各类检查报告解读和患者生活的指导。

3）通过化验单或体检报告或患者口述等对患者进行健康评估。

4）解决各年龄组女性和男性对于自身性别的专业问题。

5）解决心理问题和日常生活问题。

3. 急诊门诊

急诊门诊负责对病情紧急、可能危及生命的患者实施救治和抢救，提供全面、紧急和简便的医疗服务，以最大程度避免死亡和伤残发生。急诊科室是为患者提供专业急救诊疗服务的临床科室，保障急诊患者能在最快时间内得到专业的、科学的救治。我国人口基数巨大，导致急诊客流量日益增多，为了保证急诊的快速高效，一般而言，急诊门诊会优先收治更需要治疗的患者。对部分患者，即便患者或者患者家属认为其病情已经达到了急诊治疗的标准，但由于急诊资源有限仍推荐患者前往一般门诊就诊，这也导致了医患矛盾。

（1）急诊的特点

1）医院急诊科与院前急救中心（站）具有密切联系。一般而言，在急救中心收到急救电话时，会第一时间派出救护车前往救治伤病者。在院前急救中心收治到患者时，会第一时间对患者进行简单的急救处理，等待急诊科接手患者后再进行有效的治疗。

2）急诊门诊患者多数是急症、危重病例，所以，快速高效是急诊的基本特点。

3）急诊科室的医疗、护理人员应具备熟练的诊疗能力和临床技术，工作要主动、热情、机敏、果断，具有高度责任感和一切为患者服务的使命感。

4）急诊门诊工作流程应规范化、制度化、程序化，使得急诊工作井然有序、忙而不乱。

5）需要行之有效的急救组织系统。在救治疑难危重病人、重大意外事故伤员以及实施大规模抢救的情况下，须及时调度医务人员、调拨急救物品、组织各科协作，共同完成急救任务。如果出现医疗调度不够及时或者人手不足的情况，院方应主动承担转院工作并确保患者能够第一时间得到医疗救治。

6）准备必要且充足的急救物品和药品，保障抢救工作顺利进行。对于某些重要的医疗器械，如果急诊科室不具备应当及时联系相应科室会诊。

7）急诊患者常有家属或其他人员陪护，急诊科室会发生因患者的情况过于危急、患者陪护人员心情急切而导致与医生产生矛盾的情形，这就需要医生保持沉着冷静，耐心对待突发情况，最大限度保持医院的安静环境。

8）急救患者常常涉及交通、治安等法律事件，医院应及时与保卫、公安部门取得联系。对无亲属或者护送者的人员，应当及时向有关部门报告，并尽快设法通知患者家属和单位。如果出现联系不上患者家属或者单位的情形，急救产生的费用应由所在科室先行垫付，以确保患者的生命。

（2）急诊的功能

1）急诊抢救。对于危及生命的患者，医院应组织人力、物力及时进行抢救；对不影响生命而病情紧急的患者，医院应给予及时诊断和处置。

2）提供连续、不间断的急诊治疗和救治。急诊工作直接关系到患者的安危，需要医务人员在很短的时间内做出正确诊断，给予及时、合理、有效的抢救与治疗。急诊门诊 24 h 开放，患者随到随诊断治疗，但这并不意味着患者晚上生病都需要前往急诊就诊，一般的医院会设有夜间门诊，以减少急诊科病人流量从而保证急诊科高效运行。

3）开展急救医学的研究工作。急诊门诊常见危重的病人，医科生在急诊门诊实习可以不断总结临床经验，通过动态观察、对多方面资料的收集和积累，开展急救医学的研究工作，为发展急救医学事业做出贡献。

4）应急医疗工作。综合医院的急诊门诊不仅要完成日常急诊抢救任务，还要为战争、自然灾害、事故等特殊医疗需求做好准备工作。

三、三种门诊的区别与联系

1. 三种门诊的区别

（1）三种门诊的作用不同

保健门诊主要负责患者的生活保健功能，包括心理治疗、健康检查、健康咨询等；急诊门诊负责一些情况十分紧急、需要及时治疗的患者的救治；一般门诊的作用最为广泛，可对所有疾病进行诊治。

（2）三种门诊所接待病人紧急程度、采取的治疗措施不同

一般而言，紧急程度：保健门诊＜一般门诊＜急诊。在保健门诊就医时，甚至不需要进行药物治疗；在一般门诊就医时，往往需要进行身体检查，配合化验进行药物治疗；在急诊就医有时甚至会使用到急救设备。

（3）三种门诊所开设的科室范围不同

按照科室对病人的覆盖范围，保健门诊＜急诊＜一般门诊。保健门诊常常是一些无病但需要保持健康者就诊，所以保健门诊在很多时候并不具备诊断重大疾病的能力，这时候患者就会被要求到一般门诊就诊；在急诊门诊，医生见过的病例更多，所能治疗的疾病也更多，但也只是局限于一些紧急伤病，对于一些常见伤病，由于急诊工作量巨大且伴随人手不足等情况，所以会推荐患者前往一般门诊；在一般门诊，医院往往会开设大量科室，尤其是全科医院，开设科室覆盖面广，科室划分细致，所能治疗的疾病也最为广泛。

2. 三种门诊的联系

（1）若患者在同一家医院就医，则该院的一般门诊、保健门诊、急诊这三种门诊之间的所有数据资料是互通的。即患者的病例和药单会被储存在医院的大数据库当中，无论患者在该院什么门诊挂号都可以查看过往就医、用药记录。

（2）三种门诊之间会互相联系。患者就诊时，医生会因患者病因等因素，推荐其到其他门诊进行就诊。例如，患者前往一般门诊，但实际上他可能更需要心理治疗，在这种情况下患者会被推荐到保健门诊。再如，患者前往一般门诊，但是因其情况十分紧急，处在需要争分夺秒的抢救阶段，这时候患者就会被优先送到急诊进行救治。

（3）三种门诊除急救外，都采用相同的就医形式，即选择科室并挂号，然后到分诊台进行分诊，最后到所在科室进行就诊。但由于急救情况比较特殊，时间紧迫，并不允许患者去挂号处挂号、等号，急救患者在被送往医院后会优先送到急诊门诊进行急救处理。

（4）三种门诊的设立都包括儿科类和成人类。一般儿童类门诊开设在当地的儿童医院，如果当地不设有儿童医院，则当地医院一般也会开展儿科类门诊，而成人类门诊则在所有医院（除儿童医院外）都有开设。

第二节　就医的流程及注意事项

门诊就诊流程的设定一般都执行"以病人为中心"的原则，从方便患者出发，力求诊疗过程简便、连续和高效。因此，了解门诊就诊流程对节省患者时间极为重要。

一、一般门诊就医流程

1. 预检分诊

就诊时首先要进行预检分诊，避免浪费患者时间，提高医院工作效率，及时发现危重患者，保障患者安全，也能及早发现传染病患者，防止交叉感染。一般医院会设立咨询处，为对自身疾病没有过多了解的患者或者家属进行预检分诊指导。

2. 挂号

挂号是为了保持就诊秩序和建立就诊关系进行的必要的记录，也是患者与医院之间正式建立就医法律责任的依据和起点。通过挂号，患者可以选择自己需要的科室和医生进行针对性诊疗。但随着信息技术的发展，现场挂号的流程已经逐步被预约挂号所取代。

3. 预约挂号

预约挂号是一项重要的便民服务措施，可减少患者排队挂号及就诊的时间，在一定程度上缓解了患者看病难的问题。预约挂号一般可以通过网上预约挂号、短信预约挂号、电话预约挂号等途径进行。一般预约挂号的患者还需来到医院进行现场取号。

4. 候诊

患者挂号后就可到相应门诊科室候诊。门诊护士维持候诊区的秩序，安排患者依次就诊，进行必要的检查。有效的分诊在很大程度上可以节省患者时间、提高诊疗效率。门诊护士也会根据患者病情的危重程度安排优先就诊，并对患者进行健康教育，对疑似传染病患者采取及时隔离等措施。

5. 就诊

就诊是门诊的中心环节，也是患者来医院的主要目的和诉求。候诊区护士按顺序把患者分配到诊室，复诊患者最好安排原诊治医生接诊。医生询问有关病史后进行检查，必要时进行化验和特殊检查，根据病情及检查做出初步诊断。这个环节一般需要 10～15 min，在就诊结束后患者如果有化验项目或者需要住院，则会留在医院内接受下一步诊疗。

6. 医技科室检查及治疗

在诊疗过程中，医生认为需要进行检查或检验时，会开出检查或治疗申请单，嘱咐检查或治疗前的准备注意事项。对于某些较为复杂的项目，通常需要另行预约。

7. 结算

需要做检查、检验或开药的患者可到收费处交费，部分医院推行了"先诊疗，后结算"模式。

8. 取药

患者取药是门诊工作的重要环节，门诊医生必须严格执行处方制度，药剂人员严格按规定审查处方，发药前认真核对药品、剂量和姓名等。

9. 离院或入院

患者经诊断、治疗后即可离院。有的患者因病情需要住院治疗的，应由医生签发住院通知单。

二、保健门诊就诊流程

保健门诊的就诊流程一般都从方便患者的角度出发执行"从简"的原则。因为到保健门诊寻求诊疗的患者大部分需要的是健康检查，所以顺畅的门诊就诊流程可以为患者节约更多的时间。

1. 挂号

和一般门诊不同，医院的保健门诊都是仅设有几个挂号选项，如男性泌尿科保健门诊、儿科保健门诊等。患者有疑虑也可以进一步咨询医护人员。

2. 预约挂号

预约挂号同一般门诊一样，可以选择电话预约挂号、网上预约挂号、微信公众号预约挂号等。在预约挂号后，取号时要参考就诊医院的诊疗规则。

3. 候诊

患者挂号后到相应保健门诊科室候诊。保健门诊一般就诊时间不会太久，因此排队时间较短，在护士分诊之后应耐心等待，不要随意走动。

4. 就诊

就诊是保健门诊的中心环节，也是患者来医院的主要目的和诉求。候诊区护士按顺序把患者分配到诊室，复诊患者最好安排原诊治医生接诊。医生询问患者的相关信息之后，必要时进行化验和特殊检查，医生根据病情及检查做出初步诊断，此环节一般需要 5 ~ 10 min。如果医生在诊疗过程中认为患者需转至专科进行进一步诊疗，也会建议患者至相应专科就诊。

5. 医技科室检查及治疗

在诊疗过程中，如果开出了相应的检查单，则要谨遵医嘱进行检查。有些检查需要另行预约，因此需要二次就诊。

6. 结算

需要做检查、检验或者开药的患者可到收费处交费。有些医院推行了"先诊疗，后结算"模式。

7. 取药

患者取药是门诊工作的重要环节,保健门诊医生也需要严格执行处方制度,药剂人员要严格按规定审查处方,发药前认真核对药品、剂量和姓名等。

8. 离院

患者完成检查或取药之后即可离院,如果需要住院则往往会先被安排到一般门诊进行检查。

三、急诊门诊就诊程序

1. 急诊医疗体系

急诊就诊有着一套不同于门诊的流程体系,主要根据病人当时的情况进行就诊。虽然各地医院体制不同,但是大部分急诊医疗体系是:急诊门诊分诊—急诊观察室—急诊病房—急诊ICU。

一般而言,患者应前往的科室不由患者决定,而是由医生通过对患者初步诊断得出结果后进行判断。有些患者已经丧失决策能力,此时一般需要先送去抢救,这种情况就不涉及就诊流程问题。

(1) 特殊诊疗

除一般状况较好的患者由接诊医生或者护士安排诊疗之外,以下几类患者需要特殊诊疗。

1) 疾病涉及多个专科,且病情没有主次之分。该类患者最需要的是综合诊治,收入任何一个相关科室都不十分妥当,因此该类情况下一般由急诊内科或者是首诊科室主管,其他科室参与会诊,协力使患者康复出院。

2) 病情不明,难以确定归属科室。该类患者最需要的是疾病诊断,在接诊后再分配到首诊科室进行紧急检验检查,明确好当前疾病主要问题之后再开始安排下一步诊疗。

3) 病情危重,不适宜转运。当患者送到急诊室时已经处在危重状态,而由于患者原因不能进行及时有效的治疗时,会由医生安排紧急处理,采取最合理的办法,以挽救患者的生命为前提进行诊治。

4) 可以明确归属科室,但相应科室已经没有治疗指征。这些患者最常见于外科系统,其疾病性质应归属于外科疾病,但因为没有手术适宜症状或者存在手术禁忌证,或是已经丧失手术的机会,因而已经不需要手术治疗,但是还需要在内科进行保守治疗。当该类患者前来就诊后,虽然患者此时已经痛苦难耐,但是还需要听从医生安排,认真遵从医嘱。

5)临终患者。这类患者已经没有进行特殊治疗的必要性,最重要的是临终关怀。这类患者被送过来时,往往都已经伴随神志不清、昏迷等情况,这时候医生会和患者家属进行联系,推荐患者家属采取临终关怀措施,以最大程度减少患者的痛苦。

(2)绿色通道

如果患者被送来的时候就已经处于病危状态,那么患者可以走急诊绿色通道。急诊绿色通道是指对危急重症患者开辟的急救快送通道,尤其在突发公共事件造成重大人员伤亡的时候,能够及时提供医学救援。凡是危及患者生命的疾病均属绿色通道的救治范围,常见的病种有呼吸心搏骤停、急性心衰、急性心肌梗死、心律失常、各种原因所致的休克、重度创伤、急性中毒、脑卒中等。除此之外,还包括需要救治的"三无"患者(就诊时无姓名、无家属陪护、无治疗经费的患者)。

2. 急诊就诊流程

(1)急诊患者按挂号顺序就诊,兼顾病情轻重。病情的严重程度决定就诊及处置的优先次序,急诊科从功能结构上分为红、黄、绿"三区",将患者的病情分为"四级",提高分诊准确率,保障急诊患者的医疗安全。如有危重或绿色通道患者,医护人员会首先接诊抢救此类病人,其他就诊患者应理解并予以配合。

(2)为使急诊患者得到快速救治,急诊患者挂号时可缴纳小额预付费,以减少多次来回缴费的烦琐程序。

(3)急诊各处有明显分区,并标有显著标识,就诊时须留意查看(包括地面部分标识)。

(4)扫码排队,到达护士站后,根据挂号凭证扫码加入排队序列,在诊室外等候。

(5)就诊时应向医生如实反映病情,避免提供错误信息,导致误诊发生。

(6)医生根据面对面交流判断,开出检查单或者直接给出治疗方案。

(7)抢救室无关人员不经允许不得入内,家属须在门外等候,以免影响抢救。

(8)缴费后做检查、领取检查结果、拿结果给医生看,直至就诊结束。

3. 急诊病人病情评估分级

病情评估结果分为四级:一级是濒危患者,二级是危重患者,三级是急症患者,四级是非急症患者。

(1)一级:濒危患者

一级患者的病情可能随时危及生命,需立即采取挽救生命的干预措施,急诊科应合理分配人力和医疗资源进行抢救。临床上出现下列情况要考虑为濒危患者:气管插管病人，无呼吸/无脉搏病人，急性意识障碍病人，以及其他需要采取挽救生命干预措施的病人，这类病人应立即送入急诊抢救室。

（2）二级：危重患者

二级患者的病情有可能在短时间内进展至一级，或可能导致严重伤残，应尽快安排接诊，并给予患者相应处置及治疗。患者来诊时呼吸循环状况尚稳定，但其症状的严重性需要很早就引起重视，有可能发展为一级，如急性意识模糊/定向力障碍、复合伤、心绞痛等。急诊科需要立即给这类患者提供平车和必要的监护设备。严重影响患者自身舒适感的主诉，如严重疼痛（疼痛评分≥7/10），也属于该级别。

（3）三级：急症患者

三级患者目前明确没有在短时间内危及生命或严重致残的征象，应在一定的时间段内安排就诊。患者病情进展为严重疾病和出现严重并发症的可能性很低，也无严重影响患者舒适性的不适，但需要急诊处理以缓解患者症状。在留观和候诊过程中出现生命体征异常者，病情分级应考虑上调一级。

（4）四级：非急症患者

四级患者目前没有急性发病症状，无或很少有不适主诉，且临床判断需要很少急诊医疗资源（≤1个）。如需要急诊医疗资源≥2个，则病情分级上调一级。

4. 区域分诊

从空间布局上将急诊诊治区域分为三大类：红区、黄区和绿区。

（1）红区

抢救监护区，适用于对一级和二级患者的处置，进行快速评估和初始化稳定。

（2）黄区

密切观察诊疗区，适用于三级患者，原则上按照时间顺序处置患者，当出现病情变化或分诊护士认为有必要时可考虑提前应诊，病情恶化的患者应被立即送入红区。

（3）绿区

即四级患者诊疗区。

5. 急诊就诊注意事项

（1）对于急诊患者，应选择最近的医院，不要舍近求远，并应听从医护人员安排。

（2）保持沉着冷静。

（3）带齐医疗保险卡（以下简称医保卡）、社会保障卡（以下简称社保卡）、身份证等有效证件，并带上最近服用的药物、病历等，以便于向医生说明情况。

（4）提供真实信息，不可隐瞒，以防止误诊，尤其是育龄期女性患者，需准确提供性生活史以及末次月经时间，医生会保护患者的隐私。

（5）积极主动配合医生，不要主观臆断，拒绝配合。

（6）病情紧急的患者就诊，其决定权往往不在于患者本人，而在于患者家属，所以对于患者家属而言，需要明白以下几点：

1）患者需要有明确的主管科室对其治疗负责，急诊往往不能处理相关病症，所以须配合患者理性对待急诊医生。

2）静待医生分清病情轻重缓急，积极对症治疗。

3）凡是与病情相关科室的医生都会积极参与患者诊治，所以不会存在患者不被救治的风险。

4）主管科室根据病情需要，会请相应科室、相应级别的医生前来会诊，或者组织全院医生会诊、邀请院外专家会诊等，这种情况往往是针对突发疑难杂症等问题，患者家属应当持良好心态等待会诊结束。

5）加强与医护人员的沟通，充分理解患者病情以及相关风险，协调好患者的去向。

四、住院诊疗流程

1. 入院办理流程

（1）患者无论是在一般门诊就诊还是在急诊门诊就诊，接诊医生都会根据患者病情决定其是否入院治疗，需要住院者开具"住院通知单"，住院者持"住院通知单"前往住院部办理住院手续。

（2）住院处工作人员按照医生开具的"住院通知单"办理患者入院手续，核对患者有效身份证件，准确录入患者各项信息，落实患者住院实名制。

（3）住院处工作人员应按照医院的规定收取住院预付款，打印预付款收据，及时结账、打印预付款报表并清点当日所收款项，上交财务部门或送存银行，做到日清月结。

（4）患者在办理住院手续后到接诊室，由接诊室护士测量体温、检查身高体重等基本信息后送入病房。急诊患者则由接诊室护士从急诊科送到病房。

（5）病房护士接收患者、登记、安排床位，对患者或其家属进行康复宣教，并通知值班医生接诊。

（6）主管医生查看患者情况，询问病史，书写首次病程记录，并开具医嘱和检查单。

2. 院中照护流程

（1）检查、诊断及病历书写

检查、诊断是病房医护人员对于新入院患者进行的初步诊断，通过采集病史、体格检查、辅助检查等了解病情、明确诊断,并对患者提出有效的治疗方案。对于复杂、疑难病例,经过检查、诊断,也会提出初步入院诊断以及进一步检查治疗方案。病历是患者在住院期间相关诊断治疗的记录,是具有法律效应的医疗档案,因此应该妥善保管病历。

(2)定时定点查房

查房是病房最基本、最重要的医疗活动,是提高医疗质量的重要环节。查房时医生会了解患者病情、思想、生活等情况,并进一步做出明确诊断,制定合理的治疗方案,观察治疗效果,并做好患者思想工作,同时检查医疗护理工作完成的情况和质量。按照查房时间来分,有上午查房、午后查房和夜间查房;按照查房目的来分,有例行查房、危重病患者查房和教学查房;按照查房规模来分,有医生个人查房、专业组查房和全科查房等。

(3)治疗和医嘱

治疗是指治病的方法和手段,是诊疗业务中最根本的医疗活动。它的范围甚广,一般分为药物治疗、手术治疗、营养治疗、康复治疗、心理治疗等。这些治疗的方法、程序和质量,都有常规规定。住院治疗以医嘱形式提出,各种治疗方法和方案一般由临床医生决定。医嘱是指医生在医疗活动中下达的医疗诊疗指令。它是医生对患者有关诊断、治疗、护理工作的决定和要求,是医疗信息传递的渠道。病房中采取的各种医疗方法,常以医嘱形式实施,因此医嘱已经成为一种医疗制度。医嘱按照种类可以分为长期医嘱、临时医嘱和备用医嘱。患者在收到医嘱后,应当严格按照医嘱的内容执行,对自己的身心健康全面负责。

3. 出院办理流程

(1)经病房主治医师以上职称医师综合评估患者病情后决定准予出院,开具"出院通知单"及出院医嘱,主诊医生完成病历书写及归档。

(2)护士通知患者出院,通知药房准备患者出院后所带药品,向患者进行出院后健康宣讲指导,并陪送患者出病房。

(3)患者或家属携带预付款收据、医保卡及其他相关证件到住院处办理出院结算手续。结算完毕后,住院处工作人员将住院收费专属收据、住院费用明细清单、诊断证明书等单据交付患者。患者根据需要可去病案科复印病历资料。

五、注意事项

1. 一般门诊就医注意事项

(1)当前国内医院实行实名制就诊,首次就诊的患者需先进行就诊信息注册,医保患者要办理社保卡的关联。

（2）目前国内一般门诊的就诊时间主要集中在白天，晚上虽然开设夜间门诊，但是就诊效果远不如白天的一般门诊。夜间门诊主要是为了解决夜间患者的紧急就医需要而开设，所以就医时一定要关注自己所需要就医科室的开放时间。

（3）挂号时，医保患者持社保卡，没有医保的患者持本院就诊卡或者不持卡进行挂号。挂号后，患者根据挂号凭证上就诊地点的提示到相应诊区护士站分诊。如果不是现场挂号的患者，要注意自己的取号时间和地点等问题。分诊之后，在候诊大厅等候。注意保持安静，不要大声喧哗。

（4）患者按照挂号顺序就诊，过号需重新分诊，听从分诊护士的安排。

（5）在一个诊疗单元内完成的各项化验检查，患者持报告结果请接诊医生解读的不再收取医事服务费。

（6）为保证就医秩序及诊室安静，每位医生每次只接待一位患者，行动不便者可由家属陪同。

（7）为保护其他患者隐私，医生诊疗过程中不要随意出入诊室。

（8）存在涉及司法问题、工伤等情况需要特殊对待的患者，应在就医前和医生说清楚自己当前的问题，避免产生不必要的麻烦。

2. 保健门诊就医注意事项

保健门诊的注意事项和一般门诊大致相同。

（1）当前国内医院实行实名制就诊，首次就诊的患者需先进行就诊信息注册，医保患者要办理社保卡的关联。

（2）目前国内医院保健门诊的就诊时间主要集中在白天，在晚上大部分医院不会开设保健门诊。

（3）挂号时，一般国内医院医保患者持社保卡，没有医保的患者持本院就诊卡或者不持卡进行挂号。挂号后，患者根据挂号凭证上就诊地点的提示到相应诊区护士站分诊。如果不是现场挂号的患者，要注意自己的取号时间、地点等问题。分诊之后，在候诊大厅等候。注意保持安静，不要大声喧哗。

（4）患者按照挂号顺序就诊，过号需重新分诊，听从分诊护士的安排。

（5）在一个诊疗单元内完成的各项化验检查，患者持报告结果请接诊医生解读的不再收取医事服务费。

（6）为保证就医秩序及诊室安静，每位医生每次只接待一位患者，行动不便者可由家属陪同。

（7）为保护其他患者隐私，医生诊疗过程中不要随意出入诊室。

（8）存在涉及司法问题、工伤等情况需要特殊对待的患者，应在就医前和医生说清楚自己当前的问题，避免产生不必要的麻烦。

3. 急诊就医注意事项

急诊门诊与一般门诊相比，对于绝大部分患者而言只存在就医紧急性的区别，所以对于不危及生命的患者，其就医流程大部分与一般门诊一致，只存在就医地点、就医医生等的不同。对于有些患者来说，其病情达不到急诊所需要的标准，因此为了保证急诊门诊客流量最小化，尽力将更多急诊资源分配到更紧急的患者，院方会推荐患者前往一般门诊救治。对于需要紧急救治的患者，如果是非自行前往院内而由救护车运送，到院内后续流程不需要患者家属安排；如果是自行前往医院的患者，患者家属需要尽全力联系院内工作人员获得担架等运输工具的支持，并直接前往急诊门诊进行急救。

夜间突发急难重症疾病可至急诊门诊就诊。

4. 住院诊疗注意事项

（1）入院办理注意事项

1）未入驻医院病案的患者，应持就诊卡、身份证于住院当日到相应窗口建立病案。病案的建立有助于院方了解患者的病情。

2）属于基本医疗保险、公费医疗保障的患者，需预交自费和自付部分款项，具体金额需咨询住院处窗口办事人员。目前，北京、上海等地都有自己的相关医保政策，患者需要查询自己所在省市的相关政策。

3）办完住院手续后需当日按通知时间进病房，以便完成初诊。由于个人原因或者其他原因不能按照通知时间完成入住的患者应当及时联系医院通知院方。

4）患者可携带少量必需的生活、卫生用品，其他物品不得带入病房。严禁将重要文件、危险品等带入病房。

（2）院中治疗注意事项

1）由于医生会定时进行查房、换药等，患者在规定时间内切勿私自走动，以免耽误治疗流程。

2）在医生检查、诊断和书写病历时，患者应当积极配合，尽最大可能描述自己当前状况。如果感到身体上的任何不适，都应立即联系医生进行诊断，切勿私自进行处理以免影响后续治疗。

3）患者不能自行邀请院外医生诊治或自行用药，如需外购药物应事先经主管医生同意。

4）患者在医院进行检查和住院等产生的费用，会有专门的医护人员提醒缴费地点

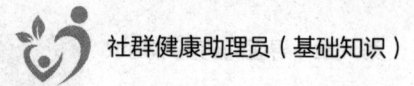

和时间，切勿相信其他私自索要钱财的人员。

5）住院期间，勿擅自外出以免发生意外，所有的行为须谨遵医嘱，避免不必要的麻烦。如遇到突发情况，应当第一时间以保全生命和个人财产为前提采取行动。

6）为了避免影响其他患者休息，在入院后应通知家属及同事等，告知他们院方的相关规定，使住院部能够保持一个良好的休养环境。

7）如果患者需要陪伴者陪伴住院，由主管医生、护士长根据患者的病情决定是否陪伴，陪伴者经过审批同意后方可进行陪伴。

8）患者在住院之后要及时补交住院预付费，对预付费不足或拖欠费用者，医院将采取相应限制治疗措施。

9）患者应当按照病房规定时间作息，不在室内吸烟，听收音机、录放机等要使用耳机，不准使用外接电源的电器。

10）患者未经许可不能进入诊疗场所，不得翻阅病案及其他医疗资料。

（3）出院办理注意事项

1）患者办理出院手续之前，住院处工作人员会要求核对医生开具的出院医嘱，确保患者的住院费用结算准确，严格按照物价政策收费，做到不多收患者一分钱。

2）患者办理出院结算时，须上交预付费收据；住院部收费处核算诊疗费用，开具住院收费专用收据；住院费用和预付费相抵后，多退少补。

3）每日工作结束，住院处工作人员会及时结账，核对当日账单，一旦当日账单有误，医院会在第一时间联系患者进行补费或退费。

第三节　处方药与非处方药

药物作为维护人类健康的特殊物品，在研制、生产、销售、使用的各个环节都受到相应法规的严格控制，参与这些环节的组织机构或者个人都要经过政府主管部门授予相应的权限。对药品的使用者，也就是药品消费者来说，获得和使用某些药品也不是随意的。为保障人民群众用药安全有效、使用方便，根据药品品种、规格、适应证、剂量及给药途径不同，对药品分别按处方药与非处方药进行管理。

一、处方药

处方药必须凭执业医师或执业助理医师处方才可调配、购买和使用。这类药物通常都具有一定的副作用和其他潜在的影响,用药方法、剂量和时间都有特殊要求,而且必须在医务人员指导下使用。

处方药大多属于以下几种情况:

1. 上市的新药,对其活性和副作用还要做进一步观察。
2. 可产生依赖性的某些药物,如吗啡类镇痛药及某些催眠安定药物等。
3. 药物本身毒性较大,如抗癌药物等。
4. 用于治疗某些疾病所需的特殊药品,如心脑血管疾病药物,须经医生确诊后开具处方并在医生指导下使用。

处方药只准在专业性医药报刊进行广告宣传,不准在大众传播媒介上进行广告宣传。

二、非处方药

非处方药不需要凭执业医师或执业助理医师处方即可自行判断、购买和使用。非处方药品通常是经过较长时间和大量人群的使用证明是安全有效的,同时在没有医务人员指引下也能安全使用的处方药,只有经过政府相关部门审批后,才能转变成非处方药。患者根据自己的病情可以按照药品说明书的适应证/主治功能自行服用。根据药品的安全性,非处方药分为甲、乙两类。

安全有效一般是指:潜在毒性低,不易引起蓄积中毒;在正常剂量、正常用法下,不会产生不良反应,或虽有一般的副作用,但病人可自行察觉,可以忍受,且属一过性,停药后可迅速自行消退;用药前后不需特殊试验;不易引起依赖性、耐药性。

三、处方药与非处方药的比较

从前面对处方药和非处方药的描述中,大概可以看出处方药和非处方药的区别(见表8-1)。

● 表8-1 处方药与非处方药的比较

项目	处方药	非处方药
范围	涉及各种疾病，大多有明确适应证及严格剂量限值	以解热镇痛、胃肠道用药、维生素及微量元素为主
取药凭证	需出示医生处方	无须出示医生处方
疗效范围	以治疗疾病为主	以缓解症状为主
安全性	用药剂量和服药频率需严格遵医嘱	稳定，同时安全性较高
市场规模	医药销售的主市场	比处方药市场小
品牌	无太多品牌和非品牌区分	对于市场有重要的商业价值
剂型	以口服、外用、注射等为主	以口服、外用为主
渠道	医院、诊所、药店（凭处方）	连锁药店、超市
直接终端客户	患者	患者
报销方式	按《国家基本医疗保险、工伤保险和生育保险药品目录》中所规定的报销比例报销	《国家基本医疗保险、工伤保险和生育保险药品目录》中的非处方药，同符合条件的其他药品一样按照现行医保政策进行管理
价格体系	价格较高，部分技术含量较高的产品价格更昂贵	价格适中，品牌产品较贵，消费者大部分有能力购买，市场竞争激烈
市场影响因素	医务人员的个人修为、用药习惯等	消费者自身的条件、品牌认可、用药习惯、周围人群使用情况、医务人员推荐等
宣传及推广	专业性医药报刊	媒体广告、药店店员导购、促销等

第四节　社会基本医疗保险

一、基本医疗保险概述

1. 基本医疗保险概念

基本医疗保险是指一个国家或地区按照保险设定的原则为解决居民基本医疗卫生问题而筹集、分配和使用医疗保险基金的制度，是社会保障制度体系的重要组成部分。目前我国的基本医疗保险主要由城镇职工基本医疗保险、城镇居民基本医疗保险与新型农村合作医疗保险构成。基本医疗保险的性质、原则等社会保险属性决定了其保障居民基本医疗卫生需求的特征，通常情况下，"医疗保险"即指基本医疗保险。

医疗保险的运行依赖于医疗保险系统的正常运转。医疗保险系统是社会保障系统的一个子系统。它是以维持医疗保险的正常运转和科学管理为目的，主要由医疗保险组织机构、参保人群、医疗服务提供者和政府有关部门构成，具有规范医疗保险基金筹集、医疗服务提供、医疗费用支付等功能的一个有机整体。

2. 基本医疗保险基金筹集

基本医疗保险基金是指参加医疗保险的用人单位、个人按照规定缴纳一定数量的医疗保险费，归集形成货币资金。基本医疗保险基金由医疗保险经办机构实施管理，用于偿付保险合同约定或法律规定的被保险人因伤害或疾病等产生的医疗费用损失。

3. 基本医疗保险基金构成

一般来讲，基本医疗保险基金主要由社会统筹基金、个人账户基金、管理费和储备金四个方面构成。

（1）社会统筹基金

社会统筹基金是指由医保经办机构统一筹集、支配，用于偿付被保险人遭遇伤害或疾病风险时因就医产生的医疗费用损失的医疗保险基金，其可支付范围与所采取的医疗保险模式等有关。

目前我国实行城镇职工基本医疗保险、城镇居民基本医疗保险和新型农村合作医疗保险（以下简称"新农合"）等医疗保障制度，上述制度中的社会统筹基金主要用于支付住院和慢性病、特殊病的门诊医疗费用、生育医疗费用，部分普通门诊医疗费用还可由城镇居民医疗保险和新农合的统筹基金支付，其支付标准和办法根据各地实际情况确定。

（2）个人账户基金

个人账户基金的主要来源是用人单位缴纳的部分参保费、个人缴纳的医疗保险费和个人账户基金的利息收入，有的还包括用人单位为个人缴纳的个人账户铺底启动资金。个人账户基金目前主要存在于城镇职工基本医疗保险制度，城镇居民基本医疗保险未设立个人账户。新农合建立之初，部分地区设立了家庭账户以调动农村居民的积极性，其中财政补助不纳入家庭账户，账户基金主要来源于参保家庭缴纳的费用。

（3）管理费

管理费是指为保证医疗保险业务活动正常运行而用于管理医疗保险业务的费用。管理费用的高低主要取决于采用的保险模式和管理方法等。

（4）储备金

医疗保险储备金主要是指用于医疗保险基金出现赤字以及超常风险，如偶然突发性的传染病、流行病等的调节基金。储备金提取比例主要根据医疗保险系统历年出现的风险情况和参保规模等确定。

4. 医疗保险费用支付

医疗保险费用支付主要是指保险机构和被保险人在被保险人获得医疗服务后，向医疗服务供方支付医疗费用的行为。支付方式可以按照需方和供方进行分类。

（1）医疗保险需方费用支付方式

1）起付线方式。起付线方式又称为扣除保险，它是由医疗保险机构规定的医疗费用支付的最低标准，低于起付线的医疗费用全部由被保险人个人负担或由被保险人与其单位共同分担，超过起付线以上的医疗费用由医疗保险机构按规定支付。

2）共同付费方式。共同付费方式又称按比例分担，即医疗保险机构和被保险人按一定的比例共同支付医疗费用，这一比例又称共同负担率或共同付费率。共同付费可以固定比例，也可以变动比例。

3）最高限额保险。最高限额保险方式也叫封顶线，是与起付线方式相反的费用分担方法。医疗保险机构只支付低于封顶线的医疗费用，超出封顶线的医疗费用由被保险人或由被保险人与其单位负担。

4）混合支付方式。鉴于上述三种医疗保险支付方式各有优缺点，因此，在实际操作中，将两种或两种以上的支付方式结合起来应用，优势互补，能够更有效地促进医疗保险需方合理的医疗服务需求，控制医疗费用过度增长。

（2）医疗保险供方费用支付方式

1）按服务项目付费。按服务项目付费是所有费用支付方式中最传统的一种。它是指在医疗保险的实施中，对医疗服务过程的每一个服务项目制定价格，计算医疗费用时按服务项目的价格结算，然后由医疗保险机构向医疗服务提供方支付医疗费用。所支付的医疗费用额度取决于各服务项目的价格和实际的服务量。

2）按人头付费。按人头付费是指医疗保险机构按合同规定的时间（一月、一季或一年），根据医院服务的医疗保险对象的人数和每个人的支付定额标准，预先支付一笔固定的费用，在此期间，医院提供合同规定内的医疗服务均不再另行收费。其特点是医院的收入与所服务人数成正比，服务人数越多，医院的收入越高。

3）按服务人次支付。又称平均定额付费，即制定每一门诊人次或者每一住院人次的费用支付标准，医疗保险机构根据医疗服务供方实际提供的服务人次，按照每一人次的费用支付标准向医疗服务供方支付医疗费用。

4）按住院床日支付。又称按床日标准支付，是指医疗保险机构根据测算，首先确定每一住院床日的支付标准，在被保险人接受医疗服务供方的服务后，由医疗保险机构根据被保险人实际住院的总床日数支付医疗服务供方费用。该方式主要适用于床日费用比较稳定的病种。

5）按病种支付。按病种支付又称按疾病诊断分类定额预付制。即根据疾病分类法，将住院患者疾病按诊断分为若干组，每组又根据疾病的轻重程度及有无合并症、并发症分为几级，对每组不同级别的病种分别制定不同的价格，并按该价格向医院一次性支付。按病种付费办法最早于1983年在美国老年人医疗保险制度中实施，由480多个疾病诊断组构成。

6）总额预算。总额预算是由医院单方面或由医疗保险机构与医院协商，确定每个医院由医疗保险机构支付医疗费用的年度总预算额。医院的预算额度一旦确定，其收入就不能随着服务量的增加而增加，医疗服务供方必须为参加医疗保险的被保险人提供规定的医疗服务。而年度总预算的确定，往往考虑医院规模、医院服务质量、服务地区人口密度及人群死亡率、医院是否是教学医院、医院设施与设备情况、医院上年度财政赤字或结余情况、通货膨胀等综合因素。医疗费用预算总额一般每年协商调整一次。

7）一体化方式。一体化方式是指医疗保险机构和医疗服务供方作为一个整体，既收取被保险人的保险费，同时又负责为他们提供所需的医疗服务，其医疗费用的支付行为表现为机构内部的费用支出。

二、城镇职工基本医疗保险

1. 城镇职工基本医疗保险的建立

1993年发布的《中共中央关于建立社会主义市场经济体制若干问题的决定》指出，要在我国建立社会统筹医疗基金和个人医疗账户相结合的社会医疗保险制度。在总结"两江"医改等试点经验的基础上，1998年12月，《国务院关于建立城镇职工基本医疗保险制度的决定》（以下简称《决定》）颁布。经过多年的城镇职工医疗保险制度改革探索和发展，我国已全面建立了城镇职工基本医疗保险制度，目前参保率稳定在95%以上。

2. 城镇职工基本医疗保险的主要内容

（1）保障对象

根据1998年国务院发布的《决定》，城镇职工基本医疗保险制度应强制覆盖城镇所有用人单位，包括企业（国有企业、集体企业、外商投资企业、私营企业等）、机关、事业单位、社会团体、民办非企业单位及其职工，即所有的正规就业人群都要参加基本医疗保险，从而达到"广覆盖"。

（2）资金筹集

城镇职工基本医疗保险，（以下简称"职工医保"）的保险费由用人单位和职工共同缴纳。用人单位缴费率控制在职工工资总额的6%左右，职工缴费率一般为本人工资收入的2%。随着经济发展，用人单位和职工缴费率可做相应调整。

（3）基金运行

职工医保基金由统筹基金和个人账户构成。职工个人缴纳的基本医疗保险费全部计入个人账户。用人单位缴纳的基本医疗保险费分为两部分，一部分用于建立统筹基金，一部分划入个人账户。划入个人账户的比例一般为用人单位缴费的30%左右。统筹基金和个人账户根据规定的支付范围分别核算，不得互相挤占。

（4）保障范围

职工医保支付实行目录管理，支付目录包括药品目录、诊疗目录和医疗服务设施目录，明确了药品、诊疗项目和医疗服务设施的使用范围、支付标准等。

（5）医疗费用支付

医疗保险机构对医疗机构的费用支付在改革之前主要采取按服务项目支付方式，随着改革的不断深入，引入了总额预算、次均费用等方式，从原来的按项目付费为主向混合型付费转变，具体支付方式由医保经办机构和定点医疗机构双方协商。

（6）待遇给付

职工医保的待遇给付包括三个方面：普通门诊、门诊大病和住院。职工医保实行"统账结合"，即个人账户保小病门诊，统筹基金保住院和门诊大病。根据待遇支付方式的不同，职工医保的"统账结合"可以分为三种模式：板块式、通道式和部分通道式。板块式统账结合下，个人账户主要支付普通门诊费用，社会统筹基金主要支付住院费用；通道式统账结合下，个人账户可以支付门诊或住院费用个人自付部分，个人自付超过起付线后，由统筹基金按比例进行支付；部分通道式统账结合下，个人账户支付范围同通道式，但对个人账户支付的比例或额度有一定限制，个人自付超过起付线后，由统筹基金按比例进行支付。

（7）医疗服务管理

为维持医疗保险的正常运行，医疗保险机构依据医疗保险政策、规范及与定点医疗机构、定点零售药店签订的协议，对定点医疗机构、定点零售药店的服务进行管理，定点医疗机构、零售药店及被保险人有义务接受医疗保险机构的监督管理，被保险人只有在定点医疗机构、零售药店进行规范就医才能获得医疗费用报销。

（8）医疗服务监管

医疗服务监管主要包括定点准入、实时监控、年度考核、奖惩机制等。

三、城镇居民基本医疗保险

1. 城镇居民基本医疗保险的建立

2007年，国务院出台《关于开展城镇居民基本医疗保险试点的指导意见》（以下简称《指导意见》），标志着城镇居民基本医疗保险的正式启动。文件提出建立覆盖全体城镇非从业居民，筹资机制合理、管理体制健全、运行机制规范、以大病统筹为主的社会保障制度。

2007年国家先在有条件的省份选择2~3个城市启动试点，2008年扩大试点，2010年在全国全面推开，逐步覆盖全体城镇非从业居民。

2. 城镇居民基本医疗保险的主要内容

（1）保障对象

根据《指导意见》规定，城镇居民医保制度的覆盖范围包括不属于城镇职工基本医疗保险制度覆盖范围的中小学阶段的学生（包括职业高中、中专、技校学生）、少年儿童和其他非从业城镇居民。

（2）资金筹集

城镇居民基本医疗保险（以下简称"居民医保"）的筹资主要来源于各级财政补助和个人缴费两个方面。2009年4月，《中共中央 国务院关于深化医药卫生体制改革的意见》发布，各级政府对居民医保的支持逐步加强，财政对居民医保的补助标准也逐年提高，从2009年的每年每人80元的补助水平提高到2018年的每人每年490元，并相应提高个人缴费水平，2018年全国居民医保个人缴费标准平均每人每年180元，进一步探索建立与经济发展水平相适应的筹资机制。

（3）保障范围

居民医保基金实行社会统筹，不设个人账户，基金重点用于参保居民的住院和门诊大病医疗支出。居民医保的住院和门诊大病执行与职工医保相同的报销目录。

（4）医疗费用支付

对医疗机构费用支付，以前主要采取按服务项目支付的方式，随着总额预算、次均费用、按病种支付、按人头支付等预付方式的引入，形成了目前的混合型费用支付方式。

（5）医疗服务管理

实行同职工医保类似的目录和管理政策。

四、新型农村合作医疗制度

1. 新型农村合作医疗制度的建立

2002年10月，中共中央、国务院下发《关于进一步加强农村卫生工作的决定》，提出逐步建立新型农村合作医疗制度，随后发布的《关于建立新型农村合作医疗制度的意见》，标志着农村合作医疗制度的重新启动。从2003年下半年起，一种新的医疗保障制度在全国范围内开始实施。截至2018年，全国98%以上的农村居民参加了新型农村合作医疗。为了区别于以往的合作医疗制度，重新建立的合作医疗制度被称为"新型农村合作医疗制度"（以下简称"新农合"）。

2. 新型农村合作医疗制度的主要内容

（1）组织管理

新农合一般采取以县（市）为单位进行统筹，各级卫生行政部门内部设立专门的农村合作医疗管理机构。管理模式主要有三种：卫生部门主管、劳动与社会保障部门主管、商业保险公司管理，其中以卫生部门主管模式为主要形式。

（2）资金筹集

新农合实行以政府财政补贴为主，个人缴费、集体扶持为辅的筹资机制。在这个筹资机制中，中央、省市等各级政府的财政资助成为新农合的筹资主体，承担了新农合基金的主要部分，个人缴费是前提，集体经济扶持是对新农合筹资的有益补充。2018年新农合个人缴费标准为每人每年180元左右，当年全国新农合人均筹资达到670元左右，其中各级政府对新农合的补助标准提高到每人每年490元。

（3）费用补偿

新农合基金主要补助参合农民的大额医疗费用或住院医疗费用，按医疗费用高低分段制定支付比例，原则上医疗费用越高支付比例越高。主要补偿模式有只补住院、不补门诊模式（简称"只补住院"模式），住院补偿+门诊大额费用补偿模式（简称"门诊大额"模式），住院补偿+门诊统筹模式（简称"门诊统筹"模式），住院补偿+家庭账户模式（简称"家庭账户"模式）。各地根据筹资总额，结合当地实际，科学合理地确定基金的支付范围、支付标准和额度。就医费用的结算由县内定点医疗机构直接减免发展到全省范围内的直接减免以及跨省直接结算。

（4）费用支付

自试点开始，新农合就开展了对定点医疗机构付费方式的改革，包括门诊和住院两部分。对定点医疗机构实施门诊总额付费是新农合门诊支付方式改革的主要策略；住院支付方式的改革具有多样性，主要方式有按单病种付费、按床日付费、总额预付及混合支付等。

（5）基金管理

新农合基金实行"以收定支、量入为出、收支平衡、略有结余"的方针，本着"公平、公正、公开"的原则由新农合管理委员会及其经办机构进行管理。基金实行专款专用、专户储存、钱账分开、封闭运行的模式，任何单位和个人不得挤占挪用。

五、城乡居民基本医疗保险

1. 城乡居民基本医疗保险的建立

2003年与2007年，我国针对农村人口、城镇非就业人口分别建立了以新型农村合作医疗制度、城镇居民基本医疗保险制度为主体的基本医疗保险制度。由于城乡社会经济发展水平差距依然存在，重复参保、重复投入、待遇保障不足等问题逐步显现。在总结城镇居民医保和新农合运行情况以及地方探索实践经验的基础上，党中央、国务院明确提出整合城镇居民医保和新农合两项制度，建立统一的城乡居民基本医疗保险制度。2016年1月，《国务院关于整合城乡居民基本医疗保险制度的意见》发布，要求各统筹地区于2016年12月底前出台具体实施方案。

2. 城乡居民基本医疗保险整合的主要内容

（1）六个统一

城镇居民医保和新农合在六个方面整合统一，即统一覆盖范围、统一筹资政策、统一保障待遇、统一医保目录、统一定点管理、统一基金管理。

（2）管理体制改革

充分利用现有城镇居民医保、新农合经办资源，整合城乡居民医保经办机构、人员和信息系统，规范经办流程，提供一体化的经办服务。完善管理运行机制，在确保基金安全和有效监管的前提下，以政府购买服务的方式委托具有资质的商业保险机构等社会力量参与基本医保的经办服务，激发经办活力。

（3）提升服务效能

城乡居民医保制度原则上实行市（地）级统筹，各地要围绕统一待遇政策、基金管理、信息系统和就医结算等重点，稳步推进市（地）级统筹。整合现有信息系统，在维持正常运行的同时，系统推进按人头付费、按病种付费、按床日付费、总额预付等多种付费方式相结合的复合支付方式改革，控制医疗费用不合理的增长。

六、补充医疗保险概述

1. 补充医疗保险的概念

补充医疗保险的概念有广义和狭义之分。广义的补充医疗保险，其"补充"是相对于"基本"而言，是指在社会建立的基本医疗保险制度以外，对某一部分社会成员起补充作用的各种医疗保险措施的综合，具有实施形式多样化、保障层次更高、自筹自办、一定程度上的福利性等特征。狭义的补充医疗保险是指特定人群根据自己的经济收入水平和疾病的严重程度，自愿参加的一种辅助医疗保险，是对现有基本医疗保险制度支付水平的补充，是社会医疗保险的一个有益补充。实质上，它是一种用人单位的优惠照顾性政策，为部门员工谋取基本医疗保险之外的各种医疗条件和医疗待遇，其资金主要来源于职工福利基金或税后利润。

2. 补充医疗保险的主要内容

（1）保障对象

所有参加基本医疗保险的参保人，包括退休人员及职工家属，都可以根据参保人的意愿以及相应的经济能力参加各种补充医疗保险。费用支付能力对选择补充医疗保险的形式和数量起主要作用。

（2）基金筹集

补充医疗保险基金的筹资采用多方筹集原则，依据补充医疗保险的形式不同，由用人单位和参保人共同缴纳或个人缴纳。随着经济的发展、个人收入的增加，缴费额度可以相应调整。

（3）缴费方式

补充医疗保险费可以按固定金额收缴或以个人工资总额的一定比例收缴。缴费办法、筹资水平和补偿范围等与补充医疗保险的形式及承办主体密切相关。比较理想的缴费办法之一是补充医疗保险与基本医疗保险同时缴纳。

（4）保障范围

补充医疗保险保障的范围是基本医疗保险未覆盖或者无法提供保障的领域，是对基本医疗保险的补充和衔接。补充医疗保险保障的范围大致包括以下几个方面：基本医疗保险起付线以下部分的保障，基本医疗保险封顶线以上部分的保障，基本医疗保险个人自付部分的保障，基本医疗保险未保障的社会群体，基本医疗保险不提供保障的部分。补充医疗保险的主要形式有：国家公务员医疗补助、企业补充医疗保险、大额医疗费用补助、大病医疗保险、医疗互助保险、商业健康保险。

第九章

预防医学与公共卫生基本知识

第一节 预防医学与公共卫生概述

一、预防医学与公共卫生的概念

1. 预防医学的概念

预防医学是疾病预防控制的应用学科，同时也是临床病因研究的方法学科，以个体和确定的群体为对象，目的是保护、促进和维护健康，预防疾病、失能和早逝。

预防医学具有如下特点：

（1）整体性思维模式

预防医学强调应用系统论的思维方式，把人的健康及其影响因素作为一个整体来认识，综合分析影响健康的有利和有害因素，结合个体的具体情况，提供"以人为本的一体化服务"。

（2）针对性服务方式

医务人员在临床场所工作时，服务对象主要是患者，预防医学强调在为患者诊治的同时，也要提供有针对性的、个性化的预防服务。由于每个人的背景以及健康状况和需求不同，在提供预防服务前应该对每个人进行个性化的评估，从而提供有针对性的预防服务。公共卫生服务是以群体服务为主，主要在特定的社区，通过界定特定群体，从而更精准地为群体提供有针对性的干预措施。

（3）主动性实践活动

预防医学一方面强调尽可能在早期采取促进健康和预防疾病的措施，防患于未然，在整个生命过程中主动地预防疾病，促进健康老龄化；另一方面强调充分发挥人群的主观能动性，使其掌控自身健康的主动权，主动参与并自主管理好自身的健康。

2. 公共卫生的概念

尽管预防医学在目的和工作对象等多方面与公共卫生有重叠，但两者并不完全相同。公共卫生是保障人群健康长寿、社会前进的必要条件。1920年，美国耶鲁大学公共卫生教授温斯洛将公共卫生定义为：公共卫生是指通过有组织的社区努力来预防疾病、延长寿命、促进健康和提高效益的科学与艺术。这些努力包括：改善环境卫生，控制传染病，教育人们注意个人卫生，组织医护人员提供疾病早期诊断和预防性治疗的服务，以及建立社会机制来保证每个人都达到足以维护健康和生活的标准。2003年，中国对公共卫生给出如下定义：公共卫生就是组织社会共同努力，改善环境卫生条件，预防、控制传染病和其他疾病流行，培养良好卫生习惯和文明生活方式，提供医疗服务，达到预防疾病、促进人民身体健康的目的。

二、健康影响因素

要保护健康并预防疾病，首先要知道影响健康的因素有哪些。预防医学把影响个体和群体健康状态的因素称为健康影响因素，主要包括以下四个方面。

1. 环境因素

环境因素包括社会经济环境和物质环境。

（1）社会经济环境

社会经济环境主要包括社会制度与政策、个人收入和社会地位、文化背景和社会支持网络、教育、就业和工作条件等。

1）社会制度与政策。社会制度是在一定历史条件下形成的社会关系和社会活动的规范体系；社会政策是社会公共权威在一定历史时期为达到一定目标而制定的行动方案和行为依据，它也是一定社会生活的行为准则和行为依据。社会制度与政策可通过不同的分配和福利制度、经济发展模式、对卫生资源配置的影响以及影响人们的行为等途径来促进人们的健康。

2）个人收入和社会地位。研究表明，收入和社会地位是重要的健康影响因素。健康状态的每一步改进都与经济收入和社会地位的提高有关。在一个社会内部，反映个人在社会层次中地位的相对收入（即收入的公平性）决定了社会经济状况对健康的影响程度。在一个合理繁荣和社会福利公平的社会中人们会享受到更高的健康水平。

3）文化背景和社会支持网络。文化背景包括人们的信仰、价值观、行为规范、历史传统、风俗习惯、生活方式、地方语言等，文化会潜移默化地影响人们的健康。社会支持网络是一个人在社会中所形成的人际关系。家庭、朋友和社会的支持与良好的健康状况密切相关。

4）教育。健康状况与文化程度存在密切关联。文化程度提高增加了就业和获得收入的机会，并提高了人们控制生活条件和自我保健的能力。

5）就业和工作条件。拥有控制工作条件和较少担心失去工作的人，会有更健康的身体，不良的健康状况会影响就业。工作条件还与下面介绍的物质环境有关。

（2）物质环境

按照生活和职业环境中的物质性质，物质环境可分为：

1）物理因素，如气温、气湿、气流、气压等气象条件，噪声和震动、电磁辐射和非电离辐射等。

2）化学因素，包括各种有机和无机化学物质，如农药、苯、铅、汞、二氧化硅粉尘、二氧化硫等。

3）生物因素，如寄生虫、支原体、真菌、细菌和病毒等。

4）人工建造环境，如房屋和街道等建筑物、公园及其绿化空间等。居民居住小区的环境成为人们每天生活、工作和娱乐的人造空间，对促进居民养成健康的生活方式，促进身体活动和心理健康有着重要的影响。

物理、化学和生物因素可来自自然环境、工业品使用和生产过程产生的有害物质以及在农业生产等条件下产生的各种有害因素。它们一般以空气、水、土壤和食物为载体，存在于家庭、学校、工作场所和其他生活场所中。人们接触后通过呼吸道吸入、消化道吸收或皮肤渗入，甚至被蚊虫、猫狗等咬伤后进入机体，从而影响人们的身体健康。

2. 行为/生活方式因素

健康相关行为是指人类个体和群体与健康和疾病有关的行为，按照行为对行为者自身和他人健康状况的积极或消极影响，健康相关行为可分为促进健康的行为和危害健康的行为。前者是指个人或群体表现出的、客观上有利于健康的行为，后者是指偏离个人、他人和社会健康期望的不利于健康的行为。生活方式是个人或群体在长期的社会化过程中形成的一种行为倾向或行为模式，这种行为模式受个体特征和社会关系所制约，是在一定的社会经济条件和环境等多种因素之间相互作用下形成的。危害健康的行为和生活方式包括不合理膳食、吸烟、过量饮酒、缺乏身体活动、不安全性行为、吸毒、药物依赖、驾车或乘车不系安全带等。行为/生活方式与慢性病的关系尤为密切,绝大多数慢性病都与吸烟、过量饮酒、缺乏身体活动和不合理膳食(过多摄入饱和脂肪酸、精制糖、食盐,水果蔬菜摄入不足)等密切相关。

3. **卫生服务因素**

优质的卫生服务对健康具有积极意义,尤其是维持和促进健康、预防疾病和损伤。健全的卫生机构,完备和高质量的服务网络,一定的经济投入,公平合理的卫生资源配置,以及保证服务的可及性,这些因素对人群的健康有着重要的促进作用。

4. **生物遗传因素**

人体的生物学特征是健康的基本影响因素。遗传因素包括遗传、免疫、生长发育、衰老等。许多疾病与遗传因素有关,有些单基因遗传病直接与遗传因素有关,但绝大多数疾病是遗传因素与环境和行为生活方式因素共同作用的结果。遗传因素也是造成机体对某些环境污染物敏感的重要因素。如某些人天生肝肾功能较差,由于其排毒、排泄功能受影响,因此暴露于环境污染物下易发生中毒。

健康影响因素是如何作用于人体进而影响健康的,有诸多学说对此进行了解释,但目前普遍公认的是健康生态学模型。该模型强调个体和人群是环境、卫生服务以及个体的行为/生活方式和生物遗传因素相互依赖、相互作用的结果,且这些因素间也相互关联并相互制约,以多层面上的交互作用影响个体和群体的健康。该模型是总结和指导预防医学和公共卫生实践的重要理论。如图9-1所示,健康生态学模型的结构分为五层:核心层是个人的先天特质,如年龄、性别、种族和其他的生物学因素以及

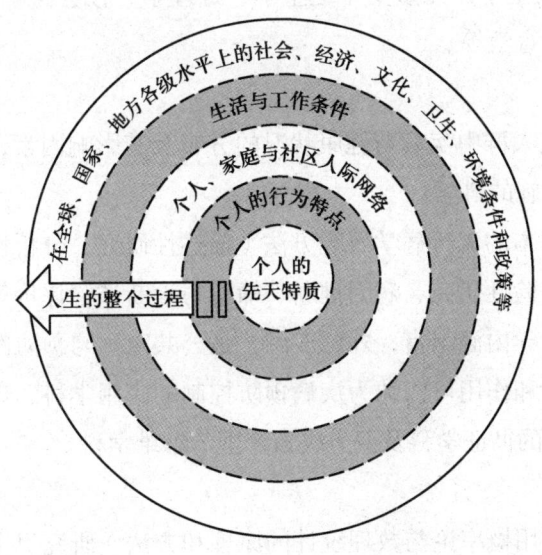

图9-1 健康生态学模型

一些疾病的易感基因等生物遗传因素；在核心层之外是个人的行为特点；第三层是个人、家庭与社区人际网络；第四层是生活与工作条件，包括心理社会因素、工作类型以及职业有害因素、社会经济地位（收入、教育、职业）、自然和人造环境（后者如交通、供水和卫生设施、住房以及城市规划的其他方面）、公共卫生服务、医疗保健服务等；最外一层（即宏观层面）是全球水平、国家水平乃至当地的社会、经济、文化、卫生和环境条件，以及有关的政策等。尽管人们常感觉到的是包括遗传基因敏感性在内的个体水平的健康影响因素对健康的作用，但从人群健康的角度看，宏观水平的条件和政策是起着根本决定作用的上游因素，这些因素又间接影响着中游因素（心理和行为生活方式）和下游（生物和生理）因素，称为"原因背后的原因"。

第二节　公共卫生基本知识

一、公共卫生的学科体系

公共卫生的学科体系包括流行病学、卫生统计学、职业卫生与职业医学、环境卫生学、营养与食品卫生学、儿童少年卫生学、毒理学、社会医学、卫生事业管理学、卫生经济学、健康教育学等。

1. 流行病学

流行病学是研究人群中疾病与健康状况的分布及其影响因素，并研究防治疾病及促进健康的策略和措施的科学。

流行病学包含基本的流行病学研究方法（描述性研究、分析性研究——队列研究与病例对照研究、实验性研究、病因推断、筛检与诊断试验评价等）和流行病学在各领域的应用。流行病学内涵丰富，外延广阔，是公共卫生与预防医学学科的基石与脊梁。流行病学的地位和作用可归纳为疾病预防控制的应用学科、现代病因研究的方法学科、临床诊疗手段的循证学科及卫生决策产生的思维学科。

2. 卫生统计学

卫生统计学是应用概率论与数理统计的原理和方法，研究卫生领域相关数据的收集、整理、分析、解释和表达的科学，是从表面上杂乱无章的、不确定性的数据中作出科学决策，是透过偶然现象探究内在规律的过程。卫生统计学是医学与统计学的交叉学科，可看作是"统计医学数据的学问"。

卫生统计学包含统计设计（抽样方法、样本含量）、数据的整理与核查（逻辑检查、编码）、统计描述（统计图表、统计指标，集中趋势、离散趋势，率、构成比、相对比）、统计推断（参数估计与假设检验）。其中，统计描述为统计推断服务，统计推断是由样本数据特征推断总体数据特征，是卫生统计学的核心内容。

3. 职业卫生与职业医学

职业卫生与职业医学是研究劳动条件与职业从业者健康之间关系的学科，目的是使职业从业者在其所从事的生产或工作过程中，有充分的安全和健康保障，并为不断提高生产效率提供科学依据。

职业卫生与职业医学包含识别、评价、预测、控制不良劳动条件对职业从业者健康的影响及对这些健康损害的预防、诊断、治疗和康复，并提出控制甚至消除职业有害因素的方法和措施，进而创造安全、卫生和高效的职业环境，提高职业生命质量，保护职业从业者的身心健康。

4. 环境卫生学

环境卫生学是研究自然环境和生活环境与人群健康的关系，探究环境因素对人群健康影响的发生、发展规律，为充分利用环境有益因素和控制环境有害因素提出卫生要求和预防策略，增进人体健康，维护和提高人群健康水平的学科。

环境卫生学包含环境与健康关系的基础理论研究、确认性研究，创建和引进适于环境卫生学研究的新技术和新方法，以及研究环境卫生监督体系的理论依据。

5. 营养与食品卫生学

营养与食品卫生学是研究膳食和机体相互作用及其对健康的影响、作用机制，并据此提出预防疾病、保护和促进健康的措施、政策和法规等的学科。营养与食品卫生学不仅具备较强的自然科学属性，还具有相当程度的社会科学属性，即社会实践性与应用性。

营养与食品卫生学包含营养学（研究机体从外界摄取食物，经消化、吸收和代谢后，参与构建组织器官或满足生理功能和体力活动需要的必要生物学过程，涉及食物营养、人体营养和公共营养）和食品卫生学（研究食品中可能存在的、危害人体健康的有害因素及其对机体的作用规律和机制）。

6. 儿童少年卫生学

儿童少年卫生学是研究儿童少年健康和生长发育，保护和促进儿童少年身心健康的学科。通过研究儿童少年身心发育规律及特点，分析影响生长发育的遗传、环境综合因素，提出相应的卫生要求和适宜的卫生措施，目的是充分利用外环境的有利因素、减少和控制消极因素、预防疾病、增强体质、促进个人潜力正常发挥、提高身心健康发育水平，为终身维持良好的生命质量奠定基础。

儿童少年卫生学包含儿童少年生长发育及其影响因素、儿童少年的主要健康问题、教育过程与学习环境卫生三个部分。

7. 毒理学

毒理学是研究所有外源有害因素（物理、化学和生物因素）对生物系统的损害作用及其生物学机制，并进行安全性评价和风险评估的科学。

毒理学包含描述毒理学、机制毒理学和管理毒理学三个主要研究领域。

8. 社会医学

社会医学是研究社会因素与个体及群体健康和疾病之间的相互作用及其规律，制定相应的社会策略和措施，保护和增进个体及群体的身心健康和社会活动能力，提高生命质量，充分发挥健康的社会功能，提高人群健康水平的学科。

社会医学包含社会卫生状况、影响人群健康的社会因素与社会卫生策略和措施三部分。

9. 卫生事业管理学

卫生事业管理学是政府根据卫生事业的规律和特点，以保障和增进人民健康为目的，通过合理配置卫生资源，将最佳卫生服务提供给全体居民，对卫生组织体系、系统活动和社会措施进行计划、组织和控制的学科。卫生事业管理学的主要目标是最大限度地发挥卫生资源的作用，促进整个卫生系统的高质量和高效率，保持社会各阶层在卫生统筹和健康状况上的公平性。

卫生事业管理学包含卫生政策、卫生组织、卫生计划与评价、卫生资源、卫生服务体系等。

10. 卫生经济学

卫生经济学是研究卫生服务、人民健康与社会经济发展之间的相互制约关系、卫生领域内的经济关系和经济资源的合理使用，以揭示卫生领域内经济规律发生作用的范围、形式和特点的学科。

卫生经济学包含卫生领域的改革——公平、效率和可持续性，经济转型国家卫生经济学研究，国家卫生账户与公平性分析，低收入国家的卫生筹资，健康促进与健康的决定因素，卫生服务提供模式，消费者与医生行为，卫生经济学在价格和补偿中的作用，卫生系统监控，社会健康保险的发展与实践，发展中国家的自愿健康保险，人口老龄化环境下的卫生改革，慢性病控制，循证决策和实践，卫生服务的成本效益，卫生经济学评价的方法学研究和药品费用控制等。

11. 健康教育学

健康教育学是研究人类行为和健康之间的相互联系及其规律，探索有效、可行、经济的干预策略及措施的学科，是医学与行为科学相结合所产生的交叉学科。

健康教育学包含健康教育、健康促进的基本方法和原理，影响健康行为的各种因素及其评价方法，健康行为相关理论，设计、实施和评价健康教育与健康促进项目、开展健康教育活动。

二、公共卫生的功能

随着公共卫生事业的发展，人们对公共卫生的主要功能也有不同的认识。公共卫生的功能主要包括以下几方面。

1. 健康监测和分析

健康监测既包括对疾病信息系统的建设（即疾病信息系统，收集相关疾病的发病或流行情况），也包括对居民健康需求、生活行为以及其他健康危险因素的监测，识别健康问题和确立优先领域。同时，应利用监测到的数据进行分析预测，发挥信息的预警功能。

2. 对疾病暴发流行、突发公共卫生事件的调查处理

既包括对传染病的暴发流行进行调查并进行处理，也包括对群体性不明原因疾病、食物和职业中毒、生物恐怖和核污染等突发公共卫生事件的调查处理。

3. 建立并管理或实施疾病预防和健康促进项目

这是公共卫生的主要功能之一，如计划免疫、妇幼保健、控烟等项目。在传统意义上，疾病预防和健康促进项目建立后一般由公共卫生部门直接实施。随着公共服务产业理论的发展，公共卫生部门既可以直接提供这些项目，也可以通过第三方提供，而由公共卫生部门来承担管理职能。

4. 促进公共卫生服务的质量和效率

加强对疾病预防和健康促进等公共卫生项目的评价，包括自评价和外部评价，加强适宜技术研究，提高公共卫生服务的效率，确保所有居民都能享受到适宜的和具有成本效益的服务，同时也促进卫生服务质量的改善。

5. 制定公共卫生法律，加强公共卫生执法

制定公共卫生法律或相关规章制度，明确政府和社会各方所承担的责任，为公共卫生服务的开展奠定基础。同时加强执法监督，确保公共卫生法律的实施。

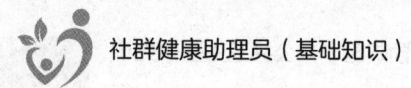

6. 增强社群的公共卫生意识

公共卫生产生时的最初目标主要是控制传染病、改善环境卫生和提供安全用水，并在此基础上逐步过渡到缩小各地区或人群间的健康差距，这些目标的完成都有赖于增强居民的公共卫生意识，而公共卫生部门只是作为组织者和协调者。因此，动员居民参与到识别和解决人群的主要健康问题过程中，已成为现代公共卫生的重要功能之一。

7. 建立和维持各级政府间、部门间和卫生部门内部的合作

公共卫生作为一项公共政策，其实施的有效性依赖于社会各界的合作和参与。这一方面包括各级政府和政府各有关部门对相关公共卫生议题的理解和支持，使之成为公共卫生政策而得以实施；另一方面也包括政策实施过程中给予的支持，如教师、住宅建设者、企业主和一些社会工作者等都对公共卫生有较大的影响。另外，卫生部门内部也应加强合作，尤其是临床医疗和公共卫生的合作。

8. 发展和维持一支接受过良好教育的专业队伍

公共卫生覆盖的范围较广，因此，发展和维持一支接受过良好教育、具有多学科背景的专业队伍，对于完成公共卫生所赋予的任务较为重要，如流行病学、卫生统计学、卫生管理学、健康教育学和环境与职业卫生学等队伍。

9. 相关公共卫生政策的创新性研究

由于单个的疾病控制或健康促进项目都关注公共卫生的某一方面，较少能做到关注整个公共卫生的发展，因此，公共卫生也应对整个公共卫生发展和相关政策进行创新性研究。同时，应研究健康目标的制定，以及如何协调社会各界、卫生部门内部和公共卫生机构内部，共同推进公共卫生的发展。

三、公共卫生服务体系

公共卫生是一项公共事业，其体系建设需要国家、社会、团体和公众的广泛参与和共同努力。公共卫生体系是在一定的权限范围内提供必需的公共卫生服务的国有、民营和志愿组织的总体。

1. 公共卫生体系的构成

（1）国家、省市和地方的公共卫生服务专业机构，是公共卫生服务体系的支柱，是负责公共卫生实施的业务部门，承担着政府保障人群健康的职责。

（2）医疗服务体系，一般作为突发公共卫生事件的第一报告人、疾病监测的前哨以及日常各种个体化预防服务和疾病管理服务的提供者，在保障公众健康中起到积极

的作用。

（3）社区，是人们聚集和生活的地方，它既是公共卫生措施具体实施的场所，同时也作为各种合作部门的整体，成为公共卫生体系的重要合作伙伴。

（4）企事业单位，主要代表了在职人员工作的场所，除了需要保护和促进本单位职工的健康外，还负有保护环境、帮助社区等社会责任。

（5）大众媒体，是公共卫生信息传播的主要载体，对公众的健康心理和行为产生着重大的影响和引导作用。

（6）学术研究机构，作为公共卫生人才培养的主要机构，也是公共卫生创新性研究的重要部门，为改善和发展公共卫生事业及服务水平提供基础资料。

2. 专业公共卫生服务机构

为了有效保障公众健康，我国建立了一套完整的公共卫生与疾病预防网络。广义的公共卫生服务机构是指一切能预防疾病、保护健康、促进健康的机构；狭义的公共卫生服务机构是指专业公共卫生服务机构，即向辖区内提供专业公共卫生服务，并承担相应管理工作的机构。专业公共卫生服务机构主要包括疾病预防控制机构、综合监督执法机构、妇幼保健服务机构、急救中心（站）、血站等，原则上由政府举办。与医疗机构重在治疗相比，公共卫生服务机构重在预防，主要是通过社会预防疾病来促进健康和延长寿命。

（1）疾病预防控制中心

疾病预防控制中心是实施政府卫生防病职能的专业机构，集疾病监测和分析、预防和控制、检验与评价、应用科研与指导、技术管理与服务、综合防治与健康促进为一体，以预防和控制危险因素、疾病、伤害和失能，提高所辖区域人群健康水平和生命质量为目标。围绕国家和地方疾病预防控制重点任务，加强对疾病预防控制策略与措施的研究，做好各类疾病预防控制工作规划的组织实施；在加强传染病预防与控制的同时，积极开展慢性病的预防与控制，快速应对突发公共卫生事件，重点加强疾病预防的技术决策、信息综合、防治实施、应用研究和预防服务等功能。

中国疾病预防控制中心的主要职责包括：

1）开展疾病预防控制、突发公共卫生事件应急、环境与职业健康、营养健康、老龄健康、妇幼健康、放射卫生和学校卫生等工作，为国家制定公共卫生法律法规、政策、规划、项目等提供技术支撑和咨询建议。

2）组织制定国家公共卫生技术方案和指南，承担公共卫生相关卫生标准综合管理工作，承担实验室生物安全指导和爱国卫生运动技术支撑工作，承担世界卫生组织《烟草控制框架公约》履约技术支撑工作。开展健康教育、健康科普和健康促进工作。

3）开展传染病、慢性病、职业病、地方病、突发公共卫生事件和疑似预防接种异常反应监测及国民健康状况监测与评价，开展重大公共卫生问题的调查与危害风险评估。研究制定重大公共卫生问题的干预措施和国家免疫规划并组织实施。承担疾病预防控制信息系统建设、管理及大数据应用服务技术支持。

4）参与国家公共卫生应急准备和应对，组织制定食品安全事故流行病学调查和卫生处理相关技术规范。指导地方突发公共卫生事件调查、处置和应急能力建设以及食品安全事故流行病学调查。承担新涉水产品、新消毒产品的技术评审工作。

5）开展疾病预防控制、突发公共卫生事件应急、公众健康关键科学研究和技术开发，推广疾病预防控制新理论、新技术、新方法，推进公共卫生科技创新发展。

6）开展公共卫生专业领域的研究生教育、继续教育和相关专业技术培训。

7）指导地方实施国家疾病预防控制规划和项目，开展对地方疾病预防控制机构的业务指导，参与专业技术考核和评价的相关工作。

8）开展全球公共卫生活动和公共卫生领域的国际交流与合作，执行有关国际援助任务。

9）承办国家卫生健康委交办的其他事项。

各省市和地方的疾病预防控制中心则根据当地人群健康问题，确定与国家疾病预防控制中心相应的职责。

（2）妇幼保健机构

妇幼保健是公共卫生的一项重要内容。妇幼保健机构是公共卫生服务体系的重要组成部分，主要提供以群体保健工作为基础，面向基层、预防为主，为妇女儿童提供健康教育、预防保健等公共卫生服务。在履行公共卫生职责的同时，开展与妇女儿童健康密切相关的基本医疗服务。因此，妇幼保健机构的专业工作内容兼有临床医疗与卫生保健双重性质，在中国卫生专业组织机构中具有特殊地位。中国妇幼保健机构由政府设置，分省、市（地）、县三级。上级妇幼保健机构承担对下级机构的技术指导、培训和检查等职责，并协助下级机构开展技术服务。

中国妇幼保健机构提供以下公共卫生服务：

1）完成各级政府和卫生行政部门下达的指令性任务。

2）掌握本辖区妇女儿童健康状况及影响因素，协助卫生行政部门制定本辖区妇幼卫生工作的相关政策、技术规范及各项规章制度。

3）受卫生行政部门委托对本辖区各级各类医疗保健机构开展的妇幼卫生服务进行检查、考核与评价。

4）负责指导和开展本辖区的妇幼健康教育与健康促进工作；组织实施本辖区母婴

保健技术培训，对基层医疗保健机构开展业务指导，并提供技术支持。

5）负责本辖区孕产妇死亡、婴儿及5岁以下儿童死亡、出生缺陷监测，妇幼卫生服务及技术管理等信息的收集、统计、分析、质量控制和汇总上报。

6）开展妇女保健服务，包括青春期保健、婚前和孕前保健、孕产期保健、更年期保健、老年期保健。重点加强心理卫生咨询、营养指导、生殖道感染/性传播疾病等妇女常见病防治。

7）开展儿童保健服务，包括胎儿期、新生儿期、婴幼儿期、学龄前期及学龄期保健，受卫生行政部门委托对托幼园所卫生保健进行管理和业务指导。重点加强儿童早期综合发展、营养与喂养指导、生长发育监测、心理行为咨询、儿童疾病综合管理等儿童保健服务。

8）开展妇幼卫生、生殖健康的应用性科学研究并组织推广适宜技术。

此外，妇幼保健机构还提供基本医疗服务，包括妇女儿童常见疾病诊治、产前筛查、新生儿疾病筛查、助产技术服务等，根据需要和条件，开展产前诊断、产科并发症处理、新生儿危重症抢救和治疗等。

（3）卫生健康监督机构

卫生健康监督机构是依照国家相关卫生法律法规，行使综合卫生健康监督职能的机构，承担着依法守护人民群众健康最后一道防线与维护社会经济秩序、卫生工作秩序的重要任务，为人民群众提供全生命周期的卫生健康法律保障。

国家卫生健康委员会卫生健康监督中心的主要职责有：

1）与卫生健康综合监督体系建设相关的工作。

2）协助开展医疗、公共卫生等监督工作，协助查处医疗服务市场违法行为。

3）参与指导地方卫生健康执法监督工作，规范执法行为。

4）拟定卫生健康综合监督执法工作制度、技术性规范。

5）承担国家卫生健康执法监督信息化建设和管理工作。

6）组织实施全国卫生健康执法监督人员培训工作。

7）承担国家卫生健康监督抽检工作。

8）承担国家卫生健康委员会社会信用体系建设相关工作和委政务大厅日常工作。

9）承办国家卫生健康委员会交办的其他事项。

各省市和地方的卫生健康监督机构可结合实际，因地制宜推进改革，监督检查卫生健康法律法规的落实情况，依法开展公共场所卫生、饮用水卫生、学校卫生、医疗卫生、职业卫生、放射卫生、传染病防治、中医服务等综合监督行政执法工作，查处违法行为。同时加强卫生健康综合监督行政执法队伍建设；健全行政执法制度，规范

第三节　国家基本公共卫生服务

一、国家基本公共卫生服务项目

国家基本公共卫生服务项目是我国政府针对当前城乡居民存在的主要健康问题，以儿童、孕产妇、老年人、慢性病患者为重点人群，面向全体居民免费提供的最基本的公共卫生服务。开展此类服务项目所需资金主要由政府承担。

实施国家基本公共卫生服务项目是促进基本公共卫生服务逐步均等化的重要内容，是深化医药卫生体制改革的重点工作，是助力实施"健康中国"行动、推进建设中国特色基本医疗卫生制度和我国公共卫生制度建设的重要组成部分。自2009年起，国家基本公共卫生服务项目在基层医疗卫生机构启动，颇有成效。2011—2020年，人均基本公共卫生服务经费补助标准从25元提高至74元，先后增设结核病患者健康管理服务和中医药健康管理服务项目。为进一步规范国家基本公共卫生服务项目管理，坚持以基层为重点、预防为主、中西医并重、推动高质量发展的工作理念，继续统筹做好财政事权和支出责任改革后的基本公共卫生服务项目实施工作，2017年，国家卫生和计划生育委员会在《国家基本公共卫生服务规范（2011年版）》基础上，组织专家对规范内容进行了修订和完善，形成了《国家基本公共卫生服务规范（第三版）》。《国家基本公共卫生服务规范（第三版）》是乡镇卫生院、村卫生室和社区卫生服务中心（站）等基层医疗卫生机构为居民提供免费、自愿的基本公共卫生服务的参考依据，也可作为各级卫生健康行政部门开展基本公共卫生服务绩效考核的依据。基层医疗卫生机构开展国家基本公共卫生服务应接受当地疾病预防控制、妇幼保健、卫生健康监督等专业公共卫生机构的相关业务指导。其他医疗卫生机构提供国家基本公共卫生服务可参照《国家基本公共卫生服务规范（第三版）》执行。地方各级卫生健康行政部门可根据《国家基本公共卫生服务规范（第三版）》的基本要求，结合当地实际情况制定本地区的基本公共卫生服务规范。国家基本公共卫生服务项目将随着社会经济发展、公共卫生服务需要和财政承受能力等因素不断调整，国家卫生健康委员会将根据实际情况适时对《国家基本公共卫生服务规范(第三版)》进行修订。

二、国家基本公共卫生服务规范

《国家基本公共卫生服务规范(第三版)》包含12项内容,即居民健康档案管理服务规范、健康教育服务规范、预防接种服务规范、0~6岁儿童健康管理服务规范、孕产妇健康管理服务规范、老年人健康管理服务规范、慢性病患者健康管理(高血压、Ⅱ型糖尿病)服务规范、严重精神障碍患者管理服务规范、肺结核患者健康管理服务规范、传染病及突发公共卫生事件报告和处理服务规范、中医药健康管理服务规范、卫生计生监督协管服务规范。

根据不同的服务对象可将服务项目分为三类:

1. 面向所有人群的公共卫生服务

(1)居民健康档案管理服务

1)服务对象。辖区内常住居民(指居住半年以上的户籍及非户籍居民),以0~6岁儿童、孕产妇、老年人、慢性病患者、严重精神障碍患者和肺结核患者等人群为重点。

2)服务内容

①居民健康档案的内容。包括个人基本信息、健康体检、重点人群健康管理记录和其他医疗卫生服务记录。

②居民健康档案的建立。应由医务人员负责,并根据其主要健康问题和服务提供情况填写相应记录,同时为服务对象填写并发放居民健康档案信息卡。也可通过入户服务(调查)、疾病筛查、健康体检等多种方式建立档案。已建立居民电子健康档案信息系统的地区应由乡镇卫生院、村卫生室、社区卫生服务中心(站)通过上述方式为个人建立居民电子健康档案,并按照标准规范上传区域人口健康卫生信息平台,实现电子健康档案数据的规范上报。同时,需要将医疗卫生服务过程中填写的健康档案相关记录表单,装入居民健康档案袋统一存放。居民电子健康档案的数据存放在电子健康档案数据中心。

③居民健康档案的使用。需及时更新、补充相应记录内容,包括复诊及入户开展的医疗卫生服务。已建立电子健康档案信息系统的机构应同时更新电子健康档案。对于需要转诊、会诊的服务对象,由接诊医生填写转诊、会诊记录。所有的服务记录均由责任医务人员或档案管理人员统一汇总、及时归档。

④居民健康档案的终止和保存。终止缘由包括死亡、迁出、失访等,均需记录日

期。对于迁出辖区的还要记录迁往地点的基本情况、档案交接记录等。纸质健康档案应逐步过渡到电子健康档案,纸质和电子健康档案由健康档案管理单位(即居民死亡或失访前管理其健康档案的单位)参照现有规定中病历的保存年限和方式负责保存。

3)服务要求。首次建档应由乡镇卫生院、村卫生室、社区卫生服务中心(站)负责,要遵循自愿与引导相结合的原则,且应通过多种信息采集方式,统一为居民健康档案进行编码(17位编码制),同时积极应用中医药方法为居民提供健康服务。另外,对于同一个居民患有多种疾病的,要做好信息整合。

4)工作指标

①健康档案建档率 = 建档人数 / 辖区内常住居民数 × 100%。

②电子健康档案建档率 = 建立电子健康档案人数 / 辖区内常住居民数 × 100%。

③健康档案使用率 = 档案中有动态记录的档案份数 / 档案总份数 × 100%。

建档是指完成健康档案封面和个人基本信息表,其中 0～6 岁儿童不需要填写个人基本信息表,其基本信息填写在"新生儿家庭访视记录表"上。有动态记录的档案是指 1 年内与患者的医疗记录相关联和(或)有符合对应服务规范要求的相关服务记录的健康档案。

(2)健康教育服务

1)服务对象。辖区内常住居民。

2)服务内容

①健康教育内容。包括宣传普及《中国公民健康素养——基本知识与技能(2015年版)》,配合有关部门开展公民健康素养促进行动,并对青少年、妇女、老年人、残疾人、0～6 岁儿童家长等特殊人群进行健康教育,且开展合理膳食、控制体重、适当运动、心理平衡、改善睡眠、限盐、控烟、限酒、科学就医、合理用药、戒毒等健康生活方式和可干预危险因素的健康教育,开展心脑血管、呼吸系统、内分泌系统、肿瘤、精神疾病等重点慢性非传染性疾病和结核病、肝炎、艾滋病等重点传染性疾病的健康教育,开展食品卫生、职业卫生、放射卫生、环境卫生、饮水卫生、学校卫生和计划生育等公共卫生问题的健康教育,开展突发公共卫生事件应急处置、防灾减灾、家庭急救等相关知识的健康教育,同时应宣传普及医疗卫生法律法规及相关政策。

②服务形式。包括提供印刷、音像等健康教育资料,设置健康教育宣传栏,开展公众健康咨询活动,举办健康知识讲座,同时开展个体化健康教育。

3)服务要求。乡镇卫生院和社区卫生服务中心应配备专(兼)职人员开展健康教育工作,每年接受健康教育专业知识和技能培训,且具备开展健康教育的场地、设施设备，并保证设施设备完好，可以正常使用。应制订健康教育年度工作计划，保证其可操作性和可实施性。应具备完整的健康教育活动记录和资料，并做好年度健康教育工作的总结评价。充分利用基层卫生和计划生育工作网络和宣传阵地，并结合运用中医理论知识，普及卫生计生政策和健康知识。

4）工作指标

①发放健康教育印刷资料的种类和数量。

②播放健康教育音像资料的种类、次数和时间。

③健康教育宣传栏设置和内容更新情况。

④举办健康教育讲座和健康教育咨询活动的次数和参加人数。

（3）传染病及突发公共卫生事件报告和处理服务

1）服务对象。辖区内服务人口。

2）服务内容。传染病疫情和突发公共卫生事件风险管理，传染病和突发公共卫生事件的发现、登记，相关信息报告与处理，协助上级专业防治机构做好结核病和艾滋病患者的宣传、指导服务以及非住院病人的治疗管理工作，相关技术要求参照有关规定。

3）服务要求。乡镇卫生院、村卫生室和社区卫生服务中心（站）应按照《中华人民共和国传染病防治法》《突发公共卫生事件应急条例》《国家突发公共卫生事件应急预案》等法律法规要求，建立健全传染病和突发公共卫生事件报告管理制度，协助开展传染病和突发公共卫生事件的报告和处置。同时要配备专（兼）职人员负责传染病疫情及突发公共卫生报告管理工作，定期对工作人员进行相关知识和技能的培训，并做好相关服务记录，"传染病报告卡"和"突发公共卫生事件相关信息报告卡"应至少保留3年。

4）工作指标

①传染病疫情报告率＝网络报告的传染病病例数/登记传染病病例数×100%。

②传染病疫情报告及时率＝报告及时的病例数/报告传染病病例数×100%。

③突发公共卫生事件相关信息报告率＝及时报告的突发公共卫生事件相关信息数/报告突发公共卫生事件相关信息数×100%。

（4）卫生计生监督协管服务

1）服务对象。辖区内居民。

2）服务内容。食源性疾病及相关信息报告，饮用水卫生安全巡查，学校卫生服务，非法行医和非法采供血信息报告及计划生育相关信息报告。

3）服务要求。要按照国家法律、法规及有关管理规范的要求提供卫生计生监督协管服务，县（区）级卫生计生行政部门要建立健全各项协管工作制度和管理规定，为基层医疗卫生机构开展卫生计生监督协管工作创造良好的条件，配备专（兼）职人员负责卫生计生监督协管服务工作，明确责任分工，同时需加强对基层医疗卫生机构开展卫生计生监督协管的指导、培训并参与考核评估。

4）工作指标

①卫生计生监督协管信息报告率＝报告的事件或线索次数/发现的事件或线索次数×100%。报告事件或线索包括食源性疾病、饮用水卫生安全、学校卫生、非法行医和非法采供血、计划生育。

②协助开展的食源性疾病、饮用水卫生安全、学校卫生、非法行医和非法采供血、计划生育实地巡查次数。

2. 面向特定年龄、性别、人群的公共卫生服务

（1）预防接种服务

1）服务对象。辖区内0～6岁儿童和其他重点人群。

2）服务内容

①预防接种管理。包括及时为辖区内所有居住满3个月的0～6岁儿童建立预防接种证和预防接种卡（簿）等儿童预防接种档案。采取预约、通知单、电话、手机短信、网络、广播通知等适宜方式，通知儿童监护人，告知接种疫苗的种类、时间、地点和相关要求。在边远山区、海岛、牧区等交通不便的地区，可采取入户巡回的方式进行预防接种。每半年对辖区内儿童的预防接种卡（簿）进行一次核查和整理，查缺补漏，及时补种。

②根据国家免疫规划疫苗免疫程序，对适龄儿童进行常规接种。在部分省份对重点人群接种出血热疫苗。在重点地区对高危人群实施炭疽疫苗、钩体疫苗应急接种。根据传染病控制需要，开展乙肝、麻疹、脊髓灰质炎等疫苗强化免疫或补充免疫、群体性接种工作和应急接种工作。严格谨慎地准备并实施接种前、接种时与接种后的工作。

③发现疑似预防接种异常反应，接种人员应按照《全国疑似预防接种异常反应监测方案》的要求进行处理和报告。

3）服务要求。接种单位必须为区县级卫生计生行政部门指定的预防接种单位，并具备《疫苗储存和运输管理规范》规定的冷藏设施设备和冷藏保管制度，按照要求进行疫苗的领发和冷链管理，保证疫苗质量。应严格按照《疫苗流通和预防接种管理条例》《预防接种工作规范》《全国疑似预防接种异常反应监测方案》等相关规定做好预防接种服务工作。同时根据预防接种需要，合理安排接种门诊开放频率、开放时间和

预约服务的时间,提供便利的接种服务。

4)工作指标

①建证率=年度辖区内已建立预防接种证人数/年度辖区内应建立预防接种证人数×100%。

②某种疫苗接种率=年度辖区内某种疫苗实际接种人数/年度辖区内某种疫苗应接种人数×100%。

(2)0~6岁儿童健康管理服务

1)服务对象。辖区内常住的0~6岁儿童。

2)服务内容。包括新生儿出院后1周内的家庭访视,新生儿满月健康管理,婴幼儿健康管理,学龄前儿童健康管理,以及对健康管理中发现异常的处理。

3)服务要求。具备服务所需的基本设备和条件,并按照国家儿童保健有关规范的要求进行儿童健康管理。从事儿童健康管理工作的人员(含乡村医生)应取得相应的执业资格,需接受过儿童保健专业技术培训。

4)工作指标

①新生儿访视率=年度辖区内按照规范要求接受1次及以上访视的新生儿人数/年度辖区内活产数×100%。

②儿童健康管理率=年度辖区内接受1次及以上随访的0~6岁儿童数/年度辖区内0~6岁儿童数×100%。

(3)孕产妇健康管理服务

1)服务对象。辖区内常住的孕产妇。

2)服务内容。孕早期(孕13周前)、孕中期(孕16~24周)、孕晚期(孕28~40周)健康管理,产后访视与产后42天健康检查。

3)服务要求。具备服务所需的基本设备和条件,按照国家孕产妇保健有关规范要求,进行孕产妇全程追踪与管理工作。从事孕产妇健康管理服务工作的人员应取得相应的执业资格,并接受过孕产妇保健专业技术培训。

4)工作指标

①早孕建册率=辖区内孕13周之前建册并进行第一次产前检查的产妇人数/该地该时间段内活产数×100%。

②产后访视率=辖区内产妇出院后28天内接受过产后访视的产妇人数/该地该时间段内活产数×100%。

(4)老年人健康管理服务

1)服务对象。辖区内65岁及以上常住居民。

2）服务内容。每年为老年人提供一次健康管理服务，包括生活方式和健康状况评估、体格检查、辅助检查和健康指导。

3）服务要求。开展老年人健康管理服务的乡镇卫生院和社区卫生服务中心应当具备服务内容所需的基本设备和条件。加强与村（居）委会、派出所等相关部门的联系，掌握辖区内老年人口信息变化，加强宣传，告知服务内容，使更多的老年人愿意接受服务。每次健康检查后应及时将相关信息记入健康档案。积极应用中医药方法为老年人提供养生保健、疾病防治等健康指导。

4）工作指标。老年人健康管理率＝年内接受健康管理人数/年内辖区内65岁及以上常住居民数×100%。接受健康管理是指建立了健康档案，接受了健康体检、健康指导，健康体检表填写完整。

（5）中医药健康管理服务

1）服务对象。辖区内0~36个月儿童和65岁及以上的常住居民。

2）服务内容。在儿童6、12、18、24、30、36月龄时，对儿童家长进行儿童中医药健康指导；每年为65岁及以上老年人提供一次中医药健康管理服务，内容包括中医体质辨识和中医药保健指导。

3）服务要求。开展儿童中医药健康管理服务应当结合儿童健康体检和预防接种的时间，开展老年人中医药健康管理服务可结合老年人健康体检和慢性病患者管理及日常诊疗时间进行。开展服务的乡镇卫生院、村卫生室和社区卫生服务中心（站）应当具备相应的设备和条件，提供服务的人员应当为中医类别执业（助理）医师，或接受过儿童中医药保健知识和技能培训，能够提供上述服务的其他类别医生（含乡村医生）。服务机构要加强宣传，告知服务内容，提高服务质量，使更多儿童家长和老年人愿意接受服务。每次服务后要及时、完整记录相关信息，并纳入儿童健康档案和老年人健康档案。

4）工作指标

①0~36个月儿童中医药健康管理服务率＝年度辖区内按照月龄接受中医药健康管理服务的0~36个月儿童数/年度辖区内应管理的0~36个月儿童数×100%。

②老年人中医药健康管理率＝年内接受中医药健康管理服务的65岁及以上居民数/年内辖区内65岁及以上常住居民数×100%。

接受中医药健康管理是指建立了健康档案、接受了中医体质辨识和中医药保健指导、服务记录表填写完整。

3. 面向疾病患者的公共卫生服务

（1）高血压患者健康管理服务

1）服务对象。辖区内 35 岁及以上常住居民中原发性高血压患者。

2）服务内容。每年免费测量一次血压（非同日三次测量），进行高血压的筛查，对于高血压高危人群，建议每半年至少测量一次血压，并接受医务人员的生活方式指导；对原发性高血压患者每年要提供至少四次面对面的随访；根据原发性高血压患者的情况进行分类干预；对于原发性高血压患者，结合随访每年进行一次较为全面的健康检查。

3）服务要求。参考《中国高血压防治指南》，由医生负责对高血压患者进行健康管理，同时应与门诊服务相结合，对未能按照管理要求接受随访的患者，乡镇卫生院、村卫生室、社区卫生服务中心（站）医务人员应主动与患者联系，保证管理的连续性，且每次提供服务后应及时将相关信息记入患者的健康档案。

4）工作指标

①高血压患者规范管理率＝按照规范要求进行高血压患者健康管理的人数/年内已管理的高血压患者人数 ×100%。

②管理人群血压控制率＝年内最近一次随访血压达标人数/年内已管理的高血压患者人数 ×100%。

最近一次随访血压指的是按照规范要求最近一次随访的血压，若失访则判断为未达标。血压控制是指收缩压＜140 mmHg 和舒张压＜90 mmHg（65 岁及以上患者收缩压＜150 mmHg 和舒张压＜90 mmHg），即收缩压和舒张压同时达标。

（2）Ⅱ型糖尿病患者健康管理服务

1）服务对象。辖区内 35 岁及以上常住居民中Ⅱ型糖尿病患者。

2）服务内容。对工作中发现的Ⅱ型糖尿病高危人群进行有针对性的健康教育，建议其每年至少测量一次空腹血糖，并接受医务人员的健康指导。对确诊的Ⅱ型糖尿病患者，每年提供四次免费空腹血糖检测，至少进行四次面对面的随访，结合其患病情况进行分类干预，同时结合随访每年进行一次较全面的健康体检。

3）服务要求。Ⅱ型糖尿病患者的健康管理由医生负责，同时应与门诊服务相结合。对未能按照管理要求接受随访的患者，乡镇卫生院、村卫生室、社区卫生服务中心（站）医务人员应主动与患者联系，保证管理的连续性，且每次提供服务后应及时将相关信息记入患者的健康档案。

4）工作指标

①Ⅱ型糖尿病患者规范管理率＝按照规范要求进行Ⅱ型糖尿病患者健康管理的人数/年内已管理的Ⅱ型糖尿病患者人数 ×100%。

②管理人群血糖控制率＝年内最近一次随访空腹血糖达标人数/年内已管理的Ⅱ

型糖尿病患者人数×100%。

最近一次随访血糖指的是按照规范要求最近一次随访的血糖，若失访则判断为未达标。空腹血糖达标是指空腹血糖＜7 mmol/L。

（3）严重精神障碍患者健康管理服务

1）服务对象。辖区内常住居民中诊断明确、在家居住的严重精神障碍患者。主要包括精神分裂症、分裂情感性障碍、偏执性精神病、双相情感障碍、癫痫所致精神障碍、精神发育迟滞伴发精神障碍。

2）服务内容。患者信息管理；随访评估，对应管理的严重精神障碍患者每年至少随访四次，每次随访应对患者进行危险性评估；分类干预；健康体检，在患者病情许可的情况下，征得监护人和（或）患者本人同意后，结合随访每年进行一次健康检查。

3）服务要求。配备接受过严重精神障碍管理培训的专（兼）职人员，开展本规范规定的健康管理工作。

4）工作指标。严重精神障碍患者规范管理率＝年内辖区内按照规范要求进行管理的严重精神障碍患者人数/年内辖区内登记在册的确诊严重精神障碍患者人数×100%。

（4）肺结核患者健康管理服务

1）服务对象。辖区内确诊的常住肺结核患者。

2）服务内容。对辖区内前来就诊的有肺结核可疑症状的居民或患者，在鉴别诊断的基础上及时进行推介转诊；在72 h内访视辖区内确诊的常驻肺结核患者；督导患者服药和随访管理，并根据肺结核患者情况进行分类干预；当患者停止抗结核治疗后，要对其进行结案评估。

3）服务要求。肺结核患者健康管理医务人员需接受上级专业机构的培训和技术指导，管理期间如发现患者从本辖区居住地迁出，要及时向上级专业机构报告。

4）工作指标

①肺结核患者管理率＝已管理的肺结核患者人数/辖区同期内经上级定点医疗机构确诊并通知基层医疗卫生机构管理的肺结核患者人数×100%。

②肺结核患者规则服药率＝按照要求规则服药的肺结核患者人数/同期辖区内已完成治疗的肺结核患者人数×100%。

规则服药是指在整个疗程中，患者在规定的服药时间实际服药次数占应服药次数的90%以上。

第十章

预防保健基本知识

第一节 预防保健概述

一、基本概念

预防保健是预防疾病和增进健康、提高人民群众健康水平的综合性卫生服务,包括传染病及非传染性慢性病的防治、计划免疫接种、疫情报告管理、妇女儿童保健、卫生宣传教育、卫生监督、健康普查等。

预防保健学是以人群为主要研究对象,按环境—人群—健康模式,运用生物医学、环境医学和社会医学的理论和方法,探讨疾病在人群中发生发展以及自然和社会环境因素对人群健康和疾病作用的规律,以制定防治对策,并通过卫生干预等措施,达到预防疾病、促进健康和提高生命质量目的的科学。

二、预防保健的目标及意义

预防保健是贯彻我国预防为主的卫生工作方针和确保人民健康的重要措施,它应用现代医学和其他科学技术研究人体健康与环境因素的关系,制定疾病防治策略与措施,以达到控制疾病、保障人民健康、延长人类寿命、为社会发展服务之目的。

1. 预防保健的目标

世界卫生组织(WHO)于1977年提出"人人享有卫生保健"的全球卫生战略

目标，旨在改变卫生资源分配严重不公的局面，缩小卫生保健和无卫生保健的鸿沟，目标的重点是针对发展中国家人民，人人能够得到最低限度的卫生保健服务。这一目标的实现意味着各国根据自己的社会经济能力，尽力改善人民健康状况；人们达到最高可能的健康水平，在生产和生活场所保持人们的健康；人们能运用更好的办法预防和治疗疾病、减轻疾病和伤残造成的痛苦；较公平地分配医疗卫生资源，使人们享受最基本的医疗保健；人们将学会用自己的力量摆脱疾病的损害。具体目标包括：

（1）每个国家的全体居民都至少能获得基本卫生保健和第一级转诊设施。

（2）所有的人在其可能范围内，开展自我保健和家庭保健，并积极参与社会卫生活动。

（3）全世界的居民团体都能同政府共同承担对其成员的卫生保健责任。

（4）所有政府对人民的健康都担负起全部责任。

（5）人民都有安全的饮水和环境卫生设备。

（6）人民都能得到足够的营养。

（7）所有儿童都能得到主要传染病的免疫接种。

（8）发展中国家传染病在公共卫生学上的重要程度到2000年不超过发达国家1980年的程度。

（9）使用一切可能的方法，通过影响生活的方式和控制自然、社会、心理环境，来预防和控制非传染性疾病和促进精神卫生。

（10）人人都可得到基本药物。

2. 预防保健的意义

近年来，我国人口老龄化、慢性非传染性疾病、新生儿先天性缺陷等健康危害因素呈不断上升趋势，我国传染病防控形势依然严峻，由慢性病引起的疾病负担不断上升，已成为严重的公共卫生问题。因此，我国政府非常重视卫生健康工作，不但扩展了健康服务的类别，加强疾病预防，还以健康内涵扩展后的标准来调整卫生与健康服务的对象范围。《"健康中国2030"规划纲要》将国民健康提高到国家战略高度，以"共建共享、全民健康"为"健康中国"的战略主题，强调要以人民健康为中心，坚持预防为主，推行健康生活方式，减少疾病发生，强化早诊断、早治疗、早康复，实现全民健康。《健康中国行动（2019—2030年）》的主要指标和十五项重大行动中，也对新形势下的预防保健工作提出新要求。在目前机遇与挑战并存的形势下，应继续加强健康环境建设、不同人群行为和健康改善等，不断推进预防保健的发展。

三、预防保健工作的特点

1. 社会性

预防保健工作范畴很广，无论是城市还是农村，无论是出生还是死亡，与各行各业、男女老少都有联系，因此具有明显的社会性特点。

2. 多学科性

预防保健医学是自然科学与社会科学相互渗透的一门交叉科学。它要求预防保健工作者，不仅应具备预防保健专业知识，而且应具备生态学、遗传优生学、地理学、社会学、伦理学、心理学、管理学等多学科知识。

3. 群体性

预防保健工作服务的对象，不仅是个体病人，而且涵盖整个社会群体，不仅要对病人的健康负责，而且要对社会群体的健康负责，既要管好全国14亿人的生老病死，又要保护和改善14亿人的生存环境和生命质量，减少和消除致病因素。因此，预防保健工作者要更多地把社会人群整体作为调查研究对象，从而制定防止和杜绝疾病的发生和流行的对策、措施。

第二节 预防保健措施、内容和技术

一、预防保健措施

预防保健措施是为预防居民发生疾病，改善居民健康状况所采取的各种技术方法、组织措施的总称。根据疾病自然史和健康决定因素的特点，把预防策略按等级分类，一般实行三级预防。

1. 一级预防

一级预防又称病因预防，是在疾病发生前或病理发生期，针对病因和致病因素的预防措施，包括增进健康和特殊防护两方面的任务，从而控制和消除健康危险因素、减少接触有害因素，降低疾病或健康问题的发生率。增进健康是以提高健康水平为目标所采取的一些卫生措施，如改善环境条件、普及卫生设施、开展计划生育和妇幼保

健、进行营养指导、组织体育锻炼及开展卫生教育等。特殊防护是针对病因采取的措施，如预防接种、控制环境中的有害因素等。

针对个体的一级预防措施主要包括：戒烟限酒、合理营养和体力活动，促进健康行为和生活方式形成，预防接种，切断性传播等传染病传播途径，妇女保健、儿童保健和老年人保健，高危人群干预等。

针对群体的一级预防措施主要包括：制定相关法规和公共卫生政策制度等，保护环境、避免污染，消除或减少职业等有害因素危害，改善居住条件和生活卫生设施，提供安全饮用水，禁止公共场所吸烟，开展公众健康教育，提高健康意识和自我保健能力等。

2. 二级预防

二级预防又称临床前期预防或"三早"预防，即在疾病前期，针对临床症状或体征不明显的病人或高危人群，开展早期发现、早期诊断、早期治疗的"三早"预防措施。对于大多数疾病，诊断越早，治疗越容易，愈后也越好。对于传染病，还应再做疫情早报告、病人早隔离，即"五早"。

二级预防的目标是控制或延缓疾病发展，促使病变逆转、缩短病程，或防止转为慢性及病原携带状态，降低现患率。采取的具体方法有普查、筛检、定期健康检查、高危人群重点项目检查及设立专科门诊等。如肿瘤筛检、早期诊断胎儿遗传性疾病等，并开展宣传教育，提高自我检查和早期筛检意识。

3. 三级预防

三级预防又称临床预防、康复预防、发病期预防。对已患病者采取及时治疗和康复措施，目标是预防并发症和残障，防止病情恶化，降低病死率；对已丧失劳动力或残疾者，通过康复医疗，使其身心早日康复，最大限度地参加社会活动并延长寿命。对于高血压、脑卒中、心肌梗死等慢性病，三级预防实际上是疾病的自我管理。

三级预防的原则是预防保健的核心，体现了对个体和群体在疾病发生前后的各个阶段的全方位预防，是实现人人健康这一最高医学目标的重要举措。

二、预防保健的内容

影响健康的基本因素中 60% 来自于自身的行为和生活方式，预防保健的内容主要围绕以上因素开展。以下是基层社区经常开展的预防保健内容。

1. 行为和生活方式因素干预

行为和生活方式是最易改变的因素，通过持续干预，可以有效地促进健康行为形成,降低危险因素水平。行为和生活方式干预需结合地域文化、借助行为改变理论,将健康教育和健康促进相结合,发展集自我管理、人际交流与社区环境影响等手段相结合的综合干预措施。

由于不合理膳食、不健康的生活方式导致的肥胖、糖尿病、心脑血管疾病、恶性肿瘤等慢性病,已经成为影响我国居民健康的重要原因。我国目前的行为和生活方式干预内容主要包括平衡膳食、适量运动、控烟限酒等。

(1) 平衡膳食

我国传统膳食模式的特点是以植物性食物和谷类为主,高膳食纤维、低脂肪饮食。近30年来,我国居民膳食模式正在发生着变化,谷类消费下降,动物性食物和油脂摄入增多,导致能量过剩,谷类过度加工导致B族维生素、矿物质、膳食纤维等摄入不足。高脂肪、高能量、高盐、低膳食纤维、低水果蔬菜的膳食习惯是我国慢性病增多的重要危险因素,是进行预防干预的重点。

(2) 运动干预

经常和适当的运动能够改善肌肉和心肺功能、改善骨骼功能,降低高血压、冠心病、脑卒中、Ⅱ型糖尿病、乳腺癌、结肠癌、抑郁症等的风险,降低跌倒及骨折风险,并对能量平衡和体重控制有极其重要的作用。

(3) 控烟限酒

烟草使用是癌症、心脑血管疾病、呼吸系统疾病等一系列慢性病的主要危险因素,是全球重大公共卫生问题之一,已经被WHO确认为是一种慢性成瘾性疾病。吸烟成瘾主要是由烟草中的尼古丁引起的。我国是世界上最大的烟草生产国和消费国,主动吸烟人数超过3亿,有超过7亿不吸烟者遭受二手烟暴露危害。我国2003年签署了世界卫生组织《烟草控制框架公约》,并于2006年1月生效。在控烟支持性环境方面,虽然目前尚无全国性无烟环境法,但在许多城市包括北京、上海、杭州、广州等修改或制定了无烟环境法规,覆盖全国人口的1/10。在提供戒烟服务方面,主要的戒烟方法有简短戒烟诊疗服务和建议、戒烟门诊、戒烟药物、戒烟热线等。

适量饮酒目前尚无统一标准,也有专家提出限制饮酒,包括不同类型的酒。《中国居民膳食指南(2016)》规定:适量饮酒指成年男性每日饮用酒精量不超过25 g,成年女性不超过15 g。饮酒与200多种疾病的发生有关,包括神经系统疾病、肝硬化、胰腺炎、癌症、心脑血管疾病、糖尿病、感染性疾病等。2010年世界卫生大会通过了《减少有害使用酒精全球战略》,提出了有害使用酒精防控的十个方面。我国目前的限酒策略主要包括控制税收、酒精广告、饮酒驾驶三个方面,并在一些规定中有酒精控

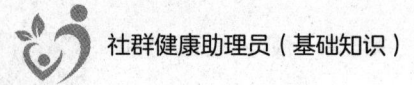

制的体现。

（4）减盐、减油、减糖

过多摄入盐、油、糖是我国居民肥胖和多种慢性病发生的重要危险因素。由国家有关部门2007年共同发起的"全民健康生活方式行动"，积极倡导"健康一二一"（每日一万步、吃动两平衡、健康一辈子），并确定2017年重点关注"三减三健"（减盐、减油、减糖，健康口腔、健康体重、健康骨骼）。

1）正常成年人每天钠需要量为2 200 mg，在强体力活动、高温时，因大量出汗则钠的需要量也会增加。WHO推荐成年人每天食盐摄入量为5 g，《中国居民膳食指南（2016）》推荐健康成年人每天食盐摄入量不超过6 g，《中国高血压防治指南》推荐高血压和心脑血管疾病患者每日盐摄入量应控制在4～6 g，折合钠为1 600～2 400 mg。目前国内外正在开展各项减盐行动，主要减盐经验有：建立多部门合作机制，收集数据，制定合理可行分步实施的减盐目标，制订各部门参与的行动计划，采取三个关键减盐措施（公众宣传教育；食品生产和餐饮业降低食品含盐量，食品标签注明含盐量；帮助消费者选择低钠盐）监测评估效果。在家庭减盐方面，应重点控制烹调盐和调味品，使用有刻度的减盐小工具（如限盐勺、控盐罐），少吃咸菜等高盐加工食品，食用低钠盐等。

2）《中国居民膳食指南（2016）》提出每人每天烹调油推荐量25～30 g，成年人脂肪提供能量占总能量的30%以下，有助于预防超重和肥胖。减油的方法有：定量用油、控制总量；少吃油炸和含油多的食物，少用煎炸等烹饪方法；少摄入饱和脂肪；科学选用食用油，最好将脂肪酸组成不同的油轮换食用；有心脑血管疾病或预防心脑血管疾病者，可多食用含单不饱和脂肪酸高的油脂，如橄榄油或菜籽油。

3）近来研究较多的是糖摄入过量对健康的影响，可以引起肥胖、龋齿等。没有证据表明，天然存在于新鲜水果、蔬菜中的内源性糖对健康有副作用。WHO强烈建议成年人和儿童游离糖摄入量降至总能量的10%以下，《中国居民膳食指南（2016）》建议控制添加糖的摄入量，每天摄入量不超过50 g，最好控制在25 g以下，建议少喝含糖饮料。可选择没有添加糖的饮料、低脂肪牛奶或全果汁、蔬菜汁来代替，饮用安全水是儿童保持健康和消除口渴的最佳途径。限制和降低甜点、零食，选择不加糖的水果罐头、果酱和酸奶。

2. 心理健康保健

WHO提出，健康不仅是躯体没有疾病，还要心理健康、社会适应良好和有道德。心理健康是指心理的各个方面及活动过程处于一种良好或正常的状态。心理健康的理想状态是保持性格完好、智力正常、认知正确、情感适当、意志合理、态度积极、行为恰当、适应良好的状态。医学研究显示，超过75%的疾病与心理社会因素密切相关，现代社会中多数慢性病和精神障碍都与心理健康水平降低有关。心理健康保健（精神卫生、心理保健）通过有益的教育和训练以及医疗预防措施，不仅能预防心理疾病发生，还可以培养人的性格、陶冶人的情操、促进人的心理健康。

心理健康的内容常随着心理发展程度而变化，不同年龄、不同社会文化背景，其心理保健的内容也不同。例如，儿童期主要关注合理安排学习，防止不良性格产生，培养社会适应能力；青春期注重培养良好的自我意识，保护自尊心和自信心，保持情绪稳定，开展适当性教育；中年期注重积极适应社会变化，加强自我心理保健；老年期注重尽快适应退休后生活，正确面对疾病和死亡。

3. 疫苗接种

疫苗是指为了预防、控制传染病的发生、流行，用于人体预防接种的预防性生物制品。疫苗接种是重要的一级预防疾病措施。

我国疫苗分为两类：第一类是政府免费向公民提供，公民应当依照政府的规定受种的疫苗，包括国家免疫规划确定的疫苗，省、自治区、直辖市人民政府在执行国家免疫规划时增加的疫苗，以及县级以上人民政府或者其卫生主管部门组织的应急接种或者群体性预防接种所使用的疫苗；第二类是由公民自费并且自愿受种的其他疫苗。我国《疫苗流通和预防接种管理条例》对疫苗的流通、接种、保障、异常反应处理、监督管理等都有具体规定。

疫苗接种不仅对多种传染病具有明确预防效果，对于与感染有关的慢性病也有预防作用。例如，注射乙肝疫苗预防乙肝、肝硬化，从而减少肝癌的发生；注射宫颈癌疫苗预防人乳头瘤病毒感染，从而预防宫颈癌；注射流感疫苗、肺炎疫苗，可减少流感、肺炎、慢阻肺等呼吸系统疾病的发生。

4. 健康体检

健康体检或健康检查是指对无症状个体或群体的健康状况进行医学检查与评价的医学服务行为及过程，并提供健康指导建议及干预方案，是实施疾病早期预防和开展健康管理的基本途径和有效手段之一。

健康体检的推荐（专项）项目主要包括慢性病筛查和健康体能检查项目。个性化健康体检项目根据受检者本人情况（如年龄、家族史、既往史、现有症状、职业、性别、婚孕、心理状况等）进行个体化定制，特殊人群体检项目也属于个体化体检项目。

三、预防保健信息技术

预防保健工作应当以健康为中心、以人群为对象，群体和个体兼顾，以社区和家庭为单位，同时注重实施过程中的监测与评估，以循证指导决策，实施综合性的预防保健措施。在当今信息发达和大数据时代，预防保健的有效开展，离不开信息技术作为保障和支持。

1. 健康测量和监测

健康测量和监测的目的是了解个体或群体的健康状况，发现影响健康的危险因素，包括不良生活方式、不正常指标，以及影响群体健康的隐患，以便进行有针对性的预防干预和保健。健康测量和监测在传统问卷量表的基础上，正在向智能化、可穿戴化、融合化、无创化、网络化的方向发展。

（1）健康测量

健康测量主要采取居民健康问卷调查，使用生活质量评价量表、心理健康量表、亚健康调查表评测，体格测量，实验室检查等手段。采集方法分为主观采集法与客观采集法，可通过本人填写问卷、亲属代填、专业人员面对面访谈、电话访谈、借助网络和移动通信工具等完成。

（2）健康监测

健康监测包括建立健康档案、动态健康监测、干预效果监测评价、专项疾病管理监测等，分为主动监测和被动监测。监测的主要方法有传统随访监测、功能社区健康监测、居家健康监测，以及基于互联网的各类慢性病健康监测等。

2. 健康评估

健康评估是依据一定规则，根据被测对象的特征或性质，用数字反映健康概念及与健康有关的事物或现象。目前已从生物学因素评估逐步扩大到对心理、行为因素和生活因素的综合评估，是指导健康和预防疾病的主要技术依据。

目前常用的方法是健康风险评估，是对个人的健康状况和未来患病及死亡的危险性的量化评估。主要包括个人健康信息的收集（问卷调查、体格检查、实验室检查）、风险评估与评估报告。分为一般健康风险评估（生活方式/行为危险因素评估、生理指标危险因素评估）、疾病风险评估等。

3. 健康体检信息记录及分析利用

健康信息指通过卫生信息技术获取和利用的、任何有利于改善个体和群体健康的信息。健康体检信息包括基本信息、问诊问卷、体格检查、辅助检查、专病筛查、体检结论、健康指导七部分。电子健康记录、电子健康档案、电子病历等健康信息在不同人群的预防保健和疾病管理中发挥着越来越重要的作用。

健康信息数据分析在利用前需要进行数据预处理，以便于统计分析比较、构建标准数据库和计算机处理，包括数据核查、数据清洗、数据转换、数据验证四个步骤。数据分析根据不同的调查设计（现况调查研究、病例对照研究、队列研究）、数据类型（计数资料、计量资料、等级资料）进行不同方法的统计描述、比较分析、模型预测等，对预防保健等工作进行评价和指导。

第三节　常见传染病及慢性病的预防保健

一、结核病的预防保健

结核病是长期严重危害人类健康的慢性传染病，又叫"痨病"，由结核分枝杆菌引起，全身所有器官均可感染，以肺结核为主。肺结核在我国法定传染病报告甲乙类传染病中发病和死亡数排在第2位。如发现不及时，治疗不彻底，会对健康造成严重危害，甚至可引起呼吸衰竭和死亡，给患者和家庭带来沉重的经济负担。

1. 肺结核的特征及防治核心信息

（1）肺结核是青年人容易发生的一种慢性和缓发的呼吸道传染病，人人都有可能被感染。

（2）传染源是排菌的肺结核患者，通过咳嗽、咯痰、打喷嚏将结核菌播散到空气中，健康人吸入带有结核菌的飞沫即可能感染。人与人之间呼吸道传播是本病传染的主要方式。不随地吐痰、咳嗽、打喷嚏时掩口鼻，戴口罩等可以减少肺结核的传播。

（3）除少数发病急促外，临床上多呈慢性过程。潜伏期4～8周，常有低热、乏力等全身症状和咳嗽、咯血等呼吸系统表现。艾滋病毒感染者、免疫力低下者、糖尿病病人、尘肺病人、老年人等都是容易发病的人群，应每年定期进行结核病检查。

（4）咳嗽、咯痰2周以上，应怀疑得了肺结核，要及时到当地结核病定点医疗机构就诊。

（5）规范全程治疗，绝大多数患者可以治愈，还可避免传染他人。肺结核治疗全程为 6 ~ 8 个月，耐药肺结核治疗全程为 18 ~ 24 个月。如果不规范治疗，容易产生耐药肺结核。病人一旦耐药，治愈率低，治疗费用高，社会危害大。

2. 结核病的预防

肺结核是一种流行较广的慢性传染病，必须以预防为主。预防结核病的传播必须抓好三个环节。

（1）控制主要传染源——结核病人，尤其是痰结核菌阳性患者，应早期接受合理治疗。

（2）切断传染途径。结核菌主要是通过呼吸道传染，禁止随地吐痰，对结核菌阳性患者的痰、日用品以及周围的东西要消毒和适当处理等。

（3）接种卡介苗。卡介苗是一种无致病力的活菌苗，接种对象是未受结核菌感染、结核菌素试验阴性者，年龄越小越好，一般在出生后 3 个月内注射。

3. 结核病人的保健

（1）活动性肺结核病人在家庭中要做好消毒隔离，切断传染途径，每天开窗通风，保持室内空气新鲜。

（2）保持呼吸道通畅。有痰液要及时排出；如痰液咯不出，可遵医嘱用药物雾化吸入法，有助于痰液的咯出。

（3）加强营养。结核是消耗性疾病，平时要多吃有营养的食物。要保持乐观的情绪，并做好长期服药治疗的思想准备，积极配合医生治疗。

（4）自觉养成好的卫生习惯。不随地吐痰，多饮水，常洗澡，适当进行体育锻炼，增强身体的抵抗力。

（5）结核病人的家属要做好健康检查和自身防护。

（6）门诊治疗，及时随访。要坚持早期、联用、适量、规律、全程使用药物，不可随意间断或减量、减药。

二、艾滋病的预防保健

艾滋病，即获得性免疫缺陷综合征（AIDS），是一种危害大、死亡率高的严重传染病，难以治愈。其病原体为人类免疫缺陷病毒（HIV），也称艾滋病病毒。HIV 是一种能攻击人体免疫系统的病毒，使人体丧失免疫功能。因此，患者易于感染各种疾病，并可发生恶性肿瘤，病死率较高。

1. 艾滋病的特征及防治信息

（1）艾滋病通过含有艾滋病病毒的血液和体液（精液、阴道分泌物等）传播，传播途径主要为血液传播、性传播、母婴传播。日常学习、生活接触不会传播艾滋病病毒。蚊虫叮咬不会传播艾滋病病毒。

（2）艾滋病的高危和易感人群主要是男性同性恋者、静脉注射吸毒者、血友病患者、接受输血及其他血制品者、与以上高危人群有性关系者等。目前我国青年学生中艾滋病主要传播方式为男性同性性行为，其次为异性性行为。

（3）不能通过外表判断一个人是否感染了艾滋病病毒，发病前外表与正常人无异。发病后的常见症状包括：皮肤、黏膜出现感染，出现单纯疱疹、带状疱疹、血疱、淤血斑、持续性发热、肺炎、肺结核、呼吸困难、持续性腹泻、便血、肝脾肿大、并发恶性肿瘤等。

2. 艾滋病的预防

目前尚无预防艾滋病的有效疫苗，因此最重要的是采取预防措施，做好自身防护才是最有效的预防手段。

（1）掌握科学的性知识，树立正确的性观念，保证安全的性行为。拒绝危险性行为，每次正确使用安全套。

（2）性病可增加感染艾滋病病毒的风险，必须及时到正规医疗机构诊治，72 h 内使用暴露后预防用药可减少艾滋病病毒感染的风险。

3. 艾滋病的检测

发生高危行为后（共用针具吸毒、无保护性行为等），应该主动进行艾滋病检测与咨询，早发现、早诊断、早治疗。需要注意自己检测的时间要在窗口期后。现有的诊断技术检测 HIV 抗体、抗原和核酸的窗口期分别为感染后的 3 周、2 周和 1 周左右。疾病预防控制中心、医院等机构均能提供保密的艾滋病检测和咨询服务。

4. 艾滋病患者保健

（1）营养补充。

（2）坚持随访随检。

（3）坚持锻炼，戒烟限酒，保持良好的生活习惯。

（4）调节情绪，若出现较大精神问题，应及时向家人、朋友、医疗人员求助。感染艾滋病病毒后及早接受抗病毒治疗，可提高患者的生活质量，同时减少艾滋病病毒传播。

三、病毒性肝炎的预防与疫苗接种

病毒性肝炎是由多种肝炎病毒引起的常见传染病。肝炎病毒分为甲、乙、丙、丁、戊型。甲肝和戊肝多为急性发病，一般预后良好，乙肝和丙肝病程复杂，可发展成慢性肝炎，以及肝硬化、肝癌。

1. 病毒性肝炎的传播途径

甲肝和戊肝主要经消化道（粪—口途径）传播，水源或食物被污染可引起暴发流行，也可经日常生活接触传播。乙肝、丙肝的传播途径包括血液传播（输血及血制品以及使用污染的注射器或针刺等）、母婴垂直传播、性接触传播。丁肝的传播途径与乙肝相同，但与乙肝病毒同时或在乙肝病毒感染的基础上才可能感染。乙肝和丙肝病毒不会通过消化道和呼吸道传播，日常接触不会传播乙肝和丙肝病毒，与乙肝和丙肝感染者共同生活、工作、学习不会感染。

2. 病毒性肝炎预防及疫苗接种

（1）接种乙肝疫苗是预防乙肝最安全、有效的措施。全程接种乙肝疫苗后，80%~95%的人群可产生免疫能力，保护效果可持续20年以上。

（2）预防甲肝和戊肝病毒感染要注意饮食和饮水卫生，防止"病从口入"。甲肝疫苗已纳入国家免疫规划程序，对18月龄儿童给予免费接种甲肝疫苗。甲肝减毒活疫苗接种1剂，灭活疫苗间隔6个月接种2剂。接种甲肝疫苗可有效预防甲肝。戊肝疫苗已经研制成功。

（3）丙肝目前虽然无法通过接种疫苗进行预防，但通过采取有效措施切断其传播途径（如使用安全的血液制品、不共用注射器、避免不洁医疗和性行为等），是完全可以预防的。

3. 肝炎患者保健

肝炎患者应注意劳逸结合、规范治疗、定期检查和随访，预防肝硬化、肝癌及其并发症的发生，避免酗酒、吸烟、不合理用药等加重肝脏损害的行为。

四、心脑血管疾病的预防保健

心脑血管疾病是心脏血管和脑血管疾病的统称，泛指由于高脂血症、血液黏稠、动脉粥样硬化、高血压等所导致的心脏、大脑及全身组织发生的缺血性或出血性疾病。心脑血管疾病是一种严重威胁人类、特别是50岁以上中老年人健康的常见病，具有高患病率、高致残率和高死亡率的特点，居各种死因首位。

心脑血管疾病的病因和危险因素主要有高血压、血液黏稠、吸烟酗酒、糖尿病、肥胖、年龄增长、性别、遗传等，其预防与保健尤其重要，包括以下几个方面。

1. 控制血压和血脂

将血压控制在一个比较理想的范围内，是预防心脑血管疾病的重中之重。坚持长期治疗的高血压患者心脑血管疾病的发病率,为不坚持治疗者的 1/10。如果血脂过多容易造成血稠,在血管壁上沉积,逐渐形成小斑块,就是人们常说的动脉粥样硬化,容易引发各种心脑血管疾病。常见的血脂控制措施是服用调脂药物,包括他汀类、贝特类、烟酸等。

2. 保持心态平衡

以健康积极的心态处理生活和工作中的矛盾,保持平衡良好的心态。情绪激动是心脑血管病的大忌,因急躁使心率加快、血压升高,容易并发脑血管意外和心肌梗死。

3. 合理膳食

建议以素食为主,摄入过多高脂肪、高胆固醇是心脑血管疾病的重要发病原因之一。摄入过量脂肪会在心脑血管壁内沉积,形成粥样斑块。特别是伴有高同型半胱氨酸血症的高血压患者,在降压的基础上,联合补充叶酸可以降低脑卒中发生风险。多吃富含精氨酸的食物,有助于调节血管张力,抑制血小板聚集,减少血管损伤。这类食物有海参、泥鳅、鳝鱼、芝麻、山药、银杏、豆腐皮、葵花籽等。减少钠盐摄入,每天食盐控制在 5 g 以内;增加钾盐摄入,每天摄入大于或等于 4.7 g。

4. 适当运动

适宜的有氧运动可降低安静时的血压,改善心肺功能,同时调节紧张情绪。中低强度的运动有利于控制血压、改善心肺功能,较高强度的运动更有效。每日 30 min、每周至少做 3～5 次的运动可以有效改善心血管健康。对工作忙碌的年轻人,每周 2 次较大强度的运动比完全没有运动的个体较少发生心脑血管疾病。中老年人的锻炼方式以走路、慢跑、游泳等为主。中老年人晨练不宜过早,易诱发心脑血管疾病,尤其在冬季应该注意这个问题。

5. 戒烟限酒

吸烟、饮酒是影响中老年人健康的重要危险因素,发生心脑血管疾病的概率也相应升高。

6. 注意养生

心脑血管患者冬季要十分注意保暖,避免气温逐渐降低、血管骤然收缩导致血管阻塞。滋养进补要适度,一定要根据个人的体质进行。

五、癌症的预防保健

癌症,也称恶性肿瘤,是我国居民继心脑血管疾病之后的第二大死亡原因,已成为严重威胁我国居民健康的重大公共卫生问题。国际癌症研究机构(IARC)发布数据显示，2020年全球新发癌症病例1 929万例，其中我国新发癌症457万例，占全球的23.7%，位居全球第一。我国常见的癌症有肺癌、乳腺癌、肝癌、胃癌、食管癌、宫颈癌、结直肠癌、前列腺癌、鼻咽癌等。

1. 癌症的危险因素

大多数癌症的病因尚未完全了解。目前与癌症发生有关的危险因素可分为外源性因素和内源性因素两大类。

（1）外源性因素

外源性因素包括不良膳食和生活习惯，如吸烟、酗酒、高能量高脂肪饮食、吃霉变食物、肥胖等；水、土壤、空气等环境污染；职业性暴露因素；细菌、病毒等生物感染因素，如幽门螺杆菌感染可致胃癌，人乳头瘤病毒感染可致宫颈癌，乙肝病毒可致肝癌等；慢性刺激和创伤；医源性因素；精神心理因素等。

（2）内源性因素

内源性因素主要包括年龄、性别、种族、遗传因素、免疫因素、内分泌因素，如雌激素和催乳素与乳腺癌有关，雌激素与子宫内膜癌有关等。

2. 癌症的预防

癌症是可以预防的。针对可预防的危险因素，最基本的方针是：戒烟限酒、合理膳食、科学运动、心态平衡。WHO认为，癌症也是一种生活方式疾病。坚持不吸烟、健康饮食、适量运动的生活方式和防治有关的感染，可预防40%的癌症。倡导健康生活方式、远离危险因素是预防癌症的第一要务。

（1）WHO提出的十条预防癌症建议

1）在正常体重范围内，尽可能地瘦。

2）每天至少做30 min身体活动。

3）尽量避免含糖饮料，限制摄入高能量密度食物，尤其是高糖食物，或者是低纤维、高脂肪的加工食物，如汉堡、炸薯条等。

4）多吃各种蔬菜、水果、全麦食品和豆类。

5）限制红肉（包括猪、牛、羊肉）的摄入，尽量少吃经过高温加工的肉制品，如红肠、罐头等。

6）戒烟限酒。男性饮酒每天不超过25 g，女性不超过15 g。

7）限制摄入盐腌制食品和用盐加工的食品。

8）不依赖营养补充剂预防癌症。

9）母亲对婴儿最好进行6个月的完全母乳喂养，以后再添加其他的液体和食物。

10）癌症患者治疗以后，生活及饮食应该遵循癌症预防的建议。

（2）癌症的三级预防

一级预防是病因预防，目的是减少和防止癌症的发生，针对化学、物理、生物等具体致癌促癌的因素和体内致病条件，采取预防措施，加强环境保护，适宜饮食，加强体育运动，增强身心健康。二级预防需要做到三早，早期发现、早期诊断、早期治疗。三级预防属于康复性的预防和治疗，目的是防止病情的恶化。WHO认为，只要早期发现、及时治疗，可以减少1/3的癌症患者死亡；做好癌症康复和姑息治疗，可以使1/3的癌症患者延长生命、提高生活质量。

3. 癌症患者的康复

不同于其他疾病，晚期癌症患者会经受难以想象的心理上的折磨，部分患者在经过手术、化疗、靶向治疗、内分泌治疗等抗肿瘤治疗之后，容易出现心理问题，如恐惧焦虑和抑郁情绪，需要重点关注其心理康复。同时，针对癌症患者的不同病程和分期，康复的侧重点有所差异。

（1）恢复性康复

对经过系统的治疗、病情得到控制、肿瘤比较稳定、达到临床治愈的患者，应尽快进行恢复性康复，加强营养，适当活动和锻炼，使身心功能障碍降到最低程度，生活得到自理，重树自信。引导患者不应再把自己当作病人看待，回归社会，争取继续正常工作。

（2）支持性康复

患者系统治疗后病情没能得到理想的控制而带瘤生长，或病情继续进展时，应该进行积极的支持性康复。饮食要荤素搭配；增加食欲；帮助患者树立康复新理念，接受带瘤生存，提高生活质量；有空余时间参加癌症康复会，多与其他癌症患者交流沟通，改善身体健康和心理健康状态。

（3）姑息性康复

癌症患者进入晚期后应该进行姑息性康复、舒缓治疗，进食应该以软食、容易消化的食物为主，预防和减轻并发症，尤其是癌痛的控制，使患者减少疼痛、得到充分的心理支持和关怀，同时关注家属的精神安慰。

六、糖尿病的预防保健

糖尿病是一种以高血糖为特征的代谢性疾病。高血糖是由于胰岛素分泌缺陷或其生物作用受损，或两者兼有引起。长期存在的高血糖，导致各种组织，特别是眼、肾、心脏、血管、神经的慢性损害、功能障碍。目前我国成人糖尿病患病率为11%左右，估算糖尿病患者数量1.14亿人，糖尿病前期患病率高达35%（2010，ADA标准）。糖尿病已成为继心脑血管疾病、癌症之后另一个严重危害我国人民健康的重要慢性非传染性疾病。

1. 糖尿病的分类

糖尿病的诊断一般不难，空腹血糖大于或等于7.0 mmoL/L，和/或餐后2 h血糖大于或等于11.1 mmoL/L，即可确诊。

（1）Ⅰ型糖尿病

发病年龄轻，大多小于30岁，起病突然，多饮、多尿、多食、消瘦症状明显，血糖水平高，不少患者以酮症酸中毒为首发症状，血清胰岛素和C肽水平低下，抗胰岛细胞抗体ICA、抗胰岛素自身抗体IAA或谷氨酸脱羧酶GAD抗体可呈阳性。单用口服药无效，需用胰岛素治疗。

（2）Ⅱ型糖尿病

常见于中老年人，肥胖者发病率高，常可伴有高血压、血脂异常、动脉粥样硬化等疾病。起病隐匿，早期无任何症状，或仅有轻度乏力、口渴，血糖增高不明显者需做糖耐量试验才能确诊。血清胰岛素水平早期正常或增高，晚期低下。

（3）妊娠糖尿病

妊娠期间发生的不同程度的糖代谢异常称为妊娠糖尿病，不包括孕前已诊断或已患糖尿病的病人，后者称糖尿病合并妊娠。

（4）其他特殊类型糖尿病

包括在不同水平上（从环境因素到遗传因素或二者间的相互作用）病因学相对明确的一类高血糖状态。

2. 糖尿病高危人群

具备以下因素之一，即为糖尿病高危人群：超重与肥胖、高血压、血脂异常、糖尿病家族史、妊娠糖尿病史、巨大儿（出生体重≥4 kg）生育史。

3. 糖尿病预防

（1）定期血糖检测

定期血糖检测可以及时发现血糖浓度的变化，一旦发现血糖异常应及时进行治疗，做到早发现、早诊断、早治疗，防止糖尿病高危人群发展成为糖尿病。

（2）经常运动

中等强度运动是对糖尿病治疗有效的运动。运动时感到呼吸加快、有点喘，但又可以与人正常交谈，即为中等强度。运动量以每周3～5天、每天不少于30 min为宜。

（3）控制体重

肥胖，尤其是腹型肥胖是糖尿病发生的危险因素。男性患者的理想体重（kg）=身高（cm）-110，女性患者的理想体重（kg）=身高（cm）-105。无论男女，体重最好不要超过理想体重的10%。

（4）合理饮食

选择低能量、高纤维素饮食，常吃蔬菜水果和粗粮，减少钠盐的摄入量，少吃零食、泡面、腌制食品等，控制对甜食、高能量食物的摄入。

4. 糖尿病人的保健

（1）糖尿病人的主食，可以用藜麦和麦麸代替米饭。藜麦所含的钙、镁、钾、铁、锌较高，但升血糖指数较低。麦麸可以降血糖、助眠、调理产后虚汗。

（2）茶饮中加入牛蒡和肉桂。牛蒡可以降压、降血脂，肉桂则能补肾阳，温通全身经脉，祛除寒气，却又不易上虚火。

（3）糖尿病人不能吃糖，可以用罗汉果等天然甜味剂代替。

（4）进补。糖尿病人脾肾双虚，宜多吃健脾补肾的食物，如银耳、枸杞、莲子、百合、茯苓等。

第四节　社区重点人群的预防保健

随着疾病流行趋势和类别的变化，越来越多的预防保健工作需要在社区内进行。社区服务既是健康策略的一个方面，也是健康措施得以实施的重要保证。包括在社区内进行健康教育、健康促进，对一般人群的宣传教育、高危人群的干预、慢性病的康复，保持良好的社区环境以及疾病危险因素的测量、控制等工作。做好社区重点人群的预防保健工作，必须通过具体有效的社区活动，制订优先进行的、政策性的计划并贯彻执行，才能取得良好的效果。

一、儿童和青少年保健

社区儿童和青少年保健是指社区卫生服务人员根据儿童、青少年不同时期的生长发育特点，以满足其健康需求为目的，以解决社区内儿童、青少年的健康问题为核心，为他们提供的系统化服务。社区儿童保健的主要对象为0~6岁儿童，重点对象为0~3岁儿童（散居儿童），社区青少年保健的对象主要是学龄期儿童与青春期青少年。

1. 儿童保健

儿童保健学是研究儿童生长发育规律及其影响因素，采取有效措施，利用有利因素，去除有害因素，促进和保障儿童健康成长的综合性防治医学。儿童保健的工作目的是增强儿童体质，降低儿童的发病率和死亡率，提高儿童健康水平，促进其全面发展。

（1）新生儿期保健

新生儿期指自出生脐带结扎至出生后28天。这个时期新生儿生活环境发生巨大的变化，新生儿体温调节不完善，需要适宜的环境温度，呼吸频率较快，心率波动范围较大，消化系统、泌尿系统、神经系统、免疫系统功能均不成熟，易发生溢乳、过敏、脱水及感染。新生儿期常见的特殊生理状态包括生理性体重下降、生理性黄疸、马牙和早熟齿、乳腺肿大和"假月经"、新生儿红斑和粟粒疹等，这些均属于正常生理现象，一般无须干预，大多可自行消退。此期发病率和死亡率高，因此应强调良好的护理和合理的喂养。

1）新生儿家庭访视。新生儿出院后1周内，护士应到服务对象家中访视。新生儿访视次数如下：初访，出生后3天内；周访，出生后5~7天；半月访，出生后10~14天；满月访，出生后27~28天。

新生儿访视人员应经过专业技术培训。访视时应携带新生儿访视包，出示相关工作证件。访视前医护人员要洗手、戴口罩，严防交叉感染。访视时要认真细心，动作轻柔，每次访视完要将情况向新生儿照护人通报，及时填写访视记录。访视主要内容有：观察新生儿的家居环境，衣被及尿布是否合乎卫生要求；了解孕期及出生情况、卡介苗和乙肝疫苗接种情况、新生儿疾病筛查、听力筛查情况等；询问喂养、睡眠、排便等情况；为新生儿测量体温、体重、身长，进行详细的全身体格检查，发现任何不能处理的情况，均应转诊；对照护人进行喂养、护理、发育、防病、预防意外事故的指导。

2）营养与喂养指导。鼓励母乳喂养，指导母亲正确地哺乳，识别新生儿饥饿和饱足的信号，给予及时、恰当的回应，以维持良好的乳汁分泌，满足新生儿生长发育所需。频繁吸吮，按需哺乳，每日哺乳8~12次。母乳确实不足或无法进行母乳喂养的新生儿，应指导照护人合理选择配方奶喂养。

3）生活护理指导。包括保暖、穿着、体位、脐带、皮肤清洁等方面。

4）疾病预防。包括预防感染、减少探视；补充维生素 D，足月儿每日口服 400 IU，早产儿、低出生体重儿、双（多）胎儿每日口服 800 IU。

5）预防接种。按要求及时接种卡介苗和乙肝疫苗第一剂。应特别关注高危儿、早产儿的体重增长、黄疸指数等。

（2）婴幼儿期保健

婴幼儿期指从出生后 28 天至 3 岁之前的时期。婴儿期指出生后 28 天到满 1 岁之前，幼儿期指 1 岁后到满 3 岁之前。

1）营养与喂养。应坚持纯母乳喂养 6 个月，纯母乳喂养能满足 6 月龄以内婴儿的全部营养需求，可在 6 个月左右开始添加辅食。添加辅食要按一定顺序进行。添加辅食的原则：由少到多，逐渐增量；由稀到稠，从流质开始到半流质再到固体食物；由细到粗；由一种到多种；在婴儿健康、消化功能正常时添加，患病时暂缓。引入新的食物时应特别注意观察是否有食物过敏现象。

2）生活护理。衣着适宜，要适应气候的变化，避免穿过多。婴儿应经常在户外活动。

3）疾病预防和健康检查。正常足月儿保证摄入维生素 D 每日 400 IU。早产、低出生体重、双（多）胎儿，出生早期应加大维生素 D 的补充剂量，可给予维生素 D 每日 800 IU，3 个月后改为每日 400 IU。预防缺铁性贫血、窒息、跌落等意外事故。定期进行全面健康检查，发现异常及时处理。

4）预防接种。出生 2 个月接种脊髓灰质炎疫苗第 1 剂，3 个月接种脊髓灰质炎疫苗第 2 剂和百白破疫苗第 1 剂。4 月龄接种脊髓灰质炎疫苗第 3 剂和百白破疫苗第 2 剂，5 月龄接种百白破疫苗第 3 剂，6 月龄接种乙肝疫苗第 3 剂和 A 群流脑疫苗第 1 剂。按照国家计划免疫程序按时接种，合理选择接种非免疫规划疫苗。

5）早期发展。通过日常养育活动或游戏活动，促进婴儿各方面能力发展。

（3）学龄前期、学龄期儿童保健

学龄前期指 3～6 岁。此期儿童求知欲望强，可塑性强，应加强正面教育；感染性疾病减少，变态反应性疾病开始增多；意外事故发生率高。学龄期是指 6～12 岁。此期儿童的大脑皮质发育更加成熟，对事物具有一定的分析理解能力，认知和社会心理发展非常迅速。

1）平衡膳食。规律就餐，不挑食偏食，培养良好饮食习惯。应鼓励儿童多饮奶，以满足钙的需要量。避免饮用含糖饮料，合理选择零食，以不影响正餐为前提，多选用营养密度高的食物，如乳制品、水果、蛋类及坚果类等，不宜选用能量密度高的食物，如油炸食品、膨化食品。

2）经常户外活动，保障健康生长。通过游戏和体育活动，增强儿童体质。学龄前儿童每天应进行至少 60 min 的体育活动，最好是户外游戏或运动；6~12 岁儿童每日应进行至少累计 60 min 中、高强度身体活动，包括每周至少 3 天高强度身体活动和增强肌肉力量、骨骼健康的抗阻活动。每天看电视、玩平板电脑等电子屏幕的累计时间不超过 2 h。

3）口腔、牙齿保健。每天刷牙两次，早晚各一次，每次至少 3 min。可用含氟牙膏刷牙；学会每天使用牙线；避免牙外伤；多吃有营养及对牙齿有益的食物；定期进行口腔检查，最好 3~6 个月进行一次；做好涂氟和窝沟封闭的预防治疗。

4）眼睛保健。重点是近视防控。学校和家庭应注意培养儿童正确的坐、立、行走和读书等姿势，预防脊柱异常弯曲等畸形及近视发生；减少近距离用眼时间，尽量不要或少使用电子产品。牢记"20、20、20"口诀，即看屏幕 20 min 以后，要抬头远眺 20 英尺（6 m）外的地方 20 s 以上。

5）体检、安全教育。儿童每年进行 1~2 次体格检查，监测生长发育情况。集体机构儿童特别注意传染病的预防，如水痘、痢疾等。开展安全教育，采取相应的安全措施，以预防外伤、溺水、中毒、交通事故等。学习交通规则和意外事故的防范知识，以减少伤残的发生。

6）心理卫生保健。包括培养意志品质，促进智力发展，促进社会交往能力发展，防治常见的心理行为问题等，培养健康心理。

2. 青少年保健

青少年期是指 12~18 岁。青少年时期是卫生保健需求量最大、接受健康教育最迫切的时期。主要保健内容如下：

（1）饮食与营养指导

青少年应加强营养，定时定量饮食，不挑食。由于青少年期的生长发育比较迅速，营养需要量其尤其是对蛋白质的需要量相对较大。如果摄食过多，出现超重和肥胖，需调整生活方式，包括饮食控制、行为训练及减重。但减轻体重不宜过快，应循序渐进，以不影响青少年期正常生长发育为原则。

（2）生活规律指导

青少年应懂得怎样保护自己，养成良好的个人生活及行为习惯，合理安排生活和学习时间，注意进行体格锻炼及适当的劳动，保持规律的睡眠习惯及心态平衡。一般而言，13~15 岁少年应每天睡足 9 h 以上，15 岁以上的青少年应每天睡足 7~9 h。

（3）心理指导

青少年时期易产生逆反心理，男、女青春期性征发育明显，也会很容易产生相互爱慕之情。这阶段应该对孩子心理上的成长予以特别关心,并且给予其正确的引导及教育。关注青少年期的体检和疾病治疗,关注生殖健康、口腔健康,并保护他们敏感而又脆弱的隐私。

二、妇女保健

妇女保健以维护和促进健康为目的,以群体为服务对象,以预防为主,以保健为中心,以基层为重点,以生殖健康为核心。生殖健康强调以人的健康为中心,特别强调以妇女为中心。

1. 女性青春期保健

女性青春期是一个性机能由不成熟向成熟转变的过渡时期,其年龄一般为11～18岁。女性青春期保健主要内容包括:

(1) 月经初潮期保健。月经初潮是少女进入青春期的重要标志,应向初潮少女讲授有关青春期生理、性心理知识,同时要让她们对月经初潮时并发的腰酸、嗜睡、疲劳、乏力等不适做好充分的心理准备,避免惊惶失措。

(2) 外生殖器保健。要注意经期卫生,每天早晚用温水清洗外阴。

(3) 乳房保健,应选择尺寸合适的胸罩。

(4) 月经失调的调理和治疗。

(5) 意外怀孕处理。尽早实施人工流产,术后精心调养身体。

2. 婚前保健

婚前保健服务主要包含婚前医学检查、婚前卫生指导和婚前卫生咨询。重点是检查准备结婚的男女双方是否患有影响结婚和生育的疾病,包括严重遗传性疾病、指定传染病、有关精神病、重要脏器和生殖器官异常等。婚前卫生咨询和指导是对准备结婚的男女双方进行的以生殖健康为核心,与结婚和生育有关的保健知识的宣传教育。

3. 生育期(孕产期)保健

生育期(孕产期)保健指普及孕产期保健知识,防治妇女在生育期因孕育或节育导致的各种疾病,提高对高危孕产妇的处理水平,普及优生优育技术指导。主要内容如下:

(1) 孕前保健

定期做好孕前检查,对胎儿发育的情况有所了解,从而减轻一些不必要的焦虑。女性围孕期宜服用叶酸,预防胎儿神经管畸形等。

(2) 孕早期保健

孕13周前为孕妇建立"母子健康手册",并进行第一次产前检查,进行孕早期健康教育和指导、孕妇健康状况评估，同时告知和督促孕妇进行产前筛查和产前诊断。

（3）孕中期保健

进行孕中期（孕16~20周、21~24周各一次）健康教育和指导、孕妇健康状况评估。

（4）孕晚期保健

进行孕晚期（孕28~36周、37~40周各一次）健康教育和指导，开展孕产妇自我监护、促进自然分娩、母乳喂养以及孕期并发症、合并症防治指导。对随访中发现的高危孕妇应酌情增加随访次数。随访中若发现有高危情况，建议其及时转诊。

（5）产后访视

乡镇卫生院、村卫生室和社区卫生服务中心（站）在收到分娩医院转来的产妇分娩信息后，应于产妇出院后1周内到产妇家中进行产后访视，进行产褥期健康管理，加强母乳喂养和新生儿护理指导，同时进行新生儿访视。

（6）产后42天健康检查

乡镇卫生院、社区卫生服务中心为正常产妇做产后健康检查，异常产妇到原分娩医疗卫生机构检查。进行询问、观察、一般体检和妇科检查，必要时进行辅助检查，对产妇恢复情况进行评估。

（7）合理营养补充

孕期营养补充原则：食物多样化；各种营养素比例要恰当，主要碳水化合物、脂肪、蛋白质供热的比例分别是60%~70%、20%~30%、10%~15%；掌握不同孕期营养的需要量，营养素的补充应随着胎儿生长变化而增减。

（8）孕期卫生保健

注意个人卫生，孕妇的新陈代谢旺盛，特别容易出汗，必须勤洗澡、勤换衣，洗澡应采用淋浴，不宜盆浴；注意口腔卫生，早晚应刷牙，进食后应漱口，防止蛀牙及牙周病；衣着质地柔软，勿紧束腰带；不要束胸，佩戴宽大的乳罩；每天保证8~9h的睡眠。

孕期注意事项：孕期不宜喝浓茶、可乐和咖啡，尽量少化妆，不染发、烫发，出现妊娠高血压、糖尿病、贫血等及时就医。

（9）母乳喂养

母乳是婴儿必需和理想的营养食品，母乳中含有丰富的抗感染物质，能保护婴儿健康。分娩6个月内应坚持母乳喂养。

4. 围绝经期保健

围绝经期是指妇女绝经前后的一段时期（从45岁左右开始至停经后12个月），

包括从接近绝经出现与绝经有关的内分泌、生物学和临床特征起至最后 1 次月经后的 1 年。有部分妇女在此期前后出现因雌性激素减少所引发的一系列躯体和精神心理症状。围绝经期保健内容主要有：

（1）加强心理疏导。此期女性有许多精神神经症状，单靠药物治疗有时难以奏效，还要从心理上给予指导和疏导。

（2）合理安排生活，重视蛋白质、维生素及微量元素的摄入，保持心情舒畅，注意锻炼身体。

（3）讲究围绝经期个人卫生，经常洗澡，勤换内衣，保持外阴部清洁，预防萎缩的生殖器发生感染；防治绝经过渡期月经失调，重视绝经后阴道出血。

（4）预防疾病及肿瘤等。应行肛提肌锻炼，加强盆底组织的支持力，避免子宫脱垂及压力性尿失禁；应定期做妇科和乳腺肿瘤检查；在医生指导下，采用激素补充治疗、补充钙剂等方法防治绝经综合征、骨质疏松、心血管疾病等。服用激素类药物要严格遵循医嘱，剂量不宜过大，定期做 B 超检查子宫内膜。

（5）虽然此期生育能力下降，但仍应避孕至月经停止 12 个月以后。

三、老年人保健

按照 WHO 规定，60 周岁以上的人确定为老年人。《中华人民共和国老年人权益保障法》规定老年人的年龄起点标准是 60 周岁。2021 年，国家统计局发布第七次全国人口普查数据：我国 60 岁及以上人口为 26 402 万人，占人口总量的 18.70%，其中，65 岁及以上人口为 19 064 万人，占人口总量的 13.50%。与 2010 年相比，我国老年人人口上升了 5.44%，而相对的青少年乃至成年人的人口比例下降了 6.79%，人口老龄化程度进一步加深。老年保健工作势在必行、任重道远。

我国政府高度重视人口老龄化问题，积极发展老龄事业，初步形成了政府主导、社会参与、全民关怀的工作格局。2019 年 11 月下旬，中共中央、国务院正式印发《国家积极应对人口老龄化中长期规划》，将应对老龄化上升为国家战略，明确了应对人口老龄化的重要意义和目标任务，而且给出了翔实具体的应对措施，近期至 2022 年、中期至 2035 年、远期展望至 2050 年，以此指导未来 30 年应对人口老龄化的各项政策。

1. 老年保健的定义及目的

老年保健是老年医学的重要组成部分，是研究人类寿命和人类衰老的原因、规律、特征、机制，探讨延缓衰老的对策和老年性疾病的防治，以及保护老年人身心健康的综合性学科。老年保健是指在平等享用卫生资源的基础上,充分利用现有的人力、物力,以维护和促进老年人健康为目的,发展老年保健事业,使老年人得到基本的医疗、护理、康复、保健等服务。

老年保健的目的是运用老年医学知识,开展老年病的防病工作,加强对老年病和慢性病的健康教育,指导老年人日常生活和健康锻炼、提高健康意识和自我保健能力,延长健康、期望寿命,提高生活质量,为老年人提供满意的医疗服务保健。因此,需要依赖完善的医疗保健服务体系,充分利用社会资源,做好老年保健工作。

2. 老年保健的重点人群

(1) 老年慢性病患者

2019年,我国有超过1.8亿的老年慢性病患者,老年人群的死亡以慢性病死亡为主,老年人高血压、糖尿病、血脂异常、心脑血管疾病、恶性肿瘤等患病率上升,75.8%的老年人至少患有一种慢性病,随着年龄的增长慢性病患病率增加,老年人慢性病知晓率、检测率、治疗率、控制率尚待提高。

(2) 独居老年人

城乡人口流动和人口老龄化、高龄化急剧上升,导致老年人独居生活的现象农村比城市更加严重,独居老人外出看病难。

(3) 丧偶老年人

丧偶老年人的孤独感和心理问题发生已经高于有配偶者,这种现象对老年人的健康是有害的,尤其是近期丧偶容易导致原有的疾病复发。

(4) 患病老年人

老年人患病后,身体状况差,自理能力下降,加重了经济负担,为缓解经济压力,部分老年人会自行购药、服药,导致延误诊断和治疗。

(5) 新近出院的老年人

新近出院的老年人因疾病未完全恢复,身体状况差,常需要继续治疗,及时调整治疗方案。

(6) 精神障碍的老年人

主要是痴呆老人,包括患血管性障碍和阿尔茨海默病的老人,失去生活能力,不能自理,常伴有营养障碍从而加重躯体疾病。

3. 老年保健的内容

(1) 推进社区居家医养服务

深入推进社区居家医养服务、中医药健康医养服务、医养多业态融合发展,加强医养结合发展要素保障等，深入推进医养结合发展，提高社区老年保健质量，进一步提升老年人的获得感和满意度。

（2）饮食、运动等生活方式管理

鼓励老年人纠正不良生活习惯，选择健康的生活、饮食方式。为保持老年人身体健康、营养均衡，在一般人群膳食指南内容的基础上，还应该注意：老年人容易发生便秘、糖脂代谢异常，患心血管疾病的危险性增加，适当多吃粗粮有利于健康；食物要粗细搭配、松软、易于消化；要保证老年人的饮食质量、进餐环境和进食情绪；重视预防营养不良和贫血。鼓励老年人多做户外活动，维持健康体重。老年人运动讲求四项原则：安全、全面、自然、适度。运动项目以散步、慢跑、打太极拳（剑）、健身操、跳舞、门球以及棋类等为宜。

（3）加强老年人风险因素管理

政府与社区应积极开展老年慢性病预防宣教工作，在疾病未发生时提醒社区居民做好防范。主要工作内容包括加强老年患者筛查、健康宣教、定期邀请社区老年人接受身体检查和实验室检查等，重点关注老年常见病如癌症、心脑血管疾病、骨关节病等，预防跌倒，尽量做到慢性病早发现、早治疗，以达到延缓疾病进程、减少并发症、降低致残率、提高患者健康水平的目的。

（4）加强慢性病全程预防

老年慢性病和共病管理尽量提前，要求掌握不同年龄段可改善的危险因素，重视前期危险因素干预，预防慢性病发生，开展老年人的自我健康管理。通过早期健康宣教和健康体检，能帮助受检者及时发现危险因素，按医嘱进行科学干预，有效预防慢性病或延缓慢性病发展进程。例如，积极开展认知活动训练能有效预防老年失智，科学营养补充和运动还能为老年人补充肌肉量和身体力量，延缓衰弱。

（5）加强慢性病患者管理

慢性病患者一般接受常规治疗和康复两个阶段管理，统称为临床管理。临床管理是老年慢性病患者临床保健的关键，告知老年人及早规范治疗的重要意义，患者入院后积极接受个体化、规范化治疗，再结合患者实际情况展开康复训练，加强心理宣教和干预，能有效提升患者生活质量，对改善患者预后有积极意义。

（6）加强老年人心理健康管理

老年人因身体机能下降，发生慢性病后，受病程较长、合并症较多等因素影响，容易产生焦虑、抑郁、烦躁、自暴自弃等负面情绪，严重者还有自杀倾向。因此，在关注老年人身体健康的同时，还要更加重视其心理健康。通过改变老年人的生活和人际交往环境，营造和谐、文明、友善的社区服务环境，积极开展户外活动，多与老年人进行思想交流，积极传递正能量，可有效缓解老年慢性病患者负面情绪，消除心理障碍，培养战胜疾病的信心。

4. 老年保健服务要求

在老年人慢性病的防治方面，政府要做好顶层设计，建立全面的预防保健、居家养老、康复养老、医养结合和控制慢性病的相关政策，积极引入竞争和问责机制，通过各项政策刺激促进社会各阶层参与到老年保健和慢性病控制过程中，多模式发展完善国家对于慢性病的预防控制。相关部门要制定相应的法规，为各卫生机构和社会组织参与医养结合、慢性病防控工作提供强有力的法律保障和技术支持，同时建立各部门联动可持续发展的工作支撑体系。

第十一章 急救基本知识

第一节 公众急救概述

一、急救的概念

急救即紧急救治,是指在急病或意外发生时,在医生与护理人员到达前对生病或受伤的人进行初步的救援及护理。

公众急救的主要内容包括心肺复苏和创伤现场急救,其他诸如中毒、中暑、中风等常见急症发生时的家庭急救。

二、普及公众急救的意义

急救是全社会的事情,需要政府、城市急救体系、公众三个主体共同完成,任何单一的部分都不能达到有效救灾、减灾的目的。人的生命是第一宝贵的,公众的自救、互救是现代社会每一个公民的权利和义务。

现代医学证明,猝死患者抢救的最佳时间是 4 min,4 min 以后再进行心肺复苏的生存率为 17%,超过 10 min 再进行心肺复苏的生存率基本为 0,而严重创伤伤员抢救的黄金时间是 30 min。

许多突发急、危、重症或意外伤害事故往往发生在医院外,如外出行车途中、工作场所、居家环境等,急救强调的是速度,然而根据目前我国城市交通现状,120 急救人员到达现场的平均时间约 10 min，因此，作为"第一目击者"的公众，能够在现场立即实施正确、基本的紧急救治，可争取到宝贵的早期抢救时间，极大地降低院前死亡率和伤残率。

有调查显示，我国人口基数较大，公民急救普及率不足 1%，能够进行高质量心肺复苏术的比例更是少之又少。我国社区居民的现场急救培训活动少，急救知识缺乏，不能满足对急、危、重、伤人员实施现场急救的需要，因此亟待进行公众急救培训，全民急救的普及教育已成为我国面临的紧迫任务。

三、现场急救的次序和步骤

1. 现场急救的优先次序

先救命，再治病。

（1）首先维持呼吸道畅通或重建呼吸功能（清理呼吸道，进行人工呼吸）。

（2）维持或重建循环功能（心肺复苏）。

（3）预防休克和感染。

（4）避免二次伤害。

2. 现场急救的步骤

（1）呼救

在患者发病或受到伤害的现场，第一个发现者是患者（或伤者）自己，其次是在现场的其他人。现场仅有患者本人，应及时拨打 120 急救电话，并向周围人呼叫，请求援助，并尽可能地采取自救措施。其他人发现患者后，应主动迅速地赶到患者身边，询问、检查患者病情，一边进行急救，一边拨打 120 急救电话向外界呼救。大型灾害发生时，现场的人可能都是受伤者，在进行呼救的同时应积极开展自救互救。

（2）对伤病员进行必要的现场处理

1）迅速排除致命和致伤因素，如撤离中毒现场，扑灭身上的火焰等。若是意外触电，应立即切断电源。若是意外溺水，将人员救上岸后，应清除其口鼻内的泥沙、呕吐物或其他异物，保持呼吸道通畅等。

2）检查伤病员的生命特征，包括呼吸、心跳、脉搏、体温情况。如无呼吸或心跳停止，应就地立刻开展心肺复苏。

3）有创伤出血者，应迅速边止血包扎，边将伤病员尽快送往医院。

4）如有腹腔脏器脱出或颅脑组织膨出，可用干净的搪瓷碗、盆扣住，外用毛巾、软布等加以保护。

5）有骨折者用木板或健肢等临时固定。遇到头颈部脊柱骨折的伤病员，不能随意搬运移动，避免二次损伤，保持颈部轴位不旋转、不屈伸，等待专业医护人员进行搬运。

6）神志昏迷者，未明确病因前，注意心跳、呼吸、两侧瞳孔大小。采用仰头抬颏法开放气道，防止伤员窒息。

（3）迅速而正确地转运伤病员

按不同的伤情和病情，分轻重缓急选择适当的工具进行转运。运送途中应随时关注伤病员的病情变化。

四、现场急救的原则

1. 先复苏后固定

遇有心跳、呼吸骤停伴有骨折者，应首先使心、肺、脑复苏，直至心跳呼吸恢复后，再进行骨折固定。

2. 先止血后包扎

遇有活动性出血的伤者时，首先立即用各种适合的止血方法或药物等有效止血，并记录止血时间，接着再消毒清洁，并对创口进行包扎。

3. 先抢救重症者，再抢救轻症者

当同时遇有伤情较重和较轻的伤病员时，应优先抢救危重者，后抢救较轻的伤病员。

4. 先急救，边救边送往医院

发现伤病员时，应边救边送。在送伤病员到医院途中，不要停止抢救措施，不浪费伤病员的抢救"黄金时间"，继续观察病情变化，保持呼吸道通畅，注意保暖，平安抵达最近的医院。

5. 急救与呼救并重

在遇有成批伤病员、现场还有其他参与急救的人员时，要紧张而镇定地检伤分工合作，在进行急救的同时，要向外界寻求帮助，尽快争取救援。

第二节　现场急救基本技术

一、基本生命支持

1. 徒手心肺复苏术

心肺复苏（CPR）是当呼吸及心跳停止时，应用人工呼吸及胸外按压来暂时替代自主呼吸和自主循环的一种急救技术。CPR 的主要目的在于脑功能的恢复。

（1）心肺复苏的意义

1）强调时间就是生命。心脏停跳的严重后果是以秒计算的：心脏停跳 3 s 即可出现黑矇；心脏停跳 5~10 s，意识丧失，突然倒地；心脏停跳 15 s 可出现抽搐；心脏停跳 45~60 s，出现瞳孔散大固定，自主呼吸逐渐停止；心脏停跳 3 min，开始出现脑水肿；心脏停跳 4 min，开始出现脑细胞死亡。

2）强调"黄金 4 min"。心肺复苏开始时间每延迟一分钟，存活率就可下降 10% 左右。通常 4 min 内进行基础生命支持，并于 8 min 内进行进一步生命支持，病人的生存率约为 43%，4 min 以后再进行心肺复苏的生存率约 17%，超过 10 min 再进行心肺复苏的生存率基本为 0。

（2）院外心脏骤停的成人生存链（见图 11-1）

立即识别心脏骤停并启动应急反应系统→尽早实施着重于胸外按压的心肺复苏→使用自动体外除颤仪（AED）早期快速除颤→有效的高级生命支持→多学科心脏骤停后的治疗→早期康复治疗。

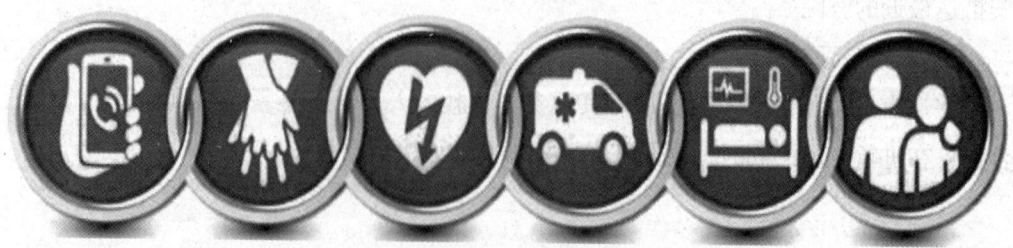

图 11-1　AHA 院外心脏骤停成人生存链

（3）心肺复苏操作方法

1）确定现场环境安全，首先要保证救援现场的安全，排除危险因素。常见的一氧化碳中毒现场，要开窗通风，佩戴防护面罩等。车祸现场要维持现场交通秩序，确保救援人员自身不受伤害等。

2）判断患者意识。对患者"轻拍重喊"，轻拍患者肩膀，大声呼喊患者，若无反应，提示意识丧失。

3）呼救，启动应急反应系统。如果患者没有意识反应，即开始大声呼叫附近的人帮助，拨打120等急救电话，说清事件发生的时间、地点、经过、患者目前的情况，同时保持电话通畅，随时准备接受指挥中心人员的电话指导。如果现场只有一个人，应取得AED和急救设备，若有其他人在场，派他人去取。

4）判断呼吸和检查脉搏（见图11-2）。扫视患者胸部，观察胸部起伏不超过10 s，以判断呼吸情况。在判断呼吸的同时进行颈动脉搏动的检查，一手食指和中指并拢，置于患者气管正中部位，男性可先触及喉结，然后向一旁滑移约2 cm，触摸颈动脉搏动时间不应超过10 s。

若患者呼吸正常且脉搏存在，则只需要在现场密切监测患者，等待急救人员到达即可。若患者没有正常呼吸但脉搏存在，则需给予急救呼吸（详见人工呼吸）。若在10 s内无正常呼吸或仅是濒死叹息样呼吸且没有明确地感受到脉搏，即开始高质量心肺复苏。

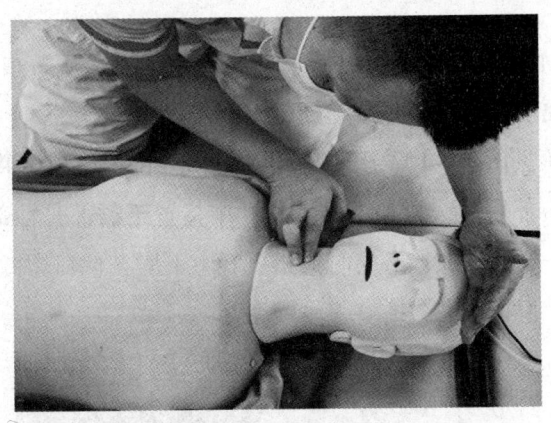

图11-2　判断呼吸和检查脉搏

5）进行胸外按压

①进行胸外按压前应将患者仰卧位（头、颈、躯干平直无扭曲，双手置于躯干两侧）置于平整地面或硬板上。

②移除或移开覆盖患者胸部的衣物，以便找到适当的位置进行按压。按压部位为

胸骨下半部分的中间，或直接将手掌置于胸部中央相当于双乳头水平连线即可。按压手法是施救者用一只手的掌根置于按压点，另一手掌重叠于其上，手指交叉并翘起；双肘关节与胸骨垂直，以髋关节为支点、背部为力臂，肘关节不可弯曲，利用上身的重力快速下压胸壁（见图11-3）。成人患者按压频率为每分钟100～120次，按压深度为5～6 cm。按压和放松时间大致相当，放松时手掌不离开胸壁，但必须让胸廓充分回弹。在胸外按压过程中尽量减少按压中断时间。

鼓励所有经过培训和未经过培训的现场第一目击者均进行胸外按压，未经过培训的人员可只做胸外按压，即在胸部正中双乳头间的胸骨上位置快速用力按压。

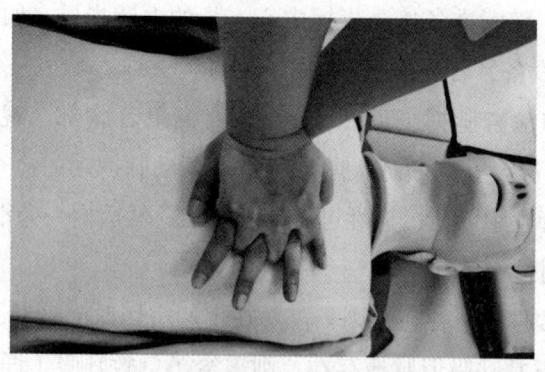

图11-3　胸外按压

6）使用AED尝试除颤。应尽快使用AED并遵循提示进行尝试除颤（详见自动体外除颤仪）。

7）开放气道。心跳骤停后昏迷的患者舌根、软腭及会厌等口咽软组织松弛后坠，必然导致上呼吸道梗阻。解除上呼吸道梗阻的基本手法有：

①仰头抬颏法（见图11-4）。患者处于水平仰卧位，施救者将一手呈C形置于患者前额，下压使其头部后仰，另一手的食指和中指置于颏部骨性部分，将颏部向前抬起，帮助头部后仰、气道开放。必要时拇指可轻牵下唇，使口微微张开。

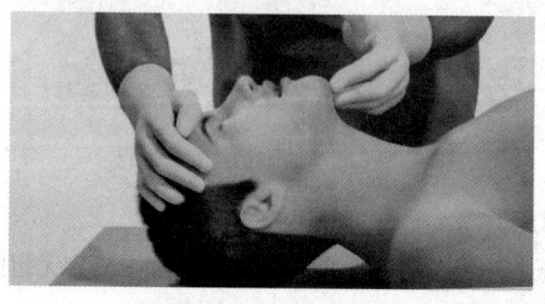

图11-4　仰头抬颏法

②托颌法（见图 11-5）。施救者的食指及其他手指置于下颌角后方，向上和向前用力托起下颌，并利用拇指轻轻向前推动下颌部使口张开。托颌法适用于怀疑存在颈椎损伤（如高处坠落伤、头颈部创伤、浅池跳水受伤等）患者。

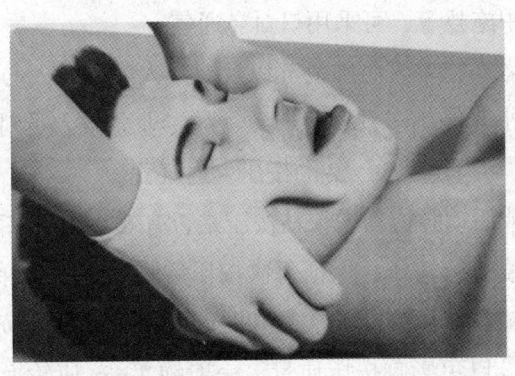

图 11-5 托颌法

因托颌法难以掌握及实施，常常不能有效开放气道，还可能加重脊髓损伤，故不建议基础急救者采用。如果托颌法未能成功开放气道，应改用仰头抬颏法。

③仰头抬颈法。施救者一手置于患者前额向后、下压，使其头部尽量后仰，另一手将患者颈部向前上抬起，使其舌根不压迫咽后壁。对于颈椎骨折者不适合应用此方法。

若口腔内可见固体异物，应立即用手指清除。患者若戴有假牙，已经破损或不能恰当固定者，应该取除。但固定良好的完好假牙可保留，以维持口腔的整体外形，便于面罩加压通气时的有效密闭。

8）人工呼吸（见图 11-6）。即口对口和口对鼻通气，施救者一手捏住患者鼻子，

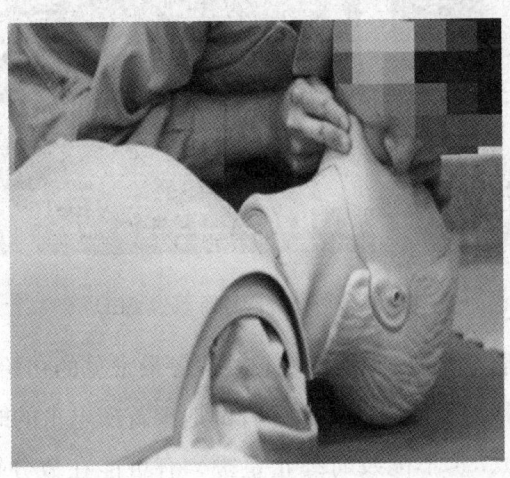

图 11-6 人工呼吸

另一手推起患者颏部保持气道开放，眼睛观察胸部运动。平静吸气（不必深吸气）后，用口包住患者口腔向里吹气。吹气时，捏闭患者鼻腔，口要完全封闭患者口唇。吹气时间大约 1 s，观察到胸部隆起即可。对口腔严重创伤而不能张开者、口对口通气无法密闭者或溺水者在水中施救等，可采用口对鼻通气。

对所有年龄段患者实施单人心肺复苏以及对成人实施双人心肺复苏均按照 30 ∶ 2 给予按压和通气。因小儿停跳多系窒息所致，故专业急救人员对婴儿及青春期前儿童进行双人心肺复苏时，可采用 15 ∶ 2 的按压 – 通气比。

不要依赖颈动脉或股动脉搏动来评估按压是否有效。为了保障高质量的胸外按压，除以足够的速率和幅度进行按压、保证每次按压后胸廓充分回弹外，必须保证按压的连续性，最大限度地减少按压中断的次数和时间。正确的胸外按压极易疲劳，多人施救应尽可能轮换进行，以免影响按压质量。一般约 2 min 应轮换一次，可利用轮换时间进行脉搏、呼吸的检查。

（4）体外自动除颤仪 AED 的使用（见图 11-7）

公共场所配备 AED 是急救系统生存链中非常关键的一环，常配备在机场、车站、大型商场等公共场所并配有统一标识。

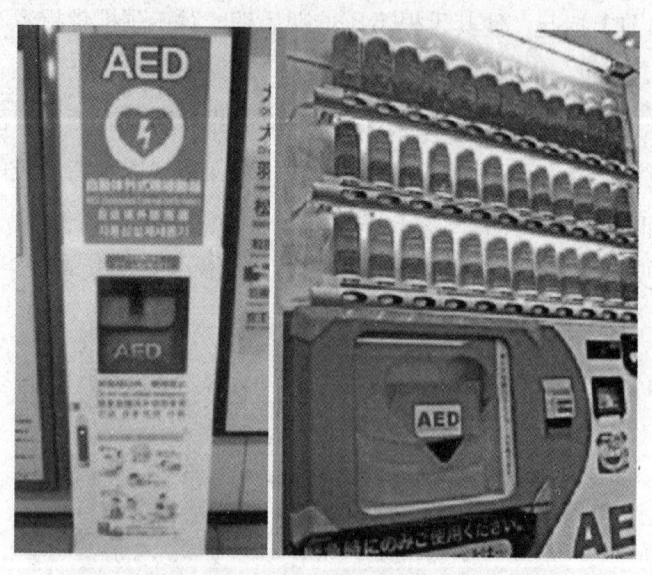

图 11-7　体外自动除颤仪 AED

1）AED 优先原则。因成人非创伤性心跳骤停最常见的初始心律是室颤，除颤成功的可能性随时间推移而迅速降低（从患者倒地至首次电击的时间每延迟 1 min，死亡率增加 7% ~ 10%），若不能及时终止室颤，有可能在数分钟内转变为心室停顿等更加难治的心律失常。基础 CPR 不能使室颤去除，电击除颤是治疗室颤的最有效手段。所以，不论心肺复苏进行到什么阶段，只要 AED 送达现场，应立即使用 AED。

2）操作步骤（见图 11-8）

①打开电源。

②按图示，前电极放在胸骨右缘右锁骨下方，外侧电极放在左下胸乳头左侧。

③将电极片插头插入 AED。

④ AED 自动分析心律，语音提示是否除颤，如需除颤，按除颤键。（在 AED 分析心律及除颤时，所有人需离开患者，确保无人接触患者。）

⑤在 AED 不建议电击或给予电击除颤完成后立即进行 CPR，应每 2 min 或 5 个 CPR 周期结束后再进行评估。（每个 CPR 周期包括 30 次心脏按压和两次人工呼吸。）

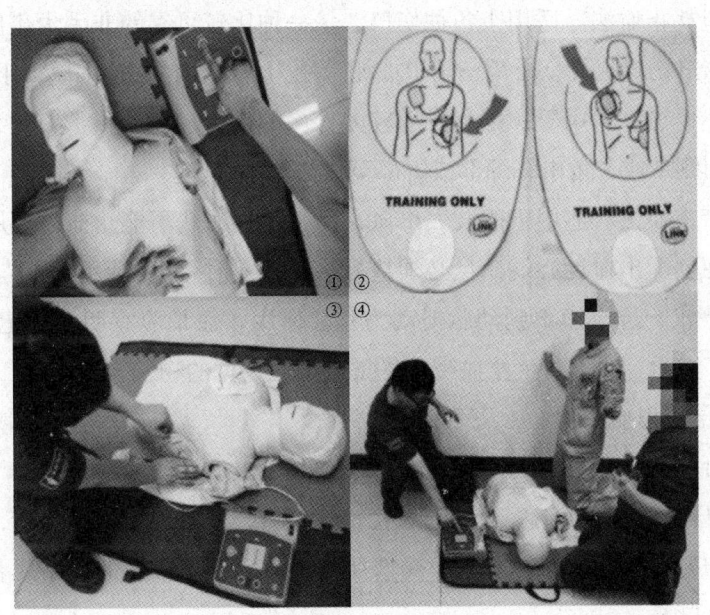

图 11-8　AED 操作步骤

2. 创伤现场急救技术（五项基本技术）

（1）气道管理

快速检查患者气道，清除气道内血液和异物，确保气道通畅（开放、干净），没有梗阻风险。若气道受损，应首先使用人工方法将其打开。

1）开放气道。

2）清理气道。对可清理的气道阻塞，施救者将一手的食指用干净布料或者衣角经患者颊部伸入口腔将异物抠出口腔之外。患者有呕吐时，在没有颈椎骨折的情况下将患者的头偏向自己一侧，防止呕吐物误吸入肺内而造成窒息或其他并发症的发生。

3）固定颈椎。原则上，每个伤情严重的伤者在被最终确定没有脊柱损伤前，都有脊柱损伤的可能。因此，在打开气道前，必须始终考虑颈椎损伤。过度活动会造成或加剧神经系统的损伤，故在开放气道和实行通气时需人工将患者颈部保持在中间位置，尽早使用颈托固定。

（2）止血

1）常用止血方法。有指压动脉止血法、加压包扎止血法、填塞止血法、止血带止血法等。

①指压动脉止血法。适用于头面部和四肢某些部位的大出血，方法为用手指直接压迫伤口近心端动脉，将动脉压向深部的骨头，阻断血流。

②加压包扎止血法。适用于各种伤口，是一种比较可靠的非手术止血法。先用无菌纱布覆盖压迫伤口位置，再用三角巾或绷带用力包扎，包扎范围应大于伤口。

③填塞止血法。适用于颈部和臀部较大且深的伤口，先用镊子夹住无菌纱布塞入伤口内，后用绷带或三角巾绕颈部或臀部至对侧包扎固定。

④止血带止血法。适用于四肢大出血，当其他止血法不能止血时应用。使用止血带的部位需在创面出血近心端，且必须垫衬垫，必要时可把衣服当衬垫。止血带的松紧度以出血停止、远端摸不到动脉搏动为宜。使用止血带应有明显标记，注明时间。不能用铁丝、绳索、线等替代止血带，尽量选择比较宽的物件。

2）常见部位出血的止血方法

①头部出血的止血法

a. 局部压迫止血。由于头部毛细血管较为丰富，若外伤多，易出血，不能及时停止。因此，如果有头皮出血，可采取局部加压止血。即用干净的纱布或者布料（就地取材）压迫伤口 5～10 min。

b. 指压动脉止血（见图 11-9）。若局部压迫止血后仍有出血，可用手指压迫头部单侧位于耳朵前方一横指的颞浅动脉用来止血。

c. 头部加压包扎止血法（见图 11-10）。伤口覆盖无菌敷料后，再用纱布、棉花、毛巾、衣服等折叠成相应大小的垫，置于无菌敷料上面，然后再用绷带、三角巾等紧紧包扎，以停止出血为度。这种方法用于小动脉以及静脉或毛细血管的出血。但伤口内有碎骨片时，禁用此法，以免加重损伤。

②上肢出血的止血法

a. 局部压迫止血。用干净的纱布或者布料（就地取材）压迫伤口 5～10 min。

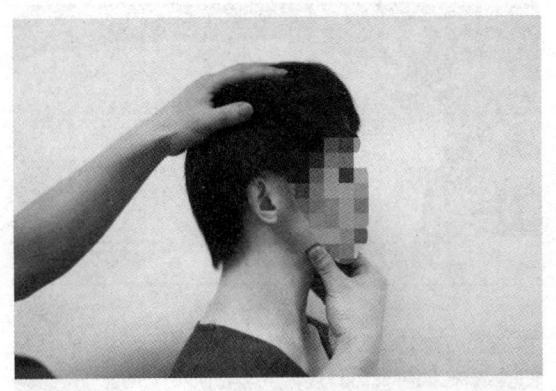

图 11-9　指压动脉止血法

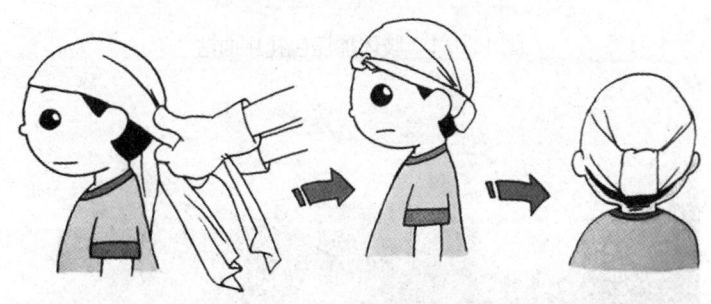

图 11-10　头部加压包扎止血法

b. 体位止血法。抬高受伤的肢体，使得受伤的部位高于伤员心脏部位，以减少出血量。

c. 肢体加压包扎止血法。一般出血，可用加压包扎止血法（见图 11-11）。伤口覆盖无菌敷料后，再用纱布、棉花、毛巾、衣服等折叠成相应大小的垫，置于无菌敷料上面，然后再用绷带、三角巾等紧紧包扎，松紧度为插入一根手指为宜，以停止出血为度。包扎完成后，每隔 10 min 检查手指远端血供是否正常。这种方法用于小动脉以及静脉或毛细血管的出血。但伤口内有碎骨片时，禁用此法，以免加重损伤。

d. 止血带止血法。伤及动脉的出血，宜采用止血带止血法（见图 11-12）。较大的动脉血管破裂出血可采用止血带止血法，它是现场采用的有效的止血方法。用止血带止血时应绑在出血伤口的上方。上肢大动脉出血应结扎在上臂的上 1/3 处，避免结扎在中 1/3 处以下的部位，以免损伤桡神经。结扎后将患肢抬高，局部垫上毛巾或其他软织物，以防组织擦伤。而在实际抢救伤员的工作中，往往把止血带结扎在靠近伤口处的健康部位，有利于最大限度地保存肢体。

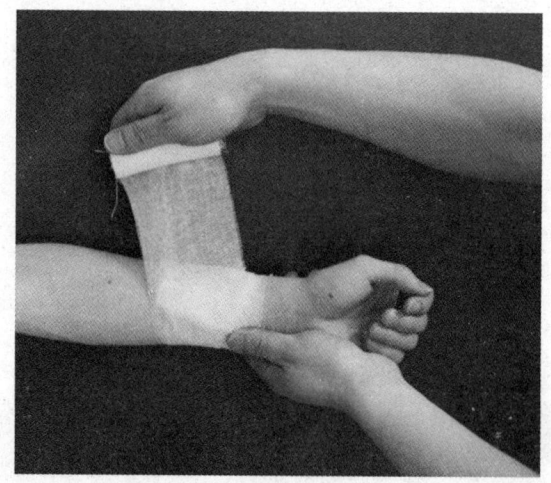

图 11-11　肢体加压包扎止血法

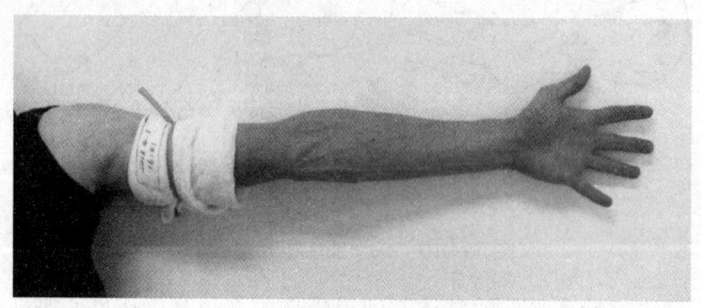

图 11-12　止血带止血法

③下肢出血的止血法

a. 局部压迫止血。用干净的纱布或者布料（就地取材）压迫伤口 5～10 min。

b. 体位止血法。可嘱伤员躺下，抬高受伤的肢体，使得受伤的部位高于伤员心脏部位，以减少出血量。

c. 加压包扎止血法。一般出血，可用加压包扎法。伤口覆盖无菌敷料后，再用纱布、棉花、毛巾、衣服等折叠成相应大小的垫，置于无菌敷料上面，然后再用绷带、三角巾等紧紧包扎，松紧度为伤肢足背动脉脉搏刚好消失为宜，以停止出血为度。这种方法用于小动脉以及静脉或毛细血管的出血。但伤口内有碎骨片或异物时，禁用此法，以免加重损伤。

d. 止血带止血法。若伤及下肢动脉，采用止血带止血法。用止血带止血时应绑在出血伤口的上方，下肢大出血扎在大腿的中、上 1/3 交界处。结扎后将患肢抬高，局部垫上毛巾或其他软织物，以防组织擦伤。

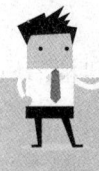

【相关链接】使用止血带止血注意事项

①止血带不宜直接结扎在皮肤上，应先用三角巾、毛巾等做成平整的衬垫缠绕在要结扎止血带的部位，然后再上止血带。止血带尽量选择比较宽的物件，不能用铁丝、绳索、线等替代止血带。

②结扎止血带要松紧适度，以停止出血或远端动脉搏动消失为度。结扎过紧，可损伤受压局部，结扎过松，达不到止血目的。

③为防止远端肢体缺血坏死，原则上应尽量缩短使用止血带的时间，一般止血带的使用时间不宜超过 3 h，每隔 40～50 min 松解一次，以暂时恢复远端肢体血液供应。松解止血带的同时，仍应用指压止血法，以防再度出血。止血带松解 1～3 min 后，在比原来结扎部位稍低的平面重新结扎。松解时，如仍有大出血者或远端肢体已无保留可能，在转运途中可不必再松解止血带。

④结扎好止血带后，在明显部位加上标记，注明结扎止血带的时间，尽快运往医院。

⑤解除止血带，应在输血、输液和采取其他有效的止血方法后方可进行。如组织已发生明显广泛坏死时，在截肢前不宜松解止血带。

⑥使用压迫止血法或加压包扎止血法有效时，不建议使用止血带止血法。

（3）包扎

包扎是外伤现场急救处理的重要措施之一。及时正确的包扎，可以达到压迫止血、减少感染、保护伤口、减少疼痛，以及固定敷料和夹板等目的；相反，错误的包扎可导致出血增加、加重感染、造成新的伤害、遗留后遗症等不良后果。

伤口经过清洁处理后，要做好包扎。包扎时，要做到快、准、轻、牢。快，即动作敏捷迅速；准，即部位准确、严密；轻，即动作轻柔，不要碰撞伤口；牢，即包扎牢靠，既不可过紧，以免影响血液循环，也不能过松，以免纱布脱落。

1）包扎材料。包扎材料最常用的是卷轴绷带和三角巾，家庭中也可以用相应材料代替。选用干燥、清洁、宽度适宜的卷轴绷带，或用纱布卷成，一般长 5 m；三角巾由一块方巾对角剪开，即成两块三角巾。三角巾应用灵活，包扎面积大，各个部位都可以应用。

2）常用包扎方法

①环形绷带法（见图11-13）。这是包扎法中最基本最常用的，一般小伤口清洁后的包扎都是用此法。多用于手腕部、肢体粗细相等的部位，也适用于颈部、头部、腿部以及胸腹等处。方法是：第一圈环绕稍作斜状；第二、第三圈作环形，并将第一圈之斜出一角压于环形圈内，最后用胶带将带尾固定。也可将带尾剪成两个头，然后打结。

②螺旋绷带法（见图11-14）。多用于较大较长的伤口。方法是：先采用环形法将绷带缠绕数圈固定，然后按绷带的宽度作间隔的斜着上缠或下缠即成。

③绷带8字形法（见图11-15）。此法应用于关节弯曲处。方法是：在关节弯曲处上下两方，一圈向上一圈向下成8字形来回缠绕，每圈在弯曲处与前圈相交，同时根据情况与前圈重叠或压盖1/2。

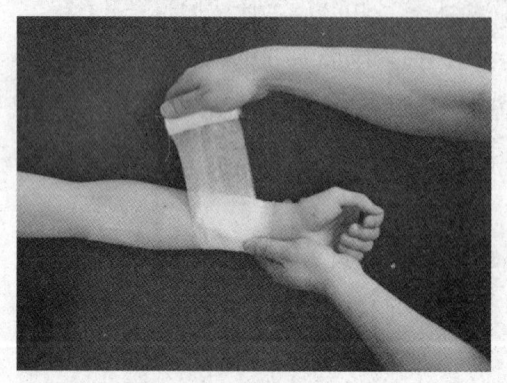

图 11-13　环形绷带法

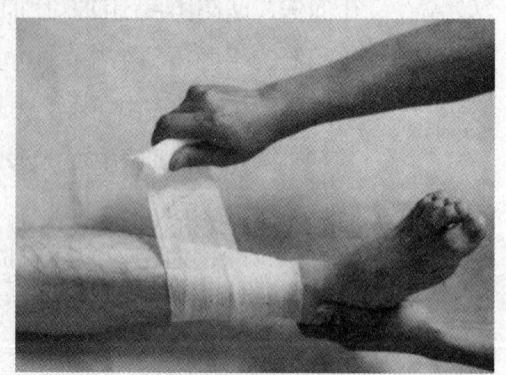

图 11-14　螺旋绷带法

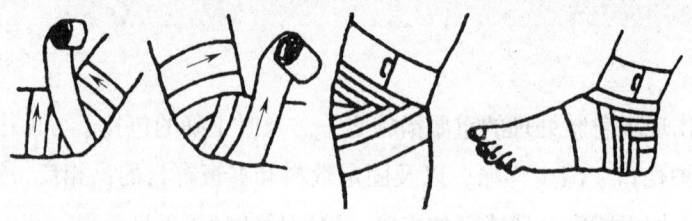

图 11-15　绷带8字形法

3）手臂的悬吊（见图11-16）。如上肢大面积损伤时，可用三角巾吊臂。悬吊方法是：将患肢屈肘状放在三角巾上，然后将三角巾底边一角绕过肩部，在背后打结成悬臂状。完成上述步骤后，同样用一条三角巾将患肢屈曲悬吊于胸前即可。

4）包扎的注意事项

①包扎部位必须清洁干燥，若有伤口，需先清创后再行包扎。需暴露出肢体末端前方或侧方，便于观察远端肢体血运，一旦发现异常，应松开卷带，重新包扎。

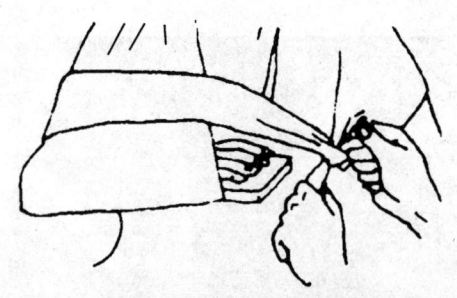

图 11-16　三角巾悬吊

②在外伤急救现场，不能只顾包扎表面看得到的伤口而忽略其他内在的损伤。在对伤者明显可见的伤口进行包扎之前或同时，一定要了解有没有其他部位的损伤，特别要注意是否存在比较隐蔽的内脏损伤。

③对于与体腔相通的开放性伤口，现场一般只需对伤口进行简单的覆盖，然后尽快送医院或紧急联系医务人员前来救治。在有出血的情况下，外伤包扎的实施必须以止血为前提。如不及时给予止血，则可造成严重失血、休克，甚至危及生命。

（4）固定

固定一般针对骨折伤员，能够维持骨关节的相对稳定，防止出血及再损伤。急救固定的目的不是让骨折复位，而是防止骨折断端的移动。简易外固定后可有效缓解患者的疼痛，固定患者骨折部位，避免运输途中的二次伤害，降低致残率和死亡率。

1）固定的方法

①颈椎保护。原则上，每个伤情严重的创伤患者在被最终确定没有脊柱损伤前，都有脊柱损伤的可能。因此，对于严重的创伤患者需人工将患者颈部保持在中间位置，尽早使用颈托固定。

②锁骨骨折固定（见图 11-17）。用绷带在肩背做 8 字形固定，需两人配合操作，一人可以将患者的两上肢外展，并且双肩呈后伸位，胸部挺直，腋下可以垫棉垫或者纱布，另一人用绷带将两肩部呈 8 字固定，8 字交叉在后背部。8 字绷带外固定以后一定要检查绷带的松紧度，不宜过紧，否则很容易影响上肢的血运，如果过松起不到固定的作用。最后用三角巾或宽布条系于颈部吊托前臂。

③肱骨（靠近肩膀的手臂）骨折固定（见图 11-18）。肱骨骨折是常见的骨折，固定时将伤者手臂呈屈肘状，用两块夹板固定，一块放于上臂内侧，另一块放在外侧，用绷带固定。如只有一块夹板，则夹板放在外侧加以固定，用三角巾悬吊伤肢。

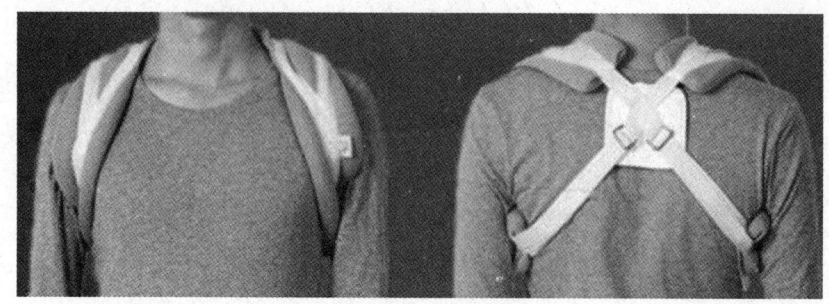

图 11-17 锁骨骨折固定

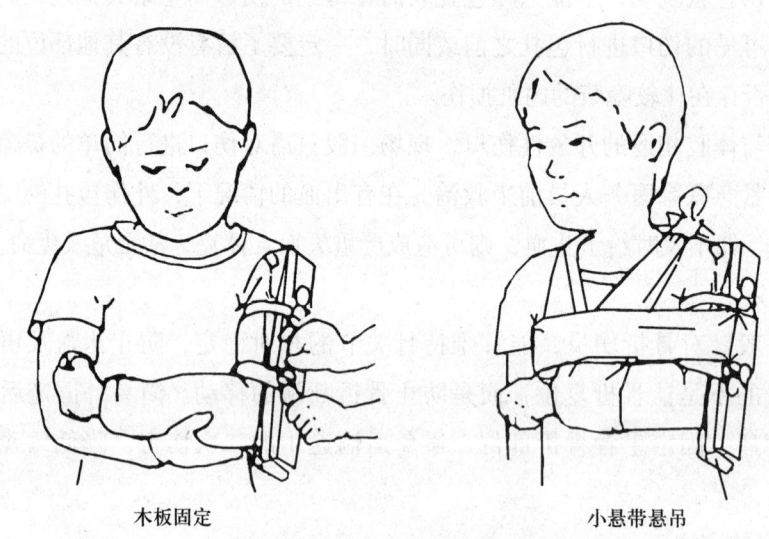

木板固定　　　　　　　　　　　小悬带悬吊

图 11-18 肱骨骨折固定

④前臂（靠近手的手臂）骨折固定（见图 11-19）。夹板的长度一定要够长，放置在掌侧和背侧，骨折凸出部分要加垫，然后固定腕肘关节，用三角巾将前臂屈曲于胸前，再用三角巾将伤肢固定于胸部。要注意夹板的松紧度及末梢循环血运情况。

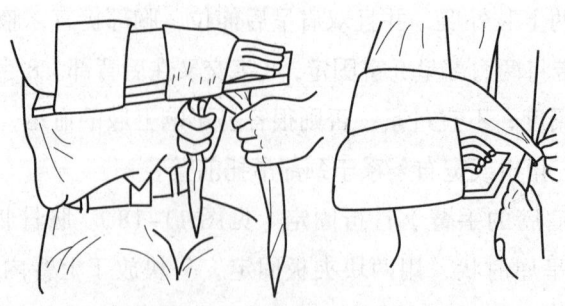

图 11-19 前臂骨折固定

⑤股骨骨折固定。

a. 躯干健肢固定法。让伤者平卧，双下肢伸直并拢，利用布条或腰带等将伤肢固定到健肢上，两膝和两踝间垫上软性物品。

b. 夹板固定法。让伤者仰卧并伸直双腿，用两块夹板放于大腿内、外侧。外侧夹板由腋窝到足跟，内侧夹板由腹股沟到足跟（只有一块夹板时放到外侧），将健肢靠向伤肢，使两下肢并列，两脚对齐。关节及空隙部位填加软垫，用5~7条三角巾或布带将骨折处上下两端先固定，然后分别在腋下、腰部及膝、踝等关节处固定。固定时必须使脚掌与小腿垂直，用"8"字形包扎固定。固定后暴露伤肢的脚趾，以便随时观察血液循环。

⑥小腿骨折固定（见图11-20）。将夹板置于小腿外侧，其长度应从大腿中段到脚跟，在膝、踝关节垫好后用绷带分段固定，再将两下肢并拢上下固定，并在脚部用8字形绷带固定，使脚掌与小腿成直角。

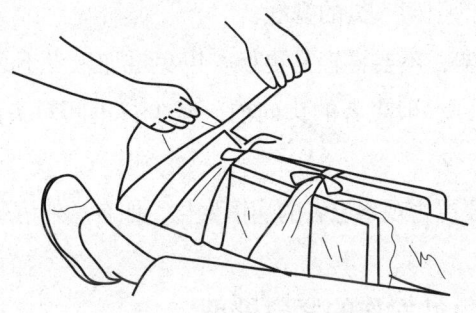

图11-20 小腿骨折固定

2）固定注意事项

①伤肢有明显出血时应先止血。

②应将外伤处上下关节一起固定。

③肢体突出部位固定包扎时需垫软垫。

④现场固定时不得进行整复，不能回纳外露断骨。

⑤固定包扎松紧应适宜，并露出肢体末端，以便观察血运情况。

⑥就地固定，不要随意移动伤员，不要盲目复位。

⑦对于头颈部骨折的伤员，没有十足的把握一定不能随意复位固定或者移动，最好不要碰，等待专业人员。

（5）搬运

搬运是转运患者的重要一环，搬运方法正确，可以减少患者的痛苦，不加重病情。如果搬运方法不恰当，可能加重病情，增加患者的痛苦。

1）搬运方法

①徒手搬运法。单人搬运法（抱、背），双人搬运法（抬、抱），伤情严重者一般不用此方法。

②担架搬运法。先移动患者上半身置于担架上，再移动臀部于担架上，最后移动下半身。全过程尽量平移。

2）搬运注意事项

①一般情况下，非专业急救人员不要搬动患者的身体。如果患者因外界因素导致呼吸困难，伤口出血或者心跳停止等，可以帮助排除阻碍患者呼吸的障碍，采取简单有效的方法止血，实施徒手心肺复苏法等帮助患者维持生命。然后，守候在患者身边等待急救人员到来。非专业人员轻易搬动患者很可能导致严重后果。

②根据患者的病情和搬运经过通道情况决定搬运的方法和体位。

③使用担架搬运时，一般患者脚向前、头向后，医务人员应在担架的后侧，以利于观察病情，且不影响抬担架人员的视线。

④患者一旦上了担架，不要再轻易更换，以免增加患者不必要的损伤和痛苦。

⑤担架上救护车时，一般患者的头向前，减少行进间对头部的颠簸并利于病情的观察。

⑥在搬运过程中，要严密观察患者的病情变化，如有意外情况，随时停车进行处理。

二、常见慢性病急性发作的紧急处理

1. 急性脑卒中

（1）脑卒中的概念

脑卒中又称中风，分为缺血性卒中（脑梗死）和出血性卒中（脑出血及蛛网膜下腔出血）两类。脑卒中是急性脑血管病引起的局部脑功能障碍，其临床症状持续超过 24 h，具有发病率高、死亡率高、致残率高、复发率高的特点，好发于 50 岁及以上人群，临床表现为一过性或永久性脑功能障碍的症状和体征。

（2）脑卒中的识别（FAST）

F 即 face（脸），要求患者笑一下，看看患者嘴歪不歪。脑卒中病人的脸部会出现不对称，病人也无法正常露出微笑。

A 即 arm（胳膊），要求患者举起双手，看患者是否有肢体麻木无力现象。

S 即 speech（言语），请病人重复说一句话，看是否言语表达困难或者口齿不清。

T 即 time（时间），明确记下发病时间，立即送医。

（3）急性脑卒中的处理

1）及时拨打急救电话。呼救专业的医护人员，准确说明患者的情况和所处位置。

2）保持患者平卧和安静。如果出现呕吐症状时，使患者头偏向自己一侧，及时清除口鼻的分泌物，保持呼吸道的通畅，观察呼吸。

3）密切关注患者生命体征的变化，比如呼吸、体温、心率和血压等。如果患者出现心跳停止，要及时进行心肺复苏。特别提示：脑卒中患者要慎重地搬运，不能轻易搬动患者，在移动患者的时候，尽量使患者在担架上水平地移动，而不能背起患者进行走动。

2. 支气管哮喘急性发作

（1）支气管哮喘的概念

支气管哮喘是由多种细胞（如嗜酸性粒细胞、肥大细胞、T淋巴细胞、中性粒细胞、气道上皮细胞等）及其分泌的细胞因子参与的气道慢性炎症，这种炎症使易感者对各种激发因子具有气道高反应性并引起气道缩窄。

（2）支气管哮喘急性发作的识别

哮喘患者的常见症状是发作性的喘息、气急、胸闷或咳嗽等，少数患者还可能以胸痛为主要表现。这些症状经常在患者接触冷空气、物理性刺激（烟雾、灰尘、宠物等）、化学性刺激（香水、油漆、花粉等）或变态反应原之后发作，夜间和（或）清晨也容易发生或加剧。很多患者在哮喘发作时自己可闻及喘鸣音。症状通常是发作性的，多数患者可自行缓解或经治疗缓解。

（3）支气管哮喘急性发作的处理

1）立即脱离过敏原。

2）及时拨打急救电话，呼叫专业医护人员。

3）及时给患者使用本人平时控制哮喘发作的药物（支气管扩张剂、激素类）。

4）使用药物后不要立即躺下，保持端坐状态，松开领口，打开窗户让空气自由流动，以便呼吸到新鲜的空气。

5）还可以通过腹式呼吸法来改善呼吸，右手放在腹部肚脐，左手放在胸部。吸气时，最大限度地向外扩张腹部，胸部保持不动；呼气时，最大限度地向内收缩腹部，胸部保持不动。循环往复，保持每一次呼吸的节奏一致。

3. 高血压急症

（1）高血压急症的概念

高血压急症是指高血压患者血压在短时间内（数小时或数天）显著的急骤升高，同时伴有心、脑、肾、视网膜等重要靶器官功能损害的一种严重危及生命的临床综合征。

（2）高血压急症的识别

1）血压会有显著波动，升高明显，往往比平常的血压还要升高得更多，高压可以高达 180 mmHg 以上，低压可以高达 120 mmHg 以上。

2）靶器官损害的表现。有的人的急性并发症以大脑为主要表现，大脑受到影响，患者会有头晕、头疼、剧烈的呕吐，甚至是昏迷，需要到医院去紧急诊断和治疗。部分患者以心脏为主要表现，出现胸闷、胸痛、呼吸困难等症状。还有些患者发生肾功能的改变，肾功能急剧恶化，引起少尿、无尿、水肿。

（3）高血压急症的处理

若患者随身携带降压药，紧急服用降压药。立即嘱咐患者平卧休息，不能继续运动。一直平躺，不能站立，快速转移至医院进一步治疗。

4. 糖尿病低血糖

（1）糖尿病低血糖的概念

糖尿病低血糖可由多种病因造成，不同病因的低血糖发生率不同。最常见的低血糖原因为降糖药物所致，包括胰岛素和磺脲类药物，其发生率约占 20%，尤其是第一代磺脲类药物氯磺丙脲最易引起低血糖。注射胰岛素治疗的患者发生低血糖的最常见原因是注射胰岛素后未按时进食或进食减少，此类患者可随身自带一些饼干、糖果类食物，当食欲不好时可适当减少胰岛素的用量。

（2）糖尿病低血糖的识别

1）血糖仪测出血糖 < 2.8 mmol/L 即可诊断低血糖。

2）患者出现饥饿、心慌、冒冷汗、面色苍白，严重的会出现昏迷的症状。

（3）糖尿病低血糖的处理

凡是怀疑发生低血糖反应，首先暂停使用胰岛素和降糖药物。其次，对意识清醒可进食的患者可给予含糖量较高的食物，如饼干、糖果等；对不清醒者应立即拨打 120 等急救电话呼救，及时送往医院。

5. 急性胸痛发作

胸痛为临床最常见急诊症状之一，胸痛的部位、性质、程度有时能反映出疾病的特征，如急性心肌梗死、主动脉夹层等，但多数病例临床症状与病情并不成正相关。胸痛病因繁多，发生机制不同，部分疾病发病后可迅速猝死，应特别重视。

急性胸痛发作处置的关键问题是要能快速识别出来可能导致生命危险的病因，并能及时给予正确的处理。故针对所有胸痛急性发作的患者（除有明确非致命性原因者外，如轻微皮肤软组织损伤）都应该尽快送往医院急诊科。既往有高血压、心脏病病史，怀疑为心脏原因所致，血压呼吸平稳者，可舌下含服硝酸甘油或速效救心丸来缓解疼痛。

第十二章

健康管理与健康促进基本知识

第一节 健康管理概述

健康管理是一门正在快速发展中的学科,坚持预防为主,倡导健康文明生活方式,对于预防控制重大疾病,减少公共安全事件对人民健康的威胁,为人民群众提供全方位、全周期的健康服务,从以治病为中心到以人民健康为中心的观念转变,具有重要意义。

一、健康管理的概念

健康管理是以现代健康概念(生理、心理和社会适应能力)和新的医学模式(生理—心理—社会)以及中医治未病思想为指导,通过采用现代医学和现代管理学的理论、技术、方法和手段,对个体或群体整体健康状况及其影响健康的危险因素进行全面监测、评估、有效干预与连续跟踪服务的医学行为及过程。

二、健康管理的目标与特点

1. 健康管理的目标

健康管理是改善个人和人群健康状态以达到最大健康效益的过程。因此,健康管理的目标可总结为以下几点:

（1）减少健康危险因素。

（2）预防或延缓高危人群患病。

（3）疾病的早发现、早诊断。

（4）避免或减少疾病相关并发症的发生。

（5）持续的健康/疾病评估和改进。

2. 健康管理的特点

健康管理是一个系统的、提供全生命周期的健康照护过程，既要针对个体和群体的特征、健康需求，又要注重服务的可重复性和有效性。其具体服务内容和工作流程应遵循循证医学的要求、行业指南共识及规范。与临床疾病的诊疗不同，健康管理具有以下特点：

（1）以控制健康危险因素为主

可变危险因素，如酗酒、吸烟、不良的生活习惯与缺乏锻炼引起的身体机能下降等威胁身体健康的因素。不可变危险因素，如家族遗传、先天性疾病、性别、血型等不受外界影响的因素。

（2）体现一、二、三级预防齐头并进

一级预防，指通过健康教育、健康促进手段来改善健康状况，降低疾病的发生率；二级预防，指早发现、早诊断、早治疗，控制疾病的发展；三级预防，指预防各种疾病并发症的发生，降低患者的残疾率，提高生活质量。

（3）管理过程循环进行

健康监测、健康评估、健康干预三个环节循环进行，通过这样的管理和干预环节来减少健康危险因素，维持和促进人们的身体健康。

三、与健康有关的行为因素

1. 促进健康的行为

促进健康的行为指个体或群体客观上有利于自身和他人健康的行为。促进健康的行为包括：

（1）日常健康行为，如合理营养、充足的睡眠、适量运动、饭前便后洗手等。

（2）避开环境危害行为，指避免暴露于自然环境和社会环境中有害健康的危险因素，如离开污染的环境、不接触疫水、积极适应各种紧张生活事件等。

（3）戒除不良嗜好，指戒烟、戒酒、戒除药物滥用等。

（4）预警行为，指对可能发生危害健康的事件的预防性行为，并在事故发生后正确处置的行为,如驾车使用安全带、火灾、溺水、车祸等的预防,以及意外事故发生后的自救与他救行为。

(5)合理利用卫生服务,指有效、合理地利用现有卫生保健服务,维护自身健康的行为,包括定期体检、预防接种、患病后及时就诊、遵从医嘱、积极配合医疗护理、保持乐观向上的情绪、积极康复等。

2. 危害健康的行为

危害健康的行为是指在偏离个人和社会健康所期望的方向上所表现出来的相对明显、确定的各种行为。危害健康的行为包括:

(1)不良生活方式与习惯

持续的、定势化的行为称为习惯,日常生活和职业活动中的行为习惯及其特征称为生活方式。不良生活方式是一组习以为常的、对健康有害的行为习惯,包括能导致各种成年期慢性退行性病变的生活方式,如吸烟、酗酒、不良饮食习惯(饮食过度,高脂高糖低纤维素饮食、偏食、挑食、爱吃零食,嗜好长时间高温加热或烟熏火烤食品,进食过快、过热、过硬、过酸等)、缺乏体育锻炼等。不良生活方式与肥胖、心脑血管疾病、早衰、癌症等的发生有非常密切的关系。

(2)致病行为模式

致病行为模式是导致特异性疾病发生的行为模式,国内外研究较多的是A型行为模式和C型行为模式。

1)A型行为模式,是一种与冠心病的发生密切相关的行为模式。A型行为又称为冠心病易发性行为,其行为表现为做事动作快,想在尽可能少的时间内完成尽可能多的工作(具有时间紧迫感),大声和爆发性地讲话,喜欢竞争,对人怀有潜在的敌意和戒心。A型行为者的冠心病发病率、复发率和病死率均比非A型行为者高出2~4倍。

2)C型行为模式,是一种与肿瘤的发生有关的行为模式。C型行为又称肿瘤易发性行为。C是癌症(cancer)的第一个字母。其核心行为表现是易压抑,易自我克制,表面上处处依顺、谦和、回避矛盾,内心却是强压怒火,爱生闷气。研究表明,C型行为可促进癌前病变恶化。C型行为者宫颈癌、胃癌、食管癌、结肠癌和恶性黑色素瘤的发生率比非C型行为者高3倍左右,并易发生癌的转移。

(3)不良疾病行为

疾病行为指个体从感知到自身有病到疾病康复全过程所表现出来的一系列行为。不良疾病行为可能发生在上述过程的任何阶段,常见的行为表现形式有疑病、恐病、讳疾忌医、不及时就诊、不遵从医嘱、迷信乃至自暴自弃等。

（4）违规行为

违规行为指违反法律法规、道德规范并危害健康的行为，如药物滥用、性行为混乱等。违规行为既直接危害行为者个人健康，又严重影响社会健康与正常社会秩序。如吸毒可直接产生成瘾行为，导致吸毒者身体的极度衰竭，静脉注射毒品还可能感染乙型肝炎和艾滋病；混乱的性行为可能导致意外怀孕、性传播疾病和艾滋病。

四、健康管理的服务对象

1. 健康人群

健康人群指目前心身都处于健康状态并希望保持健康的群体。他们认识到健康的重要性，但健康知识不足，希望得到科学化、系统化、个性化的健康教育与指导，并拟通过定期健康评价，保持低风险水平。

2. 健康风险人群

健康风险人群是指具有健康的危险因素并需要改善健康状况的群体，可以分为低风险和高风险人群，包含我们常说的"亚健康人群"。他们需要定期得到健康与疾病风险评估，并在健康管理师的指导下密切监控危险因素，降低风险，及时采取干预措施，预防疾病的发生。

3. 疾病人群

疾病人群指在临床治疗的同时希望积极参与自身健康改善的群体。他们需要在生活和行为方式上进行全面改善，采用综合性的健康管理方案，延缓疾病的发展进程，提高生活的品质和生命的质量。

五、健康管理服务的类型

1. 按服务人群分

按服务人群分为个体健康管理和团体健康管理（包括居住社区和功能社区）。居住社区是以居住地点为单位，如县、乡、村，城市的市、街、区等；功能社区主要以工作场所或部门为单位，如机关、学校、工厂等。功能社区群体有相同的工作环境、工作体制和统一的管理机构，且多数人有相近的文化水平、生活水准、作息规律，方便健康管理机构提供高效的健康管理服务，如开展健康教育大课堂、开展工间操及提供食堂营养配餐指导等。

2. 按服务内容分

按服务内容分为普通健康管理和精益健康管理。相对于普通健康管理，精益健康管理是根据个体健康状况，针对本人的健康要求，制定个性化的全方位的管理措施，督导追访管理计划的执行情况，以达到促进健康的目的，其服务内容更加细致，管理者和服务对象的关系更为密切，服务更加个性化。

3. 按服务时间分

按服务时间分为阶段性健康管理和持续性健康管理。前者是指与个体及群体生活方式相关的健康危险因素，通过系统地监测、评估，进行短时间干预，实现某一具体的阶段性目标。后者是指通过长时期的健康指导和管理，进行全面的、持续的健康维护，实现促进健康的长期目标。

第二节　健康管理的基本内容与方法

一、健康管理的基本内容

健康管理是一种前瞻性的卫生服务模式，它以较少投入获得较大的健康效益，从而增加了医疗服务的效益，提高了医疗保险的覆盖面和承受力。一般来说，健康管理有以下三项基本内容。

1. 健康信息采集

只有了解个人的健康状况，才能有效地维护个人健康。因此，健康管理的第一步就要收集服务对象的个人健康信息。个人健康信息包括：个人一般情况（性别、年龄等），目前健康状况和疾病家族史，生活方式（膳食、体力活动、吸烟、饮酒等），体格检查（身高、体重、血压等）和血、尿实验室检查（血脂、血糖等）情况。

2. 健康风险评估

根据所收集的个人健康信息，对个人的健康状况及未来患病或死亡的危险性用数学模型进行量化评估。相对危险性反映的是相对于一般人群疾病危险度的升高或降低。健康风险评估的主要目的是帮助服务对象综合认识健康风险，鼓励和帮助其纠正不健康的行为和习惯，制定个性化的健康干预措施并对其效果进行评估。患病危险性的评估,也被称为疾病预测,可以说是慢性病健康管理的技术核心。其特征是估计具有一定健康特征的个人在一定时间内发生某种健康状况或疾病的可能性,用来评估多个危险因素对疾病的效应。

在健康风险评估的基础上,可以为个体和群体制订健康计划。个性化的健康管理计划是鉴别及有效控制个体健康危险因素的关键。将以那些可改变或可控制的指标为重点,提出健康改善的目标,提供行动指南以及相关的健康改善模块。个性化的健康管理计划不但为个体提供了预防性干预的行动原则,也为健康管理师和个体间的沟通提供了一个有效的工具。

3. 健康干预

在前两步的基础上,以多种形式来帮助服务对象采取行动,纠正不良生活方式和习惯,控制健康危险因素,实现健康管理计划的目标。健康管理过程中设有健康管理目标,并动态追踪效果。如体重管理、糖尿病管理等,通过个人健康管理日记、参加专项健康维护课程及跟踪随访等措施来达到健康改善效果。

健康管理的这三个步骤可以通过互联网服务平台来帮助实施。应该强调的是,健康管理是一个长期的、连续不断的、周而复始的过程,即在实施健康干预措施一定时间后,需要评价效果、调整计划和干预措施。只有周而复始、长期坚持,才能达到健康管理的预期效果。

二、个体健康管理的方法

1. 健康信息采集

(1)问卷调查

1)一般情况,包括姓名、性别、出生日期、出生体重、身份证号、民族、婚育状况、职业、受教育程度、联系方式、通信地址等。

2)既往史,包括已患有疾病史及治疗情况、手术史。

3)个人史,包括饮酒史、睡眠情况等。

4)家族史,包括家族中其他成员的患病情况,尤其是高血压、糖尿病等慢性疾病。

5)心理测试,使用抑郁自评量表、焦虑筛查量表,压力、情绪量表等进行测试。

6)运动调查,了解日常运动形式及时间。

7)膳食调查,了解日常饮食习惯。

8）健康态度及知识方面的信息，包括对导致疾病的主要危险因素、对自身疾病、对目前中国卫生保健系统的了解情况。

（2）健康体检

身体基本情况检查，如身高、体重、血压等；血、尿、便等实验室检查，如血脂、血糖等；辅助检查，包括腹部超声检查、胸部X光/CT检查、心电图检查、颈动脉超声检查、动脉硬化检测等。

2. 健康风险评估

（1）疾病风险评估

疾病风险评估是对患某种疾病可能性的评估，是健康管理中极重要的环节。可通过多种风险评估模型获得，如Framingham心血管疾病风险模型、China-PAR心血管疾病风险模型等。

（2）健康危险因素评估

健康危险因素评估是评估危险因素对健康的影响，对疾病发生的权重。

（3）心理评估

心理评估是对人的心理特质（认知、情绪、个性、能力、行为方式等）、心理状态和水平作出评价和估量。

（4）膳食、运动评估

膳食、运动评估包括膳食结构合理性评估、运动量及运动形式合理性评估、运动安全性评估。

（5）总体健康状况评估

总体健康状况评估是综合服务对象各种评测结果，给出服务对象目前健康状况评价。

3. 设定健康管理目标

根据服务对象当前的健康状况、健康需求、存在的问题和危险因素，制定拟在一定时间内应达到的管理目标，可根据管理服务期限制定短期和长期目标。

（1）短期管理目标

可以一个月或一个季度为标准设定短期目标，如设定以下目标：

1）戒烟。强烈鼓励服务对象及家人戒烟。

2）平衡膳食。调整饮食结构，控制摄入食物总能量。

3）适度运动。制定每天的体力活动项目和时间。

4）减重。对于超重/肥胖人群，每月减重0.5～1 kg，减重同时应注意减脂增肌。

5）控制血压。使血压平稳并降至正常水平。

6）控制血糖。严格控制血糖水平，制定血糖及糖化血红蛋白控制目标。

7）改善血脂。根据血脂结果及心血管病总体风险分层选择降脂靶目标。

（2）长期管理目标

长期管理目标指整个健康管理服务的重点目标，时间多为一年以上，如延缓动脉粥样硬化进展、降低心血管疾病的发病风险等。

4. 制定健康管理干预方案

需要根据确定的管理目标，给出达到目标的具体方法，必须具有针对性和可操作性。方案需包含以下几个方面。

（1）危险因素的控制，针对主要危险因素进行干预，达到管理靶目标。

（2）生活方式干预，主要包括以下几方面：

1）制定个性化膳食处方。根据饮食调查结果给出指导，做到膳食中供给的能量和各种营养素充足适量，各种营养素之间比例平衡，各餐能量的分配适应人体的生理状况和工作需要，三餐定时定量、比例合适。

2）制定个性化的运动处方。根据运动调查给出运动指导，运动处方的内容包括运动类型、强度、持续时间、频率及运动方案的进展。制定运动处方要遵循安全性、科学性、长期性的原则。

3）戒烟指导。根据服务对象的吸烟状况及戒烟意愿，积极劝说吸烟者戒烟，明确、有力地反复提出个体化的戒烟建议，在戒烟过程中给予全程的个性化的帮助，促使吸烟者改变行为和环境，引导其建立健康的生活方式。戒烟后维持阶段的重点任务是防止复吸。

4）心理调适。根据心理方面的调查结果给出心理和情绪管理的指导，包括询问、评价、建议、帮助和随访五个方面，每一部分的信息对指导下一步的工作都具有重要意义。

5）睡眠管理。根据睡眠情况调查结果给出维持健康睡眠指导，建议保持良好睡眠，避免熬夜，保持人体生物钟节奏，睡眠障碍较重者转诊专科咨询及治疗。

5. 指导干预方案实施

制定个性化的管理方案后，进行方案实施指导，因为服务对象不一定依从性很好，所以要实施指导。根据服务对象个人的需要，以电话、微信、邮件、短信等方式定期与服务对象联系，提高服务对象的依从性，促进健康管理方案的有效执行。随访中发现健康管理方案在实施中出现的问题时，要及时调整方案。

6. 阶段性再次评估

对于短期和长期管理目标，需要做指标测评和管理效果的阶段性评估（如中期评估、终期评估等），主要通过面谈、自评问卷、体格检查、实验室检查、风险评估等方式收集，对比客观指标和主观感受的变化。中期评估着重验证管理方案的正确性与可行性，对管理方案的短期目标完成情况进行阶段性评估，总结经验和不足，为后续健康管理方案的制定和调整提供客观依据。终期评估是本次健康管理服务结束后的终末评估，对照长期管理目标侧重于管理效果的评价。评估的内容主要包括：个体的健康状况是否改善，生活方式是否改善，各项理化指标变化趋势，个人对身体健康状况的主观感受，危险因素的改变情况，疾病以及并发症的状况。

除了对服务对象的健康状况进行评估，为了健康管理质量的持续提高，终期评估还应包括对健康管理方案的制定，干预措施的选择、实施进行总结和评价。

三、社群健康管理的方法

1. 社群健康管理的特点

社群健康管理是指对某一特定人群的慢性病及健康危险因素进行全面管理的过程。其宗旨是调动个人及集体的积极性，有效地利用有限资源来达到最大的健康效果。社群健康管理应基于个体健康管理流程，并在此基础上完善社群功能建设，以促进服务对象间的相互沟通、鼓励及督促。

2. 社群健康信息采集

（1）采集个人健康信息

通过上门体检或到院体检等方式为服务对象建档，收集服务对象的个人健康信息。

（2）采集团体信息

主要汇集该团体的自然属性、社会特点、共性问题等信息。

1）该团体总人数、性别分布、年龄分布、文化水平。

2）该团体职业类型、工作环境（包括有无职业危害等）、生活特点。

3）该团体存在的主要健康问题和健康风险因素流行情况。

4）该团体的工作或生活压力、集中存在的社会心理问题。

5）当地或所属地区、部门的相关政策法规。

6）该团体对健康管理服务的认知、接受程度、需求及期望等。团体领导层的认知和重视程度对团体健康管理的实施和效果影响显著。

3. 社群总体健康状况评估

社群健康管理必须基于个体健康信息的采集，它是实施健康管理的基础，也是制订健康管理计划的依据。总体健康状况评估一般包括以下几类：

（1）人口学情况分析，即对参加健康管理人员的自然情况进行分析，包括参加健康管理的总人数、按年龄和性别分层情况和百分比。

（2）总体健康状况分析，包括健康低风险人群的人数/百分比、健康高风险人群的人数/百分比、慢性病人群的人数/百分比。

（3）对各类多发疾病、常见慢性病、重大疾病和异常阳性结果的统计分析，包括疾病序位分析、分性别和年龄段统计、男性及女性专科疾病统计分析等。

（4）疑诊恶性疾病统计，包括各种肿瘤或癌性疾病线索的统计，对于疑诊恶性疾病者，要尽快通知本人就医。

（5）健康体检状况对比分析，包括与该群体历年体检数据对比，与相近人群、普通人群健康数据对比等。

4. 社群健康管理实施手段和方法

（1）制定健康管理阶段性目标

1）初期管理目标。首先确定改善问题的标的，即优先解决的问题，应是在短期内可得到改善的且效果显著的健康问题，针对主要问题提出具体实施计划和解决方案。

2）中期管理目标。对于重点问题改善的情况进行效果评估，对于次要问题要综合调整，提出具体实施计划和解决方案。

3）季度、年度管理目标与效果评价。根据上述管理目标实施与执行情况进行考核，对身体状况重新全面复查进行前后效果对比评价。

（2）制定健康管理干预计划和实施方案

社群健康管理采取分层管理模式。对于有相近生活方式和共同危险因素或疾病的人群，可以通过健康风险评估后对其实施分层管理，将社群通过风险评估分为健康人群、健康风险人群和患病人群，针对不同人群采取不同的策略和方法进行干预。

1）健康人群的管理。此类人群通常以青年人为主，需要积极开展健康教育工作，使该人群远离不良的行为方式，通过"零"级预防，推迟或避免健康危险因素的发生。

2）健康风险人群的管理。措施主要包括：养成良好的作息习惯、调理饮食、均衡营养、保持健康体重、戒烟限酒、抛弃不良嗜好、调整心理状态等。对于此类人群需要加强慢性病预防性管理，即让该人群对潜在疾病的风险有明确深入的了解，积极配合干预方案的实施，以实现逆转疾病发生的可能。对于某些高风险人群还可以增加药物方面的干预。

3）疾病人群的管理。需要在专业人员指导下，使所患疾病得到有效控制，并对影响慢性病控制的不良生活方式和行为方式进行全面纠正改善，采用综合性的健康管理方案，延缓疾病进展、减少并发症、降低医疗费用、提高生活品质和生命质量。慢性病人群的管理措施主要包括：明确疾病控制指标，要求并督促药物治疗，定期监测各项指标的变化，配合指导生活方式的调整等。

（3）健康管理方案实施的具体措施

1）进行健康教育。可以举办健康讲座，提供健康资讯，发放宣传资料等。

2）改善健康环境。社群环境是影响健康的重要因素。如建立健康食堂，提供运动场所，创建健康文化环境，发现并减少可能引起职业危害的因素，提高生产安全性，减少职业伤害和职业病的发生，并对职业相关的健康风险因素进行有效干预，如针对办公室人群的颈椎病风险，推行颈椎操、工间操等活动。

3）举办健康促进活动。如举办健康主题活动、健康俱乐部、健康沙龙等。

5. 社群健康管理效果评价

对于健康管理的指导效果每三个月进行定期跟踪评估，通过对服务对象进行以下内容的调查，并与之前数据进行统计分析对比，最后进行年度分析对比。

（1）参与情况，包括参与健康管理项目的人数占总人数的比例、参与健康风险评估的人数占总人数的比例、参与体检筛查的人数占总人数的比例等。

（2）健康风险变化，可以对完成健康风险评估的服务对象进行前后评估对比。

（3）健康知识提高、健康行为改变、健康状况及慢性病改善变化，具体可以从健康知识知晓率、吸烟减少率、戒烟率、运动锻炼强度改善率、慢性病（高血压、高血脂、高尿酸等）减少率等方面进行评价。

（4）医疗利用率变化，包括住院和看急诊的数量变化、用药情况、人均医疗费用节省情况等。

（5）团体生产力改善变化，如单位时间工作量产出、单位时间团队效益计算等。

（6）健康管理对团体凝聚力、团体文化的影响，可以采用团队协作评价表、团队文化评价表打分的方式进行前后对比。

第三节 健康促进概述

一、健康促进的概念及特点

1. 健康促进的概念

随着对行为改变研究的深入，目前逐渐认识到个人和群体的行为问题不仅与个人内在的因素有关，物质和社会环境等外在因素可能起着更大的作用，因此把健康教育和支持性环境结合起来的健康促进越来越受到学者、政府和社会的关注。WHO 关于健康促进的定义：健康促进是促进人们维护和提高他们自身健康的过程，是协调人类与环境之间的策略，规定个人与社会对健康各自所负的责任。

健康促进不仅只针对行为的改变，同时也强调个人、社会、政治、公共资源等各种因素对健康的影响，并针对这些决定健康的多种因素采取切实的行动。因此，健康促进是健康、教育、经济、政治、社会等有组织行动的组合，以整个政府和全社会的健康共治路径，对环境、立法、组织、社区和个人的各个方面进行干预，从而改变人们的态度、社会和物质的健康支持性环境，提高人们的健康水平。

2. 健康促进的特点

（1）健康促进对行为的改变作用比较持久，有时带有一定的约束性。

（2）健康促进涉及整个人群和人们社会生活的各个方面，而不是仅限于某一部分人群和针对某一疾病的危险因素。

（3）健康促进强调一级预防甚至更早阶段。

（4）健康教育是健康促进的先导和基础。

（5）健康促进着重于个人与社会的参与意识与参与水平，同时，还强调行为改变所需的组织支持、政策支持、经济支持等环境改变的各项策略。

二、健康促进的任务

2016 年 10 月，中共中央、国务院印发了《"健康中国 2030"规划纲要》，随后国务院印发《关于实施健康中国行动的意见》，把"健康中国"提升为国家战略。

1. 从健康中国建设策略角度

从中央提出推进健康中国建设这一策略来看，健康促进的主要任务为：

（1）制定与健康促进相关的规划和策略，把健康融入所有的公共政策，正向地促进公众健康。

（2）提高公众的健康素养，使公众能够了解一些重大疾病预防知识和技能，如心脑血管疾病、糖尿病、肿瘤，减少这些疾病的发生率、致残率和死亡率。

（3）调整医疗卫生服务系统的服务方向，进一步推进医防结合，医疗机构要利用医疗服务的过程向公众普及健康知识，从而改变患者的不良生活方式和习惯。

（4）政府各部门跨部门行动，提供技术支持。在公共政策制定的过程中，了解问题，完善政策，从而取得更好的效果。

2. 从健康中国建设的措施角度

从实现健康中国建设的措施来看，健康促进的主要任务为：

（1）主动争取、有效促进领导和决策层转变观念，从政策上对健康需求和有利于健康的活动给予支持，并制定各项促进健康的政策。

（2）强化个人、家庭和社区对预防疾病、促进健康、提高生活质量的责任感。

（3）创建健康支持性环境（自然、社会工作和生活环境）。

（4）积极推动医疗部门观念与职能的转变，使医疗部门的作用向着提供健康服务的方向发展。

（5）在全民中，尤其是在广大农民中深入开展健康教育，提高国民健康素质。

三、健康促进的主要行动领域

1. 制定健康的公共政策

公共政策是指由政府负责制定且影响公众利益的政策。在制定公共政策时确保该政策应有益于公众的健康，至少不得对公众的健康有害，即健康的公共政策。健康的公共政策包括法令、规章和规范，其实施将有助于保护社区、家庭和个人远离危险因素，寻求实现资源的平等分配，以实现健康的公平性，使人们便于做出最利于健康的选择。

2. 营造支持性环境

营造支持性环境是指在促进人群健康的过程中，必须使物质环境、社会经济和政治环境都有利于健康，保证环境与人类的协调和可持续发展。健康促进通过营造一种安全、舒适、满意、愉悦的生活和工作条件，使人们在这样的环境下培养良好的生活行为方式，同时也保证环境对公众健康产生积极有利的影响。

3. 强化社区行动

如果说制定健康的公共政策强调了自上而下的政府决策以保证最大多数的受益者，社区行动则体现了自下而上的群众参与。健康促进的一项策略就是通过具体和有效的社区行动（包括确立优先问题、做出决策、设计策略及其实施和评价），达到更健康的目的。在这一过程中，增强社区成员对社区的归属感，以及对健康的拥有权和控制权，从而提升社区、组织和个体的健康掌控力，即社区增权（增强对生命的控制权和决定权）。

4. 发展个人技能

尽管影响健康的决定因素超出个人的控制范围，但个体的行为和生活方式会直接影响健康和生活质量，如吸烟、饮酒、饮食、体力活动和性行为等。发展个人技能，不仅仅意味着养成健康的生活方式，更能促进人们终身学习，了解人生各个阶段的健康特点，掌握处理慢性疾病和伤害的方法，作出健康的选择，最终改善自身的健康。

5. 调整卫生服务方向

调整卫生服务方向的目的就是更为合理地解决资源分配问题，改进服务的质量和服务的内容，提高人们的健康水平。满足健康促进和疾病预防的需求，从以供给为导向的片段化模式转变为以人群和社区为中心的卫生服务模式，以实现全民健康覆盖，实现体系化的健康改善和公平性的最优化。

第四节 健康促进的基本内容与策略

一、健康促进基本策略

1. 倡导

健康促进通过倡导，促进制定健康的公共政策，动员社会共同关心健康和参与有益健康的活动，促使人们作出共同努力，主动控制和改变健康风险因素，实现健康共治，使之朝着有利于健康的方向发展。

2. 增强能力

人们增强了控制健康决定因素的能力，才能采取有益于健康的决定和行动。健康促进的目标是改善健康公平，为人们创造选择健康生活方式的机会，提高人们控制健康危险因素的能力，这些都需要通过"增权"来实现。

3. 协调

控制健康的影响因素，实现健康的愿望，仅仅靠卫生部门是不能达到的，需要协调各利益相关方，建立伙伴关系，共同努力。政府机构、卫生部门和其他社会经济部门、非政府和志愿者组织、地方权威机构、企业和媒体等都是利益相关方，个人、家庭和社区成员都应该参与进来。为了促进人们的健康，专业人员、社会机构和卫生服务人员应承担社会协调责任。

二、场所健康促进概念及工作策略

1. 健康促进社区

社区的建设不仅关系着个人的健康，还涉及家庭、社区及整个社会的健康水平。健康社区是居民享有健康并从事相关活动的必需场所，是建设健康城市的"重要细胞"。健康社区与健康促进社区表述不同，意义相同。

（1）社区健康促进的概念

社区健康促进是指在社区内部或者与社区相关的外部组织、个体协同开展各项社会活动，提高社区所有个体的生理、心理、社会道德和生态的健康水平，从而提高社区整体健康水平。健康促进社区建设通常是按照行政体制管辖区域划分，包括县、乡镇、社区等。

（2）健康促进社区建设的基本原则

1）多元化发展。地方特色对于居民自身的认同感、归属感至关重要，应形成具有地方特色的健康促进社区，并保证公共资源的可获得性与公益性。

2）以人为本。应根据群众需求提供健康教育相关服务，积极提升个体健康素养，促进全民健康水平的提高。

3）公平公正。健康是一项基本的人权，在建设健康促进社区过程中应坚持人人平等地享有基本健康权的理念。

4）融入政策。健康促进社区建设不仅关注个体健康水平，也关注全人群、全周期的健康情况，以及社区的长远规划与发展，应将健康促进融入所有政策。

5）共建共享。需要各级各类部门的协调与配合，以及社区居民的共同参与，协同治理、共建共享。

（3）社区健康促进的工作策略

1）把握政策和标准，对接需求。关注并了解国家系列宏观政策、标准，对接健康促进社区建设的任务和要求，同时还要关注社区成员的健康需求。

2）协助社区创造健康环境。社区是群众生活工作的场所，其环境好坏将直接影响人的健康。须参与并协助社区创造健康支持环境，在完善社区健康设施、丰富健康文化、推动无烟社区、改善居住环境等方面发挥专业人员的作用。

3）密切联系社区。积极动员并开发社区中的各类资源，帮助社区发掘健康需求，公开健康促进与健康教育工作计划并收集建议，将部分工作和权限下放到社区，鼓励群众参与。

4）系统开展健康教育工作。针对不同人群和不同健康问题，全方位、全周期开展健康教育工作；建设网站、开发 App、设立公众号、建立微信群，不断创新健康教育手段与方法；开展群众性健康竞赛、建立健康管理小组、开设社区健康论坛，不断丰富健康教育形式类别；开展各种形式的健康座谈会和调查活动；与专业机构、院校、科研机构合作研究，不断提升健康教育的效益；开展各类人员健康行为能力培训工作等。

5）调整卫生服务方向。根据社区健康问题，优先做好预防工作，并对群众最关心的、主要的、重要的健康问题进行系统干预。

2. 健康促进单位

通过营造健康促进单位可以培养单位成员的健康意识和健康行为能力，最终提高单位成员的健康水平。推进健康促进单位的建设从广义上讲，可以在社会经济生活中所有类型的工作场所建设，如政府机关、企事业单位、农业生产单位、军事单位等，也可以设立健康食堂、健康餐厅、健康超市等，倡导健康生活方式。由于劳动力人口在社会总人口中的比例以及其在社会经济建设中的作用，工作场所健康促进被认为是成本效益最高的领域。本节将重点论述健康促进企业建设及健康促进工作策略。

（1）企业健康促进的概念

企业健康促进是指为保护和促进企业所有员工的健康和安全，由员工和管理者共同采取的持续改进过程，以建设可持续发展的企业场所。健康促进企业的建设既不能脱离企业自身的社会经济环境及其发展目标和策略，也不能脱离卫生健康工作自身的基本原理及其相关的方针和政策。

（2）健康促进企业建设的意义

1）健康促进企业建设是提高职工健康水平的需要。企业类型不同，影响员工健康的因素也各异，职业病发生率、预后关系到企业职工的身心健康，企业要依法维护劳动者职业健康保护的权利。健康促进的工作思路应从管理、政策、环境、卫生服务等各个方面采取综合措施，有效改善、提高职工的健康水平，增强企业的凝聚力。

2）健康促进企业建设是国民经济可持续发展的需要。在国民经济发展配套策略研究中，企业作为国民经济建设的主战场，其职业场所健康促进的个人策略不可忽视。

3）健康促进企业建设是企业市场竞争力提升的需要。健康的职工可降低病假等时间成本、减少休工离职，提高生产效率，进而增强企业的市场竞争力。因此，在一定程度上讲，保企业职工的健康就是保企业的生产力。

（3）企业健康促进的工作策略

企业包括国有企业和私营企业，有大企业也有小企业。由于其性质复杂、种类繁多,且以营利为根本目的,所以健康促进企业建设的工作策略要根据国情、人文背景、企业情况、职工情况等因素综合考虑制定。

1)学习借鉴,内化提高。政府主导、企业负责是推进健康促进企业建设的首要策略。世界卫生组织在第60届世界卫生大会(2007)上通过了《工人健康:全球行动计划》,出版了《健康工作场所的框架和模式:背景、支持文献和实践》(2010)和《健康工作场所行动模式——供用人单位、劳动者、政策制定和实践者使用》(2010)等政策文件。我国也有不少文件和成功的健康促进企业建设案例。

2)倡导政策落地,动员职工共建共享。倡导企业管理部门建立健康促进建设委员会、出台细化政策规定、维护建设支持性环境等,同时动员企业职工积极参与健康促进企业建设工作。

3)赋权与增能。内容主要包括四个方面:

①了解职业卫生、职业安全,改变健康、安全观念。

②干预不良工作行为。不良工作行为包括不遵守劳动纪律、不科学穿戴防护用具、不遵守操作流程、不参加职业体检等。上述行为可直接或间接导致职工的健康受到损害。

③干预不良的生活方式。

④创造维护支持性环境,如凝练相关的企业价值观、营造企业文化、自觉维护环境卫生等。

4)以职业健康体检为契机系统开展职工健康管理工作。《中华人民共和国职业病防治法》《职业健康检查管理办法》都对职业健康检查的时间、内容、结果处理做了明确规定。专业人员可以以此为契机,倡导做好企业医务室基本建设(健康小屋、健康管理软件等),开展健康风险评估、制定健康干预计划。通过开展系统的健康管理工作,不断推进健康促进企业的建设,确保企业职工的健康。

3. 健康促进医院

随着"健康中国"战略的推进、医学模式的转变,医院服务模式由以治病为中心向以健康服务为中心转变已是不可逆转的趋势。发挥医院的优势,为病人、家属、工作人员和广大群众提供全方位、全生命周期的健康服务,已经成为医院提高医疗质量、控制疾病的重要策略。

(1)医院健康促进的概念

医院健康促进是指把健康促进的理论、理念和策略应用到医疗机构中,建立以病患需求和以健康为中心的整体医疗服务系统,为医院、医护人员、患者、社区居民、社会各界提供一个良性互动、互相促进的平台,最终提升整体的健康水平和健康素养。

（2）健康促进医院的优势

1）健康促进医院不但强调了对病人、家属和社区的健康知识传播，而且强调了政策、环境因素对人们的影响。健康促进医院通过制定一系列有利于促进医护人员、病人、家属的健康政策和规定，使医院健康教育制度化、规范化和流程化，进而保证健康促进与健康教育的实施效果。

2）健康促进医院将以健康为中心的理念融入医院各项工作中去，可以极大地调动医院所有的资源，明显提高治疗效果和健康促进与健康教育的成效。

3）健康促进医院提倡以人为本的人文内涵，以人人享有卫生保健为目标，强调医院以人为本而不是以疾病为本的工作模式，为创建和谐的医患关系提供了良好的机制。

4）健康促进医院强调创建一个有利的生活环境，注重对环境的保护，使用有利于环境保护的产品。

5）健康促进医院以制度化的方式，把促进医护人员自身健康作为工作的重点内容之一，可以很好地保护医护人员自身的健康。

（3）医院健康促进的工作策略

1）更新理念，倡导政策。确立"以健康为中心""预防为主"的理念，并将这些理念融入医院的发展战略、服务理念、规章制度、工作流程、操作标准、绩效考核等制度和工作环节中，积极推进医院从以治病为中心向以健康为中心的服务模式转变。

2）参与院内健康环境建设与维护。积极参与院内环境建设，完成好院方布置的各项任务。

3）明确医院、科室和岗位健康教育工作的任务和标准。健康促进医院标准的50%是针对健康教育工作。

4）不断学习、提升健康教育技能。做好目标人群的健康教育，必须不断学习、实践，逐渐提高医护人员开展科普讲座、医学科普写作、微视频、微语音等技能。

5）注重自我健康管理。医护人员应首先把自己的健康管好，才能有更多的时间和机会管好别人的健康。

4. 健康促进学校

许多健康行为和习惯都是在儿童、青少年时期形成并发展的，同时他们所获取的知识能够促进改善其他家庭成员的健康行为和习惯，最终影响国家健康水平。健康中国建设的基础环节在学校，学生健康，才有未来的健康中国。

（1）学校健康促进的概念

学校健康促进是指通过学校及学校所在社区的共同努力，提供能促进学生健康的、全面的、积极的经验和组织机构，包括提供正式和非正式的健康教育课程、营造一个安全和健康的学校环境、提供适宜的健康服务。

（2）健康促进学校建设的意义

1）为学生的素质教育搭建平台。通过对学生系统的健康教育和技能训练，帮助学生从小树立健康的观念。同时对学生进行人类自我认知的教育，使他们懂得以科学的知识保护自身的健康，不断完善自我，提高身心健康水平。可以说，健康促进学校为学生的思想、文化、道德素质及健康素养教育搭建了平台。

2）有利于促进和提高学生、教职员工的健康水平。健康促进学校通过制定和落实相关的健康政策，营造健康支持环境，匹配相应的设施、设备，执行营养和食品安全计划，创造体育和娱乐机会，保障学生和教师的卫生服务可及性，对学生和教职工进行个性化、综合性的干预，能够提高其健康素养和健康素质水平，改变其不良生活习惯和方式，促进并提高学生和教职工的身心健康。

3）有利于提升全民健康素质。儿童、青少年阶段处于生长发育的关键时刻，可塑性大，他们在健康促进学校的经历将帮助他们养成良好的生活、行为习惯，他们所接受的健康知识、健康技能、心理教育将伴随他们的一生，对他们未来的行为和身心健康产生重要的影响。此外，健康促进学校中参与的学校、家长、社区等能因此而受益，全民健康素质得以全面提升。

4）有利于健康资源的整合。在大教育和大健康观念的指导下，健康促进学校能够有效地整合学校、家庭、社会和各部门的健康资源，实现学校社区化、社区学校化，有效地减少甚至消除不利于健康的各种因素，为师生营造更好的健康环境，提供更优质的健康服务。

（3）学校健康促进的工作策略

1）倡导健康学校政策。熟悉国际、国内健康促进学校建设的先进理念和经验，倡导健康学校政策落实和健全组织，创建有自身特色的健康促进学校。

2）扎实推进学校健康教育课程的落实。学校健康教育是学校教育的重要组成部分，它的实施主要有三个方面。

①健康课程教学。除了将健康教育纳入学校正规课程教学计划外，还包括将其他课程融入健康教育内容。

②健康活动。可以让学生参与适宜年龄特点的各类健康活动的设计和组织，增加其学习兴趣。

③健康咨询和健康行为指导。学生（或家长）与咨询人员（如教师、医生、护士等有关人员）面对面的接触，集中讨论主要健康问题或者健康活动。心理咨询是健康咨询中重要的部分，它的重要性在于：有助于学生认识自己，克服心理障碍，纠正不

良行为，改善学习方法；有利于教师提高工作能力和教学工作；为学校领导者服务，帮助他们解决管理方面存在的教育与心理问题。专业人员要学习、掌握以上健康教育技能，有效做好学生的健康咨询与行为指导工作。

5. 健康家庭

家庭是社会的细胞，是人类共同生活的最小单位。家庭也是预防疾病和获得健康的重要场所。因此，建设健康家庭、提高家庭的健康能力很有必要。

（1）健康家庭的特点

1）良好的生活环境。表现为：

①家庭住宅内外环境整洁卫生、绿化环保，空气新鲜。

②室内卫生整洁，确保饮用水安全、卫生。

③房屋居室布置协调、明朗，家具、物品摆放科学，合理优雅。

2）和谐的家庭氛围。表现为：

①家庭成员之间关系融洽、和睦相处、互敬互爱、互帮互助。

②父母与子女之间沟通良好，父母对子女有正确的教养态度和方法，保持民主、和谐、平等的融洽气氛。

③家庭成员崇尚科学。

④邻里团结，关爱妇女儿童和弱势群体，积极参与公益活动，拥有良好的社会形象。

3）健康的生活行为。表现为：

①起居规律，按时作息，保证充足的睡眠。

②合理搭配膳食结构，规律用餐，保持营养平衡。

③坚持适当运动，注重锻炼，保持健康的体魄。

④不吸烟、不酗酒，远离毒品。

⑤娱乐有度，不放纵，不赌博。

⑥公共场所不喧哗，遵守公共秩序，做到礼貌谦让。

⑦自觉保护环境，遵守社会公德，不随地吐痰，不乱扔垃圾，养成良好的卫生习惯。

4）优生优育。表现为：

①准备结婚的男女青年主动进行婚前检查。

②准备怀孕的夫妻主动到指定机构做孕前优生健康检查，提前戒烟、戒酒，保持健康的体魄。

③怀孕的妇女按照医生的指导进行产前检查和孕期保健。

④做好新生婴儿筛查、婴幼儿保健和疾病预防。

⑤为儿童创造良好的教育环境。

5）健康的养老保障。表现为：

①社会养老保障机构健全、完善，居家养老模式完好。

②家庭有尊重老人、孝敬老人的良好氛围。

③子女常关注老人的心理健康、生理健康，经常与老人进行感情交流，保持愉悦的生活环境。

（2）健康家庭建设的工作策略

1）了解政策，积极倡导。健康家庭建设工作一般由社区负责，社区专业人员必须首先认真学习并掌握相关的政策、制度、标准、路径。通过倡导，与社区和相关部门对接，争取各级领导对健康家庭建设的重视与支持。

2）以家庭健康管理为抓手，开展健康家庭建设。根据家庭健康管理工作规划，通过家庭健康风险评估，系统排查健康风险，制定干预计划，实施环境改造、生活方式管理、疾病管理、特殊人群管理，整体提升家庭的健康理念和健康能力。

3）系统开展家庭健康教育。开展健康教育是建设健康家庭的主要工作。根据家庭生活周期（新婚期、第一个孩子出生期、有学龄前儿童期、有学龄儿童期、有青少年期、孩子离家创业期、父母独处期、退休期）系统开展健康教育工作。可以通过新媒体（微信、微视频、微语音等）对上班一族进行多种形式的教育。

4）协助社区组建健康家庭小组。把临近或情况类似的几个家庭组成一个健康家庭小组，定期分享经验。在小组中最好有一户示范家庭带动大家。小组一般以3～5户为宜，定期活动，地点轮换，活动时间由小组成员共同商定。

5）协助竞赛，培养典范。社区可以组织一些健康家庭竞赛活动，如以家庭为单位的高血压健康知识竞赛、公民健康素养知识竞赛等，对优胜者给予奖励，利用榜样的力量，倡导健康家庭理念。围绕健康家庭组建小组，定期分享经验。这样便于相互比较、相互监督，最终达到促进健康的目的。

第十三章

心理健康基本知识

第一节 心理健康基本概念

一、心理健康的相关概念

1. 心理健康

心理健康是健康的重要维度。心理健康是指智力、情绪、精神等处于一种良好的、持续的心理状态与过程。世界卫生组织（WHO）的心理健康标准：具有健康心理，人格完整，自我感觉良好，情绪稳定，积极情绪多于消极情绪，有较好的自控力，能保持心理平衡，自尊、自爱、自信且有自知之明；在自己所处的环境中，有充分的安全感，并能维持正常的人际关系，受别人的欢迎和信任；对未来有明确的生活目标，脚踏实地，不断进取，有理想和事业上的追求。

2. 心理亚健康

根据世界卫生组织对健康四位一体（即躯体健康、心理健康、社会适应性健康、道德健康四位一体）的全新定义，心理亚健康是指在环境影响下由遗传和先天条件所决定的心理特征（如性格、喜好、情感、智力、承受力等）造成的健康问题，是一种介于心理健康和心理疾病之间的状态。主要表现为不明原因的脑力疲劳、情感障碍、思维紊乱、恐慌、焦虑、自卑以及神经质、冷漠、孤独、轻率，甚至产生自杀念头及行为等。

3. 心理异常

心理异常是在大脑生理生化功能障碍和人与客观现实关系失调的基础上产生的对

客观现实的歪曲的反映。心理异常一词是对不同种类的心理和行为失常的统称。其表现可以是严重的也可以是轻微的,人们在日常生活中常用精神病、变态行为、情绪障碍这样的词来对此加以描述和区分,甚至使用"神经崩溃"这样的非专业词汇来描述那种突然发生而损伤工作能力的心理障碍。尤其值得一提的是,人们常常用"神经病"这个词来指代"精神病""神经症",这是十分混淆而有害的。

二、心理健康标准

1. 心理健康的十条标准

美国心理学家、人本主义的创始人马斯洛(Maslow)和美国心理学家米特尔曼(Mittelmann)提出的心理健康的十条标准,在众多心理健康标准中被公认为是"最经典的标准"。

(1)充分的安全感。

(2)充分了解自己,并对自己的能力做适当的评估。

(3)生活的目标切合实际。

(4)与现实的环境保持接触。

(5)能保持人格的完整与和谐。

(6)具有从经验中学习的能力。

(7)能保持良好的人际关系。

(8)适度的情绪表达与控制。

(9)在不违背社会规范的条件下,对个人的基本需要做恰当的满足。

(10)在集体要求的前提下,较好地发挥自己的个性。

在现实生活中,个体所处的人生发展阶段、社会文化背景的不同都会使心理健康的标准有所变化。

2. 不同群体的心理健康标准

人生发展的不同阶段有相应的特定发展任务,社会对不同发展阶段的个体要求也不同,因此,人生发展各个时期的心理健康标准侧重点有所不同。

(1)婴幼儿期(0~6岁)心理健康标准

判断婴幼儿心理是否健康,是看他能否达到相应年龄段大多数婴幼儿所具有的心理发展水平。具体表现在以下几个方面:

1)认知能力的初步快速发展。认知能力是婴幼儿心理结构的重要组成部分,它的发展直接决定着婴幼儿整个心理发展的水平。正常婴幼儿阶段的认知能力得到了快速的发展。新生儿的学习只局限在一些条件反射上；到了4个月左右，婴儿应表现出越来越"聪明"的行为，他应该会对一切人，甚至对物体发出微笑；到出生后7～12个月，婴儿应能认识他们以前看见过的刺激，即开始形成记忆；到2岁的时候，幼儿应能以心理意象的形式来描绘出自己的体验，认知发展从感知运动阶段发展进入前运算阶段。前概念思维发展到一定水平时（大约在2～4岁之间），通过同化与顺应的作用，幼儿直觉思维便会发展起来。这时，幼儿的年龄大体在4～6岁。

2）社会性和情绪的发展。社会化是贯穿人的一生的个体发展任务。个体在婴幼儿期，需要获得吸引成年人注意力的社会生活方式，对同辈和成年人表达自己的情绪情感等。婴儿在出生后的1个月内就能对说话声有反应，对人脸特别注意；到2个月左右，婴儿应开始对人发出社会性微笑，即当照料者亲近他或满足他的某种需求时而发出的微笑；到4个月时，开始对人发出有选择的社会性微笑；6个月后，婴儿应能明显地显示出依恋环境中特定人物的迹象，其首要的依恋目标通常是照料他的母亲，这种依恋常在满1岁时达到第一个高峰；到2岁时，有违抗照料者要求和指挥别人的现象发生，其情绪表达形式应表现出多样化，并且能够学会关心和爱护其他儿童，开展社会性游戏活动，具有移情能力；在3～6岁期间，进入幼儿园集体教养环境，幼儿应开始形成道德情感和标准，并建立同伴关系。

3）动作发展。婴幼儿的动作包括躯体大动作和手指精细动作。以躯体大动作发展为例，4个月时，绝大多数婴儿借助支撑应可坐1 min，12个月时应能由别人牵着走，13个月时应能独立行走。到2岁时，幼儿应能从地板上拾起一个物体而不跌倒，并能奔跑和向后走。

4）语言发展。语言是社会成员用来交流思想、相互沟通和传递文化的工具，哭是婴幼儿最初的交际语言，新生儿能通过哭声向成人表达其饥饿、排泄、疼痛或身体不舒服；大约从4个月起，婴儿应开始咿呀学语；到接近12个月时，一般应可理解性地使用"妈妈"这个含义丰富的词，同时也是句子；到18个月左右，应能说出双词句；从18个月到24个月，开始使用由三个词或三个以上词组成的短语或句子；在2～3岁期间，绝大多数幼儿具备使用各种基本类型句子的能力；在3～6岁期间，幼儿语言的发展将进入关键期，在这段时期，幼儿通过游戏、学习、劳动等活动，迅速发展其语言表达能力，语音应迅速变得准确。

（2）儿童期（6～12岁）心理健康标准

儿童期的心理健康标准主要体现为六个方面，即智力发展水平、情绪稳定性、自我认识的客观化程度、社会适应性、学习适应性和行为习惯。

1）智力发展水平。虽然智力发展优秀者并不一定拥有健康的心理，但如果智力发展水平低下,也谈不上真正意义的心理健康。因此,心理健康的儿童,其智力发展应属于正常范围。

2)情绪稳定性。心理健康的儿童,一般心境良好,愉快、乐观、满意等积极情绪状态占主导,同时又能随事物对象的变化而产生合理的情绪变化,还能依场合的不同,适当地控制自己的情绪。

3)自我认知的客观化程度。心理健康的儿童能顺利地从以自我为中心向去自我中心阶段转变,将自己同客观现实联系起来,主动从外在周围环境中寻找评价自己的参照点,对自己的认识开始表现出客观性。

4)社会适应性。心理健康的儿童往往具有一定独立生活的能力,自己的日常生活事务能由自己来料理,能适应不同环境下的社会生活,乐于与同学、老师交往,让自己融入集体生活中,自觉用社会规范来约束自己,使自己的行为符合社会的要求,而不是以自我为中心,把自己孤立起来,与周围的人群格格不入。

5)学习适应性。这一时期儿童开始了其特殊的社会责任和义务,即学习,学习适应能力对小学生的心理健康具有举足轻重的作用。心理健康的儿童通常喜欢上学,觉得学习是一件令人愉快的事,感到轻松;对学习内容往往抱有浓厚的兴趣,乐于克服学习上遇到的困难;学习效率高。

6)行为习惯。良好的行为习惯也是心理健康的一个重要表现,对外部刺激的行为反应适中,既不过度敏感,也不迟钝,其行为表现同他们的年龄特征相吻合。

(3)青少年期(12~18岁)心理健康的标准

青少年期个体的身心迎来了一个快速发展的高峰期。青少年的心理健康标准重点考察以下六个方面:自我认知与现实感、情绪反应适度、意志品质健全、人际关系和谐、个性发展良好和学习适应性。

1)自我认知与现实感。自我认知是指对自己的心理过程与特征及其表现的认识,而现实感则是指个人对自己与现实之间关系的认识。心理健康的青少年往往有较好的自我认知能力,他们能够较正确地认识自己,自我评价恰当;在对现实的感知能力上,能够较客观地认识现实,并根据对现实的认识来对自己作出恰当的人生发展定位,有与现实联系紧密的自我价值体系。

2)情绪反应适度。心理健康的青少年表现为情绪乐观且稳定、心胸开阔并对一切充满希望,既不为琐事耿耿于怀,也不冲动莽撞,能保持平常心,以愉悦的情绪去感染他人。

3)意志品质健全。心理健康的青少年对自己的言行举止表现出有一定的自觉性、独立性和自制力,既不刚愎自用,也不盲从寡断;在实践中注意培养自己的果断与毅力，经得起挫折与磨难的考验。

4）人际关系和谐。人际关系指的是人与人之间心理上的直接关系或距离。心理健康的青少年，一般与同学、老师、父母、朋友等的关系处理得较融洽，很少发生冲突；他们乐于与人交往，具有同情心，待人热情、宽容、真诚，而不是胆小、怕羞、不合群、表情冷淡或忸怩作态。

5）个性发展良好。个性是指比较稳定的心理倾向和心理特征的总和，它是一个统一的整体结构。心理健康的青少年，在个性发展上，应表现出良好的态势，即作为心理动力系统的个性倾向性各成分之间的关系和谐，个性心理特征上的一些成分则表现出良好的社会适应性，如情绪控制能力强、善良、自律等。

6）学习适应性。心理健康的青少年，通常有比较好的学习态度和学习方法；学习目的明确，学习目标具体、切合实际；学习的自觉性强，善于制定学习计划，并在执行计划的过程中表现出意志力强、信心足的特点；在对待考试问题上，他们沉着冷静，灵活应对。

（4）成人期（18岁以后）的心理健康标准

根据世界心理卫生协会所提出的心理健康标准，成人心理健康标准主要包括五个方面：对现实认知的充分性、情绪稳定性、坚定的意志、能保持正常的社会行为、人际关系和谐。

1）对现实认知的充分性。心理健康的成人在评估自己的反应能力或解释现实时，能够比较客观，既不高估自己的能力，不轻易承担超过自己胜任能力的任务，也不低估自己的能力而逃避任务。

2）情绪稳定性。心理健康的成人一般心态良好，愉快、乐观、开朗、满意等积极情绪状态占主导，但同时又能随事物对象的变化而产生合理的情绪变化。所谓合理的情绪变化是指，当有了喜事时感到愉快，遇到不幸的事时产生悲哀的情绪。此外，还能依场合的不同，适当地控制自己的情绪。

3）坚定的意志。心理健康的成人有独立的生活能力，意志坚定；无论是在情感上还是在实际生活中，都较少有依赖心理，自主性强；他们善于在不同的环境下寻找自己感兴趣的事情和事业的生长点，心理生活充实，很少有孤独感；他们较能接受现实，不轻易产生敌对情绪。

4）能保持正常的社会行为。心理健康的成人能坚持正常的生活、工作、学习、娱乐等活动，一切行为符合其在各种场合的身份和角色。

5）人际关系和谐。心理健康的成人乐于与人交往，对人态度积极；能理解和接受别人的思想、感情，也善于表达自己的思想、感情；高兴地接纳他人和自己；既有广泛的朋友，也有少数几位知交。

三、心理评估

1. 心理评估的概念和意义

（1）心理评估的概念

心理评估是指在生物、心理、社会、医学模式的共同指导下，综合运用谈话、观察、测验的方法，对个体或团体的心理现象进行全面、系统、深入分析的总称。

（2）心理评估的意义

心理评估是有针对性地进行心理健康管理与心理健康促进的依据。为了准确掌握社群成员的心理状况，制定出正确的健康管理方案，针对性地开展社群工作，必须通过心理评估对社群成员的心理健康状况做出初步质与量的判断和鉴别。

2. 心理评估的常用方法

（1）调查法

调查法包括历史调查和现状调查两个方面。历史调查主要通过档案、文献资料和了解被评估者过去经历的人调查等，现状调查主要围绕与当前问题有关的内容进行。调查对象包括被评估者本人及其周围的"知情人"，如同学、同事、亲友、老师、领导、父母、兄弟姐妹等。调查方式除一般询问外，还可采用调查表（问卷）的形式进行。调查法的优点是可以结合纵向和横向两个方面的内容，广泛而全面；不足之处是调查常常是间接性的评估，材料的真实性容易受调查对象主观因素的影响。

（2）观察法

观察法是通过对被评估者行为表现直接或间接地观察或观测而进行心理评估的一种方法。观察法可分为自然观察法与控制观察法两种形式。前者指在自然情境（如家庭、学校、幼儿园或工作环境）中，被评估者的行为不受观察者干扰，按照其本来方式和目标行动的观察。后者指在经过预先设置的情境中所进行的观察。观察法的优点是材料比较真实和客观；不足之处是，得到的只是外显行为，且不易重复。观察结果的有效性还取决于观察者的洞察能力、分析综合能力等。

（3）会谈法

会谈法的基本形式是面对面的语言交流，也是心理评估中最常用的一种基本方法。会谈的形式包括自由式会谈和结构式会谈两种。前者谈话是开放式的，气氛比较轻松，被评估者较少受到约束，可以自由地表现自己。后者根据特定目的预先设定好一定的结构和程序，谈话内容有所限定，效率较高。会谈是一种互动的过程。评估者掌握和正确使用会谈技巧是十分重要的。会谈技巧包括言语沟通和非言语沟通（如表情、姿态等）。在言语沟通部分，包括听与说。在非言语沟通部分，可以通过微笑、点头、注视、身体前倾等表情和姿势表达对被评估者的接受、肯定、关注、鼓励等思想感情，从而促进被评估者的合作，启发和引导他（她）将问题引向深入。

（4）作品分析法

作品分析法也称产品分析法。所谓"作品"指被评估者所做的日记、书信、图画、工艺等文化性的创作，也包括他（她）在生活和劳动过程中所做的事和东西。通过分析这些作品（产品）可以有效地评估其心理水平和心理状态，并且可以作为一个客观依据留存。

（5）心理测验法

在心理评估中，心理测验占有不可替代的地位。心理测验可以对心理现象的某些特定方面进行系统评定，测验一般采用标准化、数量化的原则，所得到的结果可以参照常模进行比较，避免了一些主观因素的影响。心理测验的应用范围很广，种类繁多。在医学领域内所涉及的心理测验内容主要包括器质性和机能性疾病的诊断中与心理学有关的各方面问题，如智力、人格、特殊能力、症状评定等。

3. 常用的心理健康测验工具

心理健康测验工具有许多，下面介绍几个常用的综合性心理健康测验量表（标准化测验），可以对被评估者的心理健康水平作出较为客观的全面评定。

（1）儿童心理健康评定量表（小学生心理健康评定量表）

《小学生心理健康评定量表》（MHRSP）是由心理学工作者和小学教师协同研发出来的，对筛选、诊断小学生的心理健康问题有一定的成效。

量表由八部分组成，共80个题目，每10个项目组成一个因子，它们分别用英文字母A、B、C、D、E、F、G、H表示。其中，A为学习障碍，B为情绪障碍，C为性格缺陷，D为社会适应障碍，E为品德缺陷，F为不良习惯，G为行为障碍，H为特种障碍。

计分规则与结果解释：采用三级计分，选"没有"计0分，选"偶尔"计1分，选"经常"计2分。将各因子项目的分数分别累加，即可得到各因子的合计分数。若一个因子的合计分数达到10分以上，便需要关注该方面的心理健康问题。

（2）青少年心理健康评定量表（中学生心理健康综合测量量表）

中学生心理健康综合测量量表采用《心理健康诊断测验（MHT）手册》，它是我国心理学工作者根据日本铃木清等人编制的《不安倾向诊断测验》修订而成的，可用于综合检测中学生的心理健康状况。该测验共有 100 个项目，含有 8 个内容量表和 1 个效度量表（即测谎量表）。8 个内容量表分别是：学习焦虑、对人焦虑、孤独倾向、自责倾向、过敏倾向、身体症状、恐怖倾向、冲动倾向。每个项目后面有"是"和"不是"两个答案，要求受测者根据自己的真实情况进行选择。

心理健康诊断测验属于团体测验（也可个别施测）。测验实施时，先发给受测者每人一份"MHT 回答纸"，要求填写上省、市、区、县、学校、年级、班级、学号、姓名、性别、测验日期等。

计分规则及结果解释：将各个分测验的标准分相加就是整个测验的标准分。整个测验的标准分 ≥ 65 分，表示该生情绪状况总体上不良，焦虑情绪较严重，有适应障碍，需要给予特别辅导。整个测验的标准分 < 65 分，表示该生情绪状况总体上正常，但需要进一步了解各分测验得分的情况。

如果某个分测验的标准分 ≥ 8 分，属高分，说明该生在该项目上有困扰或障碍，需要给予特别辅导。如果分测验的标准分 < 8 分，属低分，说明该生在该项目上正常。

（3）成年人心理健康评定量表（90 项症状清单）

《90 项症状清单（简称"SCL-90"）》，由德罗加蒂斯（L. R. Derogatis）在其编制的霍普金斯症状清单的基础上改编而成。它能全面评定心理健康的各个方面，且效度较好，操作简便，广泛应用于心理健康、心理咨询和心理治疗工作中。

该问卷为自评量表，由受测者自行填写。评定的时间范围是"现在"或"最近一个星期"。评定没有时间限制，一次评定约需 20 min。

1）内容。清单共有 90 个项目，包含较广泛的精神症状学内容，从感觉、情感、思维、意识、行为到生活习惯、人际关系、饮食睡眠等均有涉及，共包含 10 个因子：躯体化、强迫症状、人际关系敏感、抑郁、焦虑、敌对、恐怖、偏执、精神病性及其他。

2）评分。该量表每个项目都采取五级评分制。1：无，自觉无该项症状（或问题）；2：轻度，自觉有该项症状（或问题），但发生并不频繁，对受测者并无实际影响，或影响轻微；3：中度，自觉有该项症状（或问题），其严重程度为轻到中度，对受测者有一定影响；4：相当重，自觉常有该症状（或问题），其严重程度为中到严重，对受测者有相当程度的影响；5：严重，自觉该症状（或问题）的频度和强度都十分严重，对受测者有严重影响。

这里的"影响"，包括症状所致的痛苦和烦恼，也包括症状造成的心理社会功能损害。"轻""中""重"的具体定义则由自评者自己体会，不做硬性规定。

3）结果解释。该量表的统计指标主要有以下几项：

①单项分：90个项目的各自评分值，表示某一症状（或问题）严重程度。

②总分：90个单项分之和。总分是代表受测者心理健康总体水平的重要指标，得分越高，说明心理健康水平越低。

③总均分：总分/90。

④阳性项目数：单项分大于或等于2分的项目数，表示受测者"有症状"的项目有多少。项目数越多，表示受测者症状（或问题）越丰富。

⑤阴性项目数：单项分为1分的项目数，表示受测者"无症状"的项目数量。

⑥阳性症状均分：阳性项目总分/阳性项目数或（总分－阴性项目数）/阳性项目数，表示受测者在阳性项目，即"有症状"项目上的平均分，反映受测者自我感觉不佳的项目的严重程度。

⑦因子分：组成某一因子的各单项分之和。因子分高，表明这一组症状（或问题）较严重，某一因子对诊断某一疾病可能有较大意义；因子分的变化还可以反映靶症候群的治疗效果。以各因子为横轴、因子分为纵轴，可画出因子轮廓图，直观反映症候群的特点和变化。

我国于20世纪80年代将《SCL-90》引入，研究者曾对全国13个地区的1 388名正常成人进行了分析，以此为常模，如果总分超过160分，或阳性项目数超过43项，或任意一个因子分超过2分，可考虑筛查阳性，做进一步检查。

第二节　心理问题与心理疾病

一、心理状态

1. 相关概念

苏联心理学家列维托夫认为，人的心理活动可以分为心理过程、个性心理特征与心理状态三种形态。

（1）心理过程指人的心理活动过程，它是在人脑中产生的具有从发生、发展到完成的完整历程的心理活动，它本身是不断变化着的，具有暂时性的特点。

（2）个性心理特征相对比较稳固，它是人格（个性）的一个方面，包括气质、性格、能力，比较稳定地反映了个体的特色。

（3）心理状态则是介于二者之间，既有暂时性又有稳固性，是心理过程与个性心理特征统一的表现。

三者关系：心理过程是在一定心理状态的背景中进行的，表现为一定的心理状态；心理状态是个别心理过程的结合、统一，是某种综合的心理现象，所以它往往又成为某种个性特征的具体表现，反映出一个人的个性，正是一个一个心理状态的特征组合成为个体的个性心理特征。

因此，一个人在特定时刻的心理状态，是以之前的心理状态为背景，是当前事物引起的心理过程与过去形成的个性特征相结合的产物。心理状态的不同，可能使心理活动表现出很大的差异性，而这种差异性有临时的，也有持续的、稳固的，也是个性的体现，故而心理状态是联系心理过程和心理特征的过渡阶段。

2. 心理状态的分类

（1）分类依据

根据心理状态、心理过程和个性心理的关系，心理状态的分类应考虑三方面的因素：

一是根据心理过程和个性心理特征在心理状态上的表现，即心理状态的主要构成来划分，把心理状态划分为认知的心理状态、情感的心理状态、意志的心理状态。

二是根据人的心理在各种活动中的调节作用，把心理状态和其发生的基础相联系，将心理状态划分为活动的动机和完成活动的能力两大类。

三是根据不同领域、因素，用不同标准对心理状态进行多方位的考察和研究。

（2）分类

1）以心理状态对活动效果的影响为标准，可将心理状态划分为最佳心理状态、一般心理状态、不良心理状态。

2）根据心理状态是否具有显著的周期性，可将其划分为周期性心理状态和非周期性心理状态。

3）根据持续时间的长短，可把心理状态划分为相对稳定的、持续较长时间的状态（态度、兴趣、心境）和情景性的、持续时间较短的心理状态（激情、应激状态）。

4）根据心理状态结构中占据主导地位的心理要素，可将其划分为情绪的心理状态、意志的心理状态、感知过程居多的状态、注意状态、积极的思维状态等。

5）按照常态、异常可以把心理状态划分为正常心理状态、异常心理状态（见表13-1）。

● 表 13-1　心理状态分类表

正常心理状态		异常心理状态
心理健康	心理亚健康	神经症
	一般心理问题 严重心理问题 神经症性心理问题	精神障碍、人格障碍

注：左侧是心理咨询的主要工作范围，右侧是以心理治疗为主的区域。

6）按照整合过程的不同阶段，可把心理状态划分为待整合无序状态、整合过渡状态和整合有序状态。

3. 心理正常与心理异常相关范畴辨析

（1）心理正常与心理异常

心理正常无疾病因素，心理异常就包含了病的意义。关键是要掌握如何区分正常与异常，比较通用的是心理学的辨析方法。

1）主观思想意识反映和客观真实存在是否一致。考察有无幻觉、妄想、自知力变化情况等，如果一个人的心理冲突与实际处境不相符合，并且长期持续，无法自拔，就可以认定他的精神活动不正常。这些都是我们观察和评价人的精神与行为的关键，又称为"统一性或同一性标准"。

2）认知、情绪情感、意志、行为等心理活动是否具有内在的协调性，简称为"协调性原则"。人的任何一个行为都是"知、情、意"的心理活动在背后作为支撑，它们是一个完整的统一体。各种心理过程之间具有协调一致的关系，这种协调一致性保证了人在反映客观世界过程中的高度准确和有效。

3）平时相对稳定的人格特征是否产生突然变化，简称为"稳定性原则"。佩克和哈维赫斯特在《性格发展心理学》一书中也总结道：人的性格结构具有相对的稳定性，就是说，一个人外表的举止行为变了，但一个人性格的基本结构却是不变的。

如果在没有明显外部原因的情况下，一个人的人格相对稳定性出现问题，我们可以怀疑这个人的心理活动是否出现了异常。这就是说，我们可以把人格的相对稳定性作为区分心理活动正常与异常的标准之一。例如，母女感情非常好，女儿对生病的母亲照顾有加，但突然间她对母亲的病情漠不关心了。如果我们在她的生活环境中找不到足以促使她改变的原因，那么就可以考虑她的精神活动可能偏离了正常轨道。

（2）心理正常中的心理健康和心理亚健康

一个人被确诊为精神病，住进了精神病医院，无论如何我们无法说这个人的心理是健康的。心理学中第一层级的区分是心理正常和心理异常，心理亚健康是不被包含在心理异常（精神疾病）当中的，而是在心理正常的范畴内。关系如下：

1）心理异常包括神经症以上更高强度的精神障碍（旧称神经官能症和精神病）。

2）心理正常包括心理健康和心理亚健康。其中心理亚健康的分类包括：

①依据心理亚健康程度，分为一般心理问题、严重心理问题、神经症性心理问题。

②依据心理问题性质，分为学习问题、工作问题、婚姻问题、人际关系问题、性格问题等。

③依据心理发展阶段，分为儿童期、青少年期、中年期、老年期心理亚健康。

④依据不同人群心理，分为教师、警察、医生、官员等的心理亚健康。

⑤依据特殊人群心理划分，分为青春期、更年期、艾滋病和癌症患者等的心理亚健康。

一般心理问题更多的是表现在情绪困扰方面，在初期很难被发现。与任何一种身体疾病一样，如果人的一般心理问题得不到及时发现和解决，就会不断加重，一旦到能够被自己或家人感觉到的时候，可能就已经发展成严重心理问题了。

从理论上讲，心理咨询的对象只包括心理健康和心理亚健康人群而不包括心理异常人群，但实际工作并非如此。对一些心理异常的情况，心理咨询可以成为辅助治疗手段。但根据《中华人民共和国精神卫生法》，心理咨询师没有诊断的权利，故而所有心理异常者必须转介给医院，在医院进行心理治疗的时候，通过心理咨询来辅助治疗减少复发；治疗后，心理咨询可作为社会回归即精神康复的手段。

二、常见的心理问题

1. 一般心理问题

诊断为一般心理问题，必须满足如下四个条件：

第一，造成心理问题的冲突是常形的，一般是现实生活、工作压力、处事失误等因素，并因此而体验到不良情绪。

第二，不良情绪反应仍在相当程度的理智控制下，基本维持正常生活、学习、社会交往，但效率有所下降。

第三，不良情绪不间断地持续一个月或间断地持续两个月，仍不能自行化解。

第四，自始至终，不良情绪的激发仅仅局限于最初事件；即使是与最初事件有联系的其他事件，也不会引起不良情绪反应，即情绪的反应对象没有泛化。

综合描述，其实就是从"因、时、度、化"，即病因（内心冲突的性质）、病程、痛苦程度（情绪及社会功能受损程度）以及是否泛化四个方面考量。

2. 严重心理问题

诊断为严重心理问题，必须满足如下四个条件：

第一，因——激发因素。内心冲突是常形的，但激发因素是较为强烈的、对个体威胁较大的现实刺激。在不同的刺激作用下，求助者会体验到不同的痛苦情绪。

第二，时——症状持续时间。从产生开始，痛苦情绪间断或不间断地持续时间在两个月以上、半年以下。

第三，度——症状严重程度。遭受的刺激强度越大，反应越强烈。大多数情况下，会短暂地失去理性控制，对生活、工作和社会交往有一定程度的影响。

第四，化——反应对象被泛化。痛苦情绪不但能被最初的刺激引起，而且与最初刺激相类似、相关联的刺激也可以引起此类痛苦。

可见，与一般心理问题比较，造成严重心理问题的现实激发因素更强烈，初始情绪反应强度更大、持续时间更长、内容充分泛化。严重心理问题有时伴有某一方面的人格缺陷。严重心理问题的心理冲突是常形的，持续时间限在半年之内。临床上，社会功能破坏程度也可以作为参考因素予以考虑。如果在出现严重心理问题后的一年之内，求助者在社会功能方面出现严重缺损，那么，必须提高警惕，应作为可疑性神经症或其他精神障碍对待。

3. 可疑性神经症

神经症性心理问题又被称为可疑性神经症，是一种心理亚健康状态，已接近神经症，或者它本身就是神经症的早期阶段。有时也把有严重心理问题但没有严重的人格缺陷者（如均衡性较差的人格）列入这一类。神经症性心理问题引起的心理冲突是变形。

神经症性心理问题不易识别，因为此类症候人群会努力地保持低调，应对世界和他人的方式被动、消极，积极、正性力量在他们身上似乎得不到体现，因为他们的全部身心都在关注自己的内心体验，努力去获取安全感，而非应对周围环境，进而提升自己的应对能力。自幼安全感的缺失让他们成年后在生活中疲于应付，主要表现为顺从型、孤立型和逆反型三种形态，但他们具有共性特征：对事情没有倾向性选择，对他人缺乏客观认识，不轻易发表观点，喜欢隐于人群中，像影子般存在。每天在经历着事情却缺乏必要的生活经验的积累，以至于他们的低级错误屡犯不改，故而使别人经常忽略他们的存在，也不能理解他们。他们获取安全感的努力集中在自己的内心世界，他们的生活是以自我为中心的，他们看着似乎在乎周围发生的一切，其实只是他们以为的周围世界。

这类人群常常目不斜视或者对熟人"视而不见"，像一个生活的旁观者，对他人及时事很淡漠，生活圈子和人际交往圈子非常狭小，跟身边的人也是若即若离。其实，他们非常渴望得到他人的关注和认同，希望被重视，希望所有人的世界都围绕自己转，不过是因为缺乏安全感的他们需要"安全距离"。由于他们的需求往往对立，所以他们表现得敏感多疑，容易受挫，反应僵化。概括地说，他们对人对己要求完美，想法丰富但行动力弱，这类人与自己的关系很糟糕，所以无暇他顾，看似每天没做什么事，却会感觉很累，注意力涣散，具有一定的强迫性思维，痛苦不堪，无力改变。他们经常被视为性格内向，但是与内向的正常人相比，他们内心焦虑，人格冲突，缺乏自我认同，不能很好地接纳自己。

综上所述，有神经症性心理问题的这类人常常被忽略，症状反应具有隐蔽性，所以识别起来具有一定的难度。他们清楚自己的状态不佳但并不清楚自己内心冲突的由来，预约咨询大部分是因其他问题，他们在生活中向别人诉说内心痛苦时，常被视为"无病呻吟"，因为所述说的多为琐碎小事和内心体验，心理健康的常人无法理解他们的想法和内心痛苦，所以他们往往主动求助。社群健康助理员要了解神经症的本质，善于识别此类问题，也可借助明尼苏达多项人格测验（MMPI）等性格测量工具和《SCL-90》、焦虑自评量表（SAS）等测评手段帮助鉴别诊断，但应注意对测评结果的合理解释和运用。

4. 三者的区分

在临床上，对三者的诊断并不困难，鉴别的要点主要从因、时、度、化四个方面进行考量（见表13-2），最主要是病因和是否泛化。

● 表13-2 心理不健康状态的区分

鉴别要点	一般心理问题	严重心理问题	神经症性心理问题
冲突性质	常形	常形	变形
持续时间	1~2个月	2个月以上半年以下	常常不足3个月
情绪反应	理智控制	可失去理智控制	失控，常人难以忍受
社会功能	正常，轻度受损	中度受损	中度或重度受损
泛化	无	有	有

注：灰色区域为主要鉴别点。

病因的鉴别关键在于了解来访者的心理，弄清心理冲突的性质。从现象或事实的角度来说，心理冲突有常形和变形之分。

（1）常形的心理冲突

常形心理冲突有两个特点：一是它与现实处境直接相联系，涉及大家公认的重要生活事件，如升职加薪、高考等。正因为如此，由于现实生活中的重大事件而陷于心理冲突，是大家都可以理解的苦恼。二是带有明显的道德性质，无论你持什么道德观，总可以将冲突的一方视为道德的，而将另一方视为不道德的。总之，离不开道德判断。

（2）变形的心理冲突

变形心理冲突也有相应的两个特点：一是它与现实处境没有什么关系，或者它涉及的是生活中的鸡毛蒜皮，一般人认为不值得为它操心，或者很容易的问题为什么他却解决不了。二是不带明显的道德色彩。

三、常见的心理疾病

1. 神经症

一般常将体诉较多，特别是体诉与情绪因素有关而临床上又查不到肯定的体征者诊断为神经症，曾被叫作神经官能症。在《精神疾病诊断和统计手册（第5版）》（DSM-5）中被称为焦虑障碍，在《疾病和有关健康问题的国际统计分类（第10次修订）》（ICD-10）中属于F4神经症性、与应激有关的以及躯体形式的障碍。以下主要介绍ICD-10分类的类别。

（1）恐怖性焦虑障碍

恐怖性焦虑障碍又称恐怖症、恐惧症，是以恐怖症状为主要临床表现的神经症，反应与处境不相称，恐怖发作时往往伴有显著的植物神经症状，患者极力回避所害怕的处境，分为社交恐怖、场所恐怖、特定恐怖。

（2）其他焦虑障碍

其他焦虑障碍又称焦虑性神经症，以广泛性焦虑症（慢性焦虑症）和发作性惊恐状态（急性焦虑症）为主要临床表现，常伴有植物神经紊乱的症状，其焦虑并非由实际威胁所引起，或其紧张惊恐程度与现实情况很不相称。

（3）强迫障碍

简称强迫症，以反复的持久的强迫观念或/和强迫动作为主要症状。大多数患者知道这些想法、行为是不必要、异常、违反自己意愿的，但不能控制，因而感到痛苦、焦虑，强迫与反强迫同时存在。

（4）严重应激反应和适应障碍

一组由严重的生活事件或持续不愉快环境所导致的神经症。其临床症状和病程经过与创伤性体验有密切关系。影响本病临床表现和病程的有关因素主要是：生活事件及处境、个性特点、教育程度、思想、观念及社会文化背景和生活信仰等。一般预后良好。

（5）分离（转换）障碍

分离（转换）障碍也称为癔症、歇斯底里，是一种较常见的神经症，目前认为癔症患者多具有易受暗示性、喜夸张、感情用事和高度自我中心等癔症性人格特点，常由于精神因素或不良暗示引起发病，可呈现各种不同的临床症状。这类症状无器质性损害的基础，它可因暗示而产生，也可因暗示而改变或消失。

（6）躯体形式障碍

躯体形式障碍是一种以持久地担心或相信各种躯体症状的优势观念为特征的神经症，包括躯体化障碍、未分化躯体形式障碍、疑病障碍、躯体形式的植物功能紊乱和疼痛障碍。

（7）其他神经症性障碍

即待分类神经症性障碍，其共同点是：

1）起病常与素质和心理社会因素有关。

2）存在一定的人格基础，常常自感难以控制。

3）临床呈现出精神和躯体方面的多种症状，但无相应的器质性基础。

4）一般意识清楚，与现实接触良好，人格完整，无严重的行为紊乱，但很痛苦。

5）病程较长（三个月以上），自知力完整，要求治疗。

2. 精神分裂症及其他妄想性障碍

精神分裂症和妄想性障碍的主要特征是精神病阳性症状，即幻觉、妄想和异常思维，以及偏执、敏感多疑和非真实思维。精神分裂症是一种常见和严重的精神疾病，患者与现实脱离联系，社会功能普遍下降，而妄想性障碍较少见，常常只有部分社会功能损害。两者智商可以保持正常。

（1）精神分裂症

精神分裂症是重性精神疾病的一种，临床症状复杂多样，社会功能明显损害。

精神分裂症是一种世界性的公共卫生问题，其患病率接近1%，很多疾病具有精神分裂症的特征。如果精神症状持续1天以上但不足1个月，则称为短暂性精神障碍。如果类似于精神分裂症，但症状持续时间不足6个月，则称为精神分裂症样障碍。人格障碍患者也可以具有精神分裂症的某些症状，但这些症状常常不太严重，不符合精神病的诊断标准，而且从小就是这样，可称为分裂样人格障碍。如果以心境障碍为主，同时又伴有典型的精神分裂症的症状，则称为分裂情感性障碍。

精神分裂症的发病高峰年龄男性为18～25岁，女性为26～45岁，但在儿童或青少年以及晚年发病的患者并不少见。本病既可以经过数天或数周急性起病，也可经过数年缓慢或隐渐性起病。

不同的患者其症状的严重程度和表现形式各不相同，即使同一患者在不同阶段的症状也不同。总的来说，可以归纳为下列两组症状：阳性症状（幻觉和妄想等）以及阴性症状（情感淡漠以及意志缺乏等）。一个患者可以存在一组或所有的症状，这些症状常常比较严重，明显影响患者的工作、人际交往，甚至是个人生活不能自理。

（2）妄想性障碍

本病的主要特征是存在一种或多种病态的信念，并持续至少1个月以上。

与精神分裂症相比，妄想性障碍相对少见，导致的功能缺陷不太严重，往往在成年中期或晚期首次发病。

本病的妄想往往并非稀奇古怪，而多与生活中想象的事件相关，如产生被跟踪、被毒害、被感染、被某人爱恋、被配偶或情人欺骗的妄想。妄想性障碍的妄想症状有多种：钟情妄想、夸大妄想、嫉妒妄想、被害妄想、躯体妄想。

妄想性障碍可以由于先前合并有偏执性人格障碍而产生。在成年早期，偏执性人格障碍患者对他人广泛地出现不信任和怀疑。早期症状主要包括感觉自己被欺负，朋友对自己不忠心或不信任，总是可以从别人简短谈话或无关紧要的事情中发现对自己有威胁的信息，以及过于敏感、反应奇怪。

医生排除产生妄想的其他疾病后，根据病史可以对本病作出诊断。对患者可能将会出现危险的情况进行全面的评价是非常重要的，尤其是患者是否会按照其妄想内容采取某些危险行动。

3. 心境障碍

心境障碍又称情感障碍和情感性心境障碍，既往称为情感性精神病。它是一组以情感显著而持续地高涨或低落为主要临床特征的精神障碍，常伴有相应的思维和行为改变。情感障碍的表现具有很大的变异，较轻的可以是对某种负性生活事件的反应，重的则可以成为一种严重的复发性甚至慢性、致残性障碍。

（1）抑郁发作

抑郁发作的表现曾被概括地称为"三低"，即情感低落、思维迟缓和意志活动减退。这三种症状是典型的重度抑郁症的症状，不一定出现在所有的抑郁症患者，甚至并非出现于多数抑郁发作中。

1）抑郁发作的表现

①核心症状。抑郁的核心症状包括心境或情绪低落、兴趣缺乏以及乐趣丧失。

②心理症状群。抑郁发作包含许多心理学症状，可分为心理学伴随症状（焦虑、自责自罪、精神病性症状、认知症状以及自杀观念和行为、自知力等）和精神运动性症状（精神运动性兴奋与精神运动性激越等）。

③躯体症状群。包括睡眠紊乱、食欲紊乱、性功能减退、精力丧失、非特异性躯体症状（如疼痛、周身不适）、自主神经功能紊乱等。

2）抑郁发作形式。主要有轻型抑郁症、无精神病性症状抑郁症、有精神病性症状抑郁症和复发性抑郁症。

（2）躁狂发作

1）躁狂发作的表现。躁狂发作患者一般存在所谓"三高"症状，即情感高涨、思维奔逸和意志行为增强。

①情感高涨或易激惹。这是躁狂状态的主要原发症状。这种情感反应生动鲜明，与内心体验和周围环境协调一致，具有一定的感染力。患者常常在患病早期表现为愉快而在后期转换为易激惹。个别患者也可出现短暂的情感抑郁或焦虑。

②思维奔逸。思维奔逸是指思维联想速度的加快。患者言语增多，感到自己说话的速度远远跟不上思维速度。有时可出现音韵联想，即音联或意联，可出现注意力不集中，常随境转移。有时可达到妄想的程度。有时可在夸大基础上产生被害体验或妄想，但其内容一般并不荒谬，持续时间也较短暂。幻觉较少见。

③意志行为增强。即协调性精神运动性兴奋。与抑郁的精神运动性迟滞症状恰恰相反，患者活动增多，忙碌不停，喜交往，爱凑热闹，但做事虎头蛇尾，一事无成。兴趣广泛但无定性。乐于助人但往往有始无终。行为轻率不顾后果，行为具有冒险性。

④伴随症状。躁狂发作患者由于活动增多，常伴有睡眠需要减少，不知疲倦。由于体力消耗过多，饮食可明显增加，有的患者饮食无节，暴食或贪食。有时因无法正常饮水、进食和睡眠而明显消瘦，甚至可衰竭而死亡。尤其是老年或体弱患者。轻躁狂症患者常浓妆艳抹，尤喜色彩鲜明的服饰；性欲亢进，偶可出现兴之所至的性行为，有时则可在不适当的场合出现与人过分亲热、拥抱、接吻等行为，而不顾别人的感受。躁狂患者一般自知力不全。

2）躁狂发作形式。主要有轻型躁狂症、无精神病性症状躁狂症、有精神病性症状躁狂症和复发性躁狂症。

（3）双相障碍

双相障碍又称为躁狂抑郁症或躁郁症。

躁狂抑郁症是一种以情感的异常高涨或低落为特征的精神障碍性疾病，其病因尚不明确，兼有躁狂状态和抑郁状态两种主要表现，可在同一患者身上间歇交替反复发作，也可以一种状态为主反复发作，具有周期性和可缓解性。间歇期患者精神活动完全正常，一般不表现出人格缺损问题。

混合性发作是在躁狂发作的同时伴有抑郁症状，躁狂和抑郁两类症状可以同时出现，也可以在一段时期内交替出现，预后较差。

（4）持续性心境障碍

持续性心境障碍是一种情感性精神障碍（心境障碍）。

1）持续性心境障碍的表现。持续并常有起伏的心境障碍，每次发作极少严重到足以描述为轻躁狂，甚至不足以达到轻度抑郁。

2）持续性心境障碍的发作形式。主要有环性心境障碍（反复出现心境高涨或低落）、恶劣心境（持续出现心境低落）、混合状态（躁狂和抑郁症状在一次发作中同时出现）。

4. 人格障碍

人格障碍是指明显偏离正常且根深蒂固的行为方式，具有适应不良的性质，其人格在内容、质上或整个人格方面存在异常，患者自身遭受痛苦和（或）使人遭受痛苦，或给个人或社会带来不良影响。人格障碍通常开始于童年、青少年或成年早期，并一直持续到成年乃至终生，部分人格障碍患者在成年后有所缓和。人格障碍的病因及发病机制迄今尚未完全明确，一般认为在有遗传因素的基础上遭受环境有害因素的影响而形成。

根据ICD-10分类，各型人格障碍的主要特点见表13-3。

● 表13-3 各型人格障碍的主要特点

类型	好发人群	主要特点
偏执型人格障碍	始于成年早期，男性多于女性	猜疑和偏执
分裂样人格障碍	男性略多于女性	古怪、情感淡漠，人际关系缺陷
反社会型人格障碍	始于童年，30岁后缓和	冷酷无情，与违法犯罪密切相关
冲动型人格障碍	男性明显多于女性	情绪不稳定、情感爆发
癔症型（表演型）人格障碍	多见于女性	感情用事、夸张
强迫型人格障碍	男性多于女性2倍	过分追求完美无缺
焦虑型人格障碍	男性明显多于女性	习惯性夸大潜在的生活危险
依赖型人格障碍	主要见于女性	过分依赖、害怕被抛弃

5. 心理生理障碍

心理生理障碍又称心理因素相关生理障碍，是指一组与心理社会因素有关的以进食、睡眠及性行为异常为主的精神障碍，包括进食障碍（神经性厌食、神经性贪食、神经性呕吐）、睡眠障碍（失眠症、嗜睡症和发作性睡眠障碍）、性功能障碍（性欲减退、阳痿、早泄、性高潮缺乏、阴道痉挛、性交疼痛）。

第三节　心理健康干预

心理健康干预是指在心理学理论的指导下，有计划、有步骤地对一定对象的心理活动、个性特征或心理问题施加影响，使之发生朝着预期目标变化的过程。心理健康干预包括健康促进、预防性干预、心理咨询和心理治疗等方式。本节中的心理健康干预主要是指由社群健康助理员面向普通人群提供的以促进心理健康和预防心理问题为目标的心理健康宣教、测评、咨询辅导等专业化服务。

一、心理健康档案的建立

心理健康档案是个人健康档案中的重要部分，是对个体心理发展变化及相关资料的客观记录与集中保存。心理健康档案应该有电子档案和纸质档案，以供不同需求使用。心理健康档案的建立为开展心理健康有关工作提供了必要依据。

1. 建立心理健康档案的原则

（1）保密性原则

心理健康档案涉及个人隐私，因此在心理健康档案建立、管理、使用与保存的过程中，应遵循保密性原则，有关个人心理健康发展的内容不可随意公开，无关人员不得随意查阅档案。

（2）客观性原则

在心理健康档案的建立过程中，要具有科学的、严肃的态度，尊重个体的心理发展的客观事实。在搜集资料时，应选择合适、正规的心理测评工具，严格遵循施测操作程序，如实报告心理测评结果。这样，心理健康档案才能更全面、更真实地反映和记录个人的心理健康状况。

（3）发展性原则

应以发展的、动态的视角建立心理健康档案，及时记录、补充建档对象的心理变化，完善心理健康档案。

（4）多样性原则

在建立心理档案、收集相关资料的过程中，可以根据客观条件和实际需要灵活变通，以多种方式进行资料收集，如常规收集和随机收集相结合，定量收集和定性收集相结合。

（5）系统性原则

在心理健康档案的建立过程中要树立系统观、整体观，多方面搜集信息，对个人心理状况进行全面检查和系统分析，以便从整体上把握其心理特征与心理健康的影响因素。

2. 建立心理健康档案的内容

（1）个体基本资料

个体基本资料主要提供一些个人背景资料，以便深入、全面地分析个体的心理特征或问题成因。大致包括以下几个方面：

1）基本情况，如姓名、性别、出生日期、籍贯、民族、政治面貌、宗教信仰、家庭住址和爱好兴趣等。

2）身体状况，如身高、体重、视力、听力、有无生理缺陷、既往病史等。

3）家庭生活环境，如家庭结构、家庭类型、家庭气氛、经济状况、居住环境、家庭成员构成、父母教养方式、亲子关系、家中排行等。

4）社区生活环境，如职业构成、治安情况等。

5）学校学习、生活情况，如学业成绩、思想品德、行为习惯、师生关系、同学关系、担任学生干部和获奖情况等。

6）重大社会生活事件，如家庭成员的死亡、父母离异、与老师同学关系紧张、生活条件改变、影响生活的重大挫折等。

（2）个体心理测评资料

这一部分主要是指通过心理测评的方法反映个体心理状况和心理特点的资料。需要记录心理测评的类型、日期、场所、施测者和报告者、结果分析以及专业建议等。个体心理测评资料可来源于社群健康助理员的日常工作，也可来源于医院等专业机构的诊断结果。

（3）个体参加心理健康教育活动记录

心理健康教育活动记录即是对个体产生的各种心理或行为障碍进行咨询和辅导的个案记录，包括主诉及症状表现、诊断、原因分析、咨询时间及次数、咨询的方法与过程、咨询效果、追踪记录等，还包括心理健康教育的阶段性记录和评价。这一部分资料主要来源于专业心理健康教育工作者的个案分析，社群健康助理员应做好对接、记录工作。

另外，在档案内容规划上，应在资源共享和保护隐私二者间进行适当的平衡，第一部分内容可以多平台共享，并且社群成员信息需要及时动态地更新；第二和第三部分信息应在保密性原则下，由专业心理健康工作者调阅和使用。

二、心理健康宣传与教育

心理健康宣传与教育要求社群健康助理员开展心理健康知识宣传与健康教育工作，预防社群心理健康问题、提升社群心理健康水平。社群心理健康宣传与教育工作在内容上应做到大众化，在形式上应做到多元化，即充分结合和利用线下与线上各类资源对心理健康常识进行普及或教学，以求达到大范围的、高效率的宣教效果，帮助社群成员强化维护心理健康的意识，掌握心理学的知识与技巧。

1. 心理健康宣传与教育的内容

心理健康宣传与教育的内容应以简单易懂的常识为主，根据内容的效用性质大致可分为两类：

一是科普性知识。包括对于心理健康相关概念的介绍，如什么是心理健康，什么是心理亚健康，不同群体的心理发展特点等；还可以包括对心理问题或疾病相关概念的界定，如抑郁症的界定等。这一类知识主要作科普之用，能够帮助社群成员认识和定义自己当前所处的心理状态。

二是教育性知识。包括对常见心理问题的处理方法，如如何面对负性情绪，如何提高社交技能，如何对待身边抑郁症患者等。这一类知识主要作教育之用，能够帮助社群成员正确应对和处理日常生活中与心理健康有关的场景或问题。

除此之外，心理健康宣传与教育的内容还可以根据受众进行分类，如学生群体、妇女群体、退休职工群体等；也可以根据主题进行分类，如情绪主题、社交主题等，或者联系当下的热点话题开发现实主题。总之，心理健康宣传与教育的内容应当与社群成员的生活实际结合起来，以全体成员为对象，全面地进行知识普及与健康教育，在此基础上，通过多样化的途径，丰富形式，使其生动。另外，还需要注意内容的定期更新。

2. 心理健康宣传与教育的途径

（1）宣传板报

宣传板报包括布置宣传栏、张贴海报、开展黑板报或手抄报等活动，可以通过改善人文环境潜移默化地影响社群成员。还可以举办绘画、征文等活动，号召社群成员主动参与。

（2）宣传手册

通过印刷和分发宣传手册，可以扩大宣传范围，延伸宣传时效。宣传手册可以利用多彩生动的内容增强吸引力，或通过简洁便携的页面提高存留性。

（3）网络媒体

网页、网站与手机软件程序、线上平台的开发是新时代重要的宣教途径。除此之外，也可以通过手机发布相关信息，增加心理健康宣传的及时性、渗透性。

（4）专题讲座

以社区、工厂、学校等为单位组织心理健康教育的专题讲座，邀请专业心理健康教育工作者有针对性地实地讲演。例如，在学校可以对学生群体进行学习方面的心理健康知识的宣传教育，也可以对教师群体进行职业适应方面的心理健康知识的宣传教育。

（5）公益活动

与专题讲座类似，心理健康宣传与教育的公益活动也可以以社区、工厂、学校等为单位进行，如在社区进行电影展播活动、在工厂举行拓展训练活动、在学校举行团体绘画活动等。也可以组织社群成员参加关爱特殊群体的公益活动，如参加关爱自闭症儿童的公益活动。

三、心理健康调查与测评

心理健康调查与测评，即使用有效的调查问卷或专业且简单的心理测评量表对社群成员的心理健康状况进行初步的了解、评估与记录。在心理健康调查与测评的过程中需要严格遵守问卷和量表的填写规定与使用规则，确保结果的真实性与科学性。

1. 心理健康调查与测评的目的

社群健康助理员对社群成员进行心理健康调查与测评的目的绝不在于诊断，而在于了解、评估与记录。具体可分为以下三点：

第一，初步了解社群成员的心理健康状况。心理健康调查与测评的结果是帮助社群健康助理员了解社群成员个体和整体心理健康状况的基础凭据。

第二，指导社群健康助理员的工作方向。在了解现状的基础上，以专业角度进行测验结果的评估，由此获得的初步分析可以指导社群健康助理员的工作方向，社群健康助理员可以对不同的个体及时开展相应的工作。

第三，丰富社群成员心理健康档案资料。个体心理测评资料是心理健康档案的重要部分，开展心理健康调查与测评能够对社群成员的心理健康档案进行补充、完善。

2. 心理健康调查与测评的原则

（1）专业性原则

心理健康调查与测评要遵循专业性原则。首先是测量工具选择的专业性，尤其是在心理测量的过程中，要以专业的眼光和态度，对心理测评量表进行谨慎选择和使用，若是条件允许，可以购买专业机构开发的心理测评软件，为社群成员提供便捷科学的测评服务；其次是过程的专业性，即社群健康助理员需充分了解心理健康调查与测评的相关程序，提高自己的专业度，从而科学地进行调查与测评；最后是结果解释的专业性，社群健康助理员应对调查或测评结果提供相对专业客观的解释，必要时可寻求专家建议。

（2）动态性原则

心理健康调查与测评要遵循动态性原则。心理健康调查与测评的结果反映的只是社群成员近一段时间内的心理健康状况，而个体的心理是动态发展的，因此需要从动态视角来进行心理健康调查与测评。这要求社群健康助理员不但要定期进行回访与重测以更新社群成员的心理健康状况记录，而且要结合多种因素全面地评估社群成员当下的心理健康状况。

（3）道德性原则

心理健康调查与测评要遵循道德性原则。其一，应做好对调查、测评结果的保密工作；其二，应避免心理测评的误用和滥用，即对测评不加选择、不加节制地使用；其三，应明确告知调查和测评的结果只能作为了解社群成员的一种参考而不是唯一标准。此外，在进行心理健康调查和测评之前，需获得社群成员的知情同意。

3. 心理健康调查与测评的程序

（1）问卷调查程序

1）确定调查目的、来源和限制因素。即明确调查什么，调查哪些人群以及调查的可行性。

2）确定调查方法与调查方案。问卷调查方法主要有人员访问、邮寄调查、网络调查和线上实时调查，根据实际情况选择适宜的调查方法，而后确定调查方案，包括调查对象、调查方法、调查地点等。

3）确定问题形式。问卷的问题形式包括开放式问题、封闭式问题等，可以多形式地设计问卷题目，但要注意平衡主观性与客观性。

4）编排问卷内容。问卷内容包括前言、正文和结尾。前言指问卷标题、问候语、问卷说明等；正文主要是题目部分；结尾可以包括感谢语和调查日期、地点等。问卷用词必须清楚明确、无异议，且避免诱导性的语言；问卷设计方面尽量专业美观，要留有足够的作答空间。

5）获得多方认可。问卷草稿可先交由相关部门或专业机构进行审阅，依据反馈意见进行修改直至获得多方认可。

6）预测与修订。确定草稿后进行预先测试，然后进一步修订。

7）装订与实施。修订完成后对问卷进行装订，接着根据调查方案进行施测。

8）结果录入与原件存留。最后需要回收问卷，对问卷结果进行录入与分析，并对原件进行归档保存。

（2）量表测验程序

1）根据社群成员的年龄阶段和心理需求，选择合适的心理测评量表。

2）告知社群成员测验的内容并征得同意。

3）说明测验指导语和时限等注意事项。

4）依据测验的具体程序施测。

5）确保测验环境的适宜。

6）客观、通俗地解释测验结果，并对社群成员可能出现的心理感受采取适当措施加以引导，或依据测验结果提供咨询建议。

7）保存和记录测验结果。

四、心理健康咨询与辅导

心理健康咨询与辅导，即根据客观事实，对有需求的社群成员进行初期的心理健康咨询与辅导活动，或遵医嘱陪伴、督促或追踪个别社群成员的心理健康教育活动过程，协助专业心理健康教育工作者完成心理咨询。

1. 心理健康咨询与辅导的内容

社群健康助理员对社群成员进行心理健康咨询与辅导以发展性为主，即旨在促进社群成员心理健康的成长，而对于存在心理问题的社群成员，社群健康助理员则要承担起社群成员与专业心理健康教育工作者之间的协调沟通角色。总的来说，社群健康助理员对社群成员开展的心理健康咨询与辅导的内容包括：

（1）对社群成员的情绪问题进行简单辅导

社群健康助理员应掌握一定的心理健康知识，能够对社群成员表现出的情绪问题进行识别与简单的辅导，从而在稳定社群成员情绪的基础上，获得更多的信息。

（2）为社群成员的心理问题提供咨询建议

在社群成员提供的信息中，社群健康助理员要识别和提取关键部分，对社群成员可能存在的心理问题提供咨询建议，帮助转介和预约专业心理健康教育工作者对社群成员展开有针对性的心理健康咨询与辅导。

（3）协助完成社群成员的心理咨询过程

根据社群成员的需求或专业人员的需要，对个别社群成员进行跟踪服务，如提醒咨询安排、反馈咨询阶段性结果等，协助专业心理健康教育工作者更好地完成与社群成员的心理咨询过程。

（4）组织或主持社群团体心理健康互助活动

根据社群实际开展团体心理健康互助活动是社群健康促进的方式之一。社群健康助理员可以与专业心理健康教育工作者合作，共同组织团体心理健康互助活动，对社群心理健康问题进行预防或处理，提升社群心理健康水平。

2. 心理健康咨询与辅导的原则

（1）价值中立原则

在心理健康咨询与辅导的过程中要遵守价值中立原则。即对社群成员信息中涉及价值观、道德、法律等方面的内容做到态度中立，既不批评指导，也不要用自己的价值观进行说教。

（2）保密原则与保密例外

心理健康咨询与辅导的保密原则，即对社群成员表露出来的信息一般都要进行保密，但信息中若存在自杀或危害他人与公共安全的企图等符合保密例外的情况，需要及时通知相关人员，采取适当措施。

（3）避免双重关系原则

双重关系是指心理咨询与辅导人员与服务对象除了治疗关系外，还存在或发展出其他具有利益和亲密情感等特点的人际关系状况。在心理健康咨询与辅导过程中应尽量避免双重关系，这既有利于社群成员充分表达自己的想法，也是对社群健康助理员本身的保护。

（4）自我保护原则

社群健康助理员在心理健康咨询与辅导过程中要量力而行，及时联系专业心理健康教育工作者进行转介，避免不必要的纷争。

3. 心理健康咨询与辅导的常用方法

此处简单介绍两种有效缓解情绪问题的常用方法，分别是行为主义的放松训练法与认知主义的合理情绪疗法。

（1）放松训练法

放松训练法也叫松弛训练法，是一种通过训练有意识地控制自身的心理生理活动、降低情绪唤起水平、改善机体紊乱功能的方法，它可以简单快捷地帮助社群成员缓解焦虑、紧张等情绪。放松训练包括呼吸放松、肌肉放松、想象放松等。

（2）合理情绪疗法

合理情绪疗法由美国著名心理学家埃利斯创立，该理论认为引起情绪反应（C）的不是刺激事件本身（A），而是个体对这一事件的认知（B），因此要解决情绪问题首先要改变不合理信念，通过与不合理信念的辩驳（D），建立新的、积极的认知观念（E），进而解决情绪问题。合理情绪疗法的操作过程包括心理诊断阶段、领悟阶段、修通阶段和再教育阶段。

4. 心理健康咨询与辅导的基本要求

（1）咨辅关系的建立

咨辅关系指社群健康助理员与社群成员之间在心理健康咨询与辅导的过程中建立的关系。良好的咨辅关系是顺利完成心理健康咨询与辅导工作的前提，建立良好的咨辅关系需要做到真诚、热情、尊重、共情与积极关注，简言之，就是要求社群健康助理员以真诚热情的态度、平等同理的角度投入到与社群成员的沟通中。

（2）咨询辅导过程的技巧

咨询辅导过程的技巧可以简单概括为"3V+B"。

1）视觉接触（visual contact）。即在咨询辅导过程中通过目光的接触，安抚、鼓励社群成员继续进行表达。

2）声音性质（vocal qualities）。通常是指音量、音高、语速和流畅性。语调和讲话速度会清楚地显示出你对他人的感觉。在讲话时，要注意你和对方的语言强调（verbal underlining），这常是双方感兴趣或困扰的地方；讲话犹豫或中断通常是显示有困扰或压力的信号；清嗓子通常意味着不轻易说，或者是准备开始慢慢说。

3）言语追踪（verbal tracking）。即在咨询辅导过程中要跟随和保持社群成员的话题，并利用参与性技术与影响性技术鼓励对方充实而详尽地进行叙述。

4）身体语言（body language）。一般恰当的身体语言包括：稍微倾斜身体偏向社群成员，保持一个放松而注意的姿态，腿和脚摆放一个礼貌的姿势，保持手势温文有礼，尽量减少其他动作，面部表情符合你的或对方的情绪，坐在与对方大约一臂远的地方，不要在你与社群成员之间树立屏障等。

（3）咨询辅导关系的结束

咨询辅导关系结束后，应当将相关资料整理归档。

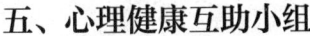

五、心理健康互助小组

心理健康互助小组是指具有共同心理特点或目标需求的社群成员组成的互助小组，通过定期聚会，针对某一话题进行讨论，分享观点并纾解各类情绪问题。这是团体心理辅导的有效方式之一，适用于社群成员。在实际应用中，可以充分发挥其社会性、发展性功能，增强社群情感联结，预防社群心理问题，提高社群心理健康水平。社群健康助理员可以根据不同的分类标准组织多种心理健康互助小组。

1. 根据社群成员年龄分类

根据社群成员年龄分类，可以分为青少年互助小组、老年互助小组等，根据不同年龄阶段的心理发展特点和心理需求，组织不同的主题活动。例如，适用于青少年互助小组的青春期话题，适用于老年互助小组的生命话题。

2. 根据社群成员需求分类

根据社群成员需求分类，可以分为物质成瘾互助小组、抑郁症互助小组等，即把具有相同心理问题的个体组织在一起，共同勉励和成长，这样的互助小组需要更加专业性的指导。

3. 根据社群成员组织分类

根据社群成员组织分类，可以分为学生互助小组、家庭互助小组、职工互助小组、妇女互助小组等。根据不同成员的实际情况组织不同的主题活动，旨在促进社群成员的心理健康水平。

4. 根据小组讨论形式分类

根据小组讨论形式分类，可以分为线下互助小组和线上互助小组。线下互助小组可以联系周围的社群成员，进行面对面的交流；线上互助小组则可以扩展成员范围。

六、心理健康之危机干预

心理危机是指由于突然遭受严重灾难、重大生活事件或精神压力，生活状况发生明显的变化，尤其是出现了用现有的生活条件和经验难以克服的困难，以致使当事人陷于痛苦、不安状态，常伴有绝望、麻木不仁、焦虑，以及植物神经症状和行为障碍。心理危机干预是指针对处于心理危机状态的个人及时给予适当的心理援助，使之脱离危机状态。

常见心理危机简括为以下四类：

（1）财产、职业、躯体、爱情、地位、尊严等的丧失。例如，亲人故去、失窃破产、失业下岗、受监禁或致残、失恋、离婚、事业及追求受挫等。

（2）适应问题，包括新生入学、退伍、离休、动迁新居、初为人母、移民等情况，多指面对新的环境或状态时需要重新适应的心理应激。

（3）矛盾冲突，指面临各种急需做出决断的矛盾及长期的心理冲突等状况。例如，弃学就商、商海沉浮、现实的趋俗与良心道德价值观的激烈冲突等，均可导致心理危机。

（4）人际关系紧张。严重的或持续的人事纠纷极易使人陷入心理危机。

对于社群健康助理员而言，需要时刻监测社群成员的心理状态，及时发现问题并联系专业心理健康教育工作者，从旁协助。当发生公共突发事件时，社群健康助理员要按照章程，有组织地对社群成员进行心理危机评估与导诊。同时，社群健康助理员也要时刻关注自己的心理状况，及时寻求专业帮助。

第十四章 营养与食品卫生学知识

第一节 营养与食品卫生学概念

营养与食品卫生学是预防医学的范畴，主要研究食物、营养与人体健康的关系。它具有极强的科学性、社会性和应用性，关乎国计民生，在增强国民体质、预防疾病、提高全民健康素养等方面起着重要作用。

营养与食品卫生学实际上包括营养学和食品卫生学，这两门学科虽在研究对象、内容等方面不尽相同，但因这两门学科都与食物和饮食相关，故这两门学科又是紧密联系的。

营养学是研究人体营养规律及其改善措施的科学，包括营养学基础、各类食物的营养价值，以及不同人群的营养需求等。"民以食为天"，说明了食物是人类赖以生存的物质基础。营养就是人体通过摄取食物，对其进行消化、吸收和代谢，并利用其中对人体有益的营养物质，来满足身体和体力活动需要的生物学过程。食物中含有的具有营养作用的物质称为营养素。人们需要通过合理的膳食搭配和科学的烹调加工，向机体提供足够的能量和均衡全面的营养素，以满足人体的正常生理需要，保持人体健康。

食品卫生学是研究食品中可能存在的、威胁人体健康的有害因素及其预防措施，提高食品卫生质量，保护食用者安全的科学。主要包括食品污染的种类来源、性质作用、含量水平、监测管理以及预防措施，各类食品的主要卫生问题，食品添加剂，食物中毒及其预防以及食品卫生监督管理等。

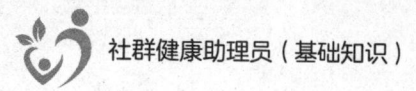

虽然近年来基础营养研究有了许多新的进展,但随着食品工业的发展和环境污染的日趋严重,出现了许多不同种类的食品污染因素,因此掌握营养与食品卫生相关知识尤为重要。

第二节 营养基础知识

目前人体需要的营养素有数十种,依据生理作用和化学性质大致可分为蛋白质、脂类、碳水化合物、维生素、矿物质、水和膳食纤维七大类。按照人体需要量或体内含量可分为宏量营养素(即蛋白质、脂类和碳水化合物)和微量营养素(即维生素和矿物质)。在矿物质中包括常量元素和微量元素。其他膳食成分,包括水和膳食纤维。

一、能量

1. 能量的概念

能量是一个系统做功的能力。人体也是一个系统,一切生命活动都需要能量,如肌肉收缩、腺体分泌等。人类通过从动植物性食物中获取能量来维持生命,从事各种体力和脑力活动。对健康人来说,能量代谢的最佳状态是达到能量平衡,即能量的摄入量与消耗量相等。如果长期进食量过多而活动量少,即能量消耗量远低于摄入量,那么多余的能量将以脂肪的形式储存在体内,导致肥胖,从而引起高脂血症、脂肪肝、糖尿病等一系列慢性代谢性疾病。反之,长期能量摄入不足时,机体除了动用体内储存的糖原和脂肪供能外,还需要大量蛋白质氧化提供能量,这时容易造成蛋白质缺乏,出现消瘦、低血糖、乏力、记忆力下降等营养不良症状,以及易患感冒、过敏等免疫力下降相关疾病。故在日常生活中,既要避免过量摄入导致的各种"富贵病"(肥胖、心脑血管疾病等),也要防止偏食、过度节食等不健康饮食方式带来的营养缺乏症。只有能量达到平衡,同时保持健康饮食习惯,维持体重在正常范围,才能保持机体健康。

2. 能量的单位

国际上通用的能量单位是焦耳(J),营养学上习惯用千卡(kcal)表示。1 kcal的能量就是使1 L 15 ℃纯水升到16 ℃所需要的能量。1 kcal的热量其实并没有多少,

50 g 大米即可产生 180 kcal 的热量，可见很少的一点米就可以产生 1 kcal 的热量。焦耳和千卡的换算关系是：1 kcal=4.184 kJ，1 kJ=0.239 kcal。

3. 能量的来源

人体需要的能量主要来源于食物中的三大产能营养素，包括碳水化合物、脂肪和蛋白质。1 g 碳水化合物或蛋白质可以产生 4 kcal 的能量，而 1 g 脂肪可产生 9 kcal 能量。

4. 能量的消耗

人体能量的消耗主要用于基础代谢、体力活动和食物热效应这三部分。基础代谢是指人在安静、清醒、恒温（18～25 ℃）、空腹及无任何活动状态下所测得的能量消耗，此时能量消耗仅用于维持体温、心跳、呼吸、各器官组织和细胞功能等最基本的生命活动。基础代谢水平用基础代谢率（BMR）来表示，是人体能量消耗的主要部分，占人体总能量消耗的 60%～70%，因年龄、性别、身材、环境温度及内分泌等因素影响而有所不同。除基础代谢外，体力活动消耗的能量是人体总能量消耗的最重要和变化最大的一部分，占总能量消耗的 15%～30%。体力活动所消耗的能量与体重、肌肉量、活动时间和活动强度等密切相关，它是控制能量支出，保持能量平衡及维持健康最重要的部分。食物的热效应也称为食物特殊动力作用，是指因摄取食物而引起的能量消耗，蛋白质的食物热效应消耗的能量最高，碳水化合物次之，脂肪最低。对于一些特殊人群来说，还要增加额外的能量支出，如孕妇还要包括子宫、乳房、胎儿等生长发育及母体脂肪的储备所需能量，婴幼儿、儿童及青少年还要包括生长发育所需能量。

二、蛋白质

人体一切细胞都由蛋白质组成，蛋白质约占人体全部质量的 18%，可以说，没有蛋白质就没有生命。蛋白质是人体氮的唯一来源，一般蛋白质含氮 16%，6.25 g 蛋白质含 1 g 氮。

1. 蛋白质的组成

蛋白质分子量很大，许多氨基酸按不同排列方式组合形成不同的蛋白质。组成人体蛋白质的氨基酸有 20 余种。不能自身合成或合成速度远不能满足人体需求，而必须从食物中获取的氨基酸，称为必需氨基酸；有些氨基酸可以自身合成，称为非必需氨基酸；另一些人体虽能够合成，但通常不能满足正常的需要，又被称为条件必需氨基酸，如半胱氨酸和酪氨酸。

2. 蛋白质的分类

（1）完全蛋白质

必需氨基酸种类齐全，数量充足，比例适当，这一类蛋白质不但可以维持人体健康，还可以促进生长发育，包括瘦肉、鱼虾、鸡蛋、牛奶及大豆所含蛋白质。

（2）半完全蛋白质

必需氨基酸种类齐全，但其中某些氨基酸的数量不能满足人体的需要或是比例不当，它们可以维持生命，但不能促进生长发育，例如谷类蛋白质中含赖氨酸很少，所以它们的限制氨基酸是赖氨酸。

（3）不完全蛋白质

必需氨基酸种类不全、比例不适当且数量不足，如玉米胶蛋白、胶原蛋白。

3. 蛋白质的生理功能

（1）蛋白质是构成人体细胞和组织结构的主要物质，人体细胞中除水分外，其余80%为蛋白质。每天有大量细胞死亡的同时，产生大量新的细胞，这就是新陈代谢。正常情况下机体蛋白质的摄入量和排出量可维持动态平衡，称为氮平衡。当摄入氮大于排出氮时称为正氮平衡，摄入氮小于排出氮时称为负氮平衡。

（2）蛋白质可以调节胶体渗透压，使细胞内液体保持平衡。

（3）蛋白质是酶、抗体和某些激素的主要成分，具有催化、调节、转运和调节免疫等生物学功能。

（4）蛋白质在体内可被分解，释放能量。当碳水化合物和脂肪摄入不足时，蛋白质可为机体提供部分能量。

4. 蛋白质的互补作用

食物蛋白质中必需氨基酸的含量和比值是评价蛋白质营养价值的核心指标，食物蛋白质中必需氨基酸含量及比值越接近人体蛋白质氨基酸构成，就越易被人体吸收利用，被称为优质蛋白，如肉、蛋、奶、豆等食物所含的蛋白质。将两种或两种以上食物蛋白质混合食用，比单独食用其中任何一种食物的生物价值都要高，这是因为不同食物的必需氨基酸在数量和种类上可以互相补充、取长补短，更接近人体需要，从而提高了蛋白质的营养价值，这种作用称为蛋白质的互补作用。例如，谷类中赖氨酸不足，可以与富含赖氨酸的豆类食物混合食用，如做成杂粮杂豆饭，可以提高蛋白质的营养价值。因此在日常生活中，提倡多种食物搭配食用，避免偏食。

5. 蛋白质的食物来源

蛋白质主要来源于动物性食物（禽、畜和水产）、豆类、谷类食物等。一般而言，动物蛋白质的营养价值优于植物蛋白质，肉、蛋、奶是优质蛋白质的重要来源，而大豆蛋白是唯一植物来源的优质蛋白质。粮谷物虽然蛋白质含量不高，但在膳食结构中比例较大，因此也不能忽视。

6. 蛋白质的推荐摄入量

蛋白质每日摄入量占总能量的 10%～15%，成年人蛋白质的每日推荐摄入量（RNI）为 0.8 g/kg。长期蛋白质摄入不足，容易出现消瘦、疲倦及水肿等，白蛋白含量显著下降，易患蛋白质–能量营养不良（PEM）。蛋白质摄入过多，不仅造成浪费，还容易加重肝、肾及肠道负担，甚至加速骨钙流失，产生骨质疏松。

三、脂类

脂类是油、脂肪和类脂的总称。食物中的油脂在常温下是固体的，称作脂肪；常温下是液体的，称作油。脂肪是由一分子甘油和三分子脂肪酸结合而成的，故又称作甘油三酯。类脂包括卵磷脂、脑磷脂、胆固醇和脂蛋白等。必需脂肪酸是人体不可缺少，但又不能自身合成的脂肪酸，必须从食物中摄取。脂肪中的必需脂肪酸含量越高，其营养价值越高。植物油中的必需脂肪酸高于动物脂肪。

1. 脂类的功能

（1）脂肪是构成机体的重要成分，广泛存在于人体内，主要分布在皮下、腹腔大网膜及肠系膜处，对维持细胞结构和功能有重要作用。磷脂是脑和神经组织的结构脂，胆固醇是合成胆汁酸、维生素 D 和固醇类激素的前体。

（2）脂肪为机体提供和储存能量，它是产能最高的营养素。当人体摄入能量过多时，多余的能量就转变为脂肪储存在体内。

（3）脂肪具有维持体温和保护内脏器官等生理功能。脂肪导热性低，能防止体温外散，维持体温恒定。脂肪组织柔软，存在于器官之间，可以减少脏器、组织及关节之间的摩擦，保护器官免受损伤。

（4）脂肪可以提供人体需要但不能自身合成的必需脂肪酸，协助脂溶性维生素的吸收利用。如长期脂肪摄入不足，可能造成脂溶性维生素缺乏。

（5）脂肪可以增加膳食美味及饱腹感。高脂食物可以改变食物的性状和口感，促进食欲，同时大量高脂食物进入十二指肠后，刺激产生肠抑胃素，延缓胃排空，增强饱腹感。

2. 脂肪酸分类

脂肪酸按照其饱和程度可分为饱和脂肪酸、单不饱和脂肪酸和多不饱和脂肪酸。动物性食物中的脂肪多以饱和脂肪酸为主，易升高血胆固醇；植物脂肪以不饱和脂酸为主，不增加血胆固醇，可提供人体必需脂肪酸。反式脂肪酸含量高的食物常见于高温油炸和烘烤食品，它含有高度氢化的植物油，如植物奶油、糕点，可防止油脂变质，使面点酥软。但是反式脂肪酸对健康并无益处，也不是人体所需要的营养素。长期过量食用反式脂肪酸会增加动脉硬化风险，它可令"坏"的低密度脂蛋白胆固醇上升，并使"好"的高密度脂蛋白胆固醇下降，故不建议食用反式脂肪酸含量高的食物。

3. 脂类的主要来源

脂类主要来源于动物油脂、植物油和坚果。谷类和蔬菜中脂肪含量很少。

4. 脂肪的推荐摄入量

成年人膳食中脂肪应占总能量的20%~30%，超重和肥胖人群需限制高脂肪食物摄入量。

四、碳水化合物

碳水化合物也称糖类，是食物主要成分之一。按单糖分子（DP）聚合程度，可将碳水化合物分为单糖（1个DP）、双糖（2个DP）、寡糖（3~9个DP）和多糖（≥10个DP）四类。食物中最常见的单糖是葡萄糖和果糖。在糖类中果糖最甜，是蔗糖甜度的1.2~1.5倍。蔗糖主要来源于甘蔗和甜菜，是最具有商业意义的双糖。还有一类糖醇类物质，包括木糖醇、麦芽糖醇等，是重要的甜味剂。因糖醇的代谢不需要胰岛素，对血糖无明显影响，故糖醇常作为糖尿病人专用食品。寡糖又称低聚糖，包括麦芽糊精、水苏糖及低聚果糖等，多存在于蔬菜及水果中，大部分寡糖不能被肠道直接吸收，但可选择性地刺激肠道中有益菌群的生长，对维持正常肠道功能有重要作用。多糖的主要成分是淀粉，广泛存在于谷类及根茎类等植物中。

1. 碳水化合物主要生理功能

（1）构成身体组织的重要成分

每个细胞都含有碳水化合物，以糖蛋白、糖脂和蛋白多糖形式存在。

（2）供给能量

碳水化合物是人类最经济和最主要的能量来源。

（3）节省蛋白质和抗生酮作用

摄入足够量的碳水化合物可以防止体内蛋白质消耗，不需动用蛋白质供能；如碳水化合物摄入不足、脂肪不能充分氧化，会产生酮体，引起酮症酸中毒。

（4）维持脑细胞的正常功能

葡萄糖是供应脑部能量的主要来源，当碳水化合物摄入不足时，可能出现低血糖而影响脑细胞功能，出现头晕及昏迷等。

2. 碳水化合物的食物来源

碳水化合物主要来自植物性食物。我国以水稻和小麦为主要粮食来源，碳水化合物含量为70%~75%；粗粮也是碳水化合物来源之一，红豆、绿豆等杂豆含量为50%~60%，薯类含量在20%~25%。

3. 碳水化合物推荐摄入量

成人膳食中碳水化合物应占总能量的55%~65%，精制糖（如白糖、红糖和冰糖等）提供的能量应控制在总能量的10%以下。

五、维生素

维生素是维持人体生命活动过程所必需的一类低分子化合物，它一般不能在体内合成或者合成数量很少，必须从食物中获得。维生素在机体内需要量极少，但缺乏维生素后就会出现相应的维生素缺乏症。维生素可分为脂溶性维生素和水溶性维生素两大类，前者有维生素A、维生素D、维生素E和维生素K，后者主要包括B族维生素（包括维生素B_1、维生素B_2、叶酸、维生素PP、维生素B_6和维生素B_{12}等）和维生素C。

1. 维生素A

维生素A又称视黄醇，主要功能是维持正常视力。长时间维生素A缺乏，会出现暗适应下降、干眼症等，但过量摄入维生素A会引起急慢性中毒，孕妇过量食用则可能导致胎儿先天畸形。富含维生素A的食物主要有动物肝脏、牛奶、鸡蛋、鱼卵及鱼肝油，许多深颜色蔬菜和水果如胡萝卜、菠菜、辣椒、杧果及杏中含有丰富的胡萝卜素，在体内可以转变成维生素A。中国营养学会推荐维生素A摄入量：成年男性800 μg/RE/d，成年女性700 μg/RE/d。

2. 维生素D

维生素D属于固醇类，包括维生素D_2和维生素D_3。人体皮下组织中的7-脱氢胆固醇经紫外线照射形成维生素D_3。维生素D可促进钙、磷的吸收和利用，促进骨骼生长，预防佝偻病及骨质疏松。长期大量给儿童食用浓缩的维生素D，可以出现食欲减退、消瘦、恶心呕吐等不适。维生素D主要存在于动物性食物，包括海水鱼（如沙丁鱼）、动物肝脏、蛋黄、奶酪及鱼肝油制剂等。通过日光照及食用富含维生素D的食物，可以有效预防维生素D缺乏。

3. 维生素E

维生素E又叫生育酚，具有抗氧化性，有助于促进生长发育、延缓衰老及改善微循环等。摄入维生素 E 过量可出现视物模糊、头痛及疲乏无力等中毒症状。维生素 E 主要来源于植物油、胚芽、坚果、豆类等植物性食物中，鱼肉及水果中维生素 E 含量很少。

4. 维生素 B_1

维生素 B_1 又叫硫胺素，可维持神经、肌肉、心肌正常功能，还可起到刺激食欲及促进消化的作用。缺乏维生素 B_1 时，常出现多发性神经炎、肌肉无力、脚气病等。大量摄入维生素 B_1 时，过多维生素 B_1 可经尿液排出，很少出现中毒现象。维生素 B_1 在体内不能储存，在碱性环境下极其不耐热，需每日从食物中补充，主要来源于粗粮、豆类、坚果、瘦猪肉及内脏等食物中。谷类是我国传统饮食中维生素 B_1 的主要来源，它主要存在于谷物糊粉层和胚芽中，淘米次数过多、粮食研磨次数过多及烹调中加碱都会造成维生素 B_1 大量丢失。

5. 维生素 B_2

维生素 B_2 又称核黄素，可维护皮肤及黏膜的完整性。缺乏时易出现口唇炎、舌炎、口角炎、眼睑炎、脂溢性皮炎及阴囊炎等，称为口腔生殖综合征。大量服用维生素 B_2 可使尿液发黄，一般不会出现中毒症状。维生素 B_2 主要存在于肝、肾、乳汁及蛋黄中，绿叶菜及豆类较一般蔬菜含量略高。烹调时加醋或避免加碱，均有利于维生素 B_2 营养作用的发挥。

6. 叶酸

叶酸最初从菠菜中分离出来而得名，在酸性环境中对热不稳定。参与核酸和蛋白质合成、DNA 甲基化，并参与同型半胱氨酸代谢。叶酸缺乏可导致巨幼细胞性贫血、胎儿神经管畸形、高同型半胱氨酸血症等，长期大量摄入叶酸可诱发惊厥，导致胎儿发育迟缓、锌缺乏。叶酸含量高的食物主要包括动物的肝肾、鸡蛋、豆类、酵母、坚果和新鲜蔬菜及水果。

7. 维生素 PP

维生素 PP 又名烟酸，主要参与能量及氨基酸代谢。维生素 PP 缺乏症又称癞皮病，主要损害皮肤、口、舌、胃肠黏膜及神经系统，表现出皮炎、腹泻和痴呆，又称"三 D"症状，一般不会出现维生素 PP 中毒现象。维生素 PP 含量丰富的食物有动物的肝肾、瘦肉、鱼及坚果。玉米中含有的维生素 PP 不能被人体直接吸收，以玉米为主食的地区，容易患癞皮病。

8. 维生素 C

维生素 C 又称为抗坏血酸，易溶于水，容易被氧化破坏，尤其是遇到碱性物质时，在酸性环境中性质稳定。维生素 C 具有抗氧化作用和解毒作用，可提高免疫力，还可以改善铁、钙及叶酸的利用。维生素 C 缺乏时血管壁通透性增加，容易出血。长期大量摄入维生素 C 容易引起胃肠道反应、肾和膀胱结石。维生素 C 主要来源于各种新鲜蔬菜和水果，尤其是红色、黄色及绿色蔬果，如红辣椒、番茄、山楂、橙子、沙棘等。

六、矿物质

矿物质又称无机盐，在人体内不能合成，需从食物和饮水中摄取。它是构成人体组织的基本成分，对人体的生长发育、健康维护起着非常重要的作用，但不能为机体提供能量。矿物质分为宏量元素和微量元素，体内含量大于体重 0.01% 的称为宏量元素，包括钙、钾、钠、镁、磷、硫、氯；体内含量小于体重 0.01% 的称为微量元素，如铁、锌、碘、硒等。

1. 钙

钙是人体含量最多的无机盐，人体内 99% 的钙存在于骨骼和牙齿中，起支持和保护机体的作用，同时参与神经冲动的传导、肌肉收缩、心脏搏动、血液凝固及体内酸碱平衡等生理过程。长期缺钙可引起肌肉痉挛、骨质疏松及佝偻病等疾病，钙摄入超标则会增加肾结石、血管硬化及便秘风险，同时干扰铁和锌的吸收。牛奶和奶制品含钙丰富，吸收率高，是钙质的良好食物来源，也是婴幼儿的最佳钙源，小虾皮、海带、豆类、豆制品、芝麻酱等含钙量也比较丰富。建议成年人每日摄入钙 800 mg，孕妇 800 ~ 1 200 mg，乳母 1 200 mg。维生素 D、蛋白质、乳糖、胃酸和胆汁均可促进钙吸收，而草酸、未被消化的脂肪酸及食物纤维对钙吸收有抑制作用。

2. 钾

钾主要以阳离子的状态存在于细胞内，正常人血浆钾的浓度为 3.5 ~ 5.5 mmol/L。钾在参与糖和蛋白质代谢、维持神经肌肉的应激性、维持细胞正常的渗透压和酸碱平衡、维持心肌的正常功能等方面有很重要作用。患低钾血症时可出现肌肉无力、心律失常等。当钾摄入过多时或排出困难时，可出现高钾血症，出现四肢无力、心率缓慢、心音减弱等。新鲜蔬菜和水果是钾的最好食物来源，香蕉、橙子、柠檬、豆类、菠菜、蘑菇、油菜均含有丰富的钾。

3. 钠

钠是细胞外液的主要阳离子，能维持酸碱平衡、神经肌肉应激性、调节体内水分与渗透压及维持血压正常。人体钠的主要来源是食盐，其次是含盐的加工食品，如腌制品、酱油、发酵豆制品或咸味膨胀食品等。健康成年人每日食盐摄入量应在 6 g 以下，一般情况下膳食中的钠量远远超过正常生理需要，不易缺乏，但在禁食、少食、膳食限盐、大量出汗、呕吐、腹泻等情况下，可能出现低钠血症，应额外补充。长期高盐饮食可增加高血压、心血管疾病风险，肝硬化、高血压、心力衰竭、肾病患者需限制钠盐摄入。

4. 铁

铁是人体最容易缺乏的一种微量元素。它是合成血红蛋白、肌红蛋白的原料，当缺铁时，红细胞中血红蛋白含量不足，红细胞寿命缩短。铁还参与体内氧的运输和组织呼吸过程，对维持正常造血功能及正常的免疫功能有重要作用。正常人体内 65%～75% 的铁存在于血红蛋白中，称为功能性铁，剩余 25%～30% 为储存铁，主要以铁蛋白和含铁血黄素形式存在于肝、脾和骨髓的单核吞噬细胞中。铁缺乏时可造成缺铁性贫血、免疫力低下、儿童智力发育损害、学习能力下降、孕妇流产及死产等问题。误服大量铁剂可造成体内铁过量，引起急慢性铁中毒，导致恶心、呕吐、腹泻，甚至休克等。膳食中的铁分为血红素铁和非血红素铁。血红素铁不受膳食影响，可直接被人体吸收，而非血红素铁吸收率较低，需在体内由三价铁转为二价铁才能被吸收。动物性食物是血红素铁的良好来源，如肝脏、动物血、红肉等，而红枣、阿胶、大豆、黑木耳、芝麻酱、海带、芝麻等非血红素铁含量虽丰富，但利用率低。建议缺铁性贫血的患者多进食含血红素铁高的食物，同时食用维生素 C 含量丰富的蔬菜及水果，可促进铁吸收，而茶叶、咖啡、牛奶、钙片及鞣酸含量高的物质，可干扰铁吸收利用。一般成人不容易出现铁缺乏，只有乳母、孕妇在特殊的生理期对铁的需求量增加，才需要摄入较多的铁。每日膳食中铁的供应量为男性 12 mg，女性 18 mg，孕妇和乳母 28 mg。

5. 锌

锌是动植物和人类的必需微量元素，被誉为"生命的火花"，可见其作用的重要。成年人体内含锌仅 1.4～2.3 g，但是遍布人体所有的器官。锌是体内多种酶的重要成分或酶的激活剂，可促进生长发育，对生殖和性器官起着重要作用，还可促进食欲，预防夜盲症。锌摄入不足时可出现生长停滞、性发育迟缓、厌食、味觉障碍、免疫力下降等，锌过量可表现为食欲减退、精神萎靡等症状，不建议长期或超量补锌。锌来源广泛，动物性食物锌含量丰富且吸收利用率高，含锌最多的是牡蛎和肝脏，肉类、蛋类、鱼、干豆、坚果、粮谷类也含有较多锌。

6. 碘

碘主要集中在甲状腺组织内，参与合成甲状腺素，促进和调节代谢及生长发育。在胚胎发育期和出生后的早期，如果因碘摄入不足而缺乏甲状腺素，会对脑的发育造成严重影响，使胎儿智力下降、聋哑、面容呆笨、骨骼和生殖系统发育障碍而发生呆小症，成年人缺碘可引起甲状腺机能亢进。服用补碘药物或滥用含碘食品，易出现碘中毒反应。海带、紫菜、海鱼、贝类及虾等均为碘的良好来源，食用碘盐是最方便、有效及最经济的方法。食用碘盐时应注意，避光密封存放，避免高温，用植物油可提高碘盐利用率。

7. 硒

硒是一种稀有的非金属元素，存在于所有细胞与组织器官中，在肝、脾、肾、牙和指甲中硒浓度很高，脂肪组织中最低。硒具有促进生长发育、抗氧化、保护心血管及心肌健康、解除体内重金属的毒性和抗肿瘤的作用。长期缺硒易发生克山病和大骨节病，大剂量摄入硒可引起急性中毒，严重者可致死亡。海产品和动物内脏都是硒的最佳食物来源，蛋类、禽肉及海产品含硒量也较高，植物中的硒含量受当地水土中硒含量影响很大。

七、水

水是人体中含量最多的成分，占健康成年人体重的60%～70%，一般断水5～10天即可危及生命。水在体内不仅构成身体成分，参与人体内新陈代谢，维持体液正常渗透压及电解质平衡，调节人体体温，还具有关节、胃肠等部位的润滑作用。正常人每日水的来源和排出处于动态平衡。人体内水的来源包括饮水、食物中水及内生水，通常每人每日最少饮水1 200 mL，食物中含水约1 000 mL，代谢水约300 mL，水的排出以肾脏、皮肤、胃肠道为主。当水摄入不足或丢失过多会引起体内失水，称脱水。水过多时常见于疾病状态，如肾功能不全引起的水肿。推荐成年男性每日饮水量1 700 mL，女性1 500 mL。

八、膳食纤维

膳食纤维是除蛋白质、脂类、碳水化合物、维生素、矿物质和水这六大营养素以外的另一类营养素，被称为"第七大营养素"。膳食纤维是植物性食物中不能被小肠消化吸收的多糖类物质，包括不溶性膳食纤维（纤维素、木质素）和可溶性膳食纤维（果胶、豆胶和低聚糖）。不溶性膳食纤维主要来源于粮谷物麸皮和糠，可溶性膳食纤维主要来源于水果、海藻、豆类、薯类等。食物成熟度越高，膳食纤维含量就越高，一般绿叶菜比根茎类食物含量高，谷类加工越精细，膳食纤维丢失越多。膳食纤维不能被人体消化和吸收，但可以刺激肠道蠕动，吸水膨胀，起到通便作用，同时缩短肠内容物在肠道停留时间，减少肠内致癌物与肠黏膜的接触，预防结肠癌；延缓碳水化合物吸收，降低餐后血糖水平；吸附胆汁酸，促进胆固醇排出，降低血脂，减少胆石症发生。每日膳食纤维摄入量在 20～30 g，膳食纤维服用过多会出现腹胀，且影响蛋白质、维生素及矿物质等营养素吸收。有些疾病患者不宜多食膳食纤维，如各种急慢性肠炎、伤寒、痢疾、消化道小量出血、食管静脉曲张等疾病患者。

第三节　各类食物的营养价值

食物是人类获得能量和各种营养素的基本来源，按来源和性质分为四类：动物性食物，包括畜禽肉类、水产类、内脏类、奶类、蛋类等；植物性食物，包括粮谷类、豆类、薯类、坚果类、蔬菜、水果等；各类食物加工制品，包括油、糖、酒、罐头、糕点等；保健食品，是具有特定保健功能或者以补充维生素、矿物质为目的的食品。《中国居民膳食指南（2016）》根据食物的营养价值特点及在膳食中的比例，将食物分为谷薯类、畜禽鱼蛋奶类、蔬菜水果类、大豆坚果类和油脂类五大类，不同食物具有不同的营养特点和营养价值。了解食物营养相关知识有助于科学合理搭配食物，起到促进健康、辅助预防和治疗疾病的作用。

一、谷薯类

谷薯类食物含有丰富的碳水化合物，是人体最经济的能量来源，也是 B 族维生素（以维生素 B_1、维生素 B_2 和烟酸为主）、矿物质、蛋白质和膳食纤维的重要来源。

1. 谷类

谷类中淀粉含量 70%～80%，蛋白质含量 8%～12%，是植物蛋白的主要来源。谷类种子结构基本相似，脱去谷壳后，由外向内依次分为谷皮、糊粉层、胚乳和胚芽四个部分，营养成分不尽相同。谷皮（糠）主要成分是膳食纤维，还含有一定量 B 族维生素、矿物质和植物化合物；糊粉层（外胚层）紧贴着谷皮，含有较丰富的蛋白质、脂肪、B 族维生素及矿物质；胚乳是谷粒的中心部分，主要成分是淀粉和少量蛋白质；胚芽是整个种子营养素最丰富的部位，含有较多脂肪、蛋白质、维生素 E、B 族维生素和矿物质，但是胚芽在加工时很容易脱落。谷物的矿物质含量在 1.5% ~ 3%，其中主要是磷、钙、镁、钾，大部分都集中在谷皮和糊粉层。精制谷物又称细粮，以小麦和水稻为主，是在加工过程中去除了胚芽和谷皮，口感虽好，但损失了大部分膳食纤维、B 族维生素、矿物质和植物化学物。全谷物是未经过精细化加工、保留了完整种子所具备的谷皮、糊粉层、胚乳和胚芽的谷物，虽口感粗糙，但是保留了谷物全部的天然营养成分。常见的全谷物有小米、玉米、燕麦、黑米、糙米、薏米及全麦面粉等。高温油炸、烘焙及加碱面均会破坏谷物中的 B 族维生素，而面粉经酵母发酵可以增加 B 族维生素含量。

2. 杂豆类

杂豆类指除了大豆以外的红豆、绿豆、芸豆、鹰嘴豆及蚕豆等，与大豆相比，杂豆类含有更丰富的碳水化合物，所以杂豆类常常被用作主食类。杂豆蛋白质含量在 20% 左右，虽低于大豆，但是氨基酸构成与大豆相似，接近于人体的需要，尤其是富含谷类蛋白质中缺乏的赖氨酸，与谷类搭配食用，可起到很好的蛋白质互补作用。杂豆中 B 族维生素含量比谷类高，也富含钙、磷、铁、钾及镁等矿物质。推荐每天吃全谷物和杂豆类食物 50 ~ 150 g，相当于全天谷物的 1/3 ~ 1/4，如杂粮杂豆饭、豆馅儿、凉拌花豆等。

3. 薯类

常见的薯类有土豆、红薯、芋头、山药等。薯类中含有 25% 左右的碳水化合物，蛋白质和脂肪含量较低，维生素 C 含量比谷类高。土豆中钾含量非常丰富，红薯中的胡萝卜素含量比谷类高。红薯中还含有丰富的膳食纤维，可预防便秘。可以用蒸、煮或烤红薯及土豆、炒土豆丝、红薯粉等替代部分主食，但不宜多吃油炸薯条和油炸薯片。土豆不宜长时间保存，特别是发芽后，可使龙葵素含量增加，食用后可能引起食物中毒。

二、鱼禽畜蛋奶类

鱼、禽、畜、蛋、奶均属于动物性食物，富含优质蛋白质、脂类、脂溶性维生素、B 族维生素和矿物质等，是平衡膳食的重要组成部分。此类食物蛋白质含量高，氨基酸组成更适合人体需要，利用率高，但是有些食物脂肪含量较多，部分含有较多的饱和脂肪酸和胆固醇，不宜摄入过多。目前我国大多数居民以食用畜肉为主，禽肉和鱼类较少，对居民营养健康不利，需要调整比例。

1. 鱼类

经常食用的水产品是鱼、虾、蟹和贝类，它们富含优质蛋白质和脂类。蛋白质含量高达 15%～25%，脂肪含量低至 1%～10%，且鱼类脂肪以 $n-3$ 多不饱和脂肪酸为主，对于预防血脂异常和心血管疾病等有一定作用，可首选。另外，海产品中含有丰富的硒、锌和碘等矿物质，海水鱼中碘含量最为丰富，牡蛎和扇贝中含有大量的锌，河蚌和田螺含有大量的铁。

2. 禽肉类

经常食用的禽类主要有鸡、鸭、鹅等，以鸡肉最多。禽肉类蛋白质含量与鱼肉差不多，为 16%～20%，其中鸡肉含量最高，鹅肉次之。禽类脂肪含量相对较低，在 9%～14%，脂肪酸以单不饱和脂肪酸为主，优于畜类脂肪，选择时应优于畜肉。

3. 畜肉类

畜肉类包括猪肉、牛肉、羊肉等，因肌色较深，呈暗红色，故称为红肉。畜肉类蛋白质含量与鱼、禽肉类相似，一般为 10%～20%，牛羊肉含量高达 20%，猪肉较低，一般为 13.2%。畜肉类脂肪含量较高，平均为 15%，猪肉最高，牛肉最低，多以饱和脂肪酸为主，但瘦肉中脂肪含量较低，故吃畜肉时应选瘦肉。畜肉中铁以血红素铁形式存在，适合缺铁性贫血的人群食用。烟熏和腌制肉类在加工时易受多环芳烃类和甲醛等致癌物污染，过多食用可增加肿瘤发生风险，应当少吃或不吃。动物内脏食物中含有丰富的脂溶性维生素、B 族维生素、铁、硒和锌等，常见的动物内脏有肝、肾和心、血等，每次食用动物内脏 25 g 左右，每月 2～3 次，可弥补日常膳食的不足。

4. 蛋类

蛋类营养成分较齐全，营养价值高。可供食用的蛋类有鸡蛋、鸭蛋、鹅蛋、鸽子蛋等，各种蛋类营养成分基本相同。鸡蛋食用量最大，它是优质蛋白的主要来源，蛋白质含量在 13% 左右，脂肪含量在 10%～15%，主要集中在蛋黄中，以单不饱和脂肪酸为主；胆碱、维生素及矿物质含量均较高，且种类齐全，对健康十分有益。蛋黄中所含的卵磷脂具有降低血胆固醇的作用，但是蛋黄中胆固醇含量较高，每 100 g 蛋黄胆固醇含量高达 1 510 mg，故不宜过多食用蛋黄。一般的鸡蛋重为 45～55 g，推荐正常成年人每日食用 1～1.5 个鸡蛋即可，胆固醇明显升高的患者，每天可食用 1 个鸡蛋饼，每周可吃 2～3 个整鸡蛋。蛋黄中含有的卵黄高磷蛋白干扰铁的吸收，故蛋黄中虽铁含量较高，但是铁的吸收利用率较低，并不是最佳补铁食物，不建议通过食用蛋黄来改善贫血。水煮鸡蛋一般在水烧开后小火继续煮 5～6 min 即可，时间过长会使蛋白质过分凝固，影响消化吸收。

5. 奶类

奶类含有蛋白质、糖类和脂肪等多种营养成分，特别是含钙量较高，增加奶类摄入有助于青少年生长发育，促进骨骼健康，预防骨质疏松症。常见的奶源有牛奶、马奶、羊奶等，其中牛奶的消费量最大，建议每日饮用牛奶 300 mL。由于牛奶中的脂肪是饱和脂肪酸，过多饱和脂肪酸与心血管疾病有密切关系，因此超重、肥胖或糖尿病人群最好选用脱脂奶或低脂奶。奶中的乳糖可促进铁、钙和锌等营养物质吸收，但对于乳糖不耐受的人，可首选酸奶或低乳糖奶，少量多饮，与谷类食物搭配同食，可减轻乳糖不耐受所致的腹胀、肠鸣和腹泻，空腹饮用牛奶可加重乳糖不耐受。鲜奶应经巴氏消毒法或者超高温瞬时灭菌法杀菌处理后才能食用，刚挤出来的牛奶不宜食用。酸奶含有益生菌，经过发酵，利于乳糖、蛋白质和脂肪分解，更易于人体吸收。

三、蔬菜水果类

蔬菜水果是微量营养素和植物化合物的重要来源，提高蔬菜水果摄入量，可维持机体健康，有效降低心血管病、肺癌和糖尿病等慢性病的发病风险。

1. 蔬菜

新鲜蔬菜一般含水量较高，能量较低，富含大量维生素、矿物质、膳食纤维和多酚类植物化合物。每类蔬菜营养特点有所不同，嫩茎、叶、花菜类蔬菜（如油菜、菠菜、西兰花）富含 β-胡萝卜素、维生素 C、维生素 B_2 及矿物质，尤其是深色蔬菜，同时含有更多的植物化合物。受光合作用影响，叶类蔬菜的维生素含量一般高于根茎部和瓜菜类。十字花科蔬菜（菜花、卷心菜、甘蓝等）富含植物化合物，如异硫氰酸盐。菌藻类（蘑菇、木耳等）含有蛋白质、多糖、β-胡萝卜素、锌和硒等矿物质，海带及紫菜中富含碘。土豆、红薯、山药、南瓜和藕等淀粉含量高，作为蔬菜食用时，需要减少主食摄入量。蔬菜根据颜色可分为深色蔬菜和浅色蔬菜。深色蔬菜是指深绿色（菠菜、油菜）、红色（西红柿、胡萝卜、南瓜、红辣椒）和紫红色蔬菜（紫甘蓝、红苋菜），富含大量 β-胡萝卜素，是我国居民膳食维生素 A 的主要来源，推荐每天摄入新鲜蔬菜 300～500 g，其中深色蔬菜占 1/2 以上。菌藻类食物包括蘑菇、香菇、木耳、海带、海藻等，是对人体有益的活菌体或藻体，含有丰富的蛋白质和碳水化合物，并含有钙、铁、碘等无机盐和丰富的 B 族维生素，有辅助降低胆固醇等功效。冬瓜、南瓜及丝瓜等瓜类蔬菜可以补充水溶性维生素，且具有高钾低钠的特点，具有降低血压、保护血管的作用。腌菜和酱菜因添加大量食盐而损失了大量维生素。在腌菜几天到十几天之内，亚硝酸盐含量达到高峰，经过 2～5 周后，又会慢慢回落，一般腌菜 20 天后才可以安全食用。需警惕食用短期腌制蔬菜。

2. 水果

水果种类很多，根据果实的形态和特性可分为五类：瓜果，如西瓜、哈密瓜等；

柑橘类，如柳橙、橘子等；浆果，如葡萄、小番茄等；核果，如李、枣、桃等；仁果（内有籽），如苹果、梨等。红色和黄色水果（如杏、杧果、柑橘、木瓜、山楂、沙棘等）中β-胡萝卜素含量较高，枣类、柑橘类和浆果类中维生素C含量较高，梨、枣、香蕉和龙眼等钾的含量较高。成熟的水果较未成熟的水果营养价值更高。水果中糖分较蔬菜高，含糖高的水果有椰肉、香蕉和枣等，含糖量低的水果有柠檬、草莓、杨梅和桃等。水果中果酸、苹果酸等有机酸含量较蔬菜丰富，可刺激消化腺分泌，增进食欲，促进消化。同时水果中含有丰富的果胶等膳食纤维素，可以起到通便润肠的功效。

四、大豆坚果类

大豆富含优质蛋白、必需脂肪酸、维生素E，并且含有大量植物化合物，多吃大豆及大豆制品可以降低乳腺癌和骨质疏松发病风险。坚果富含不饱和脂肪酸和蛋白质等营养素，适量食用有助于预防心血管疾病。

1. 大豆和豆制品

大豆包括黄豆、青豆和黑豆。大豆制品可分为非发酵豆制品（豆浆、豆腐脑、豆腐丝、豆腐干、香干、豆腐皮等）和发酵豆制品（腐乳、豆豉、豆瓣酱等）。大豆中含有丰富的蛋白质，且必需氨基酸组成和比例与动物蛋白相似，被称为唯一的植物优质蛋白，且大豆蛋白富含赖氨酸，可以与谷类蛋白起到互补作用。亚油酸含量高达50%，还含有较多有益的磷脂。优质豆浆中蛋白质含量与牛奶相当，且易于消化吸收，但大豆中以不饱和脂肪酸为主，不含胆固醇，比较适合于老年人及动脉硬化人群饮用。豆浆中钙、维生素C及矿物质含量低于牛奶，建议豆浆与牛奶二者每天都饮用。但是大豆中含有大量的棉子糖和水苏糖等膳食纤维，在肠道内易发酵产气，引起腹胀等不适，同时大豆中含有的植酸易干扰铁和锌等矿物质的生物利用。通过大豆和绿豆发芽制成的豆芽，不仅含有大豆原有的营养成分，还富含大量维生素C。

2. 坚果

坚果富含不饱和脂肪酸（以单不饱和脂肪酸为主）、卵磷脂、蛋白质、矿物质（锌、铁、硒）、维生素E和B族维生素等营养价值，少食可以起到降低胆固醇、健脑、改善血糖等作用，加之口感好，常被人们作为较好的休闲食品。但由于坚果脂肪含量高，属于高能量食品，不知不觉摄入过多，会导致能量过剩。开心果、腰果、榛子、核桃、松子、杏仁是常见坚果，花生、葵花籽及南瓜籽等种子类也属于坚果。推荐平均每天摄入 10 g 左右坚果。花生中烟酸含量较高，杏仁中维生素 B_2 含量较高。

五、油脂类

脂类是油、脂肪、类脂的总称。食物中的油脂主要是油和脂肪，一般把常温下是液体的称作油，常温下是固体的称作脂肪。脂肪是高热能营养素，可以提供人体所需能量，是等量糖类和蛋白质产热的 2.25 倍；皮下脂肪是一种很好的绝缘物质，在寒冷情况下，可以起到防寒保暖及保护身体器官免受损伤的作用；脂肪在胃内停留时间较长，摄入脂肪含量高的食物，饱腹感明显，且高脂食物香味浓郁，增强食欲；脂肪可提供人体的必需脂肪酸，促进脂溶性维生素 A、维生素 D、维生素 E、维生素 K 的吸收。但是，过多摄入脂肪，能量以脂肪的形式储存在体内，形成肥胖，增加高脂血症、心血管病、脂肪肝、肿瘤等疾病的发病风险；同时过多摄入脂肪，可加重胃肠负荷，出现消化不良。因此，成年人全天脂肪摄入量不能超过总摄入量的 30%。

脂肪按食物来源可分为可见脂肪和不可见脂肪。可见脂肪是指那些已经从动植物中分离出来，能计量的脂肪，如猪油、黄油、花生油等烹调油。不可见脂肪又称隐性脂肪，和食物的其他成分混在一起，如食用的肉类、鸡蛋、牛奶、坚果和谷物中的脂肪。植物脂肪和动物脂肪有很大区别，脂肪都由脂肪酸和甘油组成，大多数植物脂肪或植物油中含多不饱和脂肪酸高，并且不含胆固醇，但棕榈油、椰子油和可可黄油例外，它们含有较高的饱和脂肪酸。动物脂肪中以饱和脂肪酸为主，鱼虾中含有较丰富的不饱和脂肪酸，鱼肝油这种动物脂肪中多不饱和脂肪酸含量很高。

烹调油是提供人们所需脂肪的重要来源，占总脂肪的 1/2 左右。推荐每天烹调油的摄入量为 20～30 g，白瓷汤勺一平勺约 10 g，即一天不超过 3 勺。烹调油分为植物油和动物油，常见的植物油如大豆油、花生油、菜籽油、芝麻油、玉米油、橄榄油、葵花子油等，常见的动物油如猪油、羊油、奶油等。植物油含有大量不饱和脂肪酸，不含胆固醇，适量食用植物油对预防动脉硬化非常重要，但植物油中的不饱和脂肪酸化学性质活泼，在体内容易氧化，诱发某些癌症。动物油含有的饱和脂肪酸和胆固醇较多，现代研究认为对人体健康不利。从营养角度讲，以植物油为主，辅以动物油，二者混合食用，才能达到营养上的相互补充。科学研究表明，饱和脂肪酸、单不饱和脂肪酸、多不饱和脂肪酸三者的摄入比例最好是 1∶1∶1，目前市场上销售的 1∶1∶1 压榨调和油是比较理想的选择。棕榈油是由棕榈果压榨出来的油脂，饱和脂肪酸含量较高，食用大量棕榈油，可增加血胆固醇水平，增加心脑血管疾病发生风险。

第四节　中国居民膳食指南

《中国居民膳食指南（2016年）》是国家卫生健康委员会委托中国营养学会组织专家，在原有指南基础上结合我国居民膳食消费和营养状况修订的。该指南以科学证据为基础，紧密联系我国居民膳食营养的实际，从维护健康的角度，建议居民选择平衡膳食、进行适量身体活动、保持健康体重等。

一、《中国居民膳食指南（2016年）》的主要内容

1. 食物多样，谷类为主

平衡膳食模式是最大程度保障人体营养和健康的基础，食物多样是平衡膳食模式的基本原则。除供6个月龄婴儿的母乳外，没有任何一种食物可以满足人体所需的能量及全部营养素，因此，只有将多种多样的食物合理搭配，才能满足人体对能量及营养素的需要，达到促进健康的目的。每天的膳食应包括谷薯类、蔬菜水果类、畜禽鱼蛋奶类、大豆坚果类等食物，平均每天摄入12种以上食物，每周25种以上。谷类为主是平衡膳食的重要特征，坚持谷类为主，谷薯类食物所提供的能量占膳食总能量的1/2以上，也是为了保持我国膳食的良好传统，每天摄入谷薯类食物250~400 g，其中全谷物和杂豆类 50~150 g、薯类 50~100 g。做好粗细搭配，增加全谷物和杂豆，对降低Ⅱ型糖尿病、心血管疾病、肥胖和肿瘤等慢性疾病的发病率具有重要作用。

2. 吃动平衡，健康体重

饮食和运动是保持健康体重的两个主要因素，每个年龄段的人都应该坚持运动，做到吃动两平衡，维持体重在正常范围。坚持日常身体活动、主动身体活动，最好每天6 000步，每周至少进行5天中等强度身体活动，累计150 min以上。减少久坐，每小时起来活动一次，做伸展运动或健身操。

3. 多吃蔬菜、水果、奶类、大豆

蔬菜、水果、奶类和大豆是平衡膳食的重要组成部分，坚果是膳食的有益补充。餐餐有蔬菜，保证每天吃300~500 g蔬菜，深色蔬菜应占1/2；天天吃水果，保证每天摄入200~350 g新鲜水果；工业上的果汁添加大量糖和调味品，去除了膳食纤维，

因此果汁不能替代新鲜水果；每天饮用液态奶 300 g；常吃豆制品，每天相当于大豆 25 g 以上；适量吃坚果，推荐每周 50 ~ 70 g、每天 10 g 左右坚果即可。从小养成吃蔬果奶豆的习惯，对均衡膳食和预防慢性病有长远积极的意义。

4. 适量吃鱼、禽、蛋、瘦肉

鱼、禽、蛋和瘦肉是人体优质蛋白的主要来源，过多摄入对健康不利，所以要适量食用。每周吃水产 280 ~ 525 g，畜禽肉 280 ~ 525 g，蛋类 280 ~ 350 g，平均每天摄入总量 120 ~ 200 g；每月食用动物内脏 2 ~ 3 次，每次 25 g 左右。

5. 少盐少油，控糖限酒

我国居民目前盐油摄入过多，这是慢性病发病极高的原因之一，应当培养清淡饮食习惯，少吃高盐和油炸食品。成人每天食盐不超过 6 g，每天烹调油 25 ~ 30 g。控制糖的摄入量，每天摄入不超过 50 g，最好控制在 25 g 以下。每日反式脂肪酸摄入量不超过 2 g。足量饮水，成年人每天 7 ~ 8 杯（1 500 ~ 1 700 mL），提倡饮用白开水和茶水，不喝或少喝含糖饮料。儿童少年、孕妇、乳母不应饮酒。成人如饮酒，男性一天饮用酒的酒精量不超过 25 g，女性不超过 15 g。

6. 杜绝浪费，兴新食尚

珍惜食物，按需备餐，提倡分餐不浪费，随时随地做好"光盘行动"。选择新鲜卫生的食物和适宜的烹调方式，蔬果要洗净，做好生熟分开，熟食二次加热要热透。学会阅读食品标签，合理选择食品，防止食物过敏。回家吃饭，享受食物和亲情，传承优良文化，兴饮食文明新风。

二、中国居民平衡膳食宝塔（2016 年）

中国居民平衡膳食宝塔是根据《中国居民膳食指南（2016 年）》的核心内容和推荐，根据中国居民的实际饮食情况，用直观的宝塔形式，把平衡膳食的原则表现出来，便于人们理解和应用。

膳食宝塔共分五层，如图 14-1 所示，包含每天所摄入的主要食物种类，宝塔不同的位置和面积反映了各类食物在膳食中的地位和比重。

谷薯类在宝塔最底层，每天应摄入谷薯类 250 ~ 400 g。

蔬菜类和水果类在第二层，每天应摄入蔬菜类 300 ~ 500 g，水果类 200 ~ 350 g。

畜禽肉、水产品及蛋类位居第三层，每天应摄入畜禽肉 40 ~ 75 g，水产品 40 ~ 75 g，蛋类 40 ~ 50 g。

奶豆类食物在第四层，每天应摄入奶及奶制品 300 g，大豆及坚果类 25 ~ 35 g。

第五层塔顶是烹调油和食盐，每天烹调油不超过 30 g，食盐小于 6 g。

膳食宝塔强调了水与运动的重要性，成人每日饮水至少 1 500～1 700 mL，每天至少达到 6 000 步这样一个运动量。所以，通过中国居民平衡膳食宝塔（2016 年），我们可以清晰地知道我们每天膳食和运动应该如何安排。

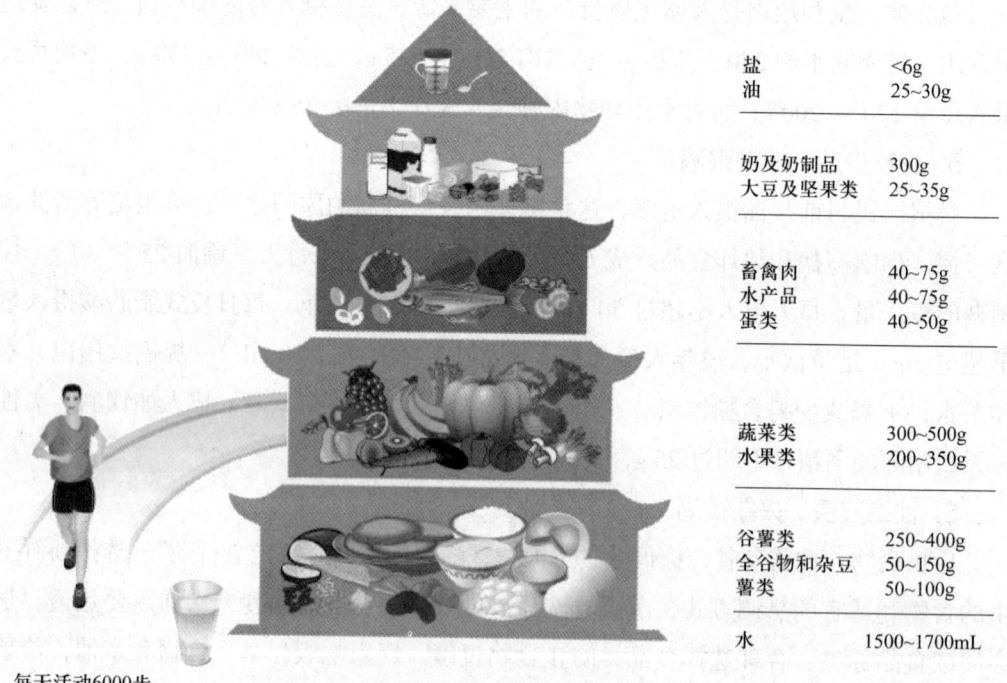

图 14-1 中国居民平衡膳食宝塔（2016 年）

第五节 常见食物污染与食品安全

一、食品安全的概念

食品安全是指食品无毒、无害，符合营养的要求，对人体健康不造成任何急性、亚急性或者慢性危害。在食品的生产、加工、储存、运输和销售过程中，会受到各方面的污染，多种污染物均可影响食品安全，对人体健康造成危害。

食品（食物）的种植、养殖、加工、包装、储藏、运输、销售、消费等活动应符合国家强制标准和要求，不存在可能损害或威胁人体健康的有毒有害物质以导致消费者病亡或者危及消费者及其后代的安全隐患。食品安全并不是简单指食品本身的生物性安全，应既包括生产安全，也包括经营安全；既包括结果安全，也包括过程安全；既包括现实安全，也包括未来安全。

二、食物污染

根据污染物的种类和性质，常见的食品安全问题主要由生物性污染、化学性污染及物理性污染引起。

1. 生物性污染

食品的生物性污染包括微生物、寄生虫和昆虫污染。

（1）微生物污染

微生物污染是最重要的食品生物性污染，主要为细菌和细菌毒素、霉菌和霉菌毒素污染。它不仅可降低食品卫生质量，导致食品腐败变质，而且可危害人体健康。

食品的细菌污染是引起食物腐败变质的主要原因之一，使食品中蛋白质分解、脂肪酸败、碳水化合物酵解等，使食品的使用价值降低或完全丧失，如鱼肉蛋产生酸臭味或哈喇味、肉类脂肪变黄、蔬果酸败或产气等。致病菌主要来自病人、带菌者和病禽等，细菌及其毒素主要通过空气、土壤、食具、水、粪便等污染食品，特别是污染肉、鱼、蛋和奶等动物性食物，造成食用者发生细菌性食物中毒和人畜共患的传染病。食品菌落总数和大肠菌群是评价食品卫生质量的主要细菌污染指标。食品菌落总数，不仅可以反映食品的卫生质量，以及食品在生产、储存、销售过程中的卫生措施和管理情况，还可用以预测食品的耐保藏期限。大肠菌群来自人和温血动物的粪便，如食品中发现大肠杆菌埃希菌属，表明食品近期被粪便污染。低温保藏、高温杀菌保藏、食品辐照保藏及脱水、盐渍、糖渍、酸渍及熏制等都是不错的防止食品细菌污染的措施。

霉菌属于真菌的一部分，与食品卫生关系密切的霉菌有曲霉、镰刀菌和青霉属等，通常用食品污染霉菌总数和霉菌菌相来评定霉菌污染情况。被霉菌污染的农作物、土壤、空气和容器都易污染食物，霉菌菌株在适宜条件下，可产生有毒霉菌毒素，可引起人、畜的急性中毒和慢性危害，并有致癌、致畸和致突变作用。较重要的霉菌毒素有黄曲霉毒素和镰刀菌毒素。黄曲霉毒素是一种剧毒物质，对多种动物和人均有很强的急性毒性，最敏感的动物是雏鸭，对猪、猫、狗、羊的毒性也很强，主要以肝损伤为主，可诱发肝癌。国内外流行病学调查表明，膳食中黄曲霉毒素的水平与原发性肝癌的发生率呈一定程度的正相关关系。只有黄曲霉和寄生曲霉可产生黄曲霉毒素，其产毒能力及产毒量在不同菌株的差异极大。黄曲霉主要污染粮油及其制品，以花生和玉米最易受污染且污染最为严重，小麦、大米、面粉污染较轻，豆类很少受污染。我国长江沿岸以及长江以南地区黄曲霉污染严重，北方各省污染较轻。防霉是预防食物被黄曲霉毒素污染的最根本措施，种植期间应防虫害，收获期间可挑出发霉玉米，脱粒后及时晾晒，通风干燥保存。其次是去毒，碾压加工及加水加碱搓洗均可减少大米中毒素，另外紫外线照射也有较好效果。最后是限制含量，制定各种食品中黄曲霉毒素 B_1 的允许限量标准，并加强监督检测，如玉米、花生油不得超过 20 ug/kg 等。

（2）寄生虫污染

污染食品的寄生虫主要有绦虫、蛔虫等，它们通过病人、病畜的粪便污染水源或土壤，再通过鱼、禽类及蔬菜等使人感染。

（3）昆虫污染

粮食或含糖较多的点心，因储存不良等因素，易滋生仓储害虫使大量食品遭到破坏，如甲虫类、蛾类、螨虫类、蝇幼虫等，但目前未发现受昆虫污染的食品对人体造成的严重而显著的危害。

2. 化学性污染

食品的化学性污染范围很广，来源众多。最主要的化学性污染指除草剂、杀虫剂等农药、兽药等因不合理使用，残留在食品中，引起的血液系统、神经系统等慢性中毒表现，部分农药甚至有潜在致癌作用。加强对农药生产和经营的管理、安全合理使用农药、制定和严格执行食品中农药残留限量标准，均可控制食品中的农药残留量。

其他化学性污染，如工业"三废"（废水、废渣、废气）的不合理排放所造成的环境污染，通过食物链危害人体健康；使用质量不合格的包装品，如包装纸上的石蜡可能含有苯并芘，彩色印刷纸和油墨中可能含有多氯联苯，它们都容易向富含油脂的食物中移溶；滥用防腐剂、漂白剂、人工合成色素等食品添加剂，如添加着色剂的染色馒头、添加"瘦肉精"的有毒猪肉；食品腌制、烟熏等加工、储存过程中产生的亚硝胺等；掺假、制假过程中加入的有毒有害物质，如奶粉中添加的三聚氰胺等。

3. 物理性污染

物理性污染主要来源于非化学性的杂物，虽然有的污染物并未威胁消费者的健康，但是严重影响了食品的感官性状和营养价值，食品质量得不到保证。例如，食品在生产、运输、储存过程中可能混入了草籽、杂质、灰尘及昆虫等；食品的掺假，如粮食中的沙石、肉中注水、奶粉中大量加糖等；食品的放射性污染，主要来自放射性物质的开采、冶炼、生产及意外事故造成的污染。

三、食品污染的预防

为防止有害物质对食品的污染，去除食品中存在的有害物质，不断提高食品的卫生质量，必须采取以下措施：加强宣传教育，经常组织食品从业人员进行卫生知识讲座，使人们懂得食品污染的危害，自觉做好防止食品污染工作。严格执行《食品安全法》，相关部门应对食品企业、公共食堂等进行卫生监督与管理，凡不符合卫生标准的食品，应积极找出污染源，分析原因，及时处理。加强对工业"三废"的管理，杜绝它们对食品的污染。加强对食品包装材料、容器的卫生管理，确保食品在储存、运输及销售等过程中不受污染等。卫生检验检疫部门做好肉品检验工作，严禁病死畜禽肉进入市场。用高效、低毒及低残留的化学农药取代高残留的农药，减少对生态环境的污染和在生物体内的储留。

第十五章

中医养生基本知识

第一节 中医养生概述

一、中医养生的概念

"养生"一词，最早见于《庄子》内篇，其中"养生主"一篇专论养生，古又谓之摄生。从词义而言，"养"即保养、调养、补养、护养之意，"生"即生命、生存、生长之意。与养生相似的称谓除摄生外，还有治身、养性、道生、保生等。老年养生又有寿老、寿亲、养老、寿世的说法。简而言之，养生就是采取措施保养生命，提高生命质量，延长寿命的行为。

二、中医养生学的概念

养生学是人类为使人不病或少病得以健康长寿，也为使有病之人提高生活质量，以防变、防复及带病长寿为基本目标的理论方法，是对各类养生方法与手段具有重要指导意义的学说。养生学属于中医理论体系，又与其他学科有着纵横交错的关系，涉及面甚广。独特的理论观点、多样而积极有效的方法手段、普及性与大众化的行为模式，使其形成并发展成为一门相对独立的新兴学科。

三、养生健康教育的必要性

《黄帝内经》曰:"人不治已病治未病、不治已乱治未乱",提示人们要注意养生、防患于未然。《黄帝内经》中更有"上医治未病、中医治欲病、下医治已病"的具体表达,意思是在疾病还没有发生之前给予干预,使其不发生或即使发生也比较轻浅,达到健康生活和提高生活质量的目的。因此,开展深入的、社会普及性高的、系统性的养生健康教育十分必要。

四、中医养生的基本原则

1. 法于阴阳、顺应自然

世间的万事万物均遵循阴阳的变化规律,正所谓"人生有形,不离阴阳"(《素问·宝命全形论》),"阴平阳秘、精神乃治,阴阳离决、精神乃绝"(《素问·生气通天论》)。综合应用各种养生方法来调养身心,使之和谐,是养生者需遵循的首要法则。万事万物都应顺应自然规律,具体应按照"顺四时、适寒暑、察地理"的方式来进行,这样才能使人与自然和谐发展。

2. 动静结合、形神共养

人体生命活动有动、静两个方面,动静和宜才能气血和畅,百病不生。具体可按照动以养形、静以养神、动静适度的原则实施。同时,形神合一也是生命观的具体体现,形为神之展现,神为行之主导。养神与养形需从调神(清净)与调气(行气导引)两方面入手。

3. 保养精气、调和脏腑

精气是生命活动的物质基础,脏腑是人体的根本,只有精气旺盛、脏腑调和,生命才能健康。具体可以从保养肾精(积精保精、补精益精)、调养真气(养气与调气)、调养五脏(脾肾为先、调和气血)、调养六腑(以通为顺、以通为用、以降为和)几方面入手。

4. 三因制宜、综合调养

三因即因时、因人、因地。人体一切生理和心理活动都必须顺应四时变化的客观规律,一年四季要遵循春生、夏长、秋收、冬藏的物候特点和"春夏养阳,秋冬养阴"的原则。不同的年龄按照不同的方法养生,具体按照如下时间节点进行划分:胎儿保健、婴幼儿保健、儿童保健、青少年保健、中年保健和老年保健,也就是具体年龄、具体分析。地理环境对人类健康和疾病的影响也是非常重要的。例如，在湖南、湖北等地区的人们，盛夏食用一定量的辛辣食物对身体有一定的保健作用，因为这些地区多湿，多吃一些辛辣食物易于散除湿气，从而预防多种疾病的发生。

5. 注重品质生活

生活品质的提高，对身心健康同样有很重要的影响。拥有好的身心状态可从以下几个方面入手：饮食有道、衣着得体、居住适宜、心态平和。拥有更高品质的生活，也是提高人们生活幸福指数很重要的方面。

第二节　中医养生的常用方法

一、穴位养生

穴位养生是运用艾灸、推拿、贴敷、拔罐和刮痧等技术方法，刺激特定的经络和穴位，激发经气，促进气血流通，达到强身健体、防治疾病的作用。经络是人体气血运行的通道，为经脉与络脉的总称，能够沟通内外表里、联络周身，将各个部位联系成统一的有机整体。

1. 养生常用穴位（图15-1）

（1）头面部穴位

百会穴：两耳尖连线的中点处。可改善失眠、乏力、倦怠等。

睛明穴：目内角稍上方的凹陷处。用于改善视力及治疗眼部疾病。

听宫穴：耳屏正中与下颌骨髁状突之间的凹陷中，张嘴取穴。用于改善耳鸣、耳聋等。

迎香穴：鼻翼外缘中点旁。用于治疗鼻炎、鼻窦炎等。

大椎穴：后正中线第 7 颈椎棘突下的凹陷中。用于泻热等。

（2）胸腹部穴位

膻中穴：前正中线两乳头连线的中点。用于治疗心情抑郁等。

中脘穴：前正中线脐中上 4 寸。用于治疗消化不良、胃痛、胃胀等。

中极穴：前正中线脐下 4 寸。用于治疗憋不住尿和夜尿频多等。

（3）腰背部穴位

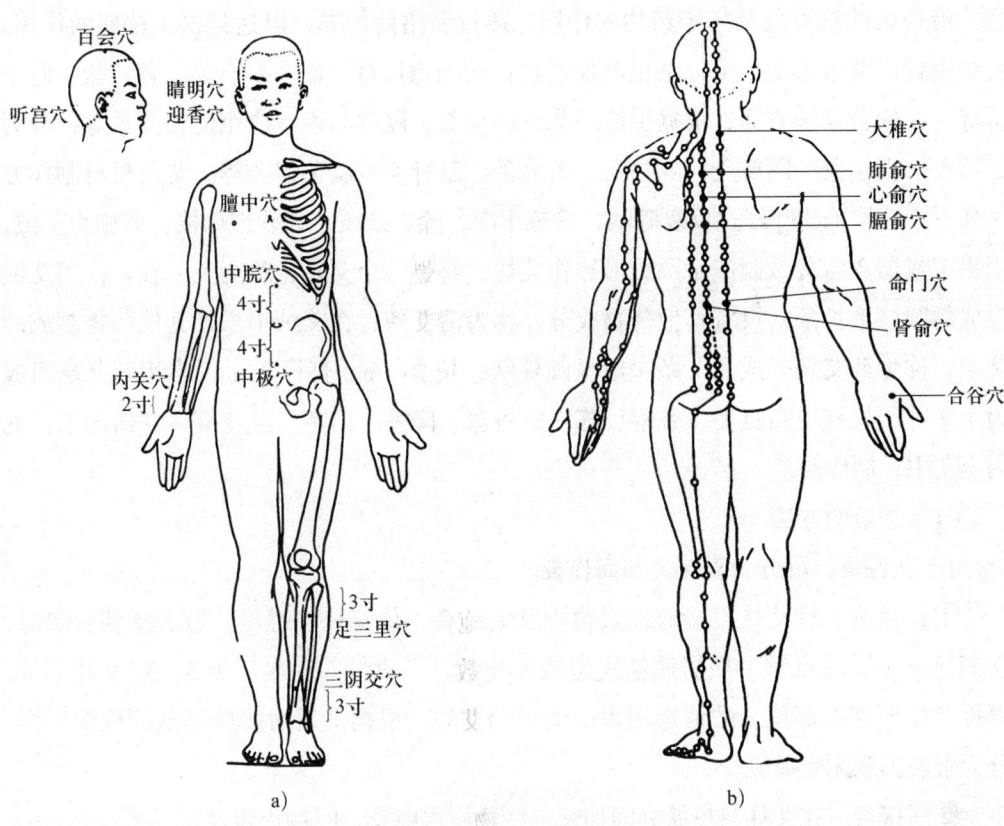

图 15-1 养生常用穴位
a) 正面 b) 背面

肺俞穴：第 3 胸椎棘突下，后正中线旁开 1.5 寸。用于治疗咳嗽、气喘等。

心俞穴：第 5 胸椎棘突下，后正中线旁开 1.5 寸。用于治疗心慌、气喘等。

膈俞穴：第 7 胸椎棘突下，后正中线旁开 1.5 寸。用于治疗打嗝、气喘等。

肾俞穴：第 2 腰椎棘突下，后正中线旁开 1.5 寸。用于治疗腰痛、腰酸等。

命门穴：第 2 腰椎棘突下凹陷中。用于改善怕冷等表现。

（4）四肢部穴位

合谷穴：手背，第 2 掌骨桡侧的中点旁边。用于止痛及治疗面部疾病。

内关穴：腕掌侧远端横纹上 3 横指（2 寸），两筋之间。用于安神及稳定心率等。

足三里穴：小腿外膝眼下方 4 横指（3 寸），距正前方胫骨 1 拇指横指（1 寸）的距离。用于改善脾胃疾病。

三阴交穴：内踝尖上 3 寸，胫骨内侧缘后方。主要用于治疗各种妇科疾病。

2. 灸法养生

灸法养生是单纯使用艾绒或艾绒内掺入特定的药物处理后放置在穴位上施灸的方

法。借灸火的热力以及特定药物的作用，通过经络的传导，以达到扶正祛邪的作用。灸法用材以艾绒为主，可以辅以其他药材，在隔物用材方面主要有姜、蒜、盐、附子饼等。在施灸方法方面，根据手法、艾绒的形态、隔物与否、应用何种器具等，分为雀啄灸、直接灸、回旋灸、隔物灸、雷火灸、温针灸、温灸器灸等。艾灸材料制作方法如下：选取陈艾叶经过反复晾晒，筛拣干净，除去杂质，令软细如棉，即称为艾绒，用手工或器具将艾绒制成小圆锥形称作艾炷，每燃一个艾炷，称为灸一壮。仅用艾绒卷成的圆柱形长条，没有其他药物成分，称为清艾条；在艾绒中添加其他药物制成的艾条，称为药艾条。成品艾条一般呈圆柱状，长 20 cm，直径 2 cm。常用药艾条组成为生艾叶、桂枝、高良姜、香附、陈皮、丹参、降香、白芷、红花等，共研为末，混匀至艾中，制成药条。

（1）艾灸的方法

1）艾炷灸。可分为直接灸和间接灸。

①直接灸。将艾炷直接放在穴位皮肤上施灸，待艾炷快燃尽、患者感到较热时，立刻换一个艾炷点燃。根据病情决定施灸壮数。一般每穴一次可灸 3、5、9 壮不等，根据穴位所在的部位，酌情选用大小适宜的艾炷。根据灸后对皮肤刺激的程度不同，分为瘢痕灸和无瘢痕灸。

②间接灸。在艾炷与皮肤之间加垫一些物质再施灸。间接灸包含：

a. 隔姜灸。将鲜生姜切成直径 2～3 cm、约 0.3 cm 的薄片，中间以针扎数个小孔，然后将姜片置于应灸的穴位或患处，再将艾炷放在姜片上点燃施灸。当艾炷燃尽后，易炷再灸。以皮肤红晕而不起泡为度。此法有温胃止呕、散寒止痛的作用。

b. 隔蒜灸。将鲜蒜切成约 0.3 cm 的薄片（蒜如泥亦可），中间用针扎数个孔，置于应灸的穴位或患处，再将艾炷放在蒜片上点燃施灸。当艾炷燃尽后，易炷再灸。因大蒜液对皮肤有刺激性，皮肤易起泡的患者不宜使用。此法有清热解毒作用。

c. 隔盐灸。可用于脐部，用纯净干燥的精制食盐填于脐部，或于盐上放置一个薄姜片，上置大艾炷施灸，如患者稍感灼痛，即更换艾炷。此法可使中气提升、精神振奋。

d. 隔附子饼灸。以附子片或附子药饼作间隔物。药饼的制法是，将附子研成末，以黄酒调和，制成直径约 3 cm、厚约 0.8 cm 的附子饼。中间以针刺数孔，置于相应的穴位或患处，再将艾炷放上点燃施灸。此法有温阳补肾的功效。多用于风湿痹痛及肢体局部麻木不仁。

e. 隔黄土灸。用水调黄土，制成直径 3 cm、厚 0.8 cm 的薄饼，贴在应灸穴或患处，再将艾炷放在黄土饼上点燃施灸。当艾炷燃尽，易炷再灸，直至灸完应灸的壮数，可用于湿疹等。

2）艾条灸。包括悬起灸、实按灸和温针灸。

①悬起灸。施灸时将艾条悬放在距离穴位一定高度上，艾条点燃端不直接接触皮肤。根据操作方法不同，分为温和灸、雀啄灸和回旋灸。温和灸是用点燃的艾条，对准施灸部位，距离皮肤 3 cm 左右处施灸，使患者局部感觉温热而无灼痛感为宜，以施灸部位皮肤温热、潮红为度。温和灸有利于施灸部位进一步激发经气，引起感传。雀啄灸是用点燃的艾条，对准施灸部位一上一下地活动施灸，如鸟雀啄食一样，以施灸部位皮肤温热、潮红为度。雀啄灸主要用于局部经气的激发。回旋灸是以施灸部位为中心，旋转施灸，以皮肤温热、潮红为度，此法有利于施灸部位的气血运行，主要用于胸腹、背腰部。

②实按灸。将点燃的艾条隔布或数层防火纸按在穴位上，使热气透入皮肉深部，火灭热减后重新点火按灸。最常用的是太乙神针疗法和雷火神针疗法，可适用于风寒湿导致的疼痛。

③温针灸法。将针刺入穴位，得气后并给适当补的手法留针，将纯净细软的艾绒捏在针尾上，或用一段长约 2 cm 的艾条插在针柄上，点燃施灸。艾条燃尽后，除去灰烬，将针取出。此法是针刺与艾灸结合应用的一种方法，简便易行，且能同时发挥针刺和艾灸两种作用而达到治疗的目的。

3）温灸器灸。包括灸架灸和灸盒灸。

①灸架灸。将艾条点燃后插入灸架顶孔对准穴位固定好，可通过上下调节插入艾条的高度以调节温度，以感到温热略可耐受为宜。

②灸盒灸。将盒安放于施灸部位的中央，点燃艾条段或艾绒后，置放于盒内中下部的铁砂上，盖上盒盖。灸至患者有温热、舒适、无痛、皮肤稍有红即可。如患者感到灼痛，可略开盒盖或起盒，使之离开皮肤片刻，旋即放下，再行灸治，反复进行，直至灸足应灸量。灸毕移去灸盒，取出灸艾并熄灭。

（2）艾灸的原则

1）因时施灸。根据不同的季节、气候特点，酌情施灸。

2）因地施灸。根据不同地域的特点，酌情施灸。

3）因人施灸。体质壮盛者，艾炷宜大，壮数宜多；体质虚弱或久病者，艾炷宜小，壮数宜少。凡少小、衰老者宜少灸。

4）因部施灸。施灸时，一般先灸上部，再灸下部。胸部不宜用大炷灸，四肢末端、皮肉浅薄处不可多灸，腹背和肌肉丰厚处可多灸。面部腧穴、乳头、大血管处均不宜使用直接灸，以免形成瘢痕。关节活动部位不适宜化脓灸，以免化脓破溃，不易愈合，甚至影响功能活动。

5）因证施灸。根据所收集的望、闻、问、切等四诊资料，形成一个高度概括的证型，从而确定施灸的经穴、方法和施灸的量。

（3）艾灸的注意事项

艾灸一般不用于实热证（包含痰热、湿热、壮热等表现）或者虚热体质（五心烦热、盗汗等表现）的患者，不能用于幼儿、昏迷、癌症晚期、脑出血急性期、血液病、大量吐（咯）血的患者。同时过饥、过劳、酒醉时不灸，孕妇腹部和腰部禁灸，感觉障碍明显的皮肤处一般也不灸，糖尿病有感觉障碍的患者不建议艾灸。如有水疱，可用消毒毫针刺破，放出水液，再适当消毒保持皮肤表面清洁，用消毒敷料外敷防止感染。艾灸完成后，取下艾条残余浸入水中以防止再燃。

（4）常用的艾灸部位

周围性面瘫用翳风穴，功能性便秘用大肠俞穴，痛经用关元穴，脾胃功能欠佳用足三里穴，鼻炎用印堂穴，失眠用安眠穴和内关穴，常年气喘用肺俞穴、心俞穴和膈俞穴，小便频数用中极穴，腰部疼痛用肾俞穴和命门穴，牙痛和头痛用合谷穴，月经不调用三阴交穴，等等。

穴位的选择原则：与疾病相关的经络循行部位，病痛及其邻近部位，体表的特定穴位，与疾病相关的神经节段分布部位。

3. 推拿养生

推拿养生是以中医理论为指导，运用手法或借助于一定的推拿工具作用于患者体表的特定部位或穴位来进行养生保健的方法，具有通行经络、理气活血、调和阴阳的作用。

（1）常用的推拿手法

1）一指禅推法。以拇指端或罗纹面着力于施术部位，手腕往返摆动带动拇指运动的手法。拇指伸直，余指的掌指关节和指尖关节自然屈曲，以拇指端或螺纹面着力于体表施术部位上做有节律的屈伸运动，动作要领是：沉肩、垂肘、悬腕、指实、掌虚。一指禅推法操作时施术手指要始终在一个点上反复作用，也就是摆动的速度要快但移动的速度较慢，称为"紧推慢移"。以指端操作，其接触面最小，易于施力，刺激相对较强；以螺纹面操作，则接触面相对较大，刺激亦相对较平和。多用于颈椎、肩颈等部位缓解局部疼痛。

2）揉法。以大小鱼际、手指或掌根以一定力按压在施术部位后，带动皮下组织做环形运动的手法。多用于腰腿部疼痛。

3）按法。以指、掌、肘等部位按压施术部位。多用于背腰部、下肢后侧及上肢部，其中的肘按法力量较大。多用于腰背部疼痛。

4）滚法。用手的小鱼际背侧和掌指关节作为着力点，以沉肩、垂肘、悬腕的方式将力量作用于施术部位。多用于肩、背、腰、腿等肌肉丰厚处的疼痛抽搐。

5）捏法。用手指和手掌向后上方作对称性的挤压。多用于颈、肩、手臂和腿部的肌肉、肌腱以及经筋节点处的酸胀、疼痛。

6）搓法。用双手掌面置于肢体两侧或身体对侧做交替搓动。可用于缓解手臂和腿部的酸胀疼痛等表现。多用于手足部寒凉、刺痛。

7）拿法。用拇指和食指、中指或其余四指，缓缓地对称用力，将治疗部位夹持提起，并同时行捻、搓、揉、捏的手法，称为拿法。多用于缓解颈肩疼痛。

8）擦法。用指、掌贴附于施术部位，行快速的直线往复运动，使摩擦的局部生热的方法，称为擦法。可以用全掌擦、大鱼际擦或者小鱼际擦法。施术时接触必须平实，不能浮动。多在有辅料如刮痧油等介质条件下应用于肌肉丰厚处。

（2）小儿捏脊

在安静状态下，将小儿俯卧置于床上，沿紧挨脊柱两侧肌肉用拇指螺纹面及食指第二关节桡侧缘轻捏皮肤、将皮肤提起，自尾骨向上至大椎穴逐关节进行提拉，反复20～30 min，持续几日，可对督脉、双侧膀胱经及夹脊穴有明显刺激作用，起到增强肠胃功能、助消化、调整阴阳、运行气血的作用，对小儿免疫力低下、食欲不振、消化不良、生长发育缓慢有一定的改善作用。要注意手法宜柔和、平稳，同时还应注意采取舒适而又利于操作的体位。小儿皮肤娇嫩，切勿抓破小儿皮肤，可借助刮痧油、爽身粉等介质以防皮肤破损。

4. 拔罐养生

拔罐法（古代称角法或吸筒疗法）是以罐为工具，利用燃火、抽气等方法排出罐内空气，使罐吸附于腧穴或体表相应部位，使局部皮肤充血或形成瘀血，以达到防病治病、强身健体目的的外治方法。现代罐的种类很多，有竹罐、陶罐、玻璃罐和塑料罐等。

（1）拔罐操作方法

1）点火吸附法。用火在罐内燃烧排出空气形成负压，使罐吸附在皮肤上，具体包括闪火法、投火法、滴酒精法、贴棉法。

①闪火法。用长纸条或者镊子夹住酒精棉球（此时应注意将酒精棉球中多余的酒精挤出后使用，防止点燃后燃烧的酒精滴到皮肤或衣服上形成烫伤），将火罐准备在距离施术皮肤不远处，将棉球点燃并在罐内绕3～5周后，将火退出，迅速将火罐扣在施术部位上。此法较为安全，也较为常用，但使用时同样需要注意勿将罐口烧热，以免烫伤皮肤。

②投火法。将点燃的纸片或者棉花投入到罐内，迅速将罐扣在施术部位上吸附皮肤的方法。此种方式多用于侧面横拔。

③滴酒精法。将95%的酒精滴入罐内（勿滴过多，以免燃烧后流出烫伤皮肤），之后将酒精在罐内摇匀，使其粘在内壁上，用火点燃后，迅速扣到施术部位上。

④贴棉法。将大小适宜的一块酒精棉花贴在罐内壁的下1/3处，将酒精棉花点燃，迅速将罐扣在施术部位上，即可吸住。此法多用于侧面拔，需防酒精过多，以免滴下烫伤皮肤。

2）排水吸附法。利用水蒸气排出罐内空气，形成负压，使罐吸附在皮肤上。取竹罐放入锅内，加水或中药汤汁蒸煮至沸腾，用镊子将竹罐罐口朝下夹出，迅速用凉毛巾紧扣罐口，形成负压，之后立即将罐扣在施术部位上，即可吸附。在汤汁中可加入羌活、独活、红花、艾叶、川椒等中药以增强治疗效用，此法也称药罐法。

3）抽气吸附法。将抽气罐的罐口紧扣在穴位上，用抽气筒或者注射器通过橡皮塞将罐内空气抽出，形成负压，产生吸附。

（2）起罐方法

起罐时，一手抓住罐，另一手手指按压罐口旁边的皮肤，使空气进入罐内即可取下。吸附过强时，放气后，需缓慢取下，以免擦伤皮肤。如有水疱，小的无须处理，用消毒纱布覆盖防止擦破，等待自行吸收；如水疱较大，可用无菌针灸针刺破，将水放出（用棉签吸附即可），之后用碘伏或75%酒精局部消毒，用敷料覆盖，包扎即可。

（3）拔罐注意事项

拔罐部位应选择肌肉丰厚处，操作应迅速，吸附才较为有力，把握火把或火源在罐口和罐内停留的时间，以免烫伤皮肤。皮肤过敏、溃疡、外伤、大血管分布的部位均不宜拔罐，高热抽搐、孕妇腹部及腰骶部亦不能拔罐。

5. 刮痧养生

刮痧是利用一定的工具，如铜钱、银元、木梳背、水牛角板等，加上水、刮痧油或精油等润滑剂，在人体某一部位的皮肤上进行刮摩，使皮肤发红、充血，形成一片片紫红色的斑块或是斑点，从而达到预防疾病、强身健体目的的方法。

（1）刮痧的方法

1）直接刮痧法。施术者用工具，直接在人体某个部位的皮肤单向多次刮摩。这种方法多用于体质比较强壮而病证又属于实盛之候的患者。

2）间接刮痧法。施术者用一块毛巾或棉布之类的物品，隔于人体所需要刮摩部位的皮肤上，然后再用工具在上面进行刮摩，这种方法多用于婴儿、幼儿、年老体弱的人群。

（2）刮痧的部位和手法

根据病情需要选择相应的经络或者穴位。例如，腰背部疾病选择腰部的督脉和膀胱经，呼吸系统疾病选择肺经，消化系统疾病选择脾经或胃经。刮痧的操作手法根据刮痧板不同的面和不同的力度分为平刮、竖刮、斜刮、角刮。

6. 耳穴养生

耳穴养生技术是在耳郭穴位上用王不留行籽、不锈钢珠或耳针等物品，以胶布或是其他黏性物品固定于耳郭表面穴位，并时常以手指按压增强刺激，以达到防治疾病、强身健体的一种方法。其应用范围较广，操作方便，且对疾病的诊断也有一定的参考意义。中医认为，当人体内脏或体表发生病变或功能失调时，往往在耳郭的相应部位有压痛、形态色泽改变，这些异常反应点可以作为疾病诊断的参考依据，也可以成为防治疾病的刺激部位。

二、功法养生

1. 八段锦

八段锦是一套动作简单、易学易练的传统运动功法。练习时应选择安静、空气清新、湿度适宜的环境，穿着宽松、合体、质地软的服装。练习中动作要柔和、缓慢，内示精神，外示安逸，做到内外神形兼备。八段锦对消除疲劳、增强体质、提高心肺功能有很好的作用，是一种具有良好保健康复作用的传统养生功法。

八段锦包含双手托天理三焦、左右开弓似射雕、调理脾胃须单举、五劳七伤往后瞧、摇头摆尾去心火、两手攀足固肾腰、攒拳怒目增气力、背后七颠百病消八式。

八段锦习练一周应不少于五次，每次练习 40 min。受性别、年龄、身体条件等因素的影响，练习者个体差异较大，应结合自己的实际情况灵活掌握。

2. 太极拳

太极拳是我国传统健身功法之一，讲究阴阳相生、动静相兼、虚实相继，涵盖了导引和吐纳的诸多精华。太极拳的习练讲究心静意导、神形兼备、动作圆融、阴阳相济、舒展柔和以及呼吸均匀等诸多方面。太极拳起源于民间，由戚继光集其大成，再由陈王廷推陈出新创编而成。经过几百年的传承，派生出杨氏、吴氏、武氏等诸多太极拳拳式。在医疗保健方面，杨氏太极拳推崇较为广泛，共二十四式，分别为起势、野马分鬃、白鹤亮翅、搂膝拗步、手挥琵琶、倒卷肱、左揽雀尾、右揽雀尾、单鞭、云手、单鞭、高探马、右蹬脚、双峰贯耳、转身左蹬脚、左下势独立、右下势独立、左右穿梭、海底针、闪通背、转身搬拦捶、如封似闭、十字手、收势。

太极拳适宜多种人群，虽然速度缓慢、动作柔和，但是也要根据个人情况具体调整架势的高低、运动量的大小等诸多方面。有严重心脑肺疾病、各种严重骨质疾病及体质过于虚弱者不适合习练太极拳。

3. 五禽戏

五禽戏属古代导引术之一，所谓五禽戏，就是模仿虎、鹿、熊、猿、鸟这五种禽兽的动作，组编而成的一套锻炼身体的方法。五禽戏的名称，首见于《后汉书·方术传》，华佗云："我有一术，名五禽之戏，一曰虎、二曰鹿、三曰熊、四曰猿、五曰鸟。亦以除疾，兼以蹄足，以当导引。"

五禽戏包含如下几步：

起势调息：习练者调整呼吸，使身体放松，两脚自然分开，膝关节微曲、沉肩坠肘，同时两手边上提边内合，自然画出圆弧形。

虎戏：包含虎举和虎扑。习练虎戏，能够益气补肾、强腰健骨、通调肺气、通督养精。

鹿戏：包含鹿抵和鹿奔。习练鹿戏，能够固脑益肾、强筋健骨、疏肝利胆、调和气血、防治心脑疾病。

熊戏：包含熊运和熊晃。习练熊戏，能够疏肝理脾、促进消化、有助睡眠、强筋健骨。

猿戏：包含猿提和猿摘。习练猿戏能够养心补脑、开窍益智、提神醒脑。

鸟戏：包含鸟伸和鸟飞。习练鸟戏能够开胸顺气、清热养肺。

收势：双掌经体侧上举至头顶上方，掌心向下，两掌指尖相对沿体前缓慢下按至腹前，目视前方。两手腹前合拢，虎口交叉叠掌、闭眼、调息，数分钟后以双手擦面2~5遍，恢复成预备式。

4. 七星功

七星功又名七星拳，因动作如星运而得名。习练起来动如猫、行如虎，参照天上北斗七星的定位，以其独有的步型、步法贯穿全身百节，亦刚亦柔，以智慧避刚。练之可以缓解焦虑，可使全身关节柔软灵活，气血调和，起到强身健体、延年益寿的作用。

七星功包含预备式、左右开弓式、顶天立地式、扭转乾坤式、前俯后仰式、大鹏展翅式、前后平衡式、天体圆转式、收式。

5. 六字诀

六字诀是通过呼吸吐纳及意念和肢体的导引，配合特定的发音，来调整和控制体内气息的升降出入和脏腑气机的平衡，以达到养生保健、延缓衰老目的的功法。

六字诀包含"嘘"字功养肝、"呵"字功补心、"呼"字功健脾、"呬"字功润肺、"吹"字功强肾、"嘻"字功理三焦。

6. 易筋经

易筋经是一种通过活络血脉、拔伸筋骨来畅通气血，使人延年益寿的功法。目前考证最早的《易筋经》版本是清道光年间来章氏的《少林易筋经》，书中提出"内练精气神，外练筋骨皮""内壮外强、内坚外勇"的统一论，以此奠定了中华武术气功的基础。此功法可疏通经络、调节脏腑、养生益智。

易筋经包含韦陀献杵式、横担降魔杵式、掌托天门式、摘星换斗式、倒拽九牛尾式、出爪亮翅式、九鬼拔马刀式、三盘落地式、青龙探爪式、卧虎扑食式、打躬式、掉尾式。

三、情志养生

中医将人的心理活动统称为情志，也就是"七情五志"。七情包含喜、怒、忧、思、悲、恐、惊，五志则是怒、喜、思、悲、恐。五志与五脏的相互对应，在《素问·阴阳应象大论》中有具体描述：怒伤肝，喜伤心，思伤脾，悲伤肺，恐伤肾。调养情志的方法包含修身养德、安睡养神和人为调摄。

1. 修身养德

（1）先明德

修德难，首难在明德。欲明德，总括起来，不外乎学习与感悟，也就是向经典书籍以及身边的人和事学习，可少走弯路，减少疑惑。可供明德的书籍很多，如《道德经》《曾国藩》《资治通鉴》等。人所处的环境时刻影响着人的成长，所谓"近朱者赤、近墨者黑"，"孟母三迁"就是很好的例证，对身边的人和发生的事进行思考并悟出道理，亲身接触，用心体会，可以明德。

（2）再立德

立德是德形成和沉淀的过程，也就是学会感激，通过感激提升自己的精神境界。感激伤害你的人，通过他磨炼你的心志；感激绊倒你的人，通过他强化你的能力；感激欺骗你的人，通过他增长你的智慧；感激斥责你的人，通过他让你学会忍耐；感激帮助过你的人，通过他让你学会感恩，学会怎样去回报社会；感恩众生，让你的生命丰富多彩。

（3）必持德

持德是践行德的过程，通过德行辨别善、恶、美、丑，规范自己的行为，此时必须记住："勿以善小而不为，勿以恶小而为之""千里之堤，溃于蚁穴"。

（4）需养德

崇高的德行都不是天生的，是在平时的生活中逐渐历练养成的，此间会经历各种挫折、诋毁和赞誉，需要把"自律、自重、自省、自警、自励"外化于行、内化于心，时刻警醒自己，自觉提高自己的人生境界。养德方法还包含以下几个部分：心存善念、常行善事、淡泊名利、少私寡欲、正心修口、清心养神、忍字当头、大德不愆。经过了这些，便能获得淡定的心态、谦让的个性、冷静的头脑、无私的胸怀以及乐观调达的心境。

2. 安睡养神

安睡养神主要是通过良好的睡眠方式、适宜的起居环境等方面来实现的。

（1）睡眠的作用

1）消除疲劳、恢复精力。睡眠时，人体精气神皆内守于五脏，五体安舒，气血阴阳调和，基础代谢率下降，呼吸和内分泌明显减少，体力得以恢复。

2）保护大脑、提高效率。睡眠时脑部代谢和耗氧量降低，有利于脑细胞储存，恢复精力。

3）增强免疫、促进康复。睡眠时人体的免疫系统得到休整和加强，能产生更多的抗体，增强机体抵抗力，促进器官的自我修复。

4）加快代谢、促进发育。人体在深睡眠期间，脑垂体分泌生长激素增加，其分泌量和深睡眠时间呈正相关。生长激素能促进核酸和蛋白质的合成，参与糖、脂肪的代谢，增加细胞的体积和数量，促进骨骼的发育。儿童睡眠时的生长比清醒时快3倍多，因此充足的睡眠对儿童生长发育尤为重要。

（2）睡姿

良好的睡姿也同样非常重要，通常以右侧卧位为佳，两腿屈曲呈弓状。这样便于阳藏于阴，心肾相交而使"气海深满、丹田常暖、肾水宜生"。现代医学认为右侧卧位可以避免心脏受压，促进血液流向肝脏，有利于肝脏代谢，促进胃中食物顺利进入肠内，加快胆汁排泄，还能防止舌根后坠，使呼吸更顺畅。

（3）睡眠的宜忌

睡前的按摩、叩齿、漱口、温水沐足，对情志的调摄均有非常好的作用。《黄帝内经》中指出"胃不和则卧不安"，也就是睡前不要过饱或过饥，饮食应该清淡适中。睡前避免过度兴奋，不宜饮浓茶、咖啡等会导致兴奋的饮品，避免看激烈、悲情、恐怖的电视节目或是赛事，不要剧烈运动，防止阳不入阴，难以入睡。睡中禁忌寝室当风、蒙头，以防止空气中的病毒和细菌乘虚而入，引起疾病。起床时应待头脑清醒、心气平和后慢慢起身，这样才更有利于气血阴阳在体内的起始转换。

（4）睡眠的环境

良好的睡眠环境包含安静的居所、适宜的光线、新鲜的空气以及适宜的湿度，在此基础之上，拥有良好的家庭关系、良好的心境，这样便能拥有最为健康的睡眠，也就是中医所说的"正气存内、邪不可干。"

3. 人为调摄

（1）节制法

节制感情，荣辱不惊，维护心理平衡。

（2）疏泄法

通过直接发泄或疏导宣泄来化解不良情绪。

（3）转移法

转移思维焦点或环境，使之从不良情绪中解脱出来。

（4）调气法

畅行五脏气机，激发人体生理活动。

（5）情志制约法

利用五行生克以及阴阳制约的原理消除有害情志。

（6）暗示法

利用语言、表情、手势等含蓄地影响患者的心理状态。

四、饮食养生

1. 饮食养生的概念

饮食养生简称食养，是指在中医理论指导下，根据食物的特性，合理地选择、加工和制作食物，通过合理的摄取起到调经养气、平衡阴阳、防病治病和延年益寿目的的生命养护活动。

2. 饮食养生的应用

饮食养生主要包含饮食平补、饮食调理和药膳调理。

（1）饮食平补

饮食平补是指运用作用缓和的平性食物进行补益滋养身体的方法。

1）饮食平补的方法。《素问·至真要大论》指出："夫五味入胃，各归所喜，故酸先入肝、苦先入心、甘先入脾、辛先入肺、咸先入肾，久而增气，物化之常也。"根据具体的需要进行使用,还要遵循"气味和而服之"的理念,也就是应用各种调味类食物调和五味,使之更好地达到促进消化、增进食欲的效果。

2)饮食平补的原则。全面膳食、合理搭配、饮食有节、饮食适宜。全面膳食在《素问·脏气法时论》里描述为"五谷为养、五菜为充、五果为助、五畜为益"。五谷指的是粮谷类、薯类和豆类,五菜指的是蔬菜类和食用菌,五果指的是果品类,五畜指的是肉类、蛋奶类和水产类。合理搭配就是在全面膳食的基础上注意各类食物所占的比例。饮食有节就是饮食要有节制、适时适量。饮食适宜是指饮食在清洁和新鲜的同时,要坚持清淡为主的原则,因为清淡的饮食易于脾胃的消化和吸收,过于肥甘厚腻的食物容易损伤脾胃。

3)饮食平补的注意事项。要防止误食有毒有害的食物,如发芽的土豆、有毒的蘑菇等;要避免过度加工和淘洗,避免有益物质的损失;避免相互产生不良作用的食物共同食用,比如菠菜中含有草酸,与豆腐中的钙离子结合会形成草酸钙,过多进食容易使机体产生结石;未经煮熟的肉类或是蛋类中会有一定的细菌等有害物质,应煮熟食用。

(2)饮食调理

饮食调理是指通过中医的"四气""五味""升降浮沉""归经"等饮食的属性来调理人体的五脏六腑和气血阴阳。

1)饮食调理的方法。四气(寒、热、温、凉)的调理中,寒凉属阴,故具有寒性或是凉性的食物大多具有清热、解毒、泻火、凉血、滋阴的作用,适用于热性体质或病症。常用的寒性食物有西瓜、苦瓜、绿豆等,常用的凉性食物有茄子、梨、绿茶等。温热属阳,故具有温性或热性的食物大多具有散寒、助阳、温经、通络的作用,适用于寒性体质或者寒证。常用的热性食物有辣椒、胡椒、芥末等,常用的温性食物有茴香、龙眼肉、韭菜等。五味(酸、苦、甘、辛、咸)的调理在《素问·脏气法时论》中描述为"辛散、酸收、甘缓、苦坚、咸软"。例如,石榴(酸味)止泻,苦瓜(苦味)清火,饴糖(甘味)缓急止痛,生姜(辛味)解表,海带(咸味)治瘿瘤。升降浮沉的调理中,具有温、热、辛、甘的食物大多具有升浮的特性,如葱白发散风寒、玫瑰花疏肝解郁;具有酸、苦、咸、涩的食物大多有沉降的性能,如石决明平肝潜阳。归经是指食物对机体脏腑和经络的选择性作用,如百合入肺经、黑芝麻补肾。

2)饮食调理的原则。饮食的调理需要因人、因时、因地具体分析。因人是指根据个人的年龄、体质等方面的特点进行区分。年龄方面,儿童具有脏娇、发育迅速的生理特点,饮食应清淡易消化、营养全面;青少年新陈代谢旺盛、用脑较多,应该多摄取富含热量的食物和丰富的维生素,尤其应注重鱼、蛋、奶等优质蛋白质的摄取;中老年时期,机体代谢逐渐减退、饮食宜荤素搭配,故应以"温、熟、热、软、淡"的食物为主，尽量减少"肥、甘、生、冷、硬"的食物。体质方面，人的禀赋和体质各不相同，对饮食的摄入也应有所区别。例如，湿热体质的人宜食清热利湿之品，如薏苡仁、黄瓜等；血虚体质的人宜食补血养血之品，如鸭血、红糖等。因时是指根据四时季节和昼夜晨昏的时序规律进行饮食养生。《饮膳正要》指出："春气温，宜食麦以凉之；夏气热，宜食菽以寒之；秋气燥，宜食麻以润其燥；冬气寒，宜食黍以热性治其寒。"因地体现在我国地域辽阔，地势有高下之别，气候有寒热湿燥之分，故饮食偏好也有差别。例如，东南地势较低，气候温暖潮湿，宜食清淡通利或甘凉之品；西北地势较高，气候寒冷干燥，宜食温热滋润之品。

3）饮食调理注意事项。正常的饮食一定要有节制，应做到如下几个方面：定量、定质、定时。同时要注意进食速度应较缓慢，充分咀嚼。进食期间专心致志，尽量避免交谈，也就是"食不言、寝不语"。进食时快乐的情绪有助于消化和脾胃功能的正常运转。进食以后的摩腹、散步和漱口同样有助于机体消化功能的正常运转。

（3）药膳调理

药膳调理是指运用中医理论，根据食用者的体质烹调出能够防病治病、色香味俱全的食物进行养生的方法。中医认为邪气是疾病产生的重要条件，"正气存内，邪不可干；邪之所凑，其气必虚"，故药膳调理在驱邪和扶正两个方面要兼顾。

1）药膳调理的方法。药膳根据五脏的具体特点，辨证施用。

①肝的功能是条达气机、藏血和助疏泄。年老头晕、乏力时可以用天麻当归粥平肝潜阳。湿疹、丹毒患者可以用马齿苋粥清热解毒、息风止痒。视力模糊者用决明子茶平肝潜阳。心情抑郁、食欲欠佳时可以用玫瑰花茶疏肝理脾。

②心主神明、主血脉。记忆力不好时用益智仁粥补肾助阳、固精缩尿。失眠、心悸时用龙眼红枣粥健脾养心、补血安神。失眠、干咳时用百合雪梨饮养心安神、润肺止咳。心烦不眠者可以用酸枣仁熟地粥养阴安神。

③脾有运化、固护的作用。脾气虚乏力者可以用山药红枣粥益气养血，精神不振时可以用西洋参麦冬茶益气养阴，腹冷、腹胀者可用羊肉桂皮汤温中健脾。下肢肿胀者可以用薏米赤小豆粥利水消肿。肥胖者可以用薏苡仁荷叶茶利湿化痰减肥。

④肺主呼吸、调节水液。久咳、久泻患者可以用乌梅粥敛肺止咳、涩肠止泻。咽喉肿痛患者可用青果玉竹百合粥滋阴润肺、利咽止咳。咽痛喑哑者可以用胖大海甘草桔梗饮清肺化痰、利咽开喑。风寒感冒者可以用生姜苏叶饮解表散寒、温中止呕。黄褐斑患者可以用桑叶茶清肺润燥。

⑤肾藏精，为元阳之本。腰膝酸软时用杜仲叶茶养肝益肾、强筋健骨。小便频数、尿失禁时可以用覆盆子鸡内金汤平补肝肾、缩精止尿。

2）药膳调理的原则。药膳的使用要合理应用药物的四气五味、性味归经以及食物的专属特性，避免相互之间产生毒副作用，以药物和食物的最大优势改善身体健康。

3）药膳调理的注意事项。要注意药物与食物的忌讳，例如，黄连、乌梅不与猪肉同用，天门冬忌鲤鱼，白术忌大蒜，人参忌萝卜等，一起食用会降低药物的作用。高血压、冠心病等水肿患者少放盐，宜清淡。

五、房事养生

祖国医学把男女两性生活称为房室生活，简称房事、入房、行房。性是人类的天性，它和吃饭、呼吸一样，是人的自然活动，是人类繁衍的必然需要。

1. 房事与健康

房事健康需遵循适度、有节的原则。适度的房事对健康有良好的促进作用。《素问·阴阳应象大论》中说："能知七损八益，则二者（阴阳）可调，不知用此，则早衰之节。""七损八益"是性生活的重要保健方法。也就是说，和谐的房事对长寿和健康非常重要。但是，房事也一定要有节制，不可纵欲，因为失精过度会使肾元亏虚、正气耗损，从而导致百病丛生。比如，房事过度引起腰膝酸软、头晕耳鸣、健忘乏力，男子遗精、滑精，女子月经不调等。禁欲同样不可取，早在晋代的葛洪《抱朴子·内篇》中就有记载："人不可以阴阳不交，坐致疾患。"也就是说，健康的成年男女会因为失于交接而得多种疾病，强忍不泄和勉强抑制性生活是非常有害的。

2. 房事需遵循的原则

古代养生家提倡晚婚少育，唐代孙思邈的《备急千金要方》中说："字育太早，或童孺而擅气"，"生子愚痴，多病短寿"。也就是早婚早育不仅损耗男女自身，而且影响下一代。现代医学认为，女性婚育最佳时期是 21~28 岁，男性婚育最佳时期是 24~32 岁，此时的男女生殖机能最为旺盛，精子和卵子质量相对较高，有利于家庭和社会的发展。行房时要注意行房卫生（注意清洗外阴），以及杜绝不良性行为（包含同性性行为、多个性伴侣等），防止感染及性传播疾病的发生。适度独居，有利于收敛心神、安神定志。

3. 房事保健方法

房事的保健方法有饮食、针灸、推拿、药物、气功等。比如，在涌泉穴和三阴交穴进行穴位按压及摩擦，每日 100 次；艾灸肾俞穴及命门穴，每日一次；摩擦双侧耳轮，以局部微微涨热为度，每日一次；已婚男子可轻轻揉动睾丸，左右各旋转 50 次；已婚女子每日双手同时揉乳房，正反方向各 50 圈，一抓一放各 50 次，此法对女性有培元固本的作用。

4. 房事禁忌

房事需要做到：欲不可纵（不可过度和滥交）、欲不可强（需考虑对方的体力和情感）、欲有所忌（忌醉酒同房、忌七情劳倦同房、忌环境不佳同房、忌病中同房、忌女性经期、孕期、产期和哺乳期同房）等。

六、中药养生

中药养生是指利用各种中草药来调整机体状态，以增进健康、延缓衰老的养生方法。合理地运用中药，可使机体阴阳平衡，脏腑功能维持协调，气血运行保持通畅，从而达到预防保健的目的。中药的具体使用需考虑药物的升降浮沉（四气），以及酸苦甘辛咸（五味）的使用特点。具体到使用方面有，酸味入肝、苦味入心、甘味入脾、辛味入肺、咸味入肾。实际应用在病证上，有寒热虚实之分，在运用中药时，要按照"热者寒之""寒者热之""虚者补之""实者泻之"的基本原则进行使用。

1. 补益类

（1）山药

山药味甘，性平，具有补脾益精之作用。山药中富含糖蛋白、氨基酸、胆碱、维生素C等营养成分，能促进嗜中性粒细胞的吞噬功能，因此中老年人经常食用山药能强壮身体、延缓衰老。

（2）薏苡仁

薏苡仁味甘淡，性凉，具有健脾和胃、补肺、除湿、利水之功效。与粳米同煮为粥，常用于脾胃功能障碍的防治。

（3）茯苓

茯苓味甘淡，性平，具有健脾和胃、宁心安神、渗湿利水之功，为平补之佳品。常用作减肥、改善脾胃消化功能使用。清代宫廷中，常把茯苓制成茯苓饼，作为经常服用的滋补佳品，现已成为祛病延年的著名糕点。

（4）大枣

大枣味甘，性温，有补气健脾、养血安神之功。常用于调和脾胃、缓解药性。

（5）莲子

莲子味甘、涩，性平，能补脾止泻，益肾固精，养心安神。用于治疗心脾两虚的心悸和失眠。

（6）龙眼肉

龙眼肉也叫桂圆，味甘，性温，具有补益心脾、益气养血的功效。常用来治疗失眠和抗焦虑。

（7）百合

百合味甘，微苦，微寒，具有养阴润肺、清心安神的功效。对肺阴虚导致的久咳和虚烦不眠有较好的作用。

（8）酸枣仁

酸枣仁味甘，性平，有宁心安神、养肝、敛肝的功效。常用于阴虚导致的睡眠障碍和惊悸。

（9）芡实

芡实又叫鸡头米，味甘、涩，性平，有益肾固精、祛湿止带、补脾止泻之功。常用于改善脾胃功能、减肥以及减少夜尿频多。

（10）益智仁

益智仁味辛，性温，有温脾开胃、固肾缩尿的作用。常用来增强老年人的记忆力，改善尿频，以及镇静安神。

（11）阿胶

阿胶味甘，性平，具有补血止血、滋阴润肺之功效。常用于孕妇产后补血、老年人手术后补益气血。

（12）覆盆子

覆盆子味甘、酸，性微温，具有补益肝肾、固精缩尿、明目的功效。多用于改善夜尿频多、前列腺功能障碍以及脱发等方面。

2. 健胃消食类

（1）山楂

山楂味酸、甘，性微温，有消食化积、活血散瘀的功效。主要用来消肉食、降血脂以及防癌、增强免疫力。

（2）鸡内金

鸡内金味甘，性平，能运脾消食，涩精止遗，通淋化石。常用于改善消化不良、排出各种结石、改善小便频多以及缓解遗精等。

（3）麦芽

麦芽味甘，性平，有消食化积、疏肝、回乳的功效。常用于调和诸药、消面食，炒用可助消化、回乳。

（4）荷叶

荷叶味苦、涩，性平，具有清热解暑、升清化浊、化瘀止血的功效。生用可用于减肥和治疗便秘，烧炭可用于各种出血性疾病。

（5）紫苏

紫苏俗称苏子叶，味辛，性温，有解表散寒、理气安胎的功效，还可解鱼蟹毒。多用于治疗感冒及包裹生鱼寿司食用。

3. 调肝类

（1）菊花

菊花味甘、苦，性微寒，具有疏风清热、清肝明目之功。白菊花用来清肝火、明目，黄菊花用于疏风清热治感冒，野菊花主要用来清热解毒。

（2）决明子

决明子味甘、苦、咸，性微寒，有清肝明目、通便之功。常用来治疗视物不清及便秘。

4. 理肺类

（1）川贝

川贝味苦，性微寒，有化痰、软坚、散结的功效。常用来煮水或者蒸梨来止咳化痰，煮水内服可以消除结节。

（2）杏仁

杏仁味苦，性温，具有降气化痰、止咳平喘、润肠通便之功效。常用于治疗外感咳嗽和便秘。

（3）桑叶

桑叶味苦、甘，性寒，有疏散风热、清肝明目的作用。常用来缓解视物不清以及治疗肺热咳嗽。

5. 清热类

（1）金银花

金银花味甘，性寒，有清热解毒、凉血散风的作用。主要用于治疗各种感染，如气管炎、泌尿系统感染、疱疹、丹毒等。

（2）鱼腥草

鱼腥草俗称折耳根，味辛，性寒，有清热解毒、排毒消痈、利尿通淋的功效。主要用于治疗肺痈、热痢、排尿涩痛。

（3）马齿苋

马齿苋味酸，性寒，具有清热解毒、凉血消肿之功效。主治热毒泻痢、热淋、崩漏、丹毒等病症。

6. 通便类

（1）火麻仁

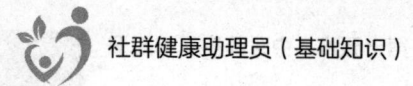

火麻仁味甘，性平，有养阴润燥、活血通淋之功效。用于治疗便秘时不易伤及阴液。

（2）郁李仁

郁李仁味辛、苦、甘，性平，具有润肠通便、下气利水的功效。主治肠燥便秘、水肿、小便不利、脚气肿满等。

7. 活血类

（1）三七

三七性温，味甘、微苦，有活血止血、散瘀定痛的功效。常用于跌打损伤、颈肩腰腿痛的治疗，以及各种出血性疾病等。

（2）红花

红花味辛，性温，有活血通经、散瘀止痛的功效。常用于治疗瘀血导致的痛经、冠心病、四肢寒凉等各种疾病。

8. 其他类

（1）葛根

葛根味甘、辛，性平，具有解肌发表、生津止渴、升阳止泻之功。用于治疗外感发热，头颈强痛，麻疹初起、疹出不畅，温病口渴、消渴病，泄泻，痢疾等。在治疗颈椎病、冠心病、失眠、糖尿病、感冒、麻疹方面有非常明显的效果。同时，还有一定的解酒和保肝作用。

（2）薤白

薤白味辛、苦，性温，有理气宽胸、通阳开痹的作用。主要用于治疗心阳虚导致的胸痹心痛、脘腹痞闷、咳嗽痰多。

七、体质养生

中医体质，是指人体生命过程中，在先天禀赋和后天获得的基础上所形成的形态结构、生理功能和心理状态方面综合的、相对稳定的固有特质，是人类在生长、发育过程中所形成的与自然、社会环境相适应的人体个性特征。王琦教授体质辨识团队对于中医体质的九种区分方法是目前行业的共识，包括平和质、气虚质、阳虚质、阴虚质、痰湿质、湿热质、血瘀质、气郁质、特禀质共九种。

1. 平和质

平和质，是指先天禀赋良好，后天调养得当，体态适中、面色红润、精力充沛、脏腑功能强健为主要特征的一种体质类型。平和质之人还表现在阴阳气血调和、性格随和开朗、心态平和、头发较密、目光有神、耐受寒热、睡眠良好、食欲好、二便正常、舌色淡红、苔薄白、脉和缓有力等方面，对自然环境和社会环境适应能力较强。平素应以保养为主，适当应用扶正之品。可在合适的天气进行放风筝、跑步、打拳、做操、唱歌、跳舞、旅行等活动，有助于身体健康。饮食方面应该粗细粮合理搭配，多吃蔬菜瓜果，少食过于油腻及辛辣食品，注意饮食卫生，控烟限酒。常用的代茶饮药物有大枣、粳米等。常用的药膳有绿豆粳米汤、酸梅汤、栗子焖鸡以及山药核桃羊肉汤等。日常保健可按压足三里穴和涌泉穴。

2. 气虚质

气虚质，是指元气不足，以疲乏、气短、自汗等表现为主要特征的体质类型。可因先天不足、饮食不当、过劳过逸、病后伤气而导致。气虚质之人还表现在肌肉松软不实、平素语声低弱、气短懒言、容易疲乏、精神不振、易出汗、易头晕、活动量减少、舌淡红、舌边有齿痕、脉弱，不耐受风、寒、暑、湿邪，易患感冒、内脏下垂等疾病，病后康复较常人缓慢。日常维护应以培补元气、补气健脾为主。适合听欢快的音乐，建议多进行摄影、旅行等活动，有助于健康。饮食方面应该少吃或不吃槟榔、生萝卜等耗气食物。常用的代茶饮药物可以使用生黄芪、党参、人参片等。常用的药膳可以用山药粥、黄芪党参汽锅鸡等。日常保健可按压气海穴和关元穴。

3. 阳虚质

阳虚质是指由于阳气不足，失于温煦，以形寒肢冷等虚寒现象为主要特征的体质类型。可因夏天过多饮用冷饮、吹空调，冬天衣着较少，长期不恰当服用抗生素、清热解毒中药等原因日久所导致。阳虚质之人还表现在性格内向、多沉静、平素畏冷、手足不温、精神不振、舌淡胖嫩、脉沉迟，易感风、寒、湿邪，易患周身疼痛、咳喘、泄泻等疾病。日常维护应以温补脾肾为主，适合听的曲子是《黄河大合唱》等激昂的乐曲。可在阳光充足的天气习练八段锦，有助于身体健康。饮食方面少吃生冷、苦寒的食物。常用的代茶饮药物有桂枝、干姜等。常用的药膳可以用韭菜炒胡桃仁等。日常保健可按压百会穴和肾俞穴。

4. 阴虚质

阴虚质是指由于先天不足或后天体内津液精血损耗，进而出现四肢烦热等虚热表现的体质类型。阴虚质之人还表现在大多体形偏瘦、性格外向、易急躁、眼睛干涩、口燥咽干、鼻微干、皮肤干燥、脱屑、好冷饮、大便干燥、舌红少津、脉细数，不耐受暑、热、燥邪，易患便秘、燥证、消渴等方面疾病。日常维护应以滋补肾阴、壮水制火为主，适合听的曲子是《小夜曲》《摇篮曲》等舒缓的乐曲。可在阴凉时段习练八段锦，有助于身体健康。饮食方面适合甘凉滋润的食物。常用的代茶饮药物有枸杞子、桑葚、石斛、西洋参、麦冬等。常用的药膳可以用冰糖炖海参、蜂蜜银耳蒸百合等。

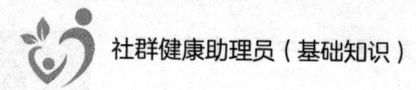

日常保健可按压太溪穴和三阴交穴。

5. 痰湿质

痰湿质是由于水液内停、痰湿凝聚，进而表现为黏、滞、浊特征的一种体质类型。可因先天禀赋（肥胖家族史）或者后天失养（脾胃功能运化欠佳）以及不良的生活习惯（如长期缺乏运动、睡前吃高热量的食物、饮酒过多等）所导致。痰湿质之人还表现在体形肥胖、腹部肥满松软、性格温和、稳重、善于忍耐等方面。日常维护应以化痰、健脾、祛湿为主，适合听的曲子是二胡《赛马》等轻快振奋的音乐。可进行散步、打网球、游泳等有氧运动，有助于身体健康。饮食方面适合健脾助运的食物，如扁豆、山药、白萝卜等。常用的代茶饮药物有白术、茯苓、薏米、赤小豆等。常用的药膳有山药冬瓜汤、薏苡仁粥等。日常保健可按压丰隆穴和足三里穴。

6. 湿热质

湿热质是以湿热内蕴为主要特征的体质类型。湿热质可由先天禀赋导致，但多数是由于后天的嗜酒、经常熬夜、滋补不当、长期情绪压抑、借酒浇愁或者长期生活在湿热环境等原因所导致。湿热质之人还表现在性格多变、易烦恼、平素面垢油光、面部偶有痤疮粉刺、舌质偏红、苔黄腻、容易口苦口干、身重困倦等方面。易患皮肤湿疹、焦虑症等疾病。日常维护应以化湿泻火为主，适合听的曲子是《高山流水》等曲调悠扬的音乐。可进行登山、游泳等有氧运动，有助于身体健康。饮食方面适合清热利湿的食物，如苦瓜、冬瓜、丝瓜等。常用的代茶饮药物有玉米须、竹叶、栀子、蒲公英等。常用的药膳有凉拌马齿苋、芹菜拌豆腐等。日常保健可按压支沟穴和阴陵泉穴。

7. 血瘀质

血瘀质是指体内有血液运行不畅的潜在倾向或瘀血内阻的病理基础，以肤色晦暗、舌质紫暗为主要特征的体质类型。血瘀质之人还表现在性格浮躁、易健忘、面色晦暗、易生斑、口唇紫暗、肢体麻木、失眠多梦等方面，舌质暗有瘀点或瘀斑，舌下络脉紫暗或增粗，脉象细涩或结代。易患脑卒中、冠心病等疾病。日常维护应以活血祛瘀为主，适合听的曲子是《春江花月夜》等流畅抒情的音乐。可进行广场舞、八段锦等运动，有助于身体健康。饮食方面适合调畅气血的食物，如生山楂、玫瑰花等。常用的代茶饮药物有三七、西红花、丹参、当归、川芎等。常用的药膳有黑豆川芎粥、三七牛肉汤等。日常保健可按压期门穴和血海穴。

8. 气郁质

气郁质是由于长期情志不畅、气机郁滞而形成的以性格内向不稳定、忧郁脆弱、敏感多疑为主要表现的体质类型。气郁质之人还表现在性格不稳定、敏感多疑、胸胁胀满、周身游走性疼痛、常叹气、咽间有异物感、睡眠较差、食欲减退等方面。易患失眠、抑郁症等疾病。日常维护应以疏肝理气为主，适合听的曲子是《金蛇狂舞》等振奋精神的乐曲。可进行唱歌、太极拳、八段锦等活动，有助于身体健康。饮食方面适合理气解郁的食物，如柑橘、薄荷、白萝卜等。常用的代茶饮药物有香附、枳实、陈皮、厚朴等。常用的药膳有苏叶百合粥、佛手茶等。日常保健可按压太冲穴、合谷穴和期门穴。

9. 特禀质

特禀质是由于先天禀赋不足或遗传等因素形成的一种特殊体质，主要包括过敏体质、先天及遗传因素体质和胎传体质。特禀质之人易患过敏性鼻炎、过敏性哮喘、变异型咳嗽、荨麻疹、湿疹、花粉症过敏性、过敏性紫癜、血友病、皮肤划痕症阳性、风团、瘾疹等疾病。强直性脊柱炎、银屑病也多与特禀质相关。日常维护应以避开过敏原、脱敏为主，适合听优美的轻音乐。可练习六字诀，有助于身体健康。饮食方面适合多食抗过敏的食物，如乌梅、金橘、马齿苋等。常用的代茶饮药物有紫河车粉、灵芝粉等。常用的药膳有灵芝黄芪炖猪瘦肉、辛夷花鸡蛋汤等。日常保健可按压曲池穴和足三里穴。

现今人们的体质多数并不单一，也就是通常所说的兼夹体质。所谓兼夹体质，是指同一机体同时具有两种或两种以上体质特征的体质状态。如痰湿质常兼夹血瘀体质，痰湿质者气机多不畅，日久影响血脉运行，固有"痰多夹瘀""痰瘀互结"的说法。

上述养生方法只是日常生活中较为常用的方法，我们还可以在顺应事物发展规律的基础上进行其他养生活动，达到顺应自然、和于阴阳、法于天道、谋于世事、精于术数的目的。具体可概括为：通过改善自然环境和人文环境来进行调摄的环境养生法，通过适应社会和增强社会交往能力来进行调摄的社交养生法，通过改善居住环境、调整作息、劳逸结合、调理睡眠、调理二便、调整衣着来进行调摄的起居养生法，通过水浴、日光浴、泥浆浴、沙浴和森林浴来进行调摄的沐浴养生法，通过热敷、穴位贴敷进行调摄的贴敷养生法，通过有氧运动（跑步、游泳等）、传统养生舞蹈（太极剑、太极扇）以及球类运动来进行调摄的运动养生法，通过听音乐、下棋、书画、品读、品茗、垂钓、收藏、旅游、舞蹈、编织以及养植花卉来调摄的志趣养生法，通过香薰、辟谷等特殊方式达到特殊功效的特殊养生法，以及少数民族地区具有民族特色的独特养生方式。所有的养生方式都是为了让人民群众更好地拥有幸福感、舒适感和获得感，最大限度地达到提高大众健康水平的目的。

第十六章

运动促进健康基本知识

第一节 运动促进健康的基本概念

一、体力活动

体力活动是指任何由骨骼肌收缩引起的导致能量消耗的身体运动。它既包括在闲暇时间动员大肌肉群、为增进或维持身体健康而进行的有计划、有组织的重复性的体育锻炼（如跑步、打球等），也包括较小的身体移动（如使用计算机等）和日常生活中各类非运动性、休闲性的及一般生活性的活动（如步行、做家务、搬东西等）。换句话说，体力活动由职业、交通出行、家务和休闲四类体力活动组成。其中，体育锻炼是一种利用闲暇时间，有计划、有组织的以保持或提高运动能力和健康水平为主要目的的体力活动。

体力活动水平的测量方法包括主观测量和客观测量。其中，主观测量包括体力活动记录、体力活动日志或体力活动问卷，了解体力活动者在过去一段时间内的体力活动情况。客观测量一般采用计步器、心率加速度计等方法测量体力活动者的活动水平。

二、不同人群的体力活动推荐量

1. 世界卫生组织体力活动推荐量

体力活动不足已经成为影响人类健康的头等重要的问题，每年由于体力活动不足导致全球190万人死亡。世界卫生组织为青少年、成年和老年人分别建议了体力活动推荐量，见表16-1。

● 表16-1 世界卫生组织体力活动推荐量

年龄组		关于体力活动的建议
5～17岁	1	应每天累计至少60 min中等到高强度体力活动
	2	大于60 min的身体活动可以提供更多的健康效益
	3	大多数日常身体活动应该是有氧活动。同时，每周至少进行3次高强度身体活动，包括强壮肌肉和骨骼的活动等
18～64岁	1	应每周至少完成150 min中等强度有氧活动，或每周累计75～150 min高强度有氧身体活动，或中等和高强度两种活动相当量的组合
	2	有氧活动应该每次至少持续10 min
	3	为获得更多的健康效益，成人应增加有氧活动量，达到每周300 min中等强度或每周150 min高强度有氧活动，或中等和高强度两种活动相当量的组合
	4	每周至少应有2天进行大肌群参与的增强肌肉力量的活动
65岁及以上	1	应每周完成至少150 min中等强度有氧身体活动，或每周完成至少75 min高强度有氧身体活动，或中等和高强度两种活动相当量的组合
	2	有氧活动应该每次至少持续10 min
	3	为获得更多的健康效益，该年龄段的成人应增加有氧活动量，达到每周300 min中等强度或每周150 min高强度有氧活动，或中等和高强度两种活动相当量的组合
	4	活动能力较差的老年人每周至少应有3天进行增强平衡能力和预防跌倒的活动
	5	每周至少应有2天进行大肌群参与的增强肌肉力量的活动
	6	由于健康原因不能完成所建议身体活动量的老年人，应在能力和条件允许范围内尽量多活动

2. 慢性疾病患者的体力活动推荐量

慢性疾病患者有规律从事体力活动有助于康复。研究表明有规律的科学体育运动可以减少50%的癌症发生风险，改善慢性疾病和癌症患者的预后，降低50%的死亡风险，提高其总体的生活质量；肥胖但参加体育运动者，其心血管病发病风险低于正常体重不参加体育运动者。患者应根据个人实际情况，向体育指导专家或医生咨询体育锻炼的建议。如果是没有禁忌证的患者，从事中低等强度的体育运动之前，一般没有必要进行运动前体检。世界卫生组织对慢性病患者（包括癌症）的体力活动的推荐量为每周进行至少150～300 min的中等强度有氧运动，或者75～150 min高强度有氧运动，或者两种强度的体力活动的等效组合；每周至少 2 天的中等或较高强度的肌肉力量训练，包括所有大肌肉群；每周至少 3 天的以强调平衡能力和力量训练为主的多种中等或更高强度的体力活动，增强身体机能和防止跌倒。在没有禁忌证的情况下，运动强度可以增强至每周 300 min 以上的中等强度有氧运动，或超过 150 min 的较高强度有氧运动，或两种强度活动的等效组合。另外，患者应减少久坐少动的时间，即便是在无法达到上述建议的推荐量时，患者也应量力而行进行体育运动。

3. 孕妇的体力活动推荐量

孕妇也需要从事适量的体力活动。久坐不动的孕妇患妊娠糖尿病、子痫前期、妊娠体重增加过多、分娩并发症和产后体重潴留的风险增加，且更容易出现产后情绪障碍，其后代患儿童肥胖的风险要高出 40%。美国妇产科医师学会（ACOG）在《妊娠期和产后运动指南》中建议无医学或产科并发症的孕妇在怀孕期间坚持每次 30 min，每周至少 150 min 的中等强度的体力活动，每周多次参与有氧运动和力量训练。如果是孕前体力活动不足和/或超重/肥胖的孕妇，可进行中低强度的有氧运动，而孕前经常运动的孕妇可继续保持孕前强度或 40%～60% 的中等强度运动，随着孕周的增加再逐渐降低运动强度。产后如果没有并发症，第 6 周可以开始身体活动，不用担心对母乳的产生以及成分有不良影响。

三、人体运动的基本供能系统

ATP（腺嘌呤核苷三磷酸，又称腺苷三磷酸）是一切人体活动的直接能源，糖、脂肪和蛋白质是间接能源。因人体内 ATP 的储备有限，运动又需要持续地提供 ATP，所以需要边分解边合成 ATP，重新合成 ATP 所需要的能量来源于磷酸肌酸分解、糖酵解和有氧氧化，所对应的人体三大基本供能系统分别为：磷酸原供能系统、糖酵解供能系统和有氧氧化供能系统。磷酸原供能系统属于短时间、高功率运动的供能系统，主要在运动开始后 0～30 s 内由磷酸肌酸为身体进行供能，在短时间和大强度运动中，磷酸原系统是主要供能系统，如 100 m 跑、200 m 跑、投掷、举重等。糖酵解供能系统是指在无氧的条件下，糖原或葡萄糖在细胞质内分解生成乳酸的过程中再合成 ATP 的能量系统，最终产物是乳酸，又称为乳酸供能系统。乳酸产生过多过快时会在肌肉中堆积，内环境的酸碱平衡遭到破坏，影响 ATP 的再合成，导致运动性疲劳的产生。有氧氧化供能是在氧供应充足的条件下，糖、脂肪、蛋白质进行氧化分解，释放能量满足合成 ATP 的需要。总体来说，磷酸原供能系统，主要为高强度短时间（0～30 s）的运动提供能量，糖酵解供能系统主要为中高强度、中短时间的运动提供能量，有氧氧化供能系统主要为低强度、中长时间的运动进行供能。

四、运动处方

运动处方是由运动处方师、运动健身指导人员、社会体育指导员、康复治疗师或医生等专业人员依据参加体育运动者的年龄、性别、个人健康信息以及医学检查、运动经历、心肺耐力等体质测试结果，采用处方的形式制定的系统化、个性化的体育健身活动指导方案。科学有效的运动处方内容应包括：

1. 运动目的

制定运动处方时，首先需要明确运动目的。运动目的一般包括健身、塑形、减肥、疾病康复等。

2. 运动类型

运动类型即运动处方中的具体运动项目。不同的运动项目有着不同的运动功能，运动项目需要适合体育运动者，注重其有效性和持久性，譬如，发展心肺功能可以采用快走、慢跑、太极拳等运动项目。选择运动类型时还要考虑其场地条件、运动目的、运动时间、工作性质、运动爱好等。

3. 运动强度

运动强度是单位时间内移动的距离或速度，或肌肉单位时间所做的功，反映的是运动的剧烈程度。运动强度是运动计划中决定运动量的主要因素，是运动处方定量化、科学性的核心问题。通常用心率、呼吸频率、主观体力感觉等方法来评价运动强度。

（1）心率

大量研究表明，在一定范围内，心率与运动强度成正比。因此，通常采用每分钟的心率来评价运动强度。靶心率（HRR法）为常用确定运动处方强度的方法。

$HR_{max/peak}$ =207–0.7× 年龄

HRR 法：THR=（ $HR_{max/peak}$ – HR_{rest} ）× 期望强度 %+ HR_{rest}

$HR_{max/peak}$ 是在最大强度运动负荷试验中测得的最大值。HR_{rest} 为安静心率。建议大多数健康的成年人或有一定运动基础的成年人采用中等强度（40%～60%HRR）或较大强度（60%～90%HRR）运动量的有氧运动进行运动。建议健康状况差或者评估为中危风险的锻炼者从小强度（30%～40%HRR）开始。

例题：一个20岁的人，安静时心率为60次/分钟，如果他希望采用60%的最大强度进行运动，他的靶心率是多少？

解：$HR_{max/peak}$ =207–0.7× 年龄 =193次/分钟

$$THR = (HR_{max/peak} - HR_{rest}) \times 期望强度\% + HR_{rest}$$
$$= 140 次／分钟$$

所以，靶心率为 140 次／分钟。

也可采用较简便的计算方法：

$$靶心率 = (220 - 年龄) \times 期望强度\%$$

（2）呼吸

运动可引起人体呼吸频率和呼吸深度变化，因此可以根据运动中的呼吸变化监测运动强度。

1）呼吸轻松。与安静状态相比，运动时呼吸频率和呼吸深度变化不大，呼吸平稳，可以唱歌。这种呼吸状态下的运动心率一般在 100 次／分钟以下，属于低等强度运动。

2）呼吸比较轻松。运动中呼吸深度和呼吸频率增加，可以正常语言交流。运动心率相当于 100～120 次／分钟，属于中低强度运动。

3）呼吸比较急促。运动中只能讲短句子，不能完整表述长句子。运动心率相当于 130～140 次／分钟，为中等强度运动。

4）呼吸急促。运动中呼吸困难，不能用语言交谈。运动心率一般超过 140 次／分钟，为高强度运动。

（3）主观体力感觉

瑞典的博格（Borg）根据体育运动者自我感觉疲劳程度来衡量相对运动强度的指标。他认为，人体运动过程中的主观体力感觉可分为 6～20 个等级，安静状态为 6 级，低等强度运动的主观体力感觉为轻松（9～10 级），中等强度运动的主观体力感觉为稍累（13～14 级），高等强度运动的主观体力感觉为累（15～16 级）。体育运动者可以通过主观体力感觉控制运动强度。一般来讲，在进行中等强度有氧运动时，主观体力感觉为轻松或稍累。主观体力感觉等级与心率密切相关，运动过程中的主观体力感觉等级数乘以 10，即相当于运动中的心率（次／分钟）。如，运动中主观体力感觉等级数为 12，即相当于运动中的心率为 120 次／分钟。

运动强度划分及其监测指标见表 16-2。

● 表 16-2 运动强度划分及其监测指标

运动强度	心率（次／分钟）	呼吸	主观体力感觉（级）
低等强度	<100	平稳	轻松
中等强度	100～140	比较急促	稍累
高等强度	>140	急促	累

4. 运动时间

运动时间是指一段时间内进行体育锻炼的总时间（即每次体育锻炼的时间、每周或每天锻炼的时间）。世界卫生组织给大多数成年人推荐的运动量是，每天累计进行 30～60 min（每周至少 150 min）的中等强度运动，或者每天至少 20～60 min（每周至少 75 min）的较大强度运动，或中等和较大强度运动相结合的运动。

5. 运动频率

运动频率是指每周的锻炼次数，随着运动强度变化而变化。世界卫生组织推荐给大多数成年人的有氧运动频率是，每周进行 5 天中等强度的有氧运动，或每周至少 3 天较大强度的有氧运动，或 3～5 天中等和较大强度相结合的运动。

运动的效果是由每次运动对人体产生的良性作用逐渐积累出来的，是一个量变到质变的过程，所以要保持合理的运动频率。每周运动超过 3 天时，心肺耐力的提高有减缓趋势，运动超过 5 天就会出现提高停滞期；每周进行超过 5 天的较大强度运动时，发生肌肉骨骼损伤的可能性会增加，因此不向大多数人推荐这种强度的运动。同时，也不提倡做"周末勇士"，即每周进行 1～2 次中高等强度、大运动量的体育运动来促进健康水平或提高身体素质，这种运动方式会增加体育运动者发生肌肉骨骼损伤和心血管意外的风险。

6. 运动量

运动量是由运动频率、运动强度和时间（持续时间）共同决定的，可以用每周 150 min 中等强度的运动或每天步行 5 400～7 900 步来评定是否达到推荐的运动量。

7. 运动进度

运动进度取决于运动者的健康状况、健康体适能、锻炼反应和运动计划的目的。在实施运动处方时，可以通过增加运动频率、运动时间和运动强度中任何一项或几项来达到目的。在运动处方的开始阶段，建议逐渐增加每次运动的持续时间。一般较为合理的进度是在计划开始的 4～6 周，每 1～2 周将每次锻炼的时间延长 5～10 min。在调整运动计划后，要随时监控体育运动者的反应，观察是否因为运动量的增加而产生不良的反应，譬如运动后的呼吸急促、疲劳和肌肉酸痛等，当锻炼者无法耐受调整后的计划时应降低运动量。

五、运动与健康的关系

适量有规律的体育运动可以改善心血管和呼吸功能，提高心肺能力；增加肌肉的体积与肌力，提高机体代谢率，降低血脂，改善脂代谢和免疫功能，调解糖代谢，降低血糖，预防和管理Ⅱ型糖尿病和癌症等慢性病；促进大脑健康，改善记忆力，减少抑郁或焦虑症状；增加关节滑液流动性，提升营养作用，进而提升关节的韧性、抗压能力，提高生活质量等。

适量有规律的体育运动还可以减缓衰老带来的运动能力下降，减少躯体疾病的风险，提高心理和认知能力，改善因为年龄老化造成的身体成分变化，延长健康寿命。

第二节　运动促进健康的基本原则与方法

一、科学运动的基本原则

1. 区别对待原则

参加体育锻炼时，要根据个人的实际情况和环境条件，依据锻炼目的，选择适合自己的运动项目，合理安排运动强度、运动负荷和运动时间。

2. 循序渐进原则

参加体育锻炼时，要遵循循序渐进的原则，从身体适应最低限度的运动负荷开始，有计划有步骤地逐级增加运动时间、频次和强度，使人体在不断适应的同时，体质逐步得到增强。

3. 持之以恒原则

参加体育锻炼时，要科学地制定运动计划，确保运动具有连续性和系统性，不断有效地增强体质。

4. 全面锻炼原则

参加体育锻炼时，要注意运动的全面性，选择不同种类的多种项目和不同性质的项目进行锻炼，使身体形态、机能、身体素质和心理品质都得到全面和谐的发展。

二、运动促进健康的方法

1. 有氧运动

有氧运动是指人体在氧气供应充分的情况下进行的运动，消耗脂肪高，特点是强度低、有节奏、持续时间长。有氧运动可分为耐力性有氧运动和伸展性有氧运动。耐力性有氧运动项目主要有快走、慢跑、骑自行车、跳绳、球类运动等；伸展性有氧运动项目主要包括健美操、五禽戏、八段锦、太极拳等。每周可以进行 3～5 次有氧运动，每次 30 min 以上，运动心率控制在（220 - 年龄）×（40%～80%）。

有氧运动的作用包括：增强心肺耐力，降低心脑血管疾病的发病率；提高免疫力；加速新陈代谢，增加脂肪消耗，防止动脉硬化；如果将有氧运动与合理饮食相结合，还可降低肥胖症的风险。

2. 无氧运动

无氧运动是指人体肌肉在"缺氧"状态下高速剧烈进行的运动，特点是运动非常剧烈（速度快，爆发力猛），持续时间短，运动时氧气的摄取量非常低。常见的无氧运动项目有 100 m 跑、200 m 跑、力量训练（如俯卧撑、平板支撑）等。

无氧运动的作用包括：提升骨质密度，预防骨质疏松；提升肺活量；提升肌肉力量；提高机体免疫力。

3. 拉伸运动

拉伸运动有多种类型，如主动拉伸和被动拉伸、静态拉伸和动态拉伸。主动拉伸是指在没有外力作用下主要靠肌肉收缩保持某个姿势的拉伸。被动拉伸是指通过外力，借助自身体重、他人或器械设备进行的关节活动。静态拉伸是将肌肉缓慢地拉伸到最大极限并保持 10～30 s，感受到肌纤维被拉伸的感觉，然后再慢慢复原，动作较为缓和、缓慢，如侧压腿、弓箭步、胸大肌伸展等。动态拉伸是通过动态动作增加某个特定身体部位的活动幅度，让肌肉力量激活，使其迅速进入运动状态，如高抬腿。

拉伸运动的作用包括：提高身体灵活性，改善身体活动能力，从而降低受伤的风险；抗衰老，保持最健康的关节活动范围，提高或保持平衡力，从而降低摔倒的风险；减轻关节或肌肉疼痛，譬如，拉伸髋屈肌、腘绳肌、臀肌等，可以增加骨盆和腰椎的活动范围，从而降低背部的疼痛。

4. 力量训练

力量训练是利用阻力给肌肉负荷或压力从而锻炼肌肉或增强肌肉耐力的运动。力量训练的形式多种多样，包括负重抗阻训练（如杠铃、哑铃等训练器械）、克服弹性物体的训练（如拉力器、弹力带）、克服外部环境阻力的练习（如沙地或草地跑）以及克服自身体重的训练等。每周力量训练 3～5 次，肌肉力量能得到较明显地增长。一次中高强度的力量训练后，锻炼过的肌肉群一般需要 1～3 天的恢复时间。

肌肉产生的力量是有方向的，根据活动方式，可以分为等长收缩和等张收缩两大类。等长收缩就是指肌肉长度不改变的情况下产生的力量，比如在静态推墙时，静止不动地向墙施加力量的状态称为等长收缩。等张收缩就是指肌肉长度发生变化同时产生力量的收缩。如果是肌肉缩短则称为向心收缩,如果是肌肉舒展则称为离心收缩。

力量训练的作用包括:改善神经对肌肉的控制能力,促进肌肉发达,维持肌肉质量;有助于提高或维持骨密度,避免骨质疏松;加速新陈代谢,改善血糖控制和血液循环系统;改善平衡,减少腰痛、减少关节炎疼痛;改善心情。

三、一次体育锻炼的基本组成

一次科学有效的体育锻炼应至少包括准备活动(热身练习)、基本活动、整理活动和拉伸。从表16-3中可以看出,一次完整的体育锻炼,起点是有效的热身练习,终点是积极的恢复性拉伸练习。

● 表16-3 一次体育锻炼的基本内容及安排

活动构成	主要活动内容	活动时间(min)
准备活动	慢跑、关节活动、拉伸练习	5~10
基本活动	有氧运动、力量训练、神经动作练习、柔韧练习等	30~60
整理活动	慢走、慢跑	5~10
拉伸练习	拉伸练习	10

1. 准备活动

准备活动是指体育锻炼开始前的各种身体练习,通过提高肌肉的温度,克服肌组织的黏滞性,增加肌肉、韧带的伸展性和弹性,提高身体的稳定性和神经系统的兴奋性,增多关节腔内的滑液,加速血液循环,使身体从相对安静的状态过渡到适当的运动状态,同时避免运动损伤的发生。准备活动时间一般5~10 min,内容一般是运动量较小的项目,如慢跑或拉伸性练习等,也可以根据运动项目的特点专门安排准备活动内容。

2. 基本活动

基本活动是指每次体育锻炼的主要健身方式,包括有氧运动、力量训练、太极拳或导引养生、广场舞等,基本活动持续时间不少于10 min,一般为30~60 min。

3. 整理活动

整理活动是指运动结束后5~10 min的低、中等强度的心肺耐力或肌肉耐力类的身体活动。整理活动可以避免因突然停止运动造成心率急剧上升和血压迅速下降,从而引发重力性休克的问题出现。当心率下降至100次/分钟时即可以结束整理活动。

4. 拉伸练习

拉伸练习是不能被热身和整理活动所替代的,可以在整理活动结束后进行恢复性拉伸练习,时间至少 10 min。运动后的拉伸练习能改善由于乳酸积聚而造成的酸痛感,并放松运动后紧张的肌肉,防止肌肉僵硬和血液淤积在肌肉里。同时系统的拉伸训练能拉长肌肉和肌腱,改善身体线条,增加柔韧性和协调性,并能有效防止运动损伤的出现。

四、运动处方制定的基本原则

1. 安全性原则

制定运动处方时须考虑体育运动者所能承受的最大运动强度和运动量,即安全界限。若超出了安全界限,则发生危险的可能性增加。在制定和实施运动处方时,应严格遵循各项规定和要求,以确保运动中的人身安全。

2. 有效性原则

制定的运动处方须考虑体育运动者达到最低锻炼效果的最小运动强度和运动量,即有效界限。在制定运动处方时,要以相关评估结果为基础,科学、合理地安排各项内容。在安全和有效范围之内,运动强度、时间和频率越高,运动效果就越显著。

3. 个性化原则

每位体育运动者的身体条件、健康状况、生活方式和运动习惯各不相同,应针对每个人的具体情况,制定与其年龄、健康状况、生活方式和运动习惯相适应的个性化运动处方。

4. 渐进性原则

人体生理机能的提高是一个渐进的过程,如果只用一种运动处方数月或常年不变地进行,只能维持原有身体机能水平的效果,不能逐步有效地提高健康水平和增强体质。如果突然进行一次大强度、长时间和多重复的训练,则可能导致身体机能失调,使身体受到伤害。所以,运动负荷的增加既不能太慢也不能太快,运动处方的制定在注意持之以恒的同时,还要兼顾其渐进性原则。

五、实用运动处方:糖尿病运动处方

1. Ⅱ型糖尿病运动处方

(1)运动目的

1）改善糖和脂肪代谢，提高肌肉对葡萄糖的利用率，降低血脂，减少血糖和尿糖。

2）改善病人对胰岛素受体的敏感性，逐渐减少口服降糖药和胰岛素的需要量。

3）增强机体的免疫力、抵抗力，增强体质。

（2）运动种类

1）低强度周期性有氧运动，如步行、慢跑、游泳、公路自行车。

2）全身肌肉都参加的伸展、柔韧性、灵活性的运动，如医疗体操、健身操、健身舞、太极拳、太极剑、保健养身气功。

3）娱乐类球类运动，如保龄球、门球、网球等。

（3）运动强度

控制在最大心率的50%～70%。

（4）运动时间

每次15～60 min，其中适宜心率应保持15～30 min。

（5）运动频率

每天1次或数次，但每天总运动时间不宜超过2 h，每周至少3次。

2. 实施糖尿病运动处方的注意事项

（1）运动前进行必要的医学检查。对于有糖尿病史10年以上，有高血压、心脏病、肺病并发症患者，应与医生讨论运动种类及运动量。

（2）重视在运动中或后的自我感觉。如果出现不适症状，如严重呼吸困难、出大汗等现象，应立刻停止运动。

（3）应遵循循序渐进原则，运动量从小到大。

（4）避免药效发挥最大作用时运动，以免出现低血糖的现象。

（5）尽可能在饭后1～2 h参加运动。

（6）避免在将要进行运动的肢体上注射胰岛素。

（7）运动时携带个人信息卡，将个人姓名、年龄、家庭地址、疾病名称等写在信息卡上，以便出现意外时他人在第一时间进行协助。

3. 运动处方对糖尿病患者的益处

（1）可以增强胰岛素的分泌能力及组织对胰岛素的敏感性，控制血糖。

（2）可以促进脂肪分解，提高脂代谢能力。

（3）可以改善呼吸与循环系统功能，提高心肺能力，增加血管弹性，降低血压。

（4）可以增强或改善身体素质，防治骨质疏松，同时减少糖尿病并发症的发生。

六、实用运动处方：一级高血压运动处方

1. 一级高血压运动处方

一级高血压是指收缩压在 140 ~ 159 mmHg，舒张压在 90 ~ 99 mmHg。

（1）运动目的

1）调整大脑皮质的兴奋与抑制过程，改善机体主要系统的神经调节功能。

2）降低毛细血管、微动脉及小动脉的张力，调节血液循环，降低血压。

3）降低血黏度和血液循环的代偿机能，改善微循环，增强物质代谢的氧化还原和组织内的营养过程。

4）发展机体和血液循环的代偿机能，改善和恢复患者一般状况。

5）减轻应激反应，稳定情绪，抑制身心紧张，消除焦虑状态。

（2）运动种类

快走、慢跑、太极拳等。

（3）运动强度

运动心率为最大心率的 40% ~ 80%。

（4）运动时间

每次 20 ~ 60 min。

（5）运动频率

每天 1 次或数次，但每天总运动时间不宜超过 2 h，每周至少 3 次。

2. 运动处方对高血压患者的益处

（1）科学规律的运动可以提高心肺耐力：减少心肌耗氧量，增加氧气摄入量，增加骨骼肌毛细血管密度，改善骨骼肌代谢等机制，增加骨骼肌利用氧气的能力，降低同等负荷运动中和安静时的心率与血压。

（2）降低冠状动脉疾病的危险因素：增加血清高密度蛋白胆固醇、降低血清甘油三酯，增加胰岛素敏感性，改善机体葡萄糖耐量，降低血黏度。

（3）降低高血压发病率和死亡率。

3. 实施高血压运动处方的注意事项

（1）为了便于高血压患者坚持有规律的运动，一定要基于个人的健康程度和运动习惯选定运动方式。

（2）高血压患者血压高的时段一般为上午 6：00—10：00，也是心血管事件的高发时段，最好选择下午或傍晚进行锻炼。

（3）高血压患者尽量避免需要憋气的无氧运动，容易导致血压升高。

（4）安静时血压超过 160/100 mmHg 时不宜进行锻炼。

（5）运动时注意心率应控制在最佳心率范围内。

（6）运动处方要与药方相结合，按医嘱服药。

（7）运动中出现心慌、胸闷或头晕时，应立即停止运动，与家人或朋友保持联系，及时就医。

第三节　运动安全与防护

一、运动中常见的生理反应

1. 运动性腹痛

因体育运动引发或诱发的不同程度的腹部疼痛称为运动性腹痛，是运动常见的症状之一。中长跑或剧烈运动时常出现运动性腹痛。

产生运动性腹痛的原因为：准备活动不充分，运动强度增加过快，身体状况欠佳，或者运动前吃得过饱、饮水过多，或者腹部受凉，致使脏腑功能失调。另外也可能是因为呼吸节奏紊乱，引起膈肌运动异常，或者肝脾积气郁血，导致两肋部胀痛等。

如果没有器质性疾病，可以减速慢跑或加深呼吸，用手按压疼痛部位缓解疼痛。如果数分钟后症状仍得不到缓解甚至加重，就应停止运动或到医院进行诊断和治疗。

2. 肌肉痉挛

肌肉痉挛，也称作抽筋，是指肌肉自发的强直性收缩，小腿和脚趾是最易抽筋的部位。牵引痉挛肌肉是缓解的办法之一。

3. 肌肉酸痛

由运动引起的肌肉酸痛分为急性肌肉酸痛和延迟性肌肉酸痛。急性肌肉酸痛一般是因进行剧烈运动导致肌肉缺血造成的。延迟性肌肉酸痛一般发生在运动结束后的 12 h 左右，1~2 天内最为酸痛，5~7 天逐渐消失。

肌肉酸痛可以采用静力性拉伸练习、热敷或按摩的方式进行缓解。

4. 运动性中暑

运动性中暑是运动中由于体温过高引起的热调节机制衰竭，主要特征表现为丧失意识、不出汗、皮肤干燥、脉搏快且强烈、呼吸困难等。如果出现这种情况，应先把患者放到阴凉通风处，采取药物降温或物理降温法治疗，临时处理后应迅速送医救治。

5. 运动性疲劳

运动性疲劳是指因运动所引起的机体工作能力暂时下降，它是一个极其复杂的身体变化综合反应过程。运动性疲劳可分为躯体性疲劳和心理性疲劳。躯体性疲劳表现为动作迟缓、不灵敏，动作的协调能力下降，失眠、烦躁与不安等；心理性疲劳表现为注意力难以集中、记忆力差等。运动性疲劳按疲劳程度可分为轻度、中度和重度。轻度疲劳稍事休息即可恢复，属正常现象；中度疲劳有疲乏、腿痛、心悸的感觉；重度疲劳除疲乏、腿痛、心悸外，还会有头痛、胸痛、恶心甚至呕吐等症状，而且这些症状持续时间较长。出现运动性疲劳时，一般通过积极休息、合理补充营养、按摩或恢复性训练等可以消除疲劳。

二、运动注意事项

1. 剧烈运动后不可立即洗冷水浴

剧烈运动后，通常是汗流浃背、浑身湿透或者出现运动性疲劳，不适合立即洗冷水澡。主要原因为：由于冷水的强烈刺激，使神经系统的兴奋性提高，肌肉紧张度增大，能量消耗较多，不利于运动后消除疲劳和恢复体力；皮肤遇冷水后，汗毛孔收缩，不利于体内散热，易生病；冷水的强烈刺激，使血管立即收缩，血液循环阻力加大，心脏负担加大。因此，剧烈运动后应该洗温水浴，促进血液循环，消除疲劳，强身健体。

2. 饭后不要立即运动，运动后不要立即用餐

饭后消化器官需要大量的血液供应来完成繁重的消化任务，若饭后立即运动，血液会大量供向运动系统的肌肉，容易造成消化道缺血，胃肠的蠕动减弱，消化液的分泌也会显著减少，容易造成消化不良和吸收不良，影响新陈代谢，甚至造成慢性胃病。

运动后，全身血液循环仍然处于加速状态，血液大量分配于肌肉及心脏，胃及其他内脏的血液分配减少。若运动后立即进食，部分血液就会回流肠道为消化食物供能，从而影响血液循环系统。一般饭后至少要 1 h 后再进行中低等强度体育运动，饭后 2 h 再进行高强度的体育运动，运动后至少半个小时后再用餐。

3. 及时合理补水

运动前、运动期间和运动后应及时补充水。一般运动前 2 h 补充 500 mL 左右的

水，确保体内水分平衡；运动中水分流失速度较快，每 10～15 min 补充 100 mL 左右水为宜；运动后少量多次补水，且补水量宜大于运动中丢失的水分。如果出汗过多或运动时间持续超过 1 h，最好补充含糖和电解质的饮料，但切记遵循少量多次的饮用原则，不能一次喝太多。

三、运动损伤的预防原则

经常参加体育运动可以提高健康水平，降低一些疾病风险，延长预期寿命。但运动损伤的出现会对体育运动者生活质量造成影响，轻者影响学习、工作和健康，重者可造成残疾甚至危及生命。避免运动损伤的出现尤为重要。

（1）主动性原则

运动者应思想上重视，遵循体育运动的一般原则，主动积极开展运动伤害预防。

（2）个性化原则

针对运动项目和运动者的个人特点，做到区别对待。

（3）常规化原则

运动损伤预防是长期的，应当纳入常规的运动处方内容中。

（4）安全性和科学性原则

所有的运动损伤防护工作应是科学、安全并且行之有效的。

四、运动损伤的原因

运动损伤的产生有多方面原因，了解并重视引起运动损伤的原因，对于预防损伤有着积极的影响。归纳起来，产生运动损伤的原因有以下几类。

1. 身体条件

（1）年龄

1）青少年时期骨骼发育尚未成熟，骨的长径生长慢于骨周围肌腱的发育，在骨的突起部、肌肉肌腱附着部位都容易发生损伤。

2）中老年人的脊柱和关节的柔韧性降低，加之维持稳定的力量下降，容易发生运动损伤。

（2）性别

男女的脂肪含量和肌肉含量有差异。男性体内脂肪含量平均是体重的 13%，而女性高达 23%。女性的肌肉含量相对少于男性，膝关节运动损伤发生率比男性高。女性激素呈周期性分泌，若月经紊乱，会造成雌激素分泌低下，易造成疲劳骨折。

2. 解剖生理学特点

处于特殊位置的组织在运动中易与周围组织发生摩擦和挤压，如肩袖。运动中由于相互间力学关系的改变，可导致负荷最大的组织发生损伤，如踝背伸60°～70°角发力跖屈时，跟腱处于极度紧张状态，但胫后肌及腓骨肌则比较松弛，若突然用力踏跳，可发生跟腱断裂。

3. 项目技术特点

不同的项目有不同的技术特点，人体各部位所承受的负荷也不相同，因此不同项目会有不同的易受伤部位。例如，排球运动易使运动者患上"肩撞击综合征"，网球运动易使运动者患上"网球肘"，长跑运动会导致运动者患上"髌骨关节综合征"等。

4. 准备活动不合理不充分

准备活动可加强肌肉内的代谢过程，增高肌肉温度，消除肌肉、关节的僵硬状态，减少损伤的发生。如果体育运动者对准备活动的重要性认识不足，自己准备活动不合理或不充分，容易导致运动损伤的发生。

5. 自我保护能力差

体育运动者对有关运动损伤预防的认识不正确，有关运动损伤预防的相关知识不足，欠缺自我保护意识或者常识，都会增加损伤的概率。例如，在摔倒时用手撑地导致肘骨骨折；摔倒时不会保护性翻滚，导致头部着地而发生脑震荡等。

6. 技术动作错误

不合理、不正确、不符合人体解剖学和生物力学规律的错误技术动作是发生运动损伤的主要原因之一。反复进行错误动作的练习，不但不会提高运动表现，反而会造成局部过度负荷引起损伤的不断发生。

7. 运动负荷过大

过量的体育锻炼亦容易引起运动性疲劳，从而引起运动能力下降造成运动损伤。运动性疲劳是一种生理现象，对人体来说又是一种保护性机制。如果人经常处于疲劳状态，疲劳就可能积累，影响人的身体健康和运动能力。

8. 身心状态不佳

人在睡眠或者休息不佳，患病或受伤、伤病初愈阶段或疲劳时，动作准确性和身体协调性显著下降，警觉性和注意力减退、反应较迟缓，此时参加剧烈运动或者练习较难动作，就可能发生损伤。心理状态与运动损伤也有着一定的关系，情绪不稳定、心情不佳、缺乏锻炼的积极性、急于求成、胆怯或犹豫等，都可能成为运动损伤的诱因。

9. 场地设备的缺陷

场地器材、保护装备损坏或不符合规定，如运动场地不平，跑道太硬或太滑，器械维护不良或年久失修，器械安装不牢固，或安放位置不符合参与者的年龄或性别特点，缺乏必要的保护用具（如护腕、护腰、护膝等），或保护用具损伤等都可以引起运动方面的损伤。

10. 不良气候的影响

气温过高容易引起疲劳和中暑；气温过低容易引发冻伤，或因肌肉僵硬、身体协调性降低而引起肌肉韧带损伤；光线不足，能见度较差影响视力，使兴奋性降低和反应迟缓而导致受伤。

五、运动损伤的预防方法

运动中，身体任何部位都有受伤的可能，其中80%的运动损伤是软组织损伤，20%的运动损伤是骨折或内伤。常见的运动损伤有肌肉拉伤、关节韧带拉伤、肌肉挫伤等。根据常见的运动损伤的原因及运动损伤发生的特点与规律，可以从以下几点避免运动损伤的发生。

1. 提高对运动损伤的认知及保护的意识

运动损伤的发生往往与体育运动组织者、参与者对运动损伤及预防的认识不足有关。组织者要重视对预防运动损伤工作的思想认识，加强安全性、组织性、纪律性的教育，加强体育锻炼常识、医务监督等方面知识的教育。参与者要清楚地了解和认识常见运动损伤发生的生理机制、危害后果，并掌握常见运动损伤的处理及恢复的方法和手段。

2. 准备活动要充分

一般情况下，准备活动以持续时间5~10 min、心率100~120次/分钟为宜。通常准备活动与基本活动之间的间隔时间不超过15 min，若过长会失去机体兴奋性。若机体兴奋性较低或气温较低，准备活动就应充分些。准备活动的内容，应根据运动项目、运动的内容和比赛的内容而定，做到既有一般性准备活动，又有专项性准备活动。

3. 提高身体素质及加强易伤部位的训练

提高身体素质及加强易伤部位的训练，是预防运动损伤的一种积极手段。通过相应的训练，不仅可以降低损伤发生概率，还能提高相应的运动表现。肩、膝、踝、腰是运动中常受伤的部位，有针对性地加强这些易受伤部位的训练，可以有效地减少或避免损伤的发生。如通过提踵练习提高踝关节的稳定性，通过四肢对侧交叉躯干稳定性、腹桥、侧桥等练习提高腰部功能。

4. 掌握正确的技术要领

技术动作不正确是造成运动损伤的主要原因之一。一个动作技术的掌握和动作的形成，需要经过一定的过程，因而在学习时，应先学分解动作，再学连贯动作，由简到繁，由易到难。初学者都应在教师（教练）的正确指导下，以学习规范的技术动作为重点，并严格按照循序渐进的原则学习和掌握该运动项目的基本技能。循序渐进与系统性原则对预防运动损伤具有重要意义。

5. 注意放松及运动后的整理活动

要充分认识间歇放松及运动后放松整理活动的意义和重要性。在进行体育活动中，整理活动有助于防止由于局部负担过重出现的运动损伤，对于消除疲劳也有着积极的意义。

6. 合理安排运动计划和运动负荷

运动损伤多由于长期局部负荷过大所致，运动负荷过大或过小都不利于增强体能和增进健康。如果运动负荷超出了机体的承受能力，也会产生不良反应，如出现血压降低、脉搏急促而微弱、面色苍白、出冷汗、头晕、恶心等现象，影响身体健康，甚至陷入伤病的危险状态。运动负荷是由运动时间和负荷强度两大因素决定的，因此负荷强度增大时就应缩短练习时间，而当练习时间延长时就要降低负荷强度。

7. 选择合适的运动装备和环境

体育运动者应根据自身情况选择合适的运动装备和器械，根据运动项目的易伤部位选择护具。护具的作用在于校正错误姿势、减少关节活动、分散过度压力、避免伤害或者再次伤害，如护腕、护踝等。

六、运动损伤的急救 PRICE 原则

运动损伤后 24 h 是急性软组织损伤处理的关键时期。遵循合理的处理原则，马上对伤处进行临场处理，可以避免损伤加重或重复受伤，为损伤的康复打好基础。长期以来，在急性软组织损伤处理中的 PRICE 原则运用较为广泛。它们分别是保护（protection）、休息（rest）、冰敷（ice）、压迫（compression）、抬高（elevation）的英文首字母简写。每一个原则不是作为一个独立的存在，而是需要联合起来发挥作用。

1. 保护（protection）

防止进一步损伤。受伤部位对外力的抵抗能力急剧下降，即使是轻微的错误受力

都可能造成严重的二次损伤。受伤后应立即保护受伤部位，防止伤处受到二次损伤。

2. 休息（rest）

制动休息。受伤后停止活动，防止重复损伤和加重损伤。损伤部位如果继续活动，可加重出血和肿胀。例如，脚踝扭伤后若继续训练，踝关节继续活动会加重组织内出血。

3. 冰敷（ice）

在局部采用冷镇痛气雾剂或冰块冷疗。冰敷的效应在于使血管收缩，减慢局部血液循环；减少细胞的新陈代谢率（减少细胞组织的受伤及坏死）；降低患处疼痛感觉；减轻肌肉痉挛；减低血管壁的渗透性，阻慢肿胀加剧及软组织出血。用塑料袋或冰袋装冰块并加少许水直接置于患处，冰敷一次时间 15~20 min，冰敷时还需不断移动，以免冻伤。通常冰敷至患部有麻木感即可停止，休息 1~2 h 再冰敷一次。冰敷持续的长短，要看伤势的严重性而定。伤后 48 h 内，若是患部仍持续肿胀，冰敷就要继续进行。

4. 压迫（compression）

加压包扎。冰敷过后患处要及时加压包扎，损伤部位使用绷带或贴扎术进行加压包扎可减少内部出血，从而可尽量减轻肿胀的程度。包扎方向应从损伤部位的远心端朝向近心端。

5. 抬高（elevation）

抬高患肢。抬高患肢可减少损伤部位的动脉供血，并促使局部静脉和淋巴回流，具有止血、防肿的作用。上肢损伤可用吊带抬高，下肢损伤可平躺将损伤部位架高。患肢抬高的高度应高于心脏水平面。

第十七章

"健康中国"相关知识

第一节 全球卫生策略

一、初级卫生保健

初级卫生保健（primary health care，PHC），又称基本卫生保健，是指普及适宜的、可靠的、社会能接受和负担的技术，使全体人民公平地获得基本卫生服务。1978年世界卫生组织《阿拉木图宣言》中提出，初级卫生保健是实现"人人享有卫生保健"战略目标的基本途径。

1. **初级卫生保健的内涵**

（1）服务对象是全体人民，它使卫生保健服务最大限度地深入到人们工作和生活的场所。

（2）服务方法是经过实践检验的、有科学依据的，并且其费用是能够为个人和政府支付得起的。

（3）工作重点是预防疾病，增进健康，控制和消灭一切危害人民健康的各种因素。

（4）目的是使全体人民公平地获得基本的卫生保健服务，从而促使全体社会成员达到与社会经济发展水平相适应的最高可能的健康水平。

（5）初级卫生保健不代表低水平、低成本和简单，而是强调公平合理地分配和利用卫生资源，注重成本投入的效率和效果。

2. 初级卫生保健的基本原则

（1）社会公平原则

体现卫生服务、卫生资源配置与利用、卫生服务机会获取的公平性。

（2）参与原则

强调社区、居民的高度参与，包括社区筹资、生活方式等方面，消除存在于社区的潜在健康危险因素。

（3）部门协同原则

由政府领导、各部门共同参与、协调卫生部门一致地工作。

（4）成本效果和效率原则

卫生资源的配置、采取的方法和技术必须强调效率和效果，以最小的投入获得最大的健康产出。

3. 初级卫生保健的基本任务

（1）促进健康

加强自我保健，增强体质和心理健康。

（2）预防

在发病前期采取措施，防止疾病的发生。

（3）治疗

在发病初期采取措施，防止疾病继续发展，早期发现、早期诊断、及时治疗。

（4）康复

病人已经出现症状和体征时，防止并发症和残疾，加强康复。

4. 初级卫生保健的基本要素

（1）增进必要的营养和供应充足的安全饮用水。

（2）基本的环境卫生。

（3）妇幼保健。

（4）主要传染病的预防接种。

（5）地方病的预防和控制。

（6）当前主要卫生问题及其预防控制方法的宣传教育。

（7）常见病和创伤的恰当处理。

（8）保证基本药物的供应。

二、21世纪人人享有卫生保健

在 1998 年召开的第 51 届世界卫生大会上，WHO 各成员国发表了题为 21 世纪人人享有卫生保健（health-for-all policy for the twenty-first century）的宣言。

1. 主要内容

21 世纪人人享有卫生保健的主要内容有：

（1）重申健康是每个公民的一项基本人权，每个公民都有相同的权利、义务和责任来获得最大可能的健康。

（2）人类的健康水平提高和幸福，是社会经济发展的终极目标。

2. 政策基础

（1）健康是人类发展的中心

个人健康是家庭、社会和国家实现社会和经济目标的前提，以健康为中心，更多地重视躯体、精神和社会健康，才能够保证个人、家庭、社区和国家实现其社会和经济目标。不仅要重视生命数量，更要重视生活质量。弱势人群的健康状况是衡量健康公平性和卫生政策正确性的重要指标，一个社会的健康状况能够对社会问题起到预警作用。

（2）卫生系统的可持续发展

可持续发展的概念在于加强基础建设，目标是使当代和后代受益。基础建设的概念不仅仅是结构，更重要的是宗旨和功能。例如，原有设施的改建，原有人力资源的重组，新领域人力的吸收，某些功能的增加或减少，筹资体制的改革，服务提供方式的改变，人们为维护自身健康而变革观念等。要求卫生系统对人一生的健康和社会需求做出反应。卫生系统的改革，必须与整个国家的改革有机地结合，既不能超前，也不能滞后。

3. 总体目标和具体目标

（1）总体目标

1）在提高平均期望寿命的同时提高生活质量。

2）在国家内部和国家之间改善健康的公平程度。

3）卫生系统可持续发展，保证全体人民利用这一系统所提供的服务。

（2）具体目标

1）到 2005 年，在各国和国家间确定并实施健康公平性评估；各成员国制定具体的行动计划，并开始实施和评估。

2）到 2010 年，消灭麻风病；全体居民获得终生的综合、基本、优质的卫生服务；

建立适宜的卫生信息系统；实施政策研究和体制研究的机制。

3）到 2020 年，确定孕产妇死亡率、婴儿死亡率、5 岁以下儿童死亡率和平均期望寿命的具体目标；全球负担大大减轻，与结核病、艾滋病、烟草、暴力相关的发病和残疾上升趋势得到控制；消灭麻疹、丝虫病和沙眼；部门间行动的协调加强，重点在安全饮用水、环境卫生、营养和食品卫生以及住房环境方面；社区建立综合健康行为促进计划并予以实施。

4. 实施策略——WHO 建议的四项重大行动

（1）与贫困做斗争，不仅仅是为贫困人口提供他们赖以生存所必需的物质，更重要的是寻找一种机制让他们能够通过自救改变生存的环境。采取卫生干预措施，打破贫困和不健康的恶性循环。

（2）在所有的环境中促进健康，包括生活、工作、娱乐和学习所需的环境。通过社会行动促进健康，通过媒体形象倡导健康。

（3）部门间的协调、协商和互利。卫生部门要敏感地意识到各个部门的动机，以便与之协调，实现在促进人类健康目标上的一致性。

（4）将卫生列入可持续发展规划。要使发展可以持续，必须使当代和后代受益；要使健康成为发展的中心内容，健康必须在可持续发展计划中优先考虑。

三、千年发展目标

2000 年联合国首脑会议上签署了《联合国千年宣言》，就消除贫穷、饥饿、疾病、文盲、环境恶化和对妇女的歧视，商定了一套有时限的目标和指标。这些目标和指标被置于全球议程的核心，统称为千年发展目标（millennium development goals，MDGs）。

千年发展目标包括八项总目标，分别是：消灭极端贫穷和饥饿，普及小学教育，促进两性平等并赋予妇女权力，降低儿童死亡率，改善产妇保健，对抗艾滋病病毒以及其他疾病，确保环境的可持续能力，全球合作促进发展。所有成员国到 2015 年承诺的目标都已圆满实现。

四、可持续发展目标

2015 年联合国可持续发展峰会评估了千年发展目标落实情况，并制定了 2030 年可持续发展议程。该议程应对当前正在转型的国际政治经济格局和国际发展合作新形势，在理念构建、形成方式、内容范围、适用对象和实施手段五大方面超越了千年发展目标，是对千年发展目标的升华和扩展。

1. 具体目标

可持续发展目标包括17个大项的总体目标和169个分项的具体目标。在17项总目标中，第3项总目标是"确保健康的生活方式，促进各年龄段人群的福祉"，与卫生领域直接相关。其具体目标包括：

（1）到2030年，全球孕产妇每10万例活产的死亡率降至70人以下。

（2）到2030年，消除新生儿和5岁以下儿童可预防的死亡，各国争取将新生儿每1 000例活产的死亡率至少降至12例，5岁以下儿童每1 000例活产的死亡率至少降至25例。

（3）到2030年，消除艾滋病、结核病、疟疾和被忽视的热带疾病等流行病，抗击肝炎、水传播疾病和其他传染病。

（4）到2030年，通过预防、治疗及促进身心健康，将非传染性疾病导致的过早死亡减少1/3。

（5）加强对滥用药物包括滥用麻醉药品和有害使用酒精的预防和治疗。

（6）到2020年，全球公路交通事故造成的死伤人数减半。

（7）到2030年，确保普及性健康和生殖健康保健服务，包括计划生育、信息获取和教育，将生殖健康纳入国家战略和方案。

（8）实现全民健康保障，包括提供金融风险保护，人人享有优质的基本保健服务，人人获得安全、有效、优质和负担得起的基本药品和疫苗。

（9）到2030年，大幅减少危险化学品以及空气、水和土壤污染导致的死亡和疾病人数。

（10）酌情在所有国家加强执行《世界卫生组织烟草控制框架公约》。

（11）支持研发主要影响发展中国家的传染和非传染性疾病的疫苗和药品。根据《关于与贸易有关的知识产权协议与公共健康的多哈宣言》的规定，提供负担得起的基本药品和疫苗，确认发展中国家有权充分利用《与贸易有关的知识产权协议》中关于采用变通办法保护公众健康，尤其是让所有人获得药品的条款。

（12）大幅加强发展中国家，尤其是最不发达国家和小岛屿发展中国家的卫生筹资，增加其卫生工作者的招聘、培养、培训和留用。

（13）加强各国，特别是发展中国家早期预警、减少风险，以及管理国家和全球健康风险的能力。

2. 间接相关目标

此外，还有8项总目标与健康卫生间接相关，分别是：消除贫困，消除饥饿，性别平等，清洁饮水和卫生设施，廉价和清洁能源，可持续城市和社区，和平、正义与强大机构，促进目标实现的伙伴关系，这些目标的实现将有助于提高全球人群的健康状况。

第二节 "健康中国"战略

一、"健康中国"的提出背景

新中国成立后特别是改革开放以来，我国在经济、社会、文化上取得了举世瞩目的成就，居民主要健康指标总体优于中高收入国家平均水平。随着工业化、城镇化、人口老龄化进程加快，中国居民生产生活方式和疾病谱不断发生变化。居民健康知识知晓率偏低，吸烟、过量饮酒、缺乏锻炼、不合理膳食等不健康生活方式比较普遍，由此引起的疾病与健康问题日益突出。心脑血管疾病、恶性肿瘤、慢性呼吸系统疾病、糖尿病等慢性非传染性疾病导致的死亡人数占总死亡人数的88%，导致的疾病负担占疾病总负担的70%以上。在此形势下，卫生服务模式也应与时俱进，"健康中国"规划的提出和实施，就体现出实现这种转变的决心，也是国家进步的标志。

党的十八届五中全会作出推进健康中国建设的战略决策。2016年10月25日，中共中央、国务院发布了《"健康中国2030"规划纲要》（简称《纲要》），这是今后15年推进健康中国建设的行动纲领。

2019年7月15日，国务院印发《国务院关于实施健康中国行动的意见》，并强调国家层面成立健康中国行动推进委员会，制定印发《健康中国行动（2019—2030年）》。同时，国务院办公厅印发《健康中国行动组织实施和考核方案》，并提出建立健全组织架构，依托全国爱国卫生运动委员会，成立健康中国行动推进委员会。

二、"健康中国2030"规划制定的原则

1. 健康优先

把健康摆在优先发展的战略地位，立足国情，将促进健康的理念融入公共政策制定实施的全过程，加快形成有利于健康的生活方式、生态环境和经济社会发展模式，实现健康与经济社会良性协调发展。

2. 改革创新

坚持政府主导，发挥市场机制作用，加快关键环节改革步伐，冲破思想观念束缚，破除利益固化藩篱，清除体制机制障碍，发挥科技创新和信息化的引领支撑作用，形成具有中国特色、促进全民健康的制度体系。

3. 科学发展

把握健康领域发展规律，坚持预防为主、防治结合、中西医并重，转变服务模式，构建整合型医疗卫生服务体系，推动健康服务从规模扩张的粗放型发展转变到质量效益提升的绿色集约式发展，推动中医药和西医药相互补充、协调发展，提升健康服务水平。

4. 公平公正

以农村和基层为重点，推动健康领域基本公共服务均等化，维护基本医疗卫生服务的公益性，逐步缩小城乡、地区、人群间基本健康服务和健康水平的差异，实现全民健康覆盖，促进社会公平。

三、"健康中国"的战略主题和战略目标

1. "健康中国"的战略主题

"共建共享、全民健康"，是建设"健康中国"的战略主题。核心是以人民健康为中心，坚持以基层为重点，以改革创新为动力，预防为主，中西医并重，把健康融入所有政策，人民共建共享。针对生活行为方式、生产生活环境以及医疗卫生服务等健康影响因素，坚持政府主导与调动社会、个人的积极性相结合，推动人人参与、人人尽力、人人享有。落实预防为主方针，推行健康生活方式，减少疾病发生，强化早诊断、早治疗、早康复，实现全民健康。

共建共享是建设健康中国的基本路径。从供给侧和需求侧两端发力，统筹社会、行业和个人三个层面，形成维护和促进健康的强大合力。要促进全社会广泛参与，强化跨部门协作，深化军民融合发展，调动社会力量的积极性和创造性，加强环境治理，保障食品药品安全，预防和减少伤害，有效控制影响健康的生态和社会环境危险因素，形成多层次、多元化的社会共治格局。要推动健康服务供给侧结构性改革，卫生计生、体育等行业要主动适应人民健康需求，深化体制机制改革，优化要素配置和服务供给，补齐发展短板，推动健康产业转型升级，满足人民群众不断增长的健康需求。要强化个人健康责任，提高全民健康素养，引导形成自主自律、符合自身特点的健康生活方式，有效控制影响健康的生活行为因素，形成热爱健康、追求健康、促进健康的社会

氛围。

全民健康是建设健康中国的根本目的。立足全人群和全生命周期两个着力点，提供公平可及、系统连续的健康服务，实现更高水平的全民健康。要惠及全人群，不断完善制度、扩展服务、提高质量，使全体人民享有所需要的、有质量的、可负担的预防、治疗、康复、健康促进等健康服务，突出解决好妇女儿童、老年人、残疾人、低收入人群等重点人群的健康问题。要覆盖全生命周期，针对生命不同阶段的主要健康问题及主要影响因素，确定若干优先领域，强化干预，实现从胎儿到生命终点的全程健康服务和健康保障，全面维护人民健康。

2. "健康中国"的战略目标

"健康中国 2030"的总目标分两步。第一步是到 2020 年，建立覆盖城乡居民的中国特色基本医疗卫生制度，健康素养水平持续提高，健康服务体系完善高效，人人享有基本医疗卫生服务和基本体育健身服务，基本形成内涵丰富、结构合理的健康产业体系，主要健康指标居于中高收入国家前列。第二步是到 2030 年，促进全民健康的制度体系更加完善，健康领域发展更加协调，健康生活方式得到普及，健康服务质量和健康保障水平不断提高，健康产业繁荣发展，基本实现健康公平，主要健康指标进入高收入国家行列。到 2050 年，建成与社会主义现代化国家相适应的健康国家。

"健康中国 2030"的具体目标包括以下五点：

（1）人民健康水平持续提升

人民身体素质明显增强，2030 年人均预期寿命达到 79.0 岁，人均健康预期寿命显著提高。

（2）主要健康危险因素得到有效控制

全民健康素养大幅提高，健康生活方式得到全面普及，有利于健康的生产生活环境基本形成，食品药品安全得到有效保障，消除一批重大疾病危害。

（3）健康服务能力大幅提升

优质高效的整合型医疗卫生服务体系和完善的全民健身公共服务体系全面建立，健康保障体系进一步完善，健康科技创新整体实力位居世界前列，健康服务质量和水平明显提高。

（4）健康产业规模显著扩大

建立起体系完整、结构优化的健康产业体系，形成一批具有较强创新能力和国际竞争力的大型企业，成为国民经济支柱性产业。

（5）促进健康的制度体系更加完善

有利于健康的政策法律法规体系进一步健全，健康领域治理体系和治理能力基本实现现代化。

3."健康中国"的战略任务

《纲要》提出普及健康生活、优化健康服务、完善健康保障、建设健康环境、发展健康产业五个方面的战略任务。

（1）普及健康生活

居民是健康的第一责任人，提高居民的健康素养是达到健康生活的重要方式。加强健康教育，将健康教育纳入国民教育体系，加大学校健康教育力度；塑造自主自律的健康行为，引导合理膳食，开展控烟限酒，促进心理健康，减少不安全性行为和毒品危害；提高全民身体素质，完善全民健身公共服务体系，广泛开展全民健身运动，加强体医融合和非医疗健康干预，促进重点人群体育活动。

（2）优化健康服务

坚定不移贯彻预防为主的方针，强化覆盖全民的公共卫生服务，防治重大疾病，完善计划生育服务管理，推进基本公共卫生服务均等化；提供优质高效的医疗服务，完善医疗卫生服务体系，创新医疗卫生服务供给模式，提升医疗服务水平和质量；充分发挥中医药独特优势，提高中医药服务能力，发展中医养生保健治未病服务，推进中医药继承创新；加强重点人群健康服务，提高妇幼健康水平，促进健康老龄化，维护残疾人健康。

（3）完善健康保障

健全以基本医疗保障为主体、其他多种形式补充保险和商业健康保险为补充的多层次医疗保障体系；健全医保管理服务体系，全面推进医保支付方式改革，形成总额预算管理下的复合式付费方式；积极发展商业健康保险，鼓励开发与健康管理服务相关的健康保险产品；完善药品供应保障体系，深化药品、医疗器械流通体制改革；完善国家药物政策，巩固完善国家基本药物制度，完善药品价格形成机制。

（4）建设健康环境

深入开展爱国卫生运动，加强城乡环境卫生综合整治，建设健康城市和健康村镇；加强影响健康的环境问题治理，深入开展大气、水、土壤等污染防治，实施工业污染源全面达排放计划，建立健全环境与健康监测、调查和风险评估制度；完善食品安全标准体系，加强食品安全风险监测评估，健全从源头到消费全过程的监管格局；深化药品（医疗器械）审评审批制度改革，完善国家药品标准体系，实施医疗器械标准提高计划，形成全品种、全过程的监管链条；完善公共安全体系，强化安全生产和职业健康，促进道路交通安全，预防和减少伤害，提高突发事件应急能力，健全口岸公共卫生体系。

(5) 发展健康产业

激发市场在非基本医疗卫生服务领域的活力，优化多元办医格局，优先支持社会力量举办非营利性医疗机构，推动非公立医疗机构向高水平、规模化方向发展；积极促进健康与养老、旅游、互联网、健身休闲、食品融合，催生健康新产业、新业态、新模式；引导发展专业的医学检验中心、医疗影像中心、病理诊断中心和血液透析中心等；积极发展健身休闲运动产业，引导社会力量参与健身休闲设施建设运营；促进医药产业发展，加强医药技术创新，提升产业发展水平，实现医药工业中高速发展和向中高端迈进。

四、健康中国建设的主要指标

依据我国现阶段以及未来十五年的预期发展水平，"健康中国2030"规划提出了包括健康水平、健康生活、健康服务与保障、健康环境和健康产业五大领域建设具体指标，见表17-1。

● 表17-1 健康中国建设的主要指标

领域	指标	2015年	2020年	2030年
健康水平	人均预期寿命（岁）	76.34	77.3	79.0
	婴儿死亡率（‰）	8.1	7.5	5.0
	5岁以下儿童死亡率（‰）	10.7	9.5	6.0
	孕产妇死亡率（1/10万）	20.1	18.0	12.0
	城乡居民达到《国民体质测定标准》合格以上的人数比例（%）	89.6（2014年）	90.6	92.2
健康生活	居民健康素养水平（%）	10	20	30
	经常参加体育锻炼人数（亿人）	3.6（2014年）	4.35	5.3
健康服务与保障	重大慢性病过早死亡率（%）	19.1（2013年）	比2015年降低10%	比2015年降低30%
	每千常住人口执业（助理）医师数（人）	2.2	2.5	3.0
	个人卫生支出占卫生总费用的比重（%）	29.3	28左右	25左右
健康环境	地级及以上城市空气质量优良天数比率（%）	76.7	>80	持续改善
	地表水质量达到或好于Ⅲ类水体比例（%）	66	>70	持续改善
健康产业	健康服务业总规模（万亿元）	—	>8	16

第三节 "健康中国"15 项重大专项行动

为积极应对当前突出健康问题，必须关口前移，采取有效干预措施，努力使群众不生病、少生病，提高生活质量，延长健康寿命。这是以较低成本取得较高健康绩效的有效策略，是解决当前健康问题的现实途径，是落实"健康中国"战略的重要举措。2019 年 7 月 9 日，健康中国行动推进委员会印发《健康中国行动（2019—2030 年）》，围绕疾病预防和健康促进两大核心，提出全方位干预健康影响因素相关行动、维护全生命周期健康相关行动和防控重大疾病相关行动内容三个方面 15 项重大专项行动，具体内容如下。

一、实施健康知识普及行动

每个人是自己健康的第一责任人。世界卫生组织研究发现，个人行为与生活方式因素对健康的影响占到 60%。当前，我国居民健康素养水平总体仍比较低。2017 年居民健康素养水平只有 14.18%。城乡居民关于预防疾病、早期发现、紧急救援、及时就医、合理用药、应急避险等维护健康的知识和技能比较缺乏，不健康生活行为方式比较普遍。普及健康知识，提高全民健康素养水平，是提高全民健康水平最根本最经济最有效的措施之一。本行动旨在帮助每个人学习、了解、掌握有关预防疾病、早期发现、紧急救援、及时就医、合理用药等维护健康的知识与技能，增强自我主动健康意识，不断提高健康管理能力。

普及行动建议从两个层次实施健康行动：

1. 个人和家庭层面

要正确认识健康，形成正确的健康观念。养成健康文明的生活方式。关注健康信息，提高理解、甄别、应用健康信息的能力。掌握必备的健康技能，如测量体温、脉搏，学会基本逃生技能与急救技能，如止血包扎、心肺复苏等。科学就医，养成早诊断、早治疗的正确就诊观念，遵医嘱治疗。按时、按量使用药物，不轻信偏方，不相信"神医神药"。营造健康家庭环境，定期体检，优生优育，爱老敬老，家庭和谐，崇尚公德，邻里互助，支持公益。

2. 社会和政府层面

建立并完善健康科普"两库、一机制"。建立并完善国家和省级健康科普专家库，开展健康科普活动。构建全媒体健康科普知识发布和传播的机制，加强对健康教育内容的指导和监管，依托专业力量，加强电视、报刊健康栏目和健康医疗广告的审核和监管，以及对互联网新媒体平台健康科普信息的监测、评估和通报。对于科学性强、传播效果好的健康信息，予以推广。医务人员掌握与岗位相适应的健康科普知识，并在诊疗过程中主动提供健康指导。三级医院要组建健康科普队伍，制定健康科普工作计划，建设微博微信新媒体健康科普平台。开发健康教育处方等健康科普材料，定期面向患者举办针对性强的健康知识讲座。深入实施中医治未病健康工程，推广普及中医养生保健知识和易于掌握的中医养生保健技术和方法。动员更多的社会力量参与健康知识普及工作。鼓励卫生健康行业学会、协会组织专家开展多种形式的、面向公众的健康科普活动和面向机构的培训工作。开发推广健康适宜技术和支持工具。发挥市场机制作用，鼓励研发推广健康管理类人工智能和可穿戴设备，充分利用互联网技术，在保护个人隐私的前提下，对健康状态进行即时、连续监测，实现在线实时管理、预警和行为干预，运用健康大数据提高大众自我健康管理能力。

二、实施合理膳食行动

合理膳食是健康的基础。研究结果显示，高盐、高糖、高脂等不健康饮食是引起肥胖、心脑血管疾病、糖尿病及其他代谢性疾病和肿瘤的危险因素。近年来，我国居民营养健康状况明显改善，但仍面临营养不足与过剩并存、营养相关疾病多发等问题。本行动旨在对一般人群、超重和肥胖人群、贫血与消瘦等营养不良人群、孕妇和婴幼儿等特定人群，分别给出膳食指导建议，并提出政府和社会应采取的主要举措。

普及行动建议从四个层次实施健康行动：

1. 个人层面

（1）针对一般人群

学习中国居民膳食科学知识，使用中国居民平衡膳食宝塔、平衡膳食餐盘等支持性工具，根据个人特点合理搭配食物。日常用餐时宜细嚼慢咽，保持心情平和，食不过量，但也要注意避免因过度节食影响必要营养素摄入。少吃高盐和油炸食品，控制添加糖的摄入量。足量饮水，成年人一般每天 7~8 杯（1 500~1 700 mL）。

（2）针对超重（24 kg/m^2 ≤ BMI < 28 kg/m^2）、肥胖（BMI ≥ 28 kg/m^2）的成年人群

减少能量摄入，增加新鲜蔬菜和水果在膳食中的比重，适当选择一些富含优质蛋

白质（如瘦肉、鱼、蛋白和豆类）的食物。避免吃油腻食物和油炸食品，少吃零食和甜食，不喝或少喝含糖饮料。进食有规律，不要漏餐，不暴饮暴食，七八分饱即可。

（3）针对贫血、消瘦等营养不良人群

建议在合理膳食的基础上，适当增加瘦肉类、奶蛋类、大豆和豆制品的摄入，保持膳食的多样性，满足身体对蛋白质、钙、铁、维生素A、维生素D、维生素B_{12}、叶酸等营养素的需求；增加含铁食物的摄入或者在医生指导下补充铁剂来纠正贫血。

（4）针对孕产妇和家有婴幼儿的人群

建议学习孕期妇女膳食、哺乳期妇女膳食和婴幼儿喂养等相关知识，特别关注生命早期1 000天（从怀孕开始到婴儿出生后的2周岁）的营养。孕妇常吃含铁丰富的食物，增加富含优质蛋白质及维生素A的动物性食物和海产品，选用碘盐，确保怀孕期间铁、碘、叶酸等的足量摄入。尽量纯母乳喂养6个月，为6～24个月的婴幼儿合理添加辅食。

2. **家庭层面**

提倡按需购买食物，合理储存；选择新鲜、卫生、当季的食物，采取适宜的烹调方式；按需备餐，分成小份儿；学会选购食品看标签；在外点餐根据人数确定数量，集体用餐时采取分餐、简餐、份饭；倡导在家吃饭，与家人一起分享食物和享受亲情，传承和发扬我国优良饮食文化。

3. **社会层面**

推动营养健康科普宣教活动常态化，鼓励全社会共同参与"三减三健"（减盐、减油、减糖，健康口腔、健康体重、健康骨骼）等宣教活动。推广使用健康"小三件"（限量盐勺、限量油壶和健康腰围尺），提高家庭普及率，鼓励专业行业组织指导家庭正确使用。加强对食品企业的营养标签知识指导，指导消费者正确认读营养标签，提高居民营养标签知晓率。鼓励生产、销售低钠盐，并在专家指导下推广使用。引导企业在食盐、食用油生产销售中配套用量控制措施（如在盐袋中赠送2 g量勺、生产限量油壶和带刻度油壶等），鼓励有条件的地方先行试点。鼓励商店、超市开设低脂、低盐、低糖食品专柜。鼓励食堂和餐厅配备专兼职营养师，为不同营养状况的人群推荐相应食谱。

4. **政府层面**

全面推动实施《国民营养计划（2017—2030年）》，因地制宜开展营养和膳食指导。实施贫困地区、农村义务教育学生营养改善项目。推动营养立法和政策研究。强化临床营养工作，不断规范营养筛查、评估和治疗。完善食品安全标准体系，制定以食品安全为基础的营养健康标准，推进食品营养标准体系建设。

三、实施全民健身行动

定期适量进行身体活动有助于预防和改善超重、肥胖及高血压、心脏病、脑卒中、糖尿病等慢性病,并能促进精神健康、提高生活质量和幸福感。缺乏身体活动成为多种慢性病发生的重要原因。同时心肺耐力、柔韧性、肌肉力量、肌肉耐力、身体成分等指标的变化不容乐观,多数居民在参加体育活动时还有很大的盲目性。本行动主要对健康成年人、老年人、单纯性肥胖患者以及以体力劳动为主的人群,分别给出身体活动指导建议,并提出政府和社会应采取的主要举措。

1. 个人层面

了解运动对健康的益处,提高身体活动意识,培养运动习惯并融入日常生活中,掌握运动技能,少静多动,减少久坐,保持健康体重;科学运动,运动前需了解患病史及家族病史,评估身体状态,鼓励在家庭医生或专业人士指导下制定运动方案,选择适合自己的运动方式、强度和运动量,减少运动风险。鼓励每周进行3次以上、每次30 min以上中等强度运动,或者累计150 min中等强度或75 min高强度身体活动。日常生活中要尽量多动,达到每天6 000 ~ 10 000步的身体活动量。吃动平衡,让摄入的多余能量通过运动的方式消耗,达到身体各机能的平衡。老年人运动有助于保持身体功能,减缓认知功能的退化。孕妇、慢性病患者、残疾人等,建议在医生和运动专业人士的指导下进行运动。以体力劳动为主的人群,可在工作一段时间后换一种放松的运动方式,减轻肌肉的酸痛和僵硬,消除局部的疲劳,但运动量和强度都不宜过大。

2. 社会层面

健全健身组织,让想健身的群众加入体育组织中。举办各类全民健身赛事,发展中国特色健身项目,开展民族、民俗、民间体育活动,推广普及太极拳、健身气功等传统体育项目。推进全民健身进家庭。推广普及广播体操等工间操。弘扬健身文化,制作体育题材的影视、动漫作品,鼓励开展全民健身志愿服务,普及体育健身文化知识,增强健身意识。开展运动风险评估,提供健身方案或运动促进健康的指导服务。

3. 政府层面

推进基本公共体育服务体系建设,建设全民健身场地设施,努力打造百姓身边"15分钟健身圈"。完善财政补助等措施,推行公共体育设施免费或低收费开放。鼓励社会力量举办或参与管理运营体育场地设施。构建科学健身体系,建立针对不同人群、不同环境、不同身体状况的运动促进健康指导方法,推动形成"体医结合"的疾病管理与健康服务模式。制定并实施特殊人群的体质健康干预计划。

四、实施控烟行动

烟草烟雾中含有多种已知的致癌物，有充分证据表明吸烟可以导致呼吸系统和心脑血管系统等多个系统疾病，还会导致多种恶性肿瘤。烟草对健康的危害已经成为当今世界最严重的公共卫生问题之一。为此，世界卫生组织制定了第一部国际公共卫生条约——《烟草控制框架公约》（以下简称《公约》）。我国2003年签署《公约》，2005年经全国人民代表大会批准，2006年1月在我国正式生效。我国现有吸烟者逾3亿人，迫切需要对烟草危害加以预防。每年因吸烟相关疾病所致的死亡人数超过100万人，因二手烟暴露导致的死亡人数超过10万人。本行动针对烟草危害，提出了个人和家庭、社会、政府应采取的主要举措。

1. 个人和家庭层面

充分了解吸烟和二手烟暴露的严重危害。药物治疗和尼古丁替代疗法可以提高长期戒烟率。不在禁止吸烟场所吸烟。创建无烟家庭，教育未成年人不吸烟，让家人免受二手烟危害。

2. 社会层面

提倡无烟文化，提高社会文明程度。积极利用"世界无烟日""世界心脏日""国际肺癌日"等卫生健康主题日开展控烟宣传。将烟草危害和二手烟危害等控烟相关知识纳入中小学生健康教育课程。不向未成年人售烟。加强无烟学校建设。鼓励出台室内全面无烟规定，为员工营造无烟工作环境，为员工戒烟提供必要的支持。充分发挥居（村）委会的作用，协助控烟政策在辖区内得到落实。

3. 政府层面

积极推进无烟环境建设，强化公共场所控烟监督执法。研究推进采取税收、价格调节等综合手段，提高控烟成效。加大控烟宣传教育力度，进一步加强卷烟包装标识管理，完善烟草危害警示内容和形式，提高健康危害警示效果，提高公众对烟草危害健康的认知程度。加强对戒烟服务的宣传和推广，使更多吸烟者了解到其在戒烟过程中能获得的帮助。全面落实《中华人民共和国广告法》，加大烟草广告监督执法力度，严厉查处在大众传播媒介、公共场所、公共交通工具、户外发布烟草广告的违法行为。按照烟草控制框架公约履约进度要求，加快研究建立完善的烟草制品成分管制和信息披露制度。

五、心理健康促进行动

心理健康是人在成长和发展过程中，认知合理、情绪稳定、行为适当、人际和谐、适应变化的一种完好状态，是健康的重要组成部分。当前，我国常见精神障碍和心理行为问题人数逐年增多，2019年我国抑郁症患病率达到2.1%，焦虑障碍患病率达4.98%，抑郁症和焦虑症共同患病率接近7%。同时，公众对常见精神障碍和心理行为问题的认知率仍比较低，更缺乏防治知识和主动就医意识，部分患者及家属仍然有病耻感。本行动给出正确认识、识别、应对常见精神障碍和心理行为问题，特别是抑郁症、焦虑症的建议，并提出社会和政府应采取的主要举措。

1. 个人和家庭层面

主动学习和了解心理健康知识，科学认识心理健康与身体健康之间的相互影响，保持积极健康的情绪，避免持续消极情绪对身体健康造成伤害。倡导养德养生理念，保持中和之道，提高心理复原力。在身体疾病的治疗中，要重视心理因素的作用。自我调适不能缓解时，可选择寻求心理咨询与心理治疗，及时疏导情绪，预防心理行为问题和精神障碍发生。使用科学的方法缓解压力，学会调整自己的状态，找出不良情绪背后的消极想法，根据客观现实进行调整，减少非理性的认识。建立良好的人际关系，积极寻求人际支持，适当倾诉与求助。重视睡眠健康，了解睡眠不足和睡眠问题带来的不良心理影响，出现睡眠问题及时就医，在专业指导下用科学的方法改善睡眠。选择并培养适合自己的运动爱好，积极发挥运动对情绪的调节作用。精神疾病治疗要遵医嘱。关怀和理解精神疾病患者，减少歧视。关注家庭成员心理状况。家庭成员之间要平等沟通交流，尊重家庭成员的不同心理需求。及时疏导不良情绪，营造相互理解、相互信任、相互支持、相互关爱的家庭氛围和融洽的家庭关系。

2. 社会层面

各级各类医疗机构和专业心理健康服务机构对发现存在心理行为问题的个体，提供规范的诊疗服务，减轻患者心理痛苦，促进患者康复。鼓励相关社会组织、高等院校、科研院所、医疗机构对心理健康从业人员开展服务技能和伦理道德的培训，提升服务能力。发挥精神卫生医疗机构作用，对各类临床科室医务人员开展心理健康知识和技能培训，普及心理咨询和治疗技术在临床诊疗中的应用。各机关、企事业单位、高校和其他用人单位把心理健康教育融入员工（学生）思想政治工作，鼓励设立心理健康辅导室并建立心理健康服务团队，或通过购买服务形式，为员工（学生）提供健康宣传、心理评估、教育培训、咨询辅导等服务，传授情绪管理、压力管理等自我心理调适方法和抑郁、焦虑等常见心理行为问题的识别方法，为员工（学生）主动寻求心理健康服务创造条件。对处于特定时期、特定岗位，或经历特殊突发事件的员工（学生），及时进行心理疏导和援助。

3. 政府层面

充分利用广播、电视、书刊、动漫等形式，广泛运用门户网站、微信、微博、移动客户端等平台，组织创作、播出心理健康宣传教育精品和公益广告，传播自尊自信、乐观向上的现代文明理念和心理健康知识。建立心理咨询（辅导）室或社会工作室（站），配备专兼职心理健康辅导人员或社会工作者，搭建基层心理健康服务平台。整合社会资源，设立市县级未成年人心理健康辅导中心，完善未成年人心理健康辅导网络。加大应用型心理健康工作人员培养力度，推进高等院校开设相关专业。建立精神卫生综合管理机制，多渠道开展严重精神障碍患者日常发现、登记、随访、危险性评估、服药指导等服务，动员社区组织、患者家属参与居家患者管理服务。建立精神卫生医疗机构、社区康复机构及社会组织、家庭相互衔接的精神障碍社区康复服务体系，加强精神卫生医疗机构对社区康复机构的技术指导。

六、实施健康环境促进行动

健康环境是人民群众健康的重要保障。影响健康的环境因素不仅包括物理、化学和生物等自然环境因素，还包括社会环境因素。环境污染已成为不容忽视的健康危险因素，与环境污染相关的心血管疾病、呼吸系统疾病和恶性肿瘤等问题日益凸显。本行动主要针对影响健康的空气、水、土壤等自然环境问题，室内污染等家居环境风险，道路交通伤害等社会环境危险因素，分别给出健康防护和应对建议，并提出政府和社会应采取的主要举措。

1. 个人和家庭层面

提高环境与健康素养，主动学习掌握环境与健康素养基本知识和基本技能，遵守生态环境行为规范，提升生态环境保护意识、健康防护意识和能力。自觉维护环境卫生，抵制环境污染行为。及时、主动开展家庭环境卫生清理，做到家庭卫生整洁，光线充足、通风良好、厕所卫生。维护社区、单位等环境卫生，改善生活生产环境。积极实施垃圾分类并及时清理。倡导简约适度、绿色低碳、益于健康的生活方式。坚持低碳出行，优先步行、骑行或公共交通出行，多使用共享交通工具。关注室内空气污染。新装修的房间定期通风换气，降低装饰装修材料造成的室内空气污染。烹饪、取暖等提倡使用清洁能源。根据天气变化和空气质量适时通风换气，重污染天气时应关闭门窗，减少室外空气污染物进入室内，有条件的建议开启空气净化装置或新风系统。鼓励根据实际需要，选购适宜排量的汽车，不进行非必要的车内装饰，注意通风并及时清洗车用空调系统。做好户外健康防护。重污染天气时，建议尽量减少户外停留时间，易感人群停止户外活动。严格遵守交通法规，增强交通出行规则意识、安全意识和文明意识，不疲劳驾驶、超速行驶、酒后驾驶，具备一定的应急处理能力。正确使用安全带，根据儿童年龄、身高和体重合理使用安全座椅，减少交通事故的发生。不提倡在天然水域游泳，下雨时不宜在室外游泳。避免儿童接近危险水域，儿童游泳时，要有成人带领或有组织地进行。

2. 社会层面

制定社区健康公约和健康守则等行为规范，大力开展讲卫生、树新风、除陋习活动。加强社区基础设施和生态环境建设，营造设施完备、整洁有序、美丽宜居、安全和谐的社区健康环境。建立固定的健康宣传栏、橱窗等健康教育窗口，设立社区健康自助检测点，配备血压计、血糖仪、腰围尺、体重仪、体重指数（BMI）尺、健康膳食图等，鼓励引导志愿者参与，指导社区居民形成健康生活方式。企业主动提升环保意识，合理确定环境保护指标目标，建立环保监测制度，并且管理维护好污染治理装置，污染物排放必须符合环保标准。鼓励企业建立消费品有害物质限量披露及质量安全事故监测和报告制度，提高装饰装修材料、日用化学品、儿童玩具和用品等消费品的安全标准，减少消费品造成的伤害。公共场所应定期清洗集中空调和新风系统。健身娱乐场所建议安装新风系统或空气净化装置，重污染天气时，应根据人员的情况及时开启净化装置补充新风。公共游泳场所定期消毒、换水，以保证人群在清洁的环境中活动。预防意外事故所致一氧化碳、氨气、氯气、消毒杀虫剂等中毒。针对不同人群，编制环境与健康手册，宣传和普及环境与健康基本理念、基本知识和基本技能，分类制定发布环境污染防护指南、公共场所和室内健康环境指南。对公众、学校、医院等人员密集的地方进行防灾减灾、突发事件应对知识和技能的传播和培训，提高自救和互救能力。

3. 政府层面

制定健康社区、健康单位、健康学校等健康细胞工程建设规范和评价指标。逐步建立环境与健康的调查、监测和风险评估制度。加强与群众健康密切相关的饮用水、空气、土壤等环境健康影响监测与评价，开展环境污染与疾病关系、健康风险预警以及防护干预研究，加强伤害监测网络建设，采取有效措施预防控制环境污染相关疾病。深入开展大气、水、土壤污染防治。加大饮用水工程设施投入、管理和维护，保障饮用水安全。加强城市公共安全基础设施建设，加大固体废弃物回收设施的投入，加强废弃物分类处置管理。加强城乡公共消防设施建设和维护管理，合理规划和建设应急避难场所，加强应急物资储备体系建设。组织实施交通安全生命防护工程，减少交通伤害事件的发生。加强装饰装修材料、日用化学品、儿童玩具和用品等消费品的安全性评价，完善产品伤害监测体系。

七、实施妇幼健康促进行动

妇幼健康是全民健康的基础。随着生育政策调整完善，生育需求逐步释放，高危孕产妇比例有所增加，保障母婴安全压力增大。生育全程服务覆盖不广泛，宫颈癌和乳腺癌高发态势仍未扭转，儿童早期发展亟须加强，妇女儿童健康状况在城乡之间、区域之间还存在差异，妇幼健康服务供给能力有待提高。实施妇幼健康促进行动，是保护妇女儿童健康权益，促进妇女儿童全面发展、维护生殖健康的重要举措，有助于从源头和基础上提高国民健康水平。本行动主要针对婚前和孕前、孕期、新生儿和儿童早期各阶段分别给出妇幼健康促进建议，并提出政府和社会应采取的主要举措。

1. 个人和家庭层面

新婚夫妇要做好孕育健康新生命准备，积极参加婚前、孕前健康检查，选择最佳的生育年龄，孕前3个月至孕后3个月补充叶酸。孕期预防感染、戒烟戒酒、避免接触有毒有害物质和放射线。发现怀孕要尽早到医疗卫生机构建档建册，进行妊娠风险筛查与评估。孕期至少接受5次产前检查（孕早期1次，孕中期2次，孕晚期2次），有异常情况者建议遵医嘱适当增加检查次数，首次产前检查建议做艾滋病、梅毒和乙肝检查，定期接受产前筛查。孕妇宜及时住院分娩，提倡自然分娩，减少非医学需要的剖宫产。孕妇宜保证合理膳食，均衡营养，维持合理体重。保持积极心态，放松心情有助于预防孕期和产后抑郁。产后3~7天和42天主动接受社区医生访视，并结合自身情况，选择合适的避孕措施。孩子出生后尽早开始母乳喂养，尽量纯母乳喂养6个月。做好儿童健康管理，按照免疫规划程序进行预防接种。关爱女性，促进生殖健康。建议女性提高生殖健康意识和能力，主动获取青春期、生育期、更年期和老年期保健相关知识，注意经期卫生，熟悉生殖道感染、乳腺疾病和宫颈癌等妇女常见疾病的症状和预防知识。

2. 社会和政府层面

完善妇幼健康服务体系，实施妇幼健康和计划生育服务保障工程，以中西部和贫困地区为重点，加强妇幼保健机构基础设施建设，确保省、市、县三级均有1所标准化妇幼保健机构。加强儿科、产科、助产等急需紧缺人才培养，增强岗位吸引力。加强婚前、孕前、孕产期、新生儿期和儿童期保健工作，推广使用《母子健康手册》，为妇女儿童提供系统、规范的服务。健全出生缺陷防治网络，提高出生缺陷综合防治服务可及性。大力普及妇幼健康科学知识，推广婚姻登记、婚前医学检查和生育指导"一站式"服务模式。广泛开展产前筛查，普及产前筛查适宜技术，规范应用高通量基因测序等技术。落实妊娠风险筛查评估、高危专案管理、危急重症救治、孕产妇死亡个案报告和约谈通报五项制度，加强危重孕产妇和新生儿救治保障能力建设，健全救治会诊、转诊等机制。全面开展新生儿疾病筛查、随访、确诊、治疗和干预。逐步扩大农村妇女"两癌"筛查项目覆盖面。

八、实施中小学健康促进行动

中小学生处于成长发育的关键阶段。加强中小学健康促进，增强青少年体质，是促进中小学生健康成长和全面发展的需要。此外，随着成长发育，中小学生自我意识逐渐增强，认知、情感、意志、个性发展逐渐成熟，人生观、世界观、价值观逐渐形成。因此，在此期间有效保护、积极促进其身心健康成长意义重大。

1. 个人层面

保证充足的体育活动，减少久坐和观看电视、使用电脑、手机等时间。课间休息，要离开座位适量活动。每天累计至少 1 h 中等强度及以上的运动，培养终身运动的习惯。主动学习掌握科学用眼护眼等健康知识，养成健康用眼习惯。每天吃早餐，合理选择零食，在两餐之间可选择适量水果、坚果或酸奶等食物作为零食。自我监测身高、体重等生长发育指标，及早发现、科学判断是否出现超重、肥胖等健康问题。保证充足的睡眠，不熬夜。保持积极向上的健康心理状态，积极参加文体活动和社会实践。正确认识心理问题，学会积极暗示，适当宣泄，可以通过深呼吸或找朋友倾诉、写日记、画画、踢球等方式，将心中郁积的不良情绪如痛苦、委屈、愤怒等发泄出去，可向父母、老师、朋友等寻求帮助，还可主动接受心理辅导。合理、安全使用网络，增强对互联网信息的辨别力，主动控制上网时间，抵制网络成瘾。

2. 家庭层面

通过亲子读书、参与讲座等多种方式给予孩子健康知识，以身作则，带动和帮助孩子形成良好健康行为，合理饮食，规律作息，每天锻炼。做孩子的倾听者，帮助孩子正确面对问题、处理问题，关注孩子的心理健康。鼓励支持孩子参加校外多种形式的体育活动，确保孩子每天在校外接触自然光的时间达到 1 h 以上，使其掌握 1~2

项体育运动技能，引导孩子养成终身锻炼习惯。

3. 学校层面

严格依据国家课程方案和课程标准组织安排教学活动，合理安排作业时间。改善教学设施和条件，为学生提供符合健康要求的学习环境。每天上下午各做1次眼保健操，教师及时了解学生的视力情况。强化体育课和课外锻炼，确保中小学生在校时每天1 h以上体育活动时间。根据学校教育的不同阶段，设置相应的体育与健康教育课程，向学生教授健康行为与生活方式、疾病防控、心理健康、生长发育与青春期保健、安全应急与避险等知识。指导学生科学规范使用电子屏幕产品，养成信息化环境下良好的学习和用眼卫生习惯。

4. 政府层面

修订《学校卫生工作条例》和《中小学健康教育指导纲要》等，制定《学校食品安全和营养健康管理规定》等，进一步健全学校体育卫生发展制度和体系。制定健康学校标准，开展健康学校建设。深化学校体育、健康教育教学改革，全国中小学普遍开设体育与健康教育课程。加强现有中小学卫生保健机构建设，按照标准和要求强化人员和设备配备。全面加强全国儿童青少年视力健康及其相关危险因素监测网络、数据收集与信息化建设。积极引导支持社会力量开展各类儿童青少年体育活动，有针对性地开展各类冬（夏）令营、训练营和体育赛事等，吸引儿童青少年广泛参加体育运动。实施网络游戏总量调控，控制新增网络游戏上网运营数量，鼓励研发传播集知识性、教育性、原创性、技能性、趣味性于一体的优秀网络游戏作品，探索符合国情的适龄提示制度，采取措施限制未成年人使用时间。完善学生健康体检制度和学生体质健康监测制度。把学校体育工作和学生体质健康状况纳入对地方政府、教育行政部门和学校的考核评价体系，与学校负责人奖惩挂钩。把学生健康知识、急救知识，特别是心肺复苏技能纳入考试内容。

九、实施职业健康保护行动

我国是世界上劳动人口最多的国家，2017年我国就业人口7.76亿人，占总人口的55.8%，多数劳动者职业生涯超过其生命周期的1/2。工作场所接触各类危害因素引发的职业健康问题依然严重，职业病防治形势严峻、复杂，新的职业健康危害因素不断出现，疾病和工作压力导致的生理、心理等问题已成为亟待应对的职业健康新挑战。本行动主要依据《中华人民共和国职业病防治法》和有关职业病预防控制指南，分别提出劳动者个人、用人单位、政府应采取的举措。

1. 劳动者个人

倡导健康工作方式，树立健康意识，积极参加职业健康培训，学习和掌握与职业健康相关的各项制度、标准，了解工作场所存在的危害因素，掌握职业病危害防护知识、岗位操作规程、个人防护用品的正确佩戴和使用方法。遵守职业病防治法律、法规、规章。接触职业病危害的劳动者，定期参加职业健康检查；罹患职业病的劳动者，建议及时诊断、治疗，保护自己的合法权益。加强劳动过程防护。劳动者在生产环境中长期接触粉尘、化学危害因素、放射性危害因素、物理危害因素、生物危害因素等可能引起相关职业病。建议接触职业病危害因素的劳动者注意各类危害的防护，严格按照操作规程进行作业，并自觉、正确地佩戴个人职业病防护用品。加强防暑降温措施。建议高温作业、高温天气作业等劳动者注意预防中暑。长时间伏案低头工作或长期前倾坐姿职业的人群，应注意通过伸展活动等方式缓解肌肉紧张，避免颈椎病、肩周炎和腰背痛的发生。教师、交通警察、医生、护士等以站姿作业为主的职业的人群，要防止静脉曲张，预防咽喉炎。驾驶员等长时间固定体位作业职业的人群，要保持正确的作业姿势，将座位调整至适当的位置，确保腰椎受力适度，并注意减少震动，避免颈椎病、肩周炎、骨质增生、坐骨神经痛等疾病的发生；作业期间注意间歇性休息，减少憋尿，严禁疲劳作业。

2. 用人单位

鼓励用人单位为劳动者提供整洁卫生、绿色环保、舒适优美和人性化的工作环境，采取综合预防措施，尽可能减少各类危害因素对劳动者健康的影响，切实保护劳动者的健康权益。鼓励建立保护劳动者健康的相关制度，依据有关标准设置医务室、紧急救援站、有毒气体防护站，配备急救箱等装备。鼓励用人单位优先采用有利于防治职业病和保护员工健康的新技术、新工艺、新设备、新材料，不得生产、经营、进口和使用国家明令禁止使用的可能产生职业病危害的设备或材料。用人单位应规范劳动用工管理，依法与劳动者签订劳动合同，合同中应明确劳动保护、劳动条件和职业病危害防护、女职工劳动保护及女职工禁忌劳动岗位等内容。

3. 政府层面

修订《中华人民共和国职业病防治法》等法律法规。加强对新型职业危害的研究识别、评价与控制，组织开展相关调查，研究制定规范标准，提出防范措施，适时纳入法定管理。研发、推广有利于保护劳动者健康的新技术、新工艺、新设备和新材料。加强职业健康监管体系建设，健全职业健康监管执法队伍。

十、实施老年健康促进行动

我国是世界上老年人口最多的国家。第七次人口普查结果显示，我国 60 岁及以上的老年人口总量为 2.64 亿人，已占到总人口的 18.7%。我国老年人整体健康状况不容乐观，近 1.8 亿老年人患有慢性病，患有一种及以上慢性病的比例高达 75%。失能、部分失能老年人约 4 000 万人。本行动针对老年人膳食营养、体育锻炼、定期体检、慢性病管理、精神健康以及用药安全等方面，给出个人和家庭行动建议，并分别提出促进老有所医、老有所养、老有所为等社会和政府应采取的主要举措。

1. 个人和家庭层面

主动学习老年人膳食知识，精心设计膳食，选择营养食品，保证食物摄入量充足，适量运动，有意识地预防营养缺乏，延缓肌肉衰减和骨质疏松。加强体育锻炼。选择与自身体质和健康状况相适应的运动方式，量力而行地进行体育锻炼。参加定期体检。经常监测呼吸、脉搏、血压、大小便情况，发现异常情况及时做好记录，必要时就诊。做好慢性病管理。患有慢性病的老年人应配合医生积极治疗，主动向医生咨询慢性病自我管理的知识、技能，并在医生指导下做好自我管理，延缓病情进展，减少并发症。促进精神健康，多运动、多用脑、多参与社会交往，通过健康的生活方式延缓衰老、预防精神障碍和心理行为问题。老年人及其家属要了解老年期痴呆等疾病的有关知识，发现可疑症状及时到专业机构检查，做到早发现、早诊断、早治疗。一旦确诊老年人患有精神疾病，家属应注重对患者的关爱和照护，帮助患者积极遵循治疗训练方案。对认知退化严重的老年人，要照顾好其饮食起居，防止走失。注意安全用药。注重家庭支持，家庭成员学习了解老年人健康维护的相关知识和技能，照顾好其饮食起居，关心关爱老年人心理、身体和行为变化情况，及早发现异常情况，及时安排就诊，并使家居环境保证足够的照明亮度，地面采取防滑措施并保持干燥，在水池旁、马桶旁、浴室安装扶手，预防老年人跌倒。

2. 社会层面

全社会要关注和关爱老年人，构建尊老、孝老的社区环境，组织开展有益身心的活动，引入社会力量为有需要的老年人提供心理辅导、情绪疏解、悲伤抚慰、居家养老服务等健康服务。

3. 政府层面

开展老年健身、老年保健、老年疾病防治与康复等内容的教育活动。积极宣传适宜老年人的中医养生保健方法。加强老年人自救互救卫生应急技能训练。推广老年期常见疾病的防治适宜技术，开展预防老年人跌倒等干预和健康指导。为贫困、空巢、失能、失智、计划生育特殊家庭和高龄独居老年人提供日常关怀和心理支持服务。积极发展老年医院、康复医院、护理院等医疗机构。推动二级以上综合医院开设老年医学科，增加老年病床位数量，提高老年人医疗卫生服务的可及性。发挥家庭医生作用，为老年人提供综合、连续、协同、规范的基本医疗和公共卫生服务。推行多学科协作诊疗，重视老年综合征和老年综合评估，打造高水平的技术创新与成果转化基地，培养适应现代老年医学理念的复合型多层次人才。逐步建立完善支持家庭养老的政策体系，强化家庭养老功能，从社区层面整合资源，加强社区日间照料中心等居家养老服务机构、场所和相关服务队伍建设，鼓励为老年人提供上门服务，为居家养老提供依托。推进老年人社区和居家适老化改造，支持适老住宅建设。优化老年人住、行、医、养等环境，营造安全、便利、舒适、无障碍的老年宜居环境。

十一、实施心脑血管疾病防治行动

心脑血管疾病具有高患病率、高致残率、高复发率和高死亡率的特点，带来了沉重的社会及经济负担。中国18岁及以上居民高血压患病率为25.2%，血脂异常者达到40.4%，均呈现上升趋势。高血压、血脂异常、糖尿病，以及肥胖、吸烟、缺乏体力活动、不健康饮食习惯等是心脑血管疾病主要的且可以改变的危险因素。对这些危险因素采取干预措施不仅能够预防或推迟心脑血管疾病的发生，而且能够和药物治疗协同作用预防心脑血管疾病的复发。本行动主要针对一般成年人、心脑血管疾病高危人群和患者，给出血压监测、血脂检测、自我健康管理、膳食、运动的建议，提出急性心肌梗死、脑卒中发病的自救措施，并提出社会和政府应采取的主要举措。

1. 个人层面

定期自我监测血压，关注血压变化，控制高血压危险因素。在未使用降压药物的情况下，非同日3次测量收缩压≥140 mmHg和（或）舒张压≥90 mmHg，可诊断为高血压。要学会自我健康管理，认真遵医嘱服药，经常测量血压和复诊。高危人群进行心脑血管风险评估，判断运动的形式和限度。

关注并定期进行血脂检测，防范脑卒中发生。脑卒中发病率、死亡率的上升与血压升高关系密切，血压越高，脑卒中风险越高。学习掌握心脑血管疾病发病初期正确的自救措施及紧急就医指导。抓住4 h的黄金抢救时间窗，接受静脉溶栓治疗，可大幅降低致死率和致残率。

2. 社会和政府层面

社会组织和急救中心等医疗机构开展群众性应急救护培训，普及全民应急救护知识，使公众掌握基本必备的心肺复苏等应急自救互救知识与技能。完善公共场所急救设施设备配备标准。全面实施 35 岁以上人群首诊测血压制度，增加高血压检出的设备与场所，做好高血压、糖尿病、血脂异常的规范化管理。依托现有资源建设胸痛中心，形成急性胸痛协同救治网络。建设医院急诊脑卒中、胸痛绿色通道，实现院前急救与院内急诊的互联互通和有效衔接，提高救治效率。

十二、实施癌症防治行动

《2017 年中国肿瘤登记年报》显示，我国每年新发癌症病例约 380 万例，死亡人数约 229 万人，发病率及死亡率呈现逐年上升趋势。随着我国人口老龄化和工业化、城镇化进程不断加快，以及慢性感染、不健康生活方式的广泛流行和环境污染、职业暴露等因素的逐渐累积，我国癌症防控形势仍将十分严峻。国际经验表明，采取积极预防、早期筛查、规范治疗等措施，对于降低癌症的发病率和死亡率具有显著效果。本行动主要针对一般成年人、癌症高危人群和患者，给出尽早预防、减少感染、定期体检、健康生活、规范治疗、重视康复的建议，并提出加强筛查、制定指南、规范诊疗、医疗保险、科技创新等社会和政府应采取的主要举措。

1. 个人层面

尽早关注癌症预防，建议每个人尽早学习掌握《癌症防治核心信息及知识要点》，践行健康生活方式，戒烟限酒、平衡膳食、科学运动、心情舒畅可以有效降低癌症发生。减少致癌相关感染，如幽门螺杆菌、人乳头瘤病毒、肝炎病毒、EB 病毒等。规范的防癌体检是发现癌症和癌前病变的重要途径。密切关注癌症危险信号，出现症状时及时就医。癌症患者要到正规医院进行规范化治疗，要正视癌症，积极调整身体免疫力，保持良好心理状态，达到病情长期稳定。

2. 社会和政府层面

对发病率高、筛查手段和技术方案比较成熟的重点癌症（胃癌、食管癌、结直肠癌、肺癌、宫颈癌、乳腺癌等），制定筛查与早诊早治指南。制定工作场所防癌抗癌指南，开展工作场所致癌职业病危害因素的定期检测、评价和个体防护管理工作。制定并推广应用常见癌症诊疗规范和临床路径，创新中医药与现代技术相结合的中医癌症诊疗模式，提高临床疗效。做好患者康复指导、疼痛管理、长期护理、营养和心理支持，提高癌症患者生存质量。促进多种医疗保险制度间的互补联动和有效衔接，形成保障合力，切实降低癌症患者就医负担。建立完善抗癌药物临床综合评价体系，针对临床急需的抗癌药物，加快审评审批流程。

十三、实施慢性呼吸系统疾病防治行动

慢性呼吸系统疾病是以慢性阻塞性肺疾病（以下简称慢阻肺）、哮喘等为代表的一系列疾病。我国40岁及以上人群慢阻肺患病率为13.6%，总患病人数近1亿。慢阻肺具有高患病率、高致残率、高病死率和高疾病负担的特点，患病周期长、反复发作、急性加重、有多种合并症，严重影响中老年患者的预后和生活质量。我国哮喘患者超过3 000万人，因病程长、反复发作，导致误工误学，影响儿童生长发育和患者生活质量。本行动主要针对慢阻肺、哮喘的主要预防措施和膳食、运动等方面给出指导建议，并提出个人、社会和政府应采取的主要举措。

1. 个人层面

关注慢阻肺、哮喘的早期症状，出现常见症状建议每年进行1次肺功能检测，确认是否已患慢阻肺或哮喘。注意危险因素防护。减少烟草暴露，吸烟者尽可能戒烟。加强职业防护，避免与有毒、有害气体及化学物质接触。建议慢性呼吸系统疾病患者和老年人等高危人群主动接种流感疫苗和肺炎球菌疫苗。哮喘患者避免接触过敏原和各种诱发因素。

2. 社会和政府层面

将肺功能检查纳入40岁及以上人群常规体检内容。推行高危人群首诊测量肺功能，发现疑似慢阻肺患者及时提供转诊服务。推动各地为社区卫生服务中心和乡镇卫生院配备肺功能检查仪等设备，做好基层专业人员培训。研究将慢阻肺患者健康管理纳入国家基本公共卫生服务项目，落实分级诊疗制度，为慢阻肺高危人群和患者提供筛查干预、诊断、治疗、随访管理、功能康复等全程防治管理服务，提高基层慢阻肺的早诊早治率和规范化管理率。着力提升基层慢性呼吸系统疾病防治能力和水平，加强基层医疗机构相关诊治设备和长期治疗管理用药的配备。加强科技攻关和成果转化，运用临床综合评价、鼓励相关企业部门研发等措施，提高新型疫苗、诊断技术、治疗药物的可及性，降低患者经济负担。

十四、实施糖尿病防治行动

糖尿病是一种常见的内分泌代谢疾病。我国18岁以上人群糖尿病患病率从2002年

的 4.2% 迅速上升至 2012 年的 9.7%，据估算，目前我国糖尿病患者超过 9 700 万人，糖尿病前期人群约 1.5 亿人。2016 年中国因糖尿病死亡人数达 22.47 万人。糖尿病并发症累及血管、眼、肾、足等多个器官，致残、致死率高，严重影响患者健康，给个人、家庭和社会带来沉重的负担。Ⅱ型糖尿病是我国最常见的糖尿病类型。肥胖是Ⅱ型糖尿病的重要危险因素，糖尿病前期人群接受适当的生活方式干预可延迟或预防糖尿病的发生。本行动主要针对糖尿病前期人群和糖尿病患者，给出识别标准、膳食和运动等生活方式指导建议以及防治措施，并提出社会和政府应采取的主要举措。

1. 个人层面

全面了解糖尿病知识，关注个人血糖水平。健康人 40 岁开始每年检测 1 次空腹血糖。具备以下因素之一，即为糖尿病高危人群：超重与肥胖、高血压、血脂异常、糖尿病家族史、妊娠糖尿病史、巨大儿（出生体重 ≥ 4 kg）生育史。6.1 mmol/L ≤ 空腹血糖（FBG）< 7.0 mmol/L，或 7.8 mmol/L ≤ 糖负荷 2 h 血糖（2 h PG）< 11.1 mmol/L，则为糖调节受损，也称糖尿病前期，属于糖尿病的极高危人群。糖尿病前期人群可通过饮食控制和科学运动降低发病风险，建议每半年检测 1 次空腹血糖或餐后 2 h 血糖。同时密切关注其他心脑血管危险因素，并给予适当的干预措施。建议超重或肥胖者使体重指数（BMI）达到或接近 24 kg/m^2，或体重至少下降 7%，每日饮食总热量至少减少 400 kcal，饱和脂肪酸摄入占总脂肪酸摄入的 30% 以下，每周中等强度体力活动至少保持在 150 min。糖尿病患者加强健康管理。如出现糖尿病典型症状（"三多一少"，即多饮、多食、多尿、体重减轻）且随机血糖 ≥ 11.1 mmol/L，或空腹血糖 ≥ 7.0 mmol/L，或糖负荷 2 h 血糖 ≥ 11.1 mmol/L，可诊断为糖尿病。

建议糖尿病患者定期监测血糖和血脂，控制饮食，科学运动，戒烟限酒，遵医嘱用药，定期进行并发症检查。糖尿病患者的饮食可参照《中国糖尿病膳食指南》，做到合理饮食，主食定量（摄入量因人而异），建议选择低血糖生成指数（GI）食物，全谷物、杂豆类占主食摄入量的 1/3；建议餐餐有蔬菜，两餐之间适量选择低 GI 水果；每周不超过 4 个鸡蛋或每两天 1 个鸡蛋，不弃蛋黄；奶类豆类天天有，零食加餐可选择少许坚果；烹调注意少油少盐；饮用白开水，不饮酒；进餐定时定量，控制进餐速度，细嚼慢咽。进餐顺序宜为先吃蔬菜、再吃肉类、最后吃主食。糖尿病患者要遵守合适的运动促进健康指导方法并及时做出必要的调整。每周至少有 5 天，每天半小时以上的中等量运动，适合糖尿病患者的运动有走步、游泳、太极拳、广场舞等。运动时需防止低血糖和跌倒摔伤。不建议老年患者参加剧烈运动。血糖控制极差且伴有急性并发症或严重慢性并发症时，不宜采取运动疗法。

2. 社会和政府层面

承担国家公共卫生服务项目的基层医疗卫生机构应为辖区内 35 岁及以上常住居民中Ⅱ型糖尿病患者提供规范的健康管理服务，对Ⅱ型糖尿病高危人群进行针对性的健康教育。落实糖尿病分级诊疗服务技术规范，鼓励医疗机构为糖尿病患者开展饮食控制指导和运动促进健康指导，对患者开展自我血糖监测和健康管理进行指导。促进基层糖尿病及并发症筛查标准化，提高医务人员对糖尿病及其并发症的早期发现、规范化诊疗和治疗能力。及早干预治疗糖尿病视网膜病变、糖尿病伴肾脏损害、糖尿病足等并发症，延缓并发症进展，降低致残率和致死率。依托区域全民健康信息平台，推进"互联网+公共卫生"服务，充分利用信息技术丰富糖尿病健康管理手段，创新健康服务模式，提高管理效果。

十五、实施传染病及地方病防控行动

近年来，我国传染病疫情总体形势稳中有降，但防控形势依然严峻，新冠疫情的大流行又再次将传染病的防控提到了首要位置。性传播成为艾滋病的主要传播途径，疫情逐步由易感染艾滋病危险行为人群向一般人群传播，波及范围广，影响因素复杂，干预难度大。我国现有慢性乙肝患者约 2 800 万人、慢性丙肝患者约 450 万人，每年新发结核病患者约 90 万例。地方病重点地区与贫困地区高度重合，全国 832 个国家级贫困县中，831 个县有碘缺乏病，584 个县有饮水型氟中毒、饮茶型地氟病、大骨节病、克山病等，因病致贫、返贫现象突出。本行动针对艾滋病、病毒性肝炎、结核病、流感、寄生虫病、地方病，分别提出了个人、社会和政府应采取的主要举措。

1. 个人层面

提高自我防范意识。主动了解艾滋病、乙肝、丙肝的危害、防治知识和相关政策，抵制卖淫嫖娼、聚众淫乱、吸食毒品等违法犯罪行为，避免和减少易感染艾滋病、乙肝、丙肝的危险行为，不共用针头和针具、剃须刀和牙刷，忠诚于性伴侣，提倡负责任和安全的性行为，鼓励使用安全套。积极参与防治宣传活动，发生易感染危险行为后主动检测，不歧视感染者和患者。充分认识疫苗对于预防疾病的重要作用。接种乙肝疫苗是预防乙肝最安全有效的措施，医务人员、经常接触血液的人员、托幼机构工作人员、乙肝病毒表面抗原携带者的家庭成员、男性同性恋或有多个性伴侣者和静脉内注射毒品者等，建议接种乙肝疫苗。乙肝病毒表面抗原携带者母亲生育的婴儿，建议在出生 24 h 内（越早越好）接受乙肝免疫球蛋白和乙肝疫苗联合免疫，阻断母婴传播。注意饮食和饮水卫生，可预防甲肝和戊肝病毒感染。养成良好的卫生习惯。咳嗽、打喷嚏时用胳膊或纸巾掩口鼻，正确、文明吐痰。出现咳嗽、咯痰2周以上，或痰中带血等可疑症状时要及时到结核病定点医疗机构就诊。结核病患者要遵医嘱，坚持规律、全程、按时服药，坚持规范治疗后大多数可以治愈。家中有传染性肺结核患者时应采取适当的隔离措施。传染期肺结核患者应尽量避免去公共场所，外出时必须佩戴口罩，避免乘坐密闭交通工具。与传染性肺结核患者接触，或出入有较高传染风险的场所（如医院、结核科门诊等）时，建议佩戴医用防护口罩。儿童、老年人、慢性病患者的免疫力低、抵抗力弱，是流感的高危人群，建议在流感流行季节前在医生的指导下接种流感疫苗。饲养者应为犬、猫接种兽用狂犬病疫苗，带犬外出时，要使用犬链或给犬戴上笼嘴，防止咬伤他人。被犬、猫抓伤或咬伤后，应当立即冲洗伤口，并在医生的指导下尽快注射抗狂犬病免疫球蛋白（或血清）和人用狂犬病疫苗。接触禽畜后要洗手。不与病畜、病禽接触。不加工、不食用病死禽畜，或未经卫生检疫合格的禽畜肉。动物源性传染病病区内不吃生的或未煮熟煮透的禽畜肉，不食用野生动物。发现病死禽畜要及时向畜牧部门报告，并按照要求妥善处理。讲究个人卫生，做好防护。建议大骨节病病区居民尽量购买商品粮，不食用自产粮。建议克山病病区居民养成平衡膳食习惯，碘缺乏地区居民食用碘盐，牧区居民饮用低氟砖茶。建议饮水型氟砷中毒地区居民饮用改水后的合格水，做好自家管道维护；燃煤污染型氟砷中毒地区居民要尽量使用清洁能源或改良炉灶。

2. 社会和政府

动员社会各界参与艾滋病防治工作，支持社会团体、企业、基金会、有关组织和志愿者开展艾滋病防治宣传、感染者扶贫救助等公益活动，鼓励和支持对易感艾滋病危险行为人群开展动员检测和综合干预、感染者关怀救助等工作。落实血站血液艾滋病病毒、乙肝病毒、丙肝病毒核酸检测全覆盖，落实预防艾滋病、梅毒和乙肝母婴传播措施全覆盖，落实感染者救治救助政策。综合提高预防艾滋病宣传教育的针对性，提高综合干预的实效性，提高检测咨询的可及性和随访服务的规范性。全面实施病毒性肝炎各项防治措施，控制病毒性肝炎及其相关肝癌、肝硬化死亡上升趋势。鼓励有条件的地区对医务人员、经常接触血液的人员、托幼机构工作人员、乙型肝炎病毒表面抗原携带者家庭成员等高风险人群开展乙型肝炎疫苗接种，为食品生产经营从业人员、托幼机构工作人员、集体生活人员等易传播甲型肝炎病毒的重点人群接种甲型肝炎疫苗。加大重点地区以及学生、老年人、贫困人口等重点人群的筛查力度，强化耐药筛查工作，及时发现结核病患者。实施结核病规范化治疗，提高诊疗水平。加强基层医疗卫生机构结核病患者全疗程健康管理服务。落实结核病救治保障政策。持续开展流感监测和疫情研判，掌握流感病毒活动水平及流行动态，及时发布预警信息。鼓励有条件地区为 60 岁及以上户籍老人、托幼机构幼儿、在校中小学生和中等专业学校学生免费接种流感疫苗。保障流感疫苗供应。开展寄生虫病综合防控工作，加强环境卫生治理，降低农村寄生虫病流行区域人群感染率。在血吸虫病流行区坚持以控制传染源为主的防治策略，强化传染源管控关键措施，落实有螺环境禁牧，在血吸虫病流行区推广、建设无害化厕所和船舶粪便收容器，统筹综合治理阻断措施，压缩钉螺面积，结合河长制湖长制工作严控涉河湖畜禽养殖污染。完善犬只登记管理，加强对宠物饲养者责任约束，提升兽用狂犬病疫苗注射覆盖率。在包虫病流行区域，全面推行家犬拴养，定期开展犬驱虫，做好犬粪深埋、焚烧等无害化处理。开展包虫病人群筛查，对患者给予药物或手术治疗。逐步实行牲畜定点屠宰，加强对屠宰场（点）屠宰家畜的检验检疫，做好病变脏器的无害化处理。对饮水型氟砷中毒高发地区，完成改水工程建设；对居住分散、改水成本高的，可结合脱贫攻坚进行搬迁。对饮茶型地氟病高发地区，支持地方政府采取定点生产、财政补贴等措施，降低低氟砖茶价格，推广低氟砖茶。对燃煤型氟砷中毒高发地区，在有条件的地方推广清洁能源，不燃用高氟（砷）的煤，引导群众进行改炉改灶并使用改良炉灶。对大骨节病高发地区，制定针对病区 2～6 岁儿童的专项营养及换粮政策，确保儿童食用非病区粮食。在尊重群众意愿的基础上，将仍有新发病例的病区村进行整体搬迁。做好大骨节病、氟骨症等重症患者的救治帮扶，对于符合农村贫困人口条件的患者，按照健康扶贫有关政策要求，加强综合防治和分类救治。对大骨节病、氟骨症等患者进行残疾评定，将符合条件的纳入残疾保障范围和最低生活保障范围。

第十八章

卫生健康相关法律法规知识

随着经济社会的快速发展，人民群众的健康意识越来越强，党和政府将人民健康放在了优先发展的战略地位，以普及健康生活、优化健康服务、完善健康保障、建设健康环境、发展健康产业为重点，加快推进健康中国建设，努力全方位、全周期保障人民健康。这就要求国家要不断建立健全相关法律法规，发挥卫生健康相关法规在健康产业中的保障和约束作用。

社群健康助理员作为一名劳动者、卫生服务工作者，应当遵守法律法规，能主动运用法律手段维护社群成员和自身的合法权益。社群健康助理员必须不断加强自身建设，培养高尚的职业道德和职业素质，具有高度的工作责任心，依法进行卫生健康服务，在任何情况下都要把尊重和保护社群成员的权利视为自己的义务和责任，同时要学会用法律保护自己，保护合法权益不受侵犯。

第一节 《中华人民共和国劳动法》相关知识

《中华人民共和国劳动法》（以下简称《劳动法》）在1994年7月5日第八届全国人民代表大会常务委员会第八次会议上通过，自1995年1月1日起实施。在《劳动法》实施的过程中，分别于2009年8月27日第十一届全国人民代表大会常务委员会第十次会议和2018年12月29日第十三届全国人民代表大会常务委员会第七次会议开展了第一次修正和第二次修正。《劳动法》是依据《中华人民共和国宪法》中有关劳动者基本权利和义务的规定制定的，主要宗旨是保护劳动者的合法权益，调整劳动关系，建立和维护适应社会主义市场经济的劳动制度，促进经济发展和社会进步。社群健康助理员作为一名劳动者，享有《劳动法》规定的权利，应依法履行规定的义务。

除了《劳动法》，在我国还有《中华人民共和国劳动合同法》（以下简称《劳动合同法》）对劳动关系进行调整。《劳动合同法》由中华人民共和国第十届全国人民代表大会常务委员会第二十八次会议于 2007 年 6 月 29 日通过，自 2008 年 1 月 1 日起施行。全国人民代表大会常务委员会于 2012 年对该法案进行修改，于 2013 年 7 月 1 日起施行。《劳动合同法》是为了完善劳动合同制度，明确劳动合同双方当事人的权利和义务，保护劳动者的合法权益，构建和发展和谐稳定的劳动关系而制定的法律。因此，在应对劳动法律关系时，需要同时遵守《劳动法》和《劳动合同法》的规定。

一、劳动合同及订立劳动合同

1. 劳动合同
劳动合同是劳动者与用人单位确立劳动关系、明确双方权利和义务的协议。

2. 劳动关系
劳动关系指劳动者与用人单位在实现劳动过程中建立的社会经济关系。

3. 劳动合同的订立
建立劳动关系应当订立劳动合同。订立和变更劳动合同，应当遵循平等自愿、协商一致的原则，不得违反法律、行政法规的规定。

劳动合同依法订立即具有法律约束力，当事人必须履行劳动合同规定的义务。

4. 劳动合同内容
劳动合同应当以书面形式订立，并具备以下条款：

（1）劳动合同期限。

（2）工作内容。

（3）劳动保护和劳动条件。

（4）劳动报酬。

（5）劳动纪律。

（6）劳动合同终止的条件。

（7）违反劳动合同的责任。

5. 无固定期限劳动合同

劳动者在同一用人单位连续工作满十年以上，当事人双方同意续延劳动合同的，如果劳动者提出订立无固定期限的劳动合同，应当订立无固定期限的劳动合同。

6. 劳动试用期

劳动合同可以约定试用期。试用期最长不得超过6个月。

二、劳动合同的履行、解除和终止

1. 劳动合同的履行

用人单位与劳动者应当按照劳动合同的约定，全面履行各自的义务。

（1）用人单位应当按照劳动合同约定和国家规定，向劳动者及时足额支付劳动报酬。用人单位拖欠或者未足额支付劳动报酬的，劳动者可以依法向当地人民法院申请支付令，人民法院应当依法发出支付令。

（2）用人单位应当严格执行劳动定额标准，不得强迫或者变相强迫劳动者加班。用人单位安排加班的，应当按照国家有关规定向劳动者支付加班费。

（3）劳动者拒绝用人单位管理人员违章指挥、强令冒险作业的，不视为违反劳动合同。劳动者对危害生命安全和身体健康的劳动条件，有权对用人单位提出批评、检举和控告。

（4）用人单位与劳动者协商一致，可以变更劳动合同约定的内容。变更劳动合同，应当采用书面形式。变更后的劳动合同文本由用人单位和劳动者各执一份。

2. 劳动合同的解除

（1）有下列情形之一的，劳动者可以随时通知用人单位解除劳动合同：

1）在试用期内的。

2）用人单位以暴力、威胁或者非法限制人身自由的手段强迫劳动的。

3）用人单位未按照劳动合同约定支付劳动报酬或者提供劳动条件的。

（2）有下列情形之一的，用人单位可以解除劳动合同，但是应当提前30日以书面形式通知劳动者本人。

1）劳动者患病或者非因工负伤，医疗期满后，不能从事原工作也不能从事由用人单位另行安排的工作的。

2）劳动者不能胜任工作，经过培训或者调整工作岗位，仍不能胜任工作的。

3）劳动合同订立时所依据的客观情况发生重大变化，致使原劳动合同无法履行，经当事人协商不能就变更劳动合同达成协议的。

（3）劳动者有下列情形之一的，用人单位可以解除劳动合同：

1）在试用期间被证明不符合录用条件的。

2）严重违反用人单位的规章制度的。

3）严重失职，营私舞弊，给用人单位造成重大损害的。

4）劳动者同时与其他用人单位建立劳动关系，对完成本单位的工作任务造成严重影响，或者经用人单位提出，拒不改正的。

5）因本法第二十六条第一款第一项规定的情形致使劳动合同无效的。

6）被依法追究刑事责任的。

（4）有下列情形之一的，用人单位应当向劳动者支付经济补偿：

1）由于用人单位未按照劳动合同约定提供劳动保护或者劳动条件的；未及时足额支付劳动报酬的；未依法为劳动者缴纳社会保险费的；用人单位的规章制度违反法律、法规的规定，损害劳动者权益的；因以欺诈、胁迫的手段或者乘人之危，使对方在违背真实意思的情况下订立或者变更劳动合同的致使劳动合同无效的，以及法律、行政法规规定劳动者可以解除劳动合同的其他情形下，劳动者提出解除劳动合同的。

2）用人单位向劳动者提出解除劳动合同并与劳动者协商一致解除劳动合同的。

3）由于劳动者患病或者非因工负伤，在规定的医疗期满后不能从事原工作，也不能从事由用人单位另行安排的工作的；劳动者不能胜任工作，经过培训或者调整工作岗位，仍不能胜任工作的；劳动合同订立时所依据的客观情况发生重大变化，致使劳动合同无法履行，经用人单位与劳动者协商，未能就变更劳动合同内容达成协议的情况下，用人单位解除劳动合同的。

4）用人单位依照企业破产法规定进行重整裁减人员的。

5）除用人单位维持或者提高劳动合同约定条件续订劳动合同，劳动者不同意续订的情形外，因劳动合同期满终止固定期限劳动合同的。

6）由于用人单位被依法宣告破产、用人单位被吊销营业执照、责令关闭、撤销或者用人单位决定提前解散的情形下，终止劳动合同的。

3. 劳动合同的终止

有下列情形之一的，劳动合同终止：

（1）劳动合同期满的或当事人约定的劳动合同终止条件出现的。

（2）劳动者开始依法享受基本养老保险待遇的。

（3）劳动者死亡，或者被人民法院宣告死亡或者宣告失踪的。

（4）用人单位被依法宣告破产的。

（5）用人单位被吊销营业执照、责令关闭、撤销或者用人单位决定提前解散的。

（6）法律、行政法规规定的其他情形。

在本单位患有职业病，或者因公负伤并被确认丧失或者部分丧失劳动能力的劳动者，其劳动合同的终止，按照国家有关工伤保险的规定执行。

三、劳动者权益保护

用人单位需要按照国家法律法规的规定，合理安排劳动者工作时间和休息休假；及时足额支付工资，提高劳动者的福利待遇；严格执行国家劳动安全卫生规程和标准，对劳动者进行劳动安全卫生教育，减少职业危害；对女职工和未成年工给予特殊保护；对劳动者进行职业培训，提高劳动素质。

四、劳动争议的解决

用人单位与劳动者发生劳动争议，当事人可以依法申请调解、仲裁、提起诉讼，也可以协商解决。

五、违法行为应承担的法律责任

用人单位制定的劳动规章制度违反法律、法规规定的，由劳动行政部门给予警告，责令改正；对劳动者造成损害的，应当承担赔偿责任。

劳动者违反本法规定的条件解除劳动合同或者违反劳动合同中约定的保密事项，对用人单位造成经济损失的，应当依法承担赔偿责任。

违反《劳动法》《劳动合同法》规定侵害劳动者合法权益，其他法律、行政法规已规定处罚的，依照该法律、行政法规的规定处罚。

第二节 《中华人民共和国传染病防治法》相关知识

《中华人民共和国传染病防治法》（以下简称《传染病防治法》）在1989年2月21日第七届全国人民代表大会常务委员会第六次会议上通过，自1989年9月1日起实施。在《传染病防治法》的实施过程中，分别于 2004 年 8 月 28 日第十届全国人民代表大会常务委员会第十一次会议和 2013 年 6 月 29 日第十二届全国人民代表大会常务委员会第三次会议进行了第一次修正和第二次修正。

《中华人民共和国传染病防治法实施办法》（以下简称《传染病防治法实施办法》）在 1991 年 10 月 4 日经国务院批准，1991 年 12 月 6 日卫生部令第 17 号发布施行。

《传染病防治法》的主要宗旨是为了预防、控制和消除传染病的发生与流行，保障人民群众生命安全和身体健康，防范公共卫生风险，维护社会稳定和国家安全。社群健康助理员在发现传染性疾病或协助处理传染性事件时，应遵照《传染病防治法》和《传染病防治法实施办法》的规定进行工作。

另外，突然暴发的传染病，属于《中华人民共和国突发事件应对法》（以下简称《突发事件应对法》）第三条所规定的公共卫生事件。应对突发传染病应同时遵守《传染病防治法》《传染病防治法实施办法》和《突发事件应对法》的规定。

一、传染病防治工作方针

国家对传染病防治实行预防为主的方针，防治结合、分类管理、依靠科学、依靠群众。国家和社会应当关心、帮助传染病病人、病原携带者和疑似传染病病人，使其得到及时救治。任何单位和个人不得歧视传染病病人、病原携带者和疑似传染病病人。

二、传染病的分类及管理

1. 传染病的分类

传染病的分类见第七章第六节。上述规定以外的其他传染病，根据其暴发、流行情况和危害程度，需要列入乙类、丙类传染病的，由国务院卫生行政部门决定并予以公布。

2. 传染病的分类管理

（1）对乙类传染病中新型冠状病毒肺炎、传染性非典型肺炎、炭疽中的肺炭疽和人感染高致病性禽流感，采取本法所称甲类传染病的预防、控制措施。其他乙类传染病和突发原因不明的传染病需要采取本法所称甲类传染病的预防、控制措施的，由国务院卫生行政部门及时报经国务院批准后予以公布、实施。

（2）省、自治区、直辖市人民政府对本行政区域内常见、多发的其他地方性传染病，可以根据情况决定按照乙类或者丙类传染病管理并予以公布，报国务院卫生行政部门备案。

（3）传染病防治工作部署和责任分配

1）各级人民政府领导传染病防治工作。

2）国务院卫生行政部门主管全国传染病防治及其监督管理工作。

3）各级疾病预防控制机构承担传染病监测、预测、流行病学调查、疫情报告以及其他预防、控制工作。

4）国家支持、鼓励单位和个人参与传染病防治工作。

5）国家开展预防传染病的健康教育。

（4）传染病防治工作的嘉奖和奖励

对在传染病防治工作中做出显著成绩和贡献的单位和个人，给予表彰和奖励。对因参与传染病防治工作致病、致残、死亡的人员，按照有关规定给予补助、抚恤。

（5）传染病防治工作中单位及个人应尽责任

在中华人民共和国领域内的一切单位和个人，必须接受疾病预防控制机构、医疗机构有关传染病的调查、检验、采集样本、隔离治疗等预防、控制措施，如实提供有关情况。疾病预防控制机构、医疗机构不得泄露涉及个人隐私的有关信息、资料。

三、传染病预防

1. 传染病预防工作的部署

（1）各级人民政府组织开展群众性卫生活动，进行预防传染病的健康教育，倡导文明健康的生活方式，提高公众对传染病的防治意识和应对能力，加强环境卫生建设，消除鼠害和蚊、蝇等病媒生物的危害。

（2）国家实行有计划的预防接种制度。

（3）国家对儿童实行预防接种证制度。

（4）国家和社会应当关心、帮助传染病病人、病原携带者和疑似传染病病人，使其得到及时救治。任何单位和个人不得歧视传染病病人、病原携带者和疑似传染病病人。

（5）传染病病人、病原携带者和疑似传染病病人，在治愈前或者在排除传染病嫌疑前，不得从事法律、行政法规和国务院卫生行政部门规定禁止从事的易使该传染病扩散的工作。

2. 传染病监测制度

（1）国务院卫生行政部门制定国家传染病监测规划和方案。省、自治区、直辖市人民政府卫生行政部门根据国家传染病监测规划和方案，制定本行政区域的传染病监

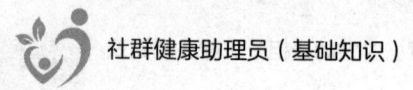

测计划和工作方案。

（2）各级疾病预防控制机构对传染病的发生、流行以及影响其发生、流行的因素进行监测，对国外发生、国内尚未发生的传染病或者国内新发生的传染病进行监测。

3. 传染病预警制度

（1）国务院卫生行政部门和省、自治区、直辖市人民政府根据传染病发生、流行趋势的预测，及时发出传染病预警，根据情况予以公布。

（2）县级以上地方人民政府应当制定传染病预防、控制预案，报上一级人民政府备案。

（3）地方人民政府和疾病预防控制机构接到国务院卫生行政部门或者省、自治区、直辖市人民政府发出的传染病预警后，应当按照传染病预防、控制预案，采取相应的预防、控制措施。

（4）医疗机构必须严格执行国务院卫生行政部门规定的管理制度、操作规范，防止传染病的医源性感染和医院感染。

4. 疫情报告、通报和公布

任何单位和个人发现传染病病人或者疑似传染病病人时，应当及时向附近的疾病预防控制机构或者医疗机构报告。

四、疫情控制

疫情控制应急措施：

1. 甲类传染病发生场所封闭

对已经发生甲类传染病病例的场所或者该场所内的特定区域的人员，所在地的县级以上地方人民政府可以实施隔离措施，并同时向上一级人民政府报告；接到报告的上级人民政府应当即时作出是否批准的决定。上级人民政府作出不予批准决定的，实施隔离措施的人民政府应当立即解除隔离措施。在隔离期间，实施隔离措施的人民政府应当对被隔离人员提供生活保障；被隔离人员有工作单位的，所在单位不得停止支付其隔离期间的工作报酬。隔离措施的解除，由原决定机关决定并宣布。

2. 其他场所管理

传染病暴发、流行时，县级以上地方人民政府应当立即组织力量，按照预防、控制预案进行防治，切断传染病的传播途径，必要时，报经上一级人民政府决定，可以采取下列紧急措施并予以公告：

（1）限制或者停止集市、影剧院演出或者其他人群聚集的活动。

（2）停工、停业、停课。
（3）封闭或者封存被传染病病原体污染的公共饮用水源、食品以及相关物品。
（4）控制或者扑杀染疫野生动物、家畜家禽。
（5）封闭可能造成传染病扩散的场所。

上级人民政府接到下级人民政府关于采取前款所列紧急措施的报告时，应当即时作出决定。

紧急措施的解除，由原决定机关决定并宣布。

3. 采取紧急措施

（1）发生甲类传染病时，为了防止该传染病通过交通工具及其乘运的人员、物资传播，可以实施交通卫生检疫。具体办法由国务院制定。

（2）紧急调集人员的，应当按照规定给予合理报酬。临时征用房屋、交通工具以及相关设施、设备的，应当依法给予补偿；能返还的，应当及时返还。

4. 被污染的物品处理

疫区中被传染病病原体污染或者可能被传染病病原体污染的物品，经消毒可以使用的，应当在当地疾病预防控制机构的指导下，进行消毒处理后，方可使用、出售和运输。

5. 样本采集

发生传染病疫情时，疾病预防控制机构和省级以上人民政府卫生行政部门指派的其他与传染病有关的专业技术机构，可以进入传染病疫点、疫区进行调查、采集样本、技术分析和检验。

6. 药械供应

传染病暴发、流行时，药品和医疗器械生产、供应单位应当及时生产、供应防治传染病的药品和医疗器械。铁路、交通、民用航空经营单位必须优先运送处理传染病疫情的人员以及防治传染病的药品和医疗器械。县级以上人民政府有关部门应当做好组织协调工作。

五、法律责任

下列传染病监测失职、渎职行为者应承担相应法律责任：

1. 未依法履行传染病疫情报告、通报职责，或者隐瞒、谎报、缓报传染病疫情的。

2. 未主动收集传染病疫情信息，或者对传染病疫情信息和疫情报告未及时进行分析、调查、核实的。

3. 发现传染病疫情时，未依据职责及时采取本法规定的措施的。

4. 故意泄露传染病病人、病原体携带者、疑似传染病病人、密切接触者涉及个人隐私的有关信息、资料的。

第三节 《中华人民共和国基本医疗卫生与健康促进法》相关知识

《中华人民共和国基本医疗卫生与健康促进法》在2019年12月28日十三届全国人大常委会第十五次会议上表决通过,于2020年6月1日实施。为了发展医疗卫生与健康事业,保障公民享有基本医疗卫生服务,提高公民健康水平,推进健康中国建设,根据宪法制定了《中华人民共和国基本医疗卫生与健康促进法》。这是我国卫生与健康领域第一部基础性、综合性的法律,人民的健康权利从此有了立法保障。

一、基本医疗卫生服务

1. 定义

基本医疗卫生服务是指维护人体健康所必需、与经济社会发展水平相适应、公民可公平获得的,采用适宜药物、适宜技术、适宜设备提供的疾病预防、诊断、治疗、护理和康复等服务。基本医疗卫生服务包括基本公共卫生服务和基本医疗服务。基本公共卫生服务由国家免费提供。

2. 基本医疗服务提供部门

基本医疗服务主要由政府举办的医疗卫生机构提供。鼓励社会力量举办的医疗卫生机构提供基本医疗服务。

县级以上人民政府通过举办专业公共卫生机构,基层医疗卫生机构和医院,或者从其他医疗卫生机构购买服务方式提供基本公共卫生服务。

二、健康促进的相关规定

1. 健康入万策

(1) 国家和社会尊重、保护公民的健康权。

（2）公民依法享有从国家和社会获得基本医疗卫生服务的权利。

（3）全民健康信息化。

本法第一次明确"健康"是政府的一种责任，明确政府应该围绕健康主题，主动提供相应的保障措施，并将健康理念融入各项政府决策中。本法首次在法律层面提出健康是公民的基本权利，强调健康权是一种国家公权力的主动行使，不以公民的权利请求为前提条件，国家依据法律赋予的职权，保护公民的健康生活、建设健康环境、发展健康产业、提升公民健康生活水平。这是国家综合实力提升的一种表现。

2. 提出公民对自己健康负责的理念，倡导健康的生活方式。

3. 医疗卫生事业应当坚持公益性原则。

三、健康促进工作中的监督管理

1. 保护公民健康信息安全与信用记录制度

国家保护公民个人健康信息，确保公民个人健康信息安全。任何组织或者个人不得非法收集、使用、加工、传输公民个人健康信息，不得非法买卖、提供或者公开公民个人健康信息。

人民政府卫生健康主管部门、医疗保障主管部门应当建立医疗卫生机构、人员等信用记录制度，纳入全国信用信息共享平台，按照国家规定实施联合惩戒。

2. 医疗纠纷预防处理与社会监督

国家建立医疗纠纷预防和处理机制，妥善处理医疗纠纷，维护医疗秩序。国家鼓励公民、法人和其他组织对医疗卫生与健康促进工作进行社会监督。任何组织和个人对违反本法规定的行为，有权向县级以上人民政府卫生健康主管部门和其他有关部门投诉、举报。

四、违反本法规定应受到的处罚

扰乱医疗卫生机构执业场所秩序，威胁、危害医疗卫生人员人身安全，侵犯医疗卫生人员人格尊严，非法收集、使用、加工、传输公民个人健康信息，非法买卖、提供或者公开公民个人健康信息等，构成违反治安管理行为的，依法给予治安管理处罚。

违反本法规定，构成犯罪的，依法追究刑事责任；造成人身、财产损害的，依法承担民事责任。

第四节 《突发公共卫生事件应急条例》相关知识

《突发公共卫生事件应急条例》在 2003 年 5 月 7 日国务院第七次常务会议上通过，于 2003 年 5 月 9 日实施，在 2011 年 1 月 8 日进行了第一次修正。制定《突发公共卫生事件应急条例》的目的是有效预防、及时控制和减轻消除突发公共卫生事件的危害，保障公众身体健康与生命安全，维护正常的社会秩序。社群健康助理员在协助处理公共卫生事件时，应遵照《突发公共卫生事件应急条例》的规定进行工作。

《中华人民共和国突发事件应对法》（以下简称《突发事件应对法》）由中华人民共和国第十届全国人民代表大会常务委员会第二十九次会议于 2007 年 8 月 30 日通过，自 2007 年 11 月 1 日起施行。

《突发公共卫生事件应急条例》是国务院发布的条例，《突发事件应对法》是由全国人大常委会颁布实施的法律，是《突发公共卫生事件应急条例》的上位法。在《突发事件应对法》中规定，自然灾害、事故灾难、公共卫生事件、社会安全事件四种情形属于突发事件。当发生公共卫生事件时，可以同时适用《突发事件应对法》和《突发公共卫生事件应急条例》。后者是特别法，实施起来更为具体化。

一、突发公共卫生事件及应急工作

1. 突发公共卫生事件的定义

突发公共卫生事件（以下简称突发事件），是指突然发生，造成或者可能造成社会公众健康严重损害的重大传染病疫情、群体性不明原因疾病、重大食物和职业中毒以及其他严重影响公众健康的事件。

2. 突发公共卫生事件的应急工作

（1）应急工作原则

突发事件应急工作应当遵循预防为主、常备不懈的方针，贯彻统一领导、分级负责、反应及时、措施果断、依靠科学、加强合作的原则。

（2）举报制度

1）国家建立突发事件举报制度，公布统一的突发事件报告、举报电话。

2）任何单位和个人有权向人民政府及其有关部门报告突发公共卫生事件隐患，有权向上级人民政府及其有关部门举报地方人民政府及其有关部门不履行突发事件应急处理职责，或者不按照规定履行职责的情况。接到报告、举报的有关人民政府及其有关部门，应当立即组织对突发事件隐患、不履行或者不按照规定履行突发事件应急处理职责的情况进行调查处理。

3）对举报突发事件有功的单位和个人，县级以上各级人民政府及其有关部门应当予以奖励。

（3）信息发布制度

国务院卫生行政主管部门负责向社会发布突发公共卫生事件的信息。必要时，可以授权省、自治区、直辖市人民政府卫生行政主管部门向社会发布本行政区域内突发事件的信息。信息发布应当及时、准确、全面。

二、全国突发事件应急预案制定、报告及相关工作人员处理方式

1. 突发事件预防与应急准备

全国突发事件应急预案的制定应当包括以下主要内容：

（1）突发事件应急处理指挥部的组成和相关部门的职责。

（2）突发事件的监测与预警。

（3）突发事件信息的收集、分析、报告、通报制度。

（4）突发事件应急处理技术和监测机构及其任务。

（5）突发事件的分级和应急处理工作方案。

（6）突发事件预防、现场控制，应急设施、设备、救治药品和医疗器械以及其他物资和技术的储备与调度。

（7）突发事件应急处理专业队伍的建设和培训。

突发事件应急预案应当根据突发事件的变化和实施中发现的问题及时进行修订、补充。

2. 突发事件报告

国家建立突发事件应急报告制度。有下列情形之一的，突发事件监测机构、医疗卫生机构和有关单位发应当在 2 h 内向所在地县级人民政府卫生行政主管部门报告；卫生行政主管部门应当在 2 h 内向本级人民政府报告，并同时向上级人民政府卫生行政主管部门和国务院卫生行政主管部门报告；县级人民政府应当在接到报告后 2 h 内向设区的市级人民政府或者上一级人民政府报告；设区的市级人民政府应当在接到报

告后2h内向省、自治区、直辖市人民政府报告；省、自治区、直辖市人民政府应当在接到报告1h内，向国务院卫生行政主管部门报告：

（1）发生或者可能发生传染病暴发、流行的。

（2）发生或者发现不明原因的群体性疾病的。

（3）发生传染病菌种、毒种丢失的。

（4）发生或者可能发生重大食物和职业中毒事件的。

国务院卫生行政主管部门对可能造成重大社会影响的突发事件，应当立即向国务院报告。

当发生突发事件，任何单位和个人对突发事件，不得隐瞒、缓报、谎报或者授意他人隐瞒、缓报、谎报。

3. 应急处理

（1）突发事件发生后应急领导和指挥职责

突发事件发生后，国务院设立全国突发事件应急处理指挥部，由国务院有关部门和军队有关部门组成，国务院主管领导人担任总指挥，负责对全国突发事件应急处理的统一领导、统一指挥。

（2）应急预案启动前后

1）应急预案启动前，县级以上各级人民政府有关部门应当根据突发事件的实际情况，做好应急处理准备，采取必要的应急措施。

2）应急预案启动后，突发事件发生地的人民政府有关部门，应当根据预案规定的职责要求，服从突发事件应急处理指挥部的统一指挥，立即到达规定岗位，采取有关的控制措施。医疗卫生机构、监测机构和科学研究机构，应当服从突发事件应急处理指挥部的统一指挥，相互配合、协作，集中力量开展相关的科学研究工作。

（3）应急预案启动工作人员部署及其他人员安置

参加突发事件应急处理的工作人员，应当按照预案的规定，采取卫生防护措施，并在专业人员的指导下进行工作。非工作人员应当积极响应政府部署及安置策略，并在按照专业人员指示进行应急防护。

1）村、居委会。传染病暴发、流行时，街道、乡镇以及居民委员会、村民委员会应当组织力量，团结协作，群防群治，协助卫生行政主管部门和其他有关部门、医疗卫生机构做好疫情信息的收集和报告、人员的分散隔离、公共卫生措施的落实工作，向居民、村民宣传传染病防治的相关知识。

2）流动人口安排。对传染病暴发、流行区域内流动人口，突发事件发生地的县级以上地方人民政府应当做好预防工作，落实有关卫生控制措施；对传染病病人和疑似传染病病人，应当采取就地隔离、就地观察、就地治疗的措施。

三、法律责任

在突发事件应急处理工作中，有关单位和个人未依照本条例的规定履行报告职责，隐瞒、缓报或者谎报，阻碍突发事件应急处理工作人员执行职务，拒绝国务院卫生行政主管部门或者其他有关部门指定的专业技术机构进入突发事件现场，或者不配合调查、采样、技术分析和检验的，对有关责任人员依法给予行政处分或者纪律处分；触犯《中华人民共和国治安管理处罚法》，构成违反治安管理行为的，由公安机关依法予以处罚；构成犯罪的，依法追究刑事责任。

在突发事件发生期间，散布谣言、哄抬物价、欺骗消费者，扰乱社会秩序、市场秩序的，由公安机关或者工商行政管理部门依法给予行政处罚；构成犯罪的，依法追究刑事责任。

第五节 《中华人民共和国职业病防治法》相关知识

《中华人民共和国职业病防治法》在 2001 年 10 月 27 日第九届全国人民代表大会常务委员会第二十四次会议上通过，于 2002 年 5 月 1 日实施，在 2011 年 12 月 31 日第十一届全国人民代表大会常务委员会第二十四次会议上进行第一次修正，在 2016 年 7 月 2 日第十二届全国人民代表大会常务委员会第二十一次会议上进行第二次修正，在 2017 年 11 月 4 日第十二届全国人民代表大会常务委员会第三十次会议上进行第三次修正，在 2018 年 12 月 29 日第十三届全国人民代表大会常务委员会第七次会议上进行第四次修正。《中华人民共和国职业病防治法》立法的目的是为预防、控制和消除职业病危害，防治职业病，保护劳动者健康及其相关权益，促进经济社会发展。

一、相关定义

1. 职业病

本法所称职业病，是指企业、事业单位和个体经济组织等用人单位的劳动者在职业活动中，因接触粉尘、放射性物质和其他有毒、有害因素而引起的疾病。

职业病的分类和目录由国务院卫生行政部门会同国务院劳动保障行政部门制定、调整并公布。

2. 职业病危害

职业病危害，是指对从事职业活动的劳动者可能导致职业病的各种危害。职业病危害因素包括职业活动中存在的各种有害的化学、物理、生物因素以及在作业过程中产生的其他职业有害因素。

3. 职业禁忌证

职业禁忌证，是指劳动者从事特定职业或者接触特定职业病危害因素时，比一般职业人群更易于遭受职业病危害和罹患职业病或者可能导致原有自身疾病病情加重，或者在从事作业过程中诱发可能导致对他人生命健康构成危险的疾病的个人特殊生理或者病理状态。

4. 职业病防治工作方针

职业病防治工作坚持预防为主、防治结合的方针，建立用人单位负责、行政机关监管、行业自律、职工参与和社会监督的机制，实行分类管理、综合治理。

二、前期预防

用人单位应当依照法律、法规要求，严格遵守国家职业卫生标准，落实职业病预防措施，从源头上控制和消除职业病危害。

1. 工作场所职业卫生要求

产生职业病危害的用人单位的设立除应当符合法律、行政法规规定的设立条件外，其工作场所还应当符合下列职业卫生要求：

（1）职业病危害因素的强度或者浓度符合国家职业卫生标准。

（2）有与职业病危害防护相适应的设施。

（3）生产布局合理，符合有害与无害作业分开的原则。

（4）有配套的更衣间、洗浴间、孕妇休息间等卫生设施。

（5）设备、工具、用具等设施符合保护劳动者生理、心理健康的要求。

（6）法律、行政法规和国务院卫生行政部门关于保护劳动者健康的其他要求。

2. 用人单位职业病防治管理措施

用人单位应当采取下列职业病防治管理措施：

（1）设置或者指定职业卫生管理机构或者组织，配备专职或者兼职的职业卫生管理人员，负责本单位的职业病防治工作；

（2）制定职业病防治计划和实施方案.

（3）建立、健全职业卫生管理制度和操作规程。

（4）建立、健全职业卫生档案和劳动者健康监护档案。

（5）建立、健全工作场所职业病危害因素监测及评价制度。

（6）建立、健全职业病危害事故应急救援预案。

三、劳动过程中的防护与管理

劳动者享有下列职业卫生保护权利：

1. 获得职业卫生教育、培训。

2. 获得职业健康检查、职业病诊疗、康复等职业病防治服务。

3. 了解工作场所产生或者可能产生的职业病危害因素、危害后果和应当采取的职业病防护措施。

4. 要求用人单位提供符合防治职业病要求的职业病防护设施和个人使用的职业病防护用品，改善工作条件。

5. 对违反职业病防治法律、法规以及危及生命健康的行为提出批评、检举和控告。

6. 拒绝违章指挥和强令进行没有职业病防护措施的作业。

7. 参与用人单位职业卫生工作的民主管理，对职业病防治工作提出意见和建议。

用人单位应当保障劳动者行使这些权利。因劳动者依法行使正当权利而降低其工资、福利等待遇或者解除、终止与其订立的劳动合同的，其行为无效。

四、职业病诊断与职业病病人保障

1. 职业病诊断，应当综合分析下列因素：

（1）病人的职业史。

（2）职业病危害接触史和工作场所职业病危害因素情况。

（3）临床表现以及辅助检查结果等。

2. 职业病病人的诊疗、康复费用，伤残以及丧失劳动能力的职业病病人的社会保障，按照国家有关工伤保险的规定执行。

3. 职业病病人除依法享有工伤保险外，依照有关民事法律，尚有获得赔偿的权利的，有权向用人单位提出赔偿要求。

4. 劳动者被诊断患有职业病，但用人单位没有依法参加工伤保险的，其医疗和生活保障由该用人单位承担。

5. 职业病病人变动工作单位，其依法享有的待遇不变。

五、法律责任

1. 用人单位违反本法规定，有下列行为之一的，由卫生行政部门责令限期改正，给予警告，可以并处五万元以上十万元以下的罚款：

（1）未按照规定及时、如实向卫生行政部门申报产生职业病危害的项目的。

（2）未实施由专人负责的职业危害因素日常监测，或者监测系统不能正常监测的。

（3）订立或者变更劳动合同时，未告知劳动者职业病危害真实情况的。

（4）未按照规定组织职业健康检查、建立职业健康监护档案或者未将检查结果书面告知劳动者的。

（5）未依照本法规定在劳动者离开用人单位时提供职业健康监护档案复印件的。

2. 用人单位违反本法规定，有下列行为之一的，由卫生行政部门给予警告，责令限期改正，逾期不改正的，处五万元以上二十万元以下的罚款；情节严重的，责令停止产生职业病危害的作业，或者提请有关人民政府按照国务院规定的权限责令关闭：

（1）未提供职业病防护设施和个人使用的职业病防护用品，或者提供的职业病防护设施和个人使用的职业病防护用品不符合国家职业卫生标准和卫生要求的。

（2）对职业病防护设备、应急救援设施和个人使用的职业病防护用品未按照规定进行维护、检修、检测，或者不能保持正常运行、使用状态的。

（3）未按照规定安排职业病病人、疑似职业病病人进行诊治的。

（4）隐瞒、伪造、篡改、毁损职业健康监护档案、工作场所职业病危害因素检测评价结果等相关资料，或者拒不提供职业病诊断、鉴定所需资料的。

（5）未按照规定承担职业病诊断、鉴定费用和职业病病人的医疗、生活保障费用的。

3. 违反本法规定，构成犯罪的，依法追究刑事责任。

第六节 《个人信息保护法》相关知识

2021年8月20日，十三届全国人大常委会第三十次会议表决通过《中华人民共和国个人信息保护法》。自2021年11月1日起施行。该法的立法宗旨是为了保护个人信息权益，规范个人信息处理活动，促进个人信息合理利用，根据《中华人民共和国宪法》制定。在社群健康助理员的工作中，涉及社群成员的信息收集处理和保密工作，应按照《个人信息保护法》的规定执行。

一、相关定义

个人信息是以电子或者其他方式记录的与已识别或者可识别的自然人有关的各种信息，不包括匿名化处理后的信息。

敏感个人信息是一旦泄露或者非法使用，容易导致自然人的人格尊严受到侵害或者人身、财产安全受到危害的个人信息，包括生物识别、宗教信仰、特定身份、医疗健康、金融账户、行踪轨迹等信息，以及不满十四周岁未成年人的个人信息。

二、可以处理个人信息的情形

处理个人信息应当保证个人信息的质量，避免因个人信息不准确、不完整对个人权益造成不利影响。

符合下列情形之一的，个人信息处理者方可处理个人信息：

1. 取得个人的同意；
2. 为订立、履行个人作为一方当事人的合同所必需，或者按照依法制定的劳动规章制度和依法签订的集体合同实施人力资源管理所必需；
3. 为履行法定职责或者法定义务所必需；
4. 为应对突发公共卫生事件，或者紧急情况下为保护自然人的生命健康和财产安全所必需；
5. 为公共利益实施新闻报道、舆论监督等行为，在合理的范围内处理个人信息；

6. 依照本法规定在合理的范围内处理个人自行公开或者其他已经合法公开的个人信息；

7. 法律、行政法规规定的其他情形。

依照本法其他有关规定，处理个人信息应当取得个人同意，但是有前款第 2 项至第 7 项规定情形的，不需取得个人同意。

三、个人有权请求删除个人信息的情形

有下列情形之一的，个人信息处理者应当主动删除个人信息；个人信息处理者未删除的，个人有权请求删除：

1. 处理目的已实现、无法实现或者为实现处理目的不再必要；
2. 个人信息处理者停止提供产品或者服务，或者保存期限已届满；
3. 个人撤回同意；
4. 个人信息处理者违反法律、行政法规或者违反约定处理个人信息；
5. 法律、行政法规规定的其他情形。

四、法律责任

违反本法规定处理个人信息，或者处理个人信息未履行本法规定的个人信息保护义务的，由履行个人信息保护职责的部门责令改正，给予警告，没收违法所得，对违法处理个人信息的应用程序，责令暂停或者终止提供服务；拒不改正的，并处一百万元以下罚款；对直接负责的主管人员和其他直接责任人员处一万元以上十万元以下罚款。

有前款规定的违法行为，情节严重的，由省级以上履行个人信息保护职责的部门责令改正，没收违法所得，并处五千万元以下或者上一年度营业额百分之五以下罚款，并可以责令暂停相关业务或者停业整顿、通报有关主管部门吊销相关业务许可或者吊销营业执照；对直接负责的主管人员和其他直接责任人员处十万元以上一百万元以下罚款，并可以决定禁止其在一定期限内担任相关企业的董事、监事、高级管理人员和个人信息保护负责人。等等。

五、不适用《个人信息保护法》的情形

自然人因个人或者家庭事务处理个人信息的，不适用《个人信息保护法》。